夢野かつき

コミックエッセイ

乳癌日記

胸の小さな痛みから始まった乳癌闘病記

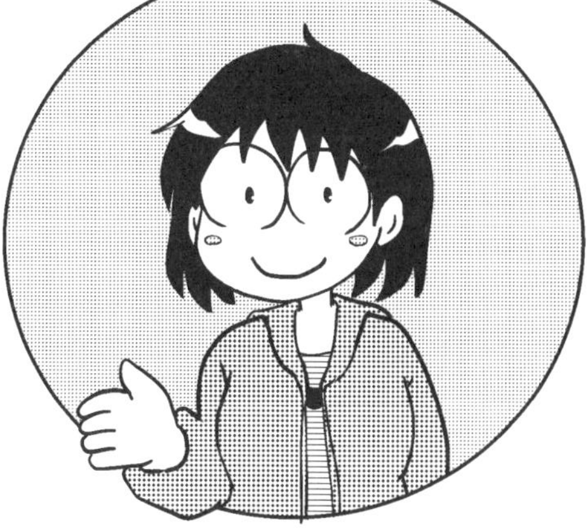

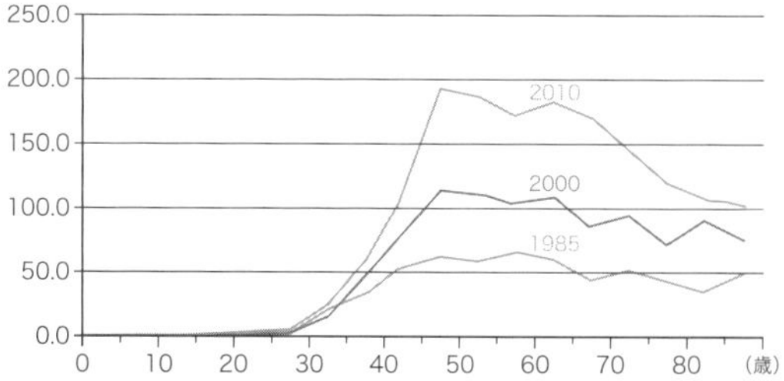

年齢階級別乳癌罹患率（人口10万対）

資料：国立がん研究センターがん情報サービス「がん登録・統計」
高精度地域がん登録（山形・福井・長崎）の癌罹患データ

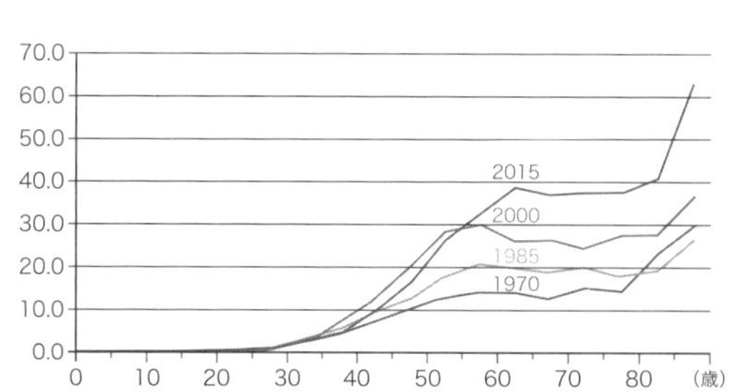

年齢階級別乳癌死亡率（人口10万対）

資料：国立がん研究センターがん情報サービス「がん登録・統計」
人口動態統計（厚生労働省大臣官房統計情報部編）（1958～2015年）

目次

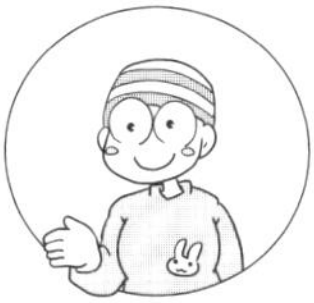

第2章 【治療開始】～初めての体験がいっぱい～

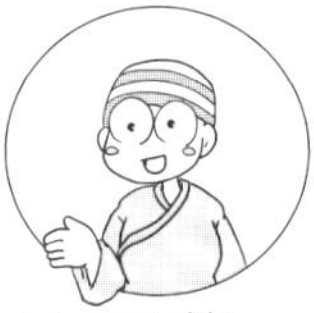

第3章【さよなら、おっぱい】……111

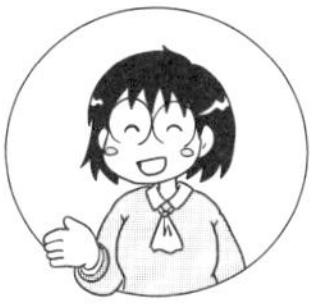

第4章【治療は終了したけれど】……197

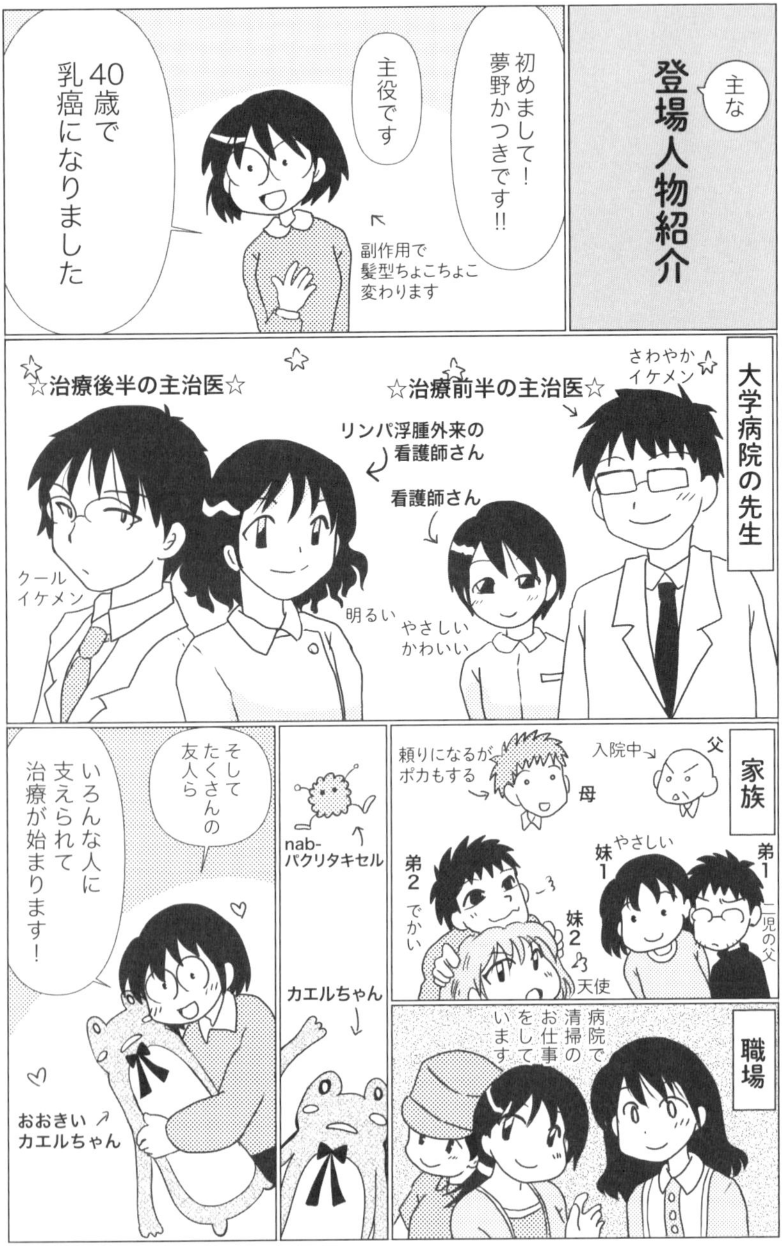

主な
登場人物紹介
初めまして！夢野かつきです!!
主役です
副作用で髪型ちょこちょこ変わります
40歳で乳癌になりました
大学病院の先生
さわやかイケメン
☆治療前半の主治医☆
看護師さん
やさしい
かわいい
リンパ浮腫外来の看護師さん
明るい
☆治療後半の主治医☆
クール
イケメン
家族
父
入院中
母
頼りになるがポカもする
弟1
二児の父
妹1
やさしい
妹2
天使
弟2
でかい
職場
病院で清掃のお仕事をしています
nab-パクリタキセル
カエルちゃん
そしてたくさんの友人ら
いろんな人に支えられて治療が始まります！
おおきいカエルちゃん

第1章

【乳癌になった私】

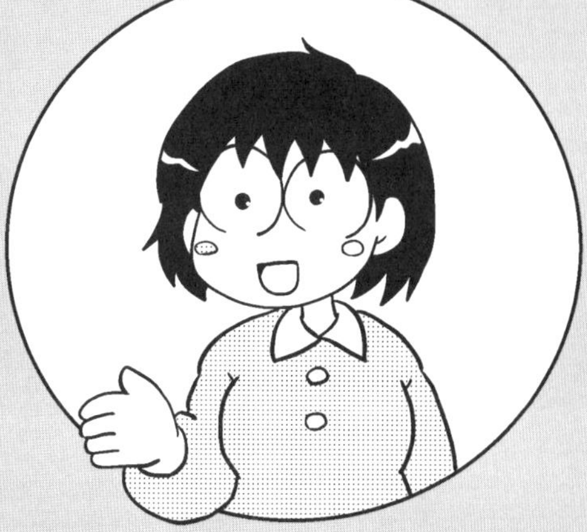

「乳癌」
この、癌という文字に
死のイメージしかなくて、
最初は自分が癌かもしれないと思うと、
いてもたってもいられないほど不安でした。

自分の体調の変化に気付き、受診し、告知され、
死のイメージを払拭して生きていくために
治療の説明を受けます。

家族への連絡、お金のこと、仕事はどうするのか、
一人暮らしでも治療と仕事の両立は可能なのか。

最初の「すべての分からないこと」が
ここに詰まっています。

2015年

11月第1週　胸がチクチクする。
11月 7日　右胸のしこりに気づく。
8日　乳癌のしこりサンプルを触ってみる。
9日　婦人科に行くも、マンモがなかったので出来ず、代わりに子宮癌検診を受ける。
12日　どこに電話しても、開院前に到着しても人でいっぱいで門前払い。
そんな中、ダメ元で行った外科胃腸科で乳癌の検診を受けられることに！
18日　病院から急いで結果を聞きに来るように連絡が来る。
21日　癌の疑いあり。大学病院への紹介状をもらう。馴染みの生命保険会社に連絡。
25日　誕生日。癌告知。弟１と妹２に連絡。
26日　保険会社に連絡。
12月 9日　右乳房腫瘤 浸潤性乳癌と詳細を改めて告知。
10日　ＣＴ検査。健康保険限度額適用認定申請書を郵送。ウィッグの説明会に出てみる。
11日　ＲＩ骨スキャン。
15日　健康保険限度額適用認定証が郵送で到着。
16日　転移結果が出る。リンパ以外の転移はなし。治療方針決定。
21日　治療に向けて散髪。
22日　医療用帽子購入。
25日　病院から呼び出し。臨床試験に変更。
29日　診断書も出来たので保険金請求。

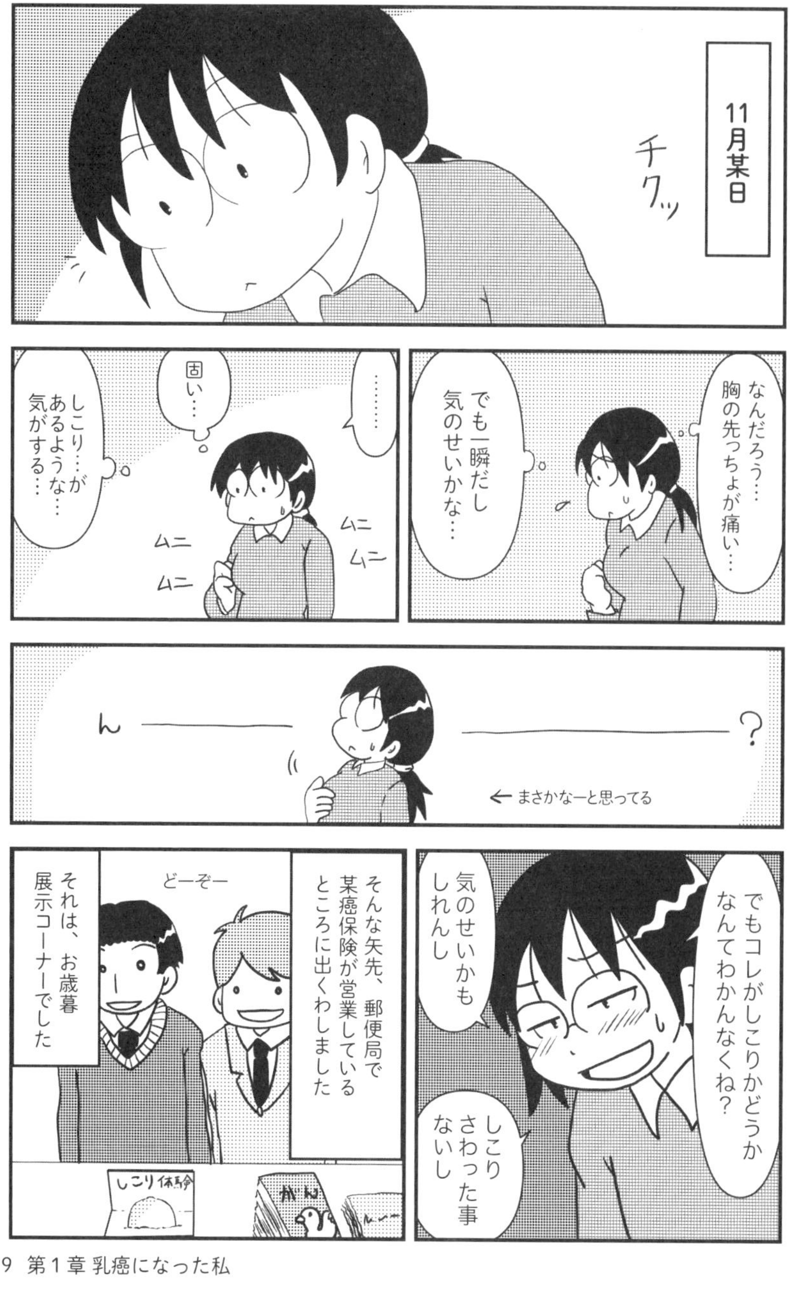
11月某日
チクッ
なんだろう…胸の先っちょが痛い…
でも一瞬だし気のせいかな…
……
固い…
しこり…があるような気がする…
ムニ
ムニ
ムニ
ムニ
ん――――――――?
← まさかなーと思ってる
でもコレがしこりかどうかなんてわかんなくね?
気のせいかもしれんし
しこりさわった事ないし
そんな矢先、郵便局で某癌保険が営業しているところに出くわしました
どーぞー
それは、お歳暮展示コーナーでした
しこり体験

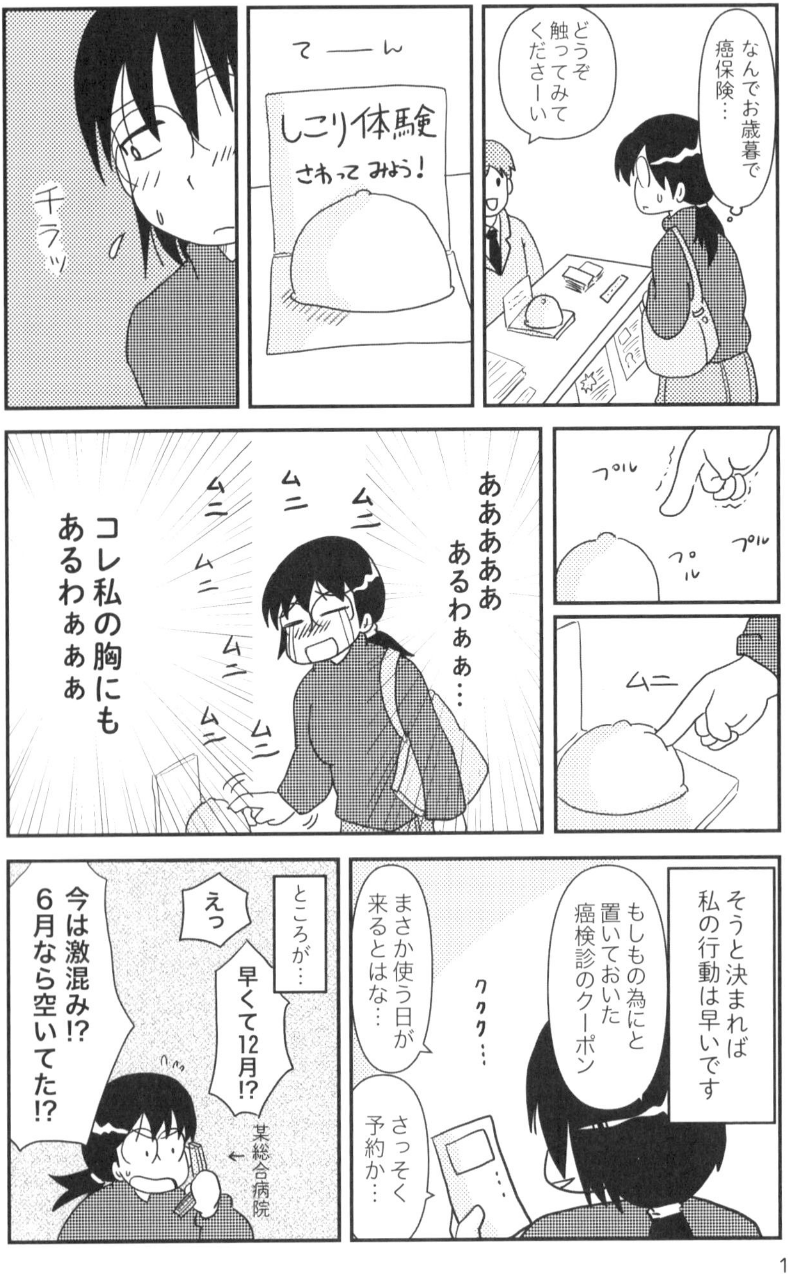

なんでお歳暮で癌保険…
どうぞ触ってみてくださーい
てーーん
しこり体験
さわってみよう!
チラッ
プル
プル
プル
ムニ
あああああるわぁぁ…
ムニ
ムニ
ムニ
ムニ
ムニ
ムニ
ムニ
コレ私の胸にもあるわぁぁぁ
そうと決まれば私の行動は早いです
もしもの為にと置いておいた癌検診のクーポン
まさか使う日が来るとはな…
ククク…
さっそく予約か…
…
ところが…
えっ
早くて12月!?
今は激混み!?
6月なら空いてた!?
某総合病院

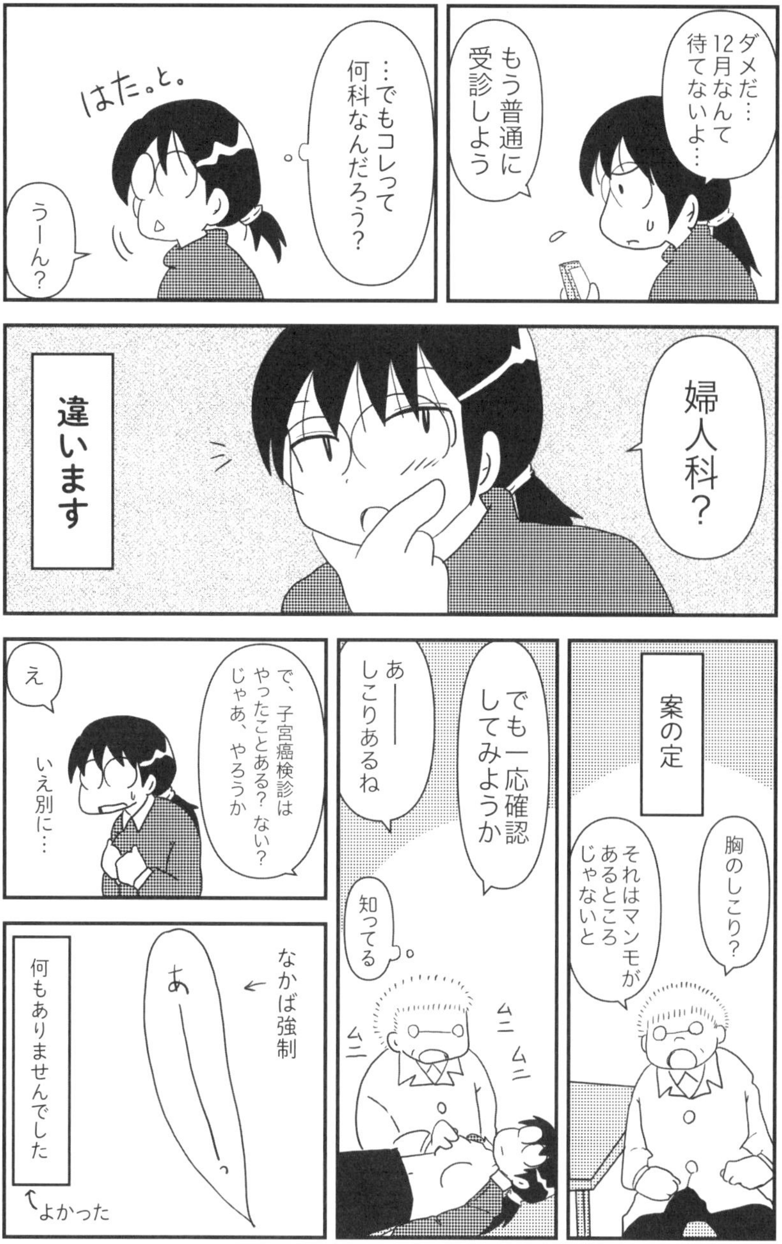
ダメだ…
12月なんて待てないよ…
もう普通に受診しよう
…でもコレって何科なんだろう?
はたっと。
うーん?
婦人科?
違います
案の定
胸のしこり?
それはマンモがあるところじゃないと
でも一応確認してみようか
あ——
しこりあるね
知ってる
ムニ
ムニ
ムニ
で、子宮癌検診はやったことある? ない? じゃあ、やろうか
え
いえ別に…
なかば強制
あ——
何もありませんでした
よかった

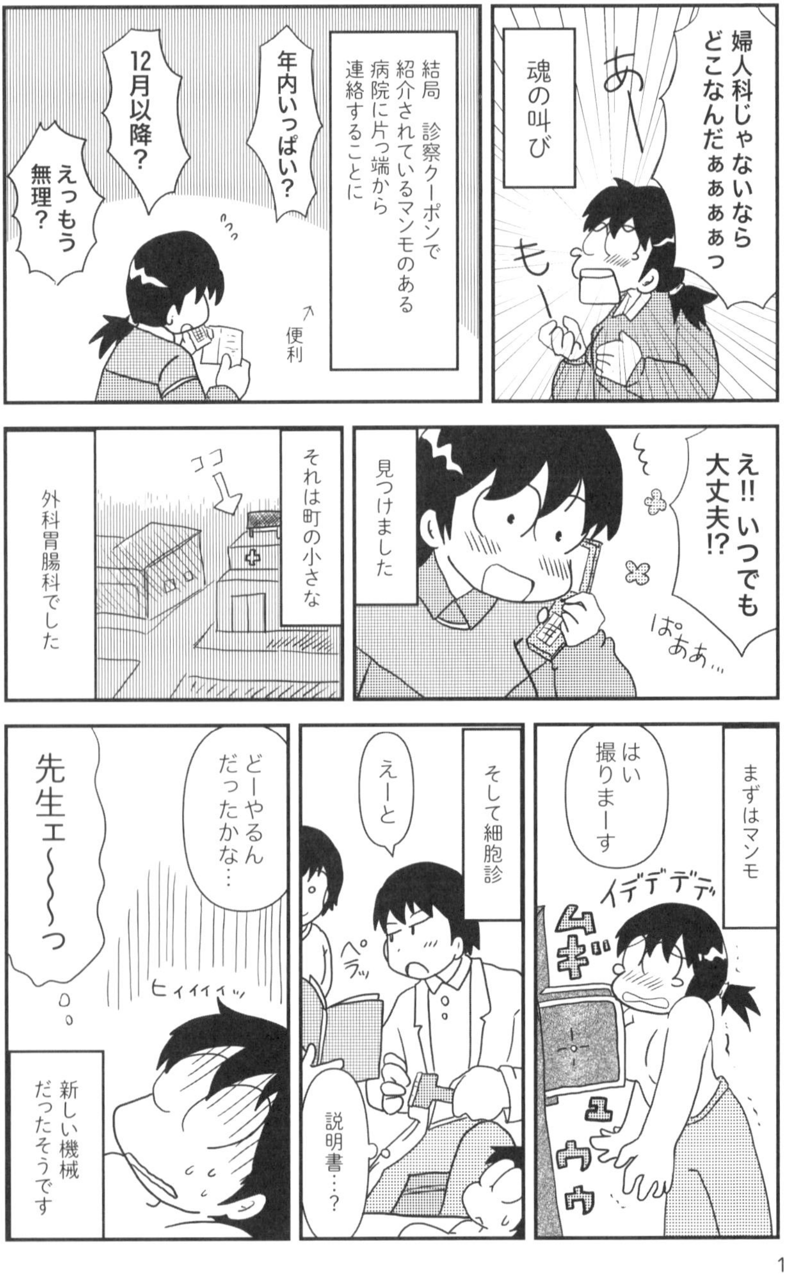
婦人科じゃないなら
どこなんだぁぁぁぁっ
あ〜
も〜
魂の叫び
結局 診察クーポンで
紹介されているマンモのある
病院に片っ端から
連絡することに
便利
年内いっぱい?
12月以降?
えっもう
無理?
え!! いつでも
大丈夫!?
ぱあぁ…
見つけました
それは町の小さな
ココ
外科胃腸科でした
まずはマンモ
はい
撮りまーす
イデデデデ
ムギュウゥ
そして細胞診
えーと
ペラッ
説明書…?
どーやるん
だったかな…
先生ェ〜〜〜っ
ヒィイイイッ
新しい機械
だったそうです

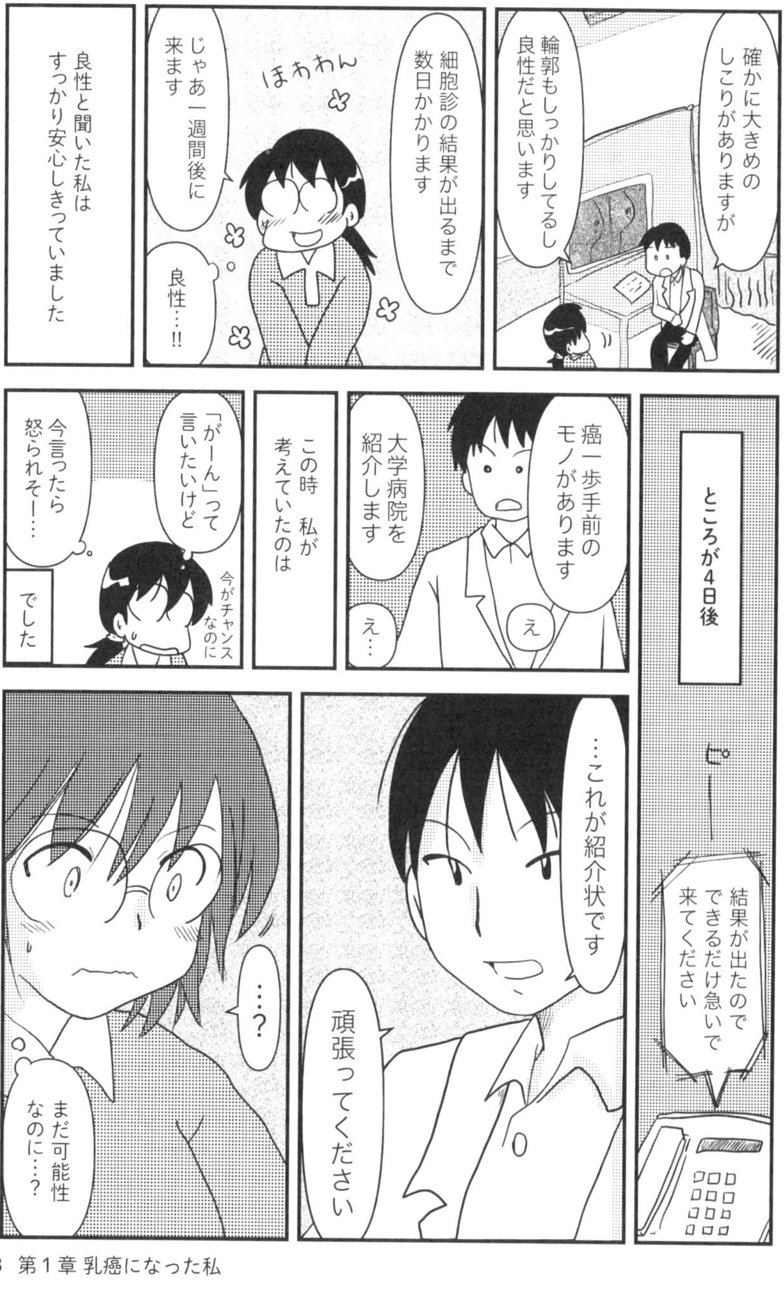
確かに大きめのしこりがありますが
輪郭もしっかりしてるし良性だと思います
細胞診の結果が出るまで数日かかります
ほわわん
じゃあ一週間後に来ます
良性…!!
良性と聞いた私はすっかり安心しきっていました
ところが4日後
ピー
結果が出たのでできるだけ急いで来てください
癌一歩手前のモノがあります
え
大学病院を紹介します
え…
この時 私が考えていたのは
「がーん」って言いたいけど
今がチャンスなのに
今言ったら怒られそー!…
でした
…これが紹介状です
頑張ってください
…?
まだ可能性なのに…?

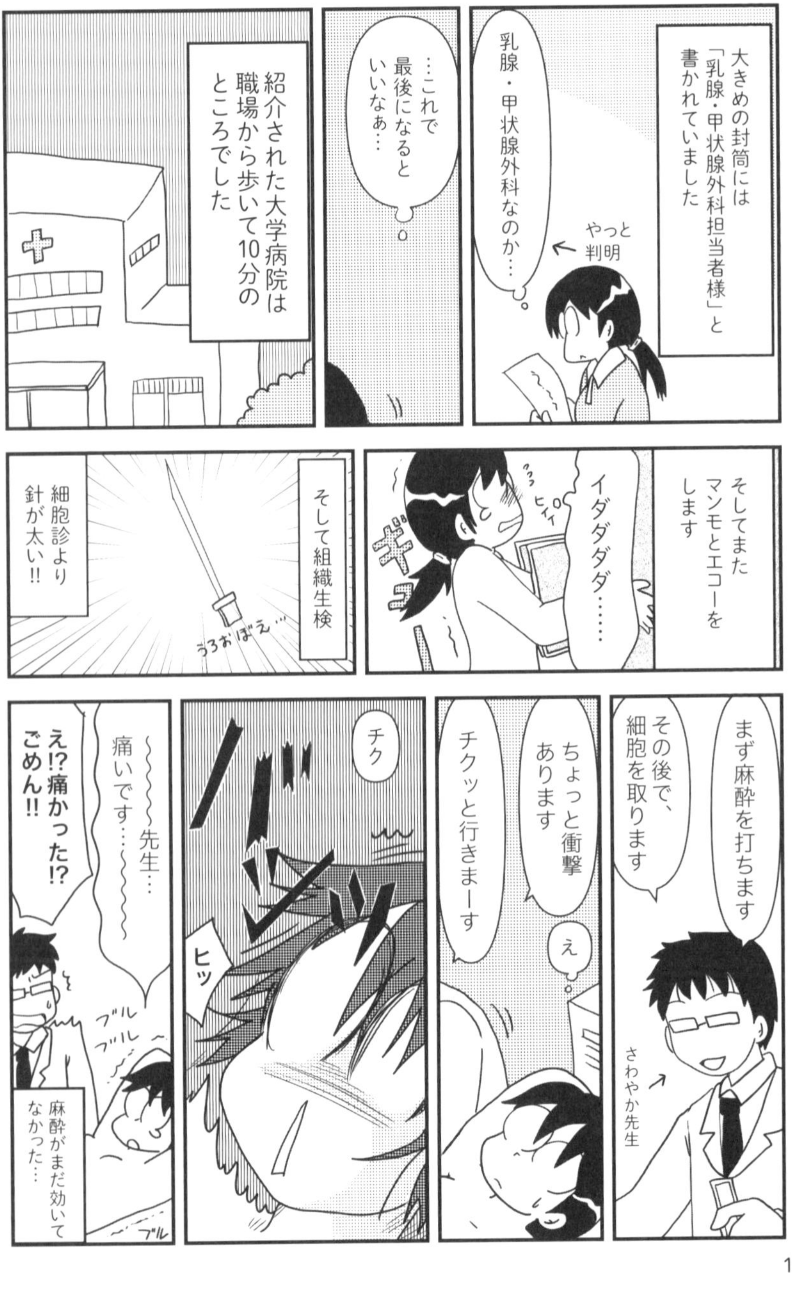
大きめの封筒には「乳腺・甲状腺外科担当者様」と書かれていました
乳腺・甲状腺外科なのか…
やっと判明
…これで最後になるといいなぁ…
紹介された大学病院は職場から歩いて10分のところでした
そしてまたマンモとエコーをします
イダダダダ……
ヒイイ
ギュ
そして組織生検
細胞診より針が太い!!
うろおぼえ…
まず麻酔を打ちます
その後で、細胞を取ります
さわやか先生
ちょっと衝撃あります
チクッと行きまーす
え
チク
ヒッ
〜〜〜先生…痛いです…〜〜〜
え!?痛かった!? ごめん!!
ブルブル
ブル
麻酔がまだ効いてなかった…

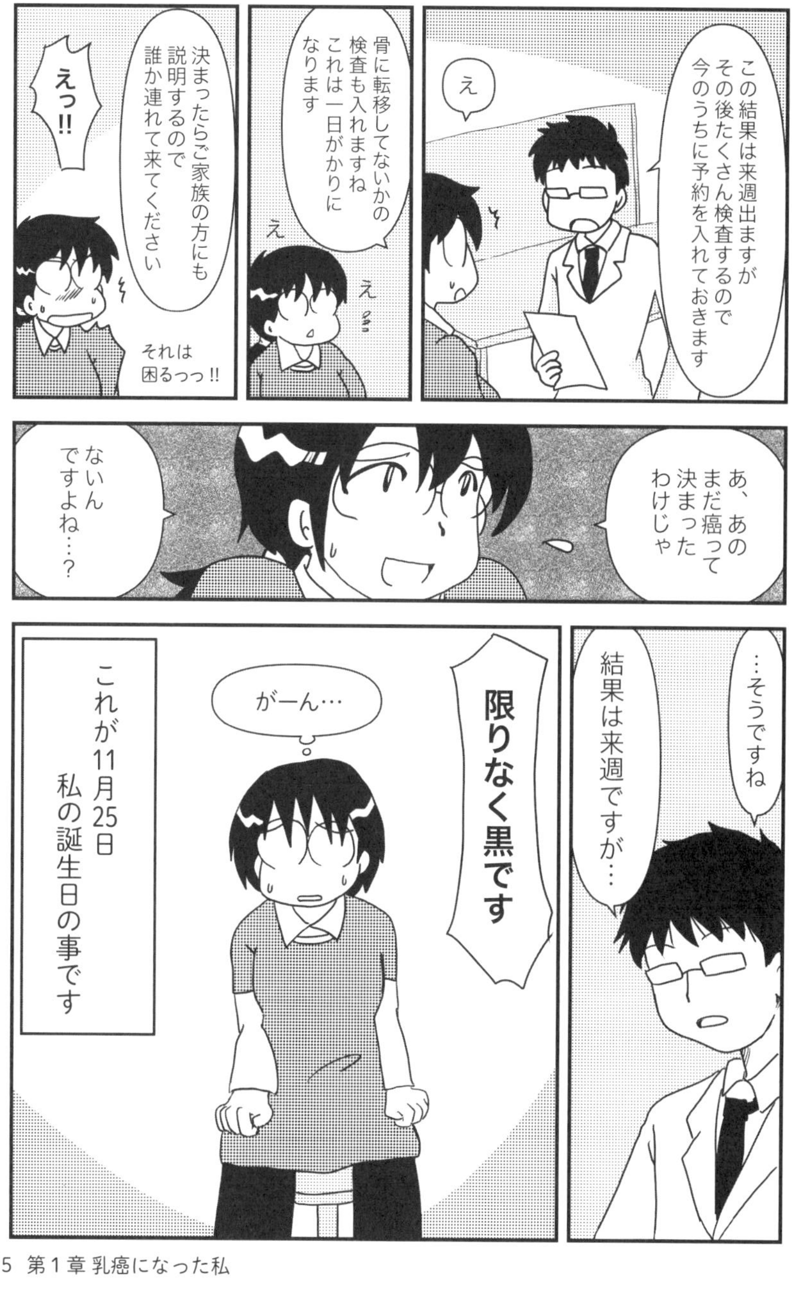
この結果は来週出ますがその後たくさん検査するので今のうちに予約を入れておきます
え
骨に転移してないかの検査も入れますねこれは一日がかりになります
え
え
決まったらご家族の方にも説明するので誰か連れて来てください
えっ!!
それは困るっっ!!
あ、あのまだ癌って決まったわけじゃ
ないんですよね…?
…そうですね
結果は来週ですが…
限りなく黒です
がーん…
これが11月25日私の誕生日の事です

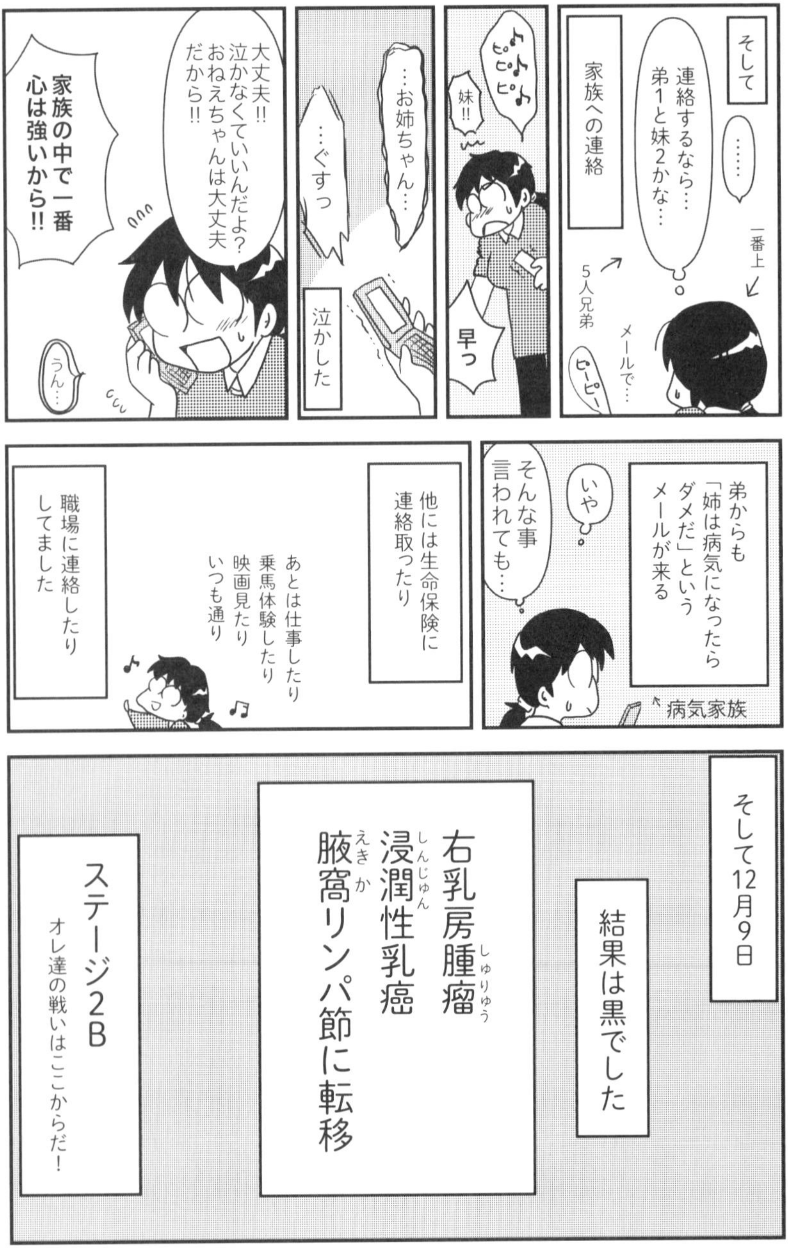

そして
………
連絡するなら…弟1と妹2かな…
一番上
家族への連絡
5人兄弟
メールで…
ピーピー
ピ♪ピ♪ピ♪
妹!!
早っ
…お姉ちゃん…
…ぐすっ
泣かした
大丈夫!! 泣かなくていいんだよ? おねえちゃんは大丈夫だから!!
家族の中で一番心は強いから!!
うん…
弟からも「姉は病気になったらダメだ」というメールが来る
いや
そんな事言われても…
病気家族
他には生命保険に連絡取ったり
あとは仕事したり乗馬体験したり映画見たりいつも通り
職場に連絡したりしてました
そして12月9日
結果は黒でした
右乳房腫瘤《しゅりゅう》
浸潤《しんじゅん》性乳癌
腋窩《えきか》リンパ節に転移
ステージ2B
オレ達の戦いはここからだ!

乳癌日記、事始め

私が、何かおかしい。と思ったのは、2015年11月に入ってすぐでした。

右の乳首が何となくチクチクしたんです。

私は、普段からネット上の日記ツールでこまめに日記を綴っているのですが、その違和感をはっきり感じた日も日記をつけていました。

2015年11月8日

先週から、右胸がチクチクとたまに痛んで、あれっ？って思って胸を触ってみたら、左胸にはない何かが右胸内部にある。あれ？え、これ、しこり？って思って、そういや癌検診のクーポンがあったなーと思い出して引っ張りだした土曜日。

日曜日に郵便局に行ったらなんか近所のお祭りに乗じてか、何やらお歳暮見本市みたいなのやってて、ほほう…と眺めていたら、保険担当者が『疑似胸でしこりを触ってみよう』とかやってて、ちょっと触らして貰ったら、

「うわ、これ、私の胸にあるよ」

ってなって。

しかも、「そのしこりが癌です」との一言つきで。

えー…と思って、カバンに忍ばせておいた癌検診の病院の名簿を確認したら、マンモグラフィーをやってるところの少なさに驚愕し、でも一応電話してみたら、案の定、予約いっぱいで。

さて、どうしよう。

もし癌だったら、まだ若いし進行も早いだろうから来年なんて待てない。と、ちょっと考えてました。

そしたら話を聞いてくれた友人が、

「癌じゃないかもしれないんだから、とりあえず婦人科行ったら？」

って言ってくれて、それもそうだねと思って婦人科探したら、夕方もやってる婦人科ってあんまりなくて、そもそも毎日やってるところなんてなくて、どうしようかなー。

日記を書くのが昔から好きなので、今回の乳癌騒動についても、逐一こんな感じに日記に書き綴ってます。

日記をまとめてエッセイにするのもいいなと思ったんですが、やっぱり文章よりは漫画の方がより多くの人に手に取ってもらえそうだと思い直し、エッセイ漫画を描くのは初めてなので自信はありませんでしたが、せっかく漫画を描ける人なので、頑張って漫画で残すことにしました。

混んでいました乳癌検診

2015年11月13日『乳癌検診に行ったよ』

いやいやほんと、今すっごい混んでるとは聞いたけど、本当に混んでたよ。

乳癌検診に行こう！と思ってすぐに電話したところでは、年内はもう予約でいっぱいですと言われ、じゃあ受診をと思って2件ほど電話したら、最短で12月8日だと言われ。

じゃあ、小さいところを狙おうと出向いてみたら、受付開始前に人数突破してて門前払い。ちょっと泣きそうになって、もう一個の町医者に向かったら、

がら空きでした。

よよよ、よかったよ――――！！！

外科胃腸科で、どちらかというと胃腸科の方が評判良さそうなところだったとは言え、中に入ったら、おじいちゃんとおばあちゃんしかいなくて外科の患者さんはその時はいないふうでした。

～以下解説～

当時、北斗晶さんが乳癌になって世間でも乳癌を心配する人が増えていて、乳癌検診はとてもとても混んでました。

ちょっと評判のいい病院とか、1ヵ月待ちとか当たり前で、当日受付のとこも開院前に長蛇の列。そして、整理券配布。

ただ、混むのには時期があるそうで、癌検診のクーポンが切れる前に駆け込みで来る方が多いので、冬は混むんだそうです。

6月とかだと、比較的空いてると聞きました。

そんな中、私が見つけたのは、外科胃腸科なのにマンモ設備のある病院で、患者さんもご年配の方ばかりの町医者で、すぐ診てもらえました。なので、もしどこもいっぱいで検診できなくて不安だという方も、もう少し諦めずに探してみてください。

病気でも、病気じゃなくても、楽しいことはやはり楽しいし、笑いたい時には笑えます。病気は怖いけど、人生は楽しいものです。もし寿命が縮んでいたとしても、私は最後まで楽しく生きよう。最後の瞬間まで、漫画を描き続けていこう。気持ちの持ちよう一つで、その後の展開はだいぶ変わると思います。

感動すれば、癌だって治る。そう信じて人生謳歌しようと心に決めました。

『お金の話1』

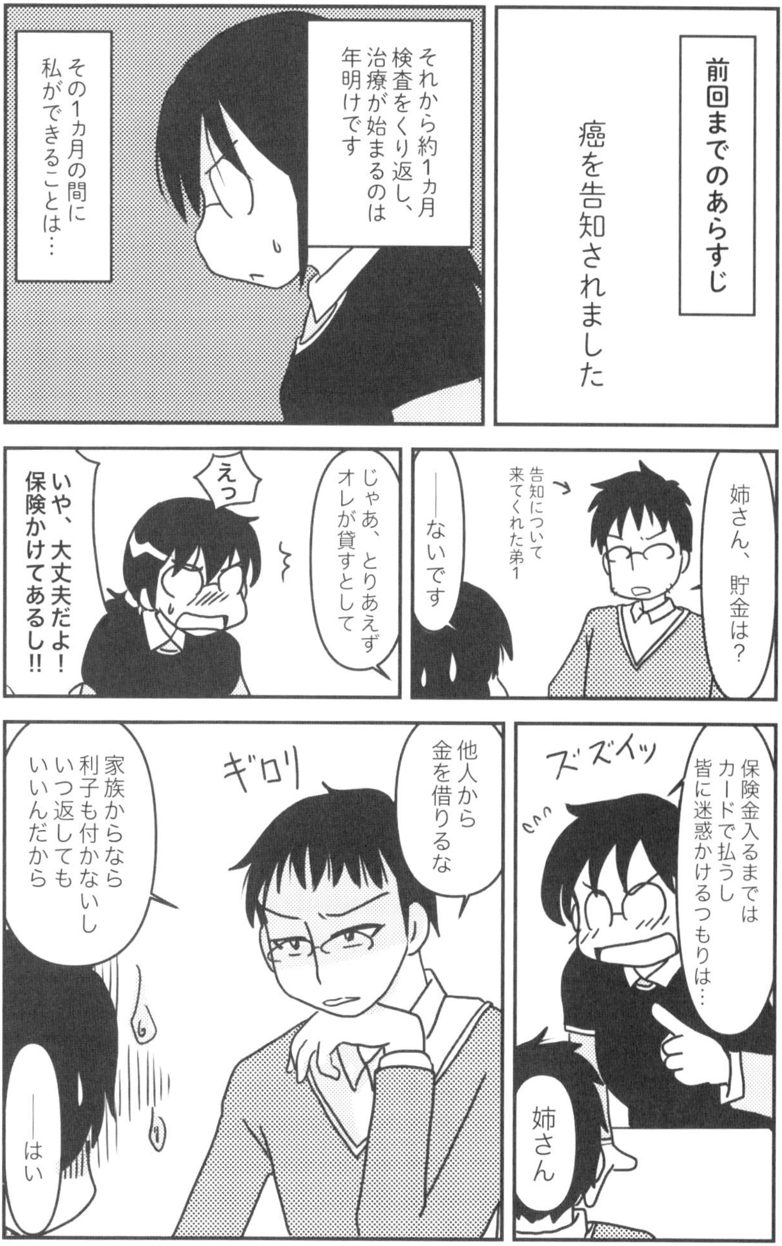
前回までのあらすじ
癌を告知されました
それから約1カ月検査をくり返し、治療が始まるのは年明けです
その1カ月の間に私ができることは…
姉さん、貯金は？
告知について来てくれた弟1
——ないです
じゃあ、とりあえずオレが貸すとして
えっ
いや、大丈夫だよ！保険かけてあるし!!
ズズイッ
保険金入るまではカードで払うし皆に迷惑かけるつもりは…
姉さん
他人から金を借りるな
ギロリ
家族からなら利子も付かないしいつ返してもいいんだから
——はい

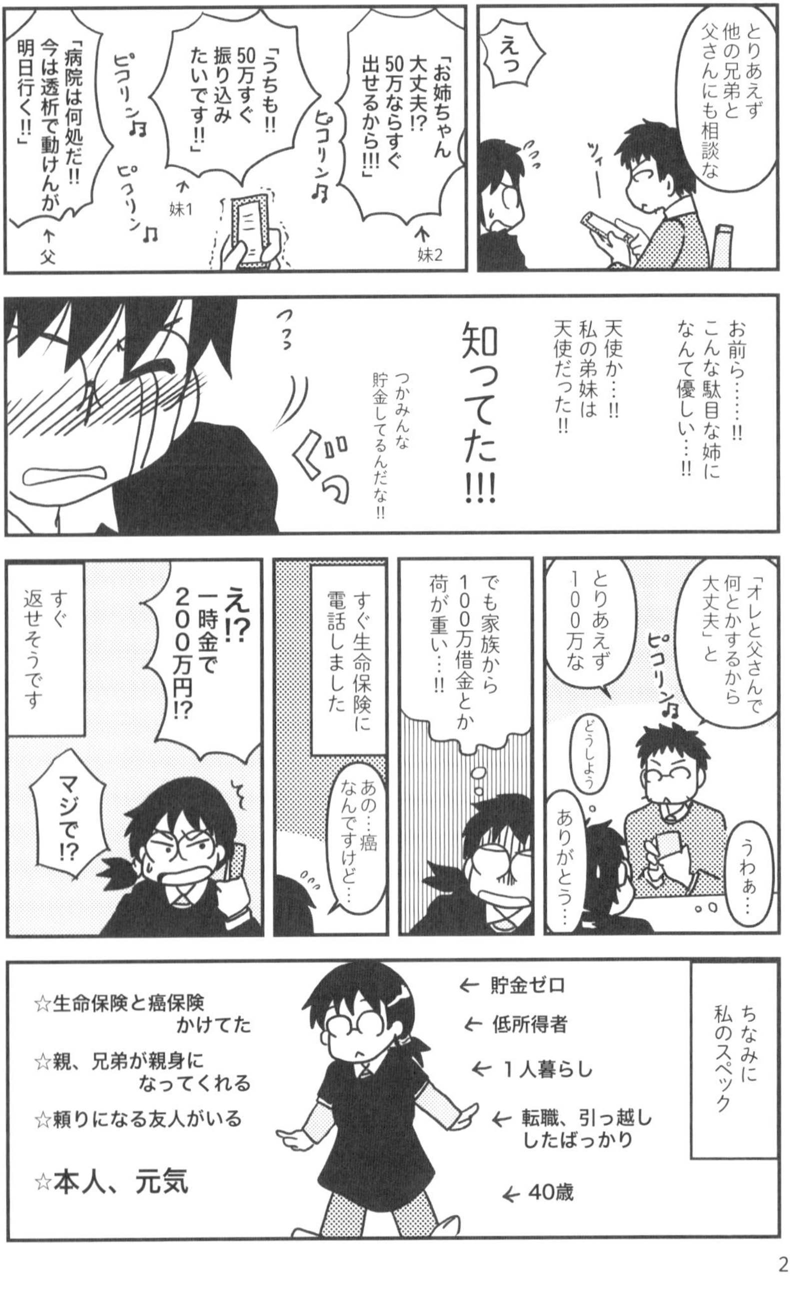
とりあえず他の兄弟と父さんにも相談な
ツィー
えっ
「お姉ちゃん大丈夫!? 50万ならすぐ出せるから!!!」
ピコリン♪
妹2
「うちも!! 50万すぐ振り込みたいです!!」
妹1
ピコリン♪
ピコリン♪
「病院は何処だ!! 今は透析で動けんが明日行く!!」
父
お前ら……!! こんな駄目な姉になんて優しい…!!
天使か…!! 私の弟妹は天使だった!!
知ってた!!!
つかみんな貯金してるんだな!!
ぐっ
「オレと父さんで何とかするから大丈夫」と
ピコリン♪
とりあえず100万な
どうしよう
うわぁ…
ありがとう…
でも家族から100万借金とか荷が重い…!!
すぐ生命保険に電話しました
あの…癌なんですけど…
え!? 一時金で200万円!?
すぐ返せそうです
マジで!?
ちなみに私のスペック
← 貯金ゼロ
← 低所得者
← 1人暮らし
← 転職、引っ越ししたばっかり
← 40歳
☆生命保険と癌保険かけてた
☆親、兄弟が親身になってくれる
☆頼りになる友人がいる
☆本人、元気

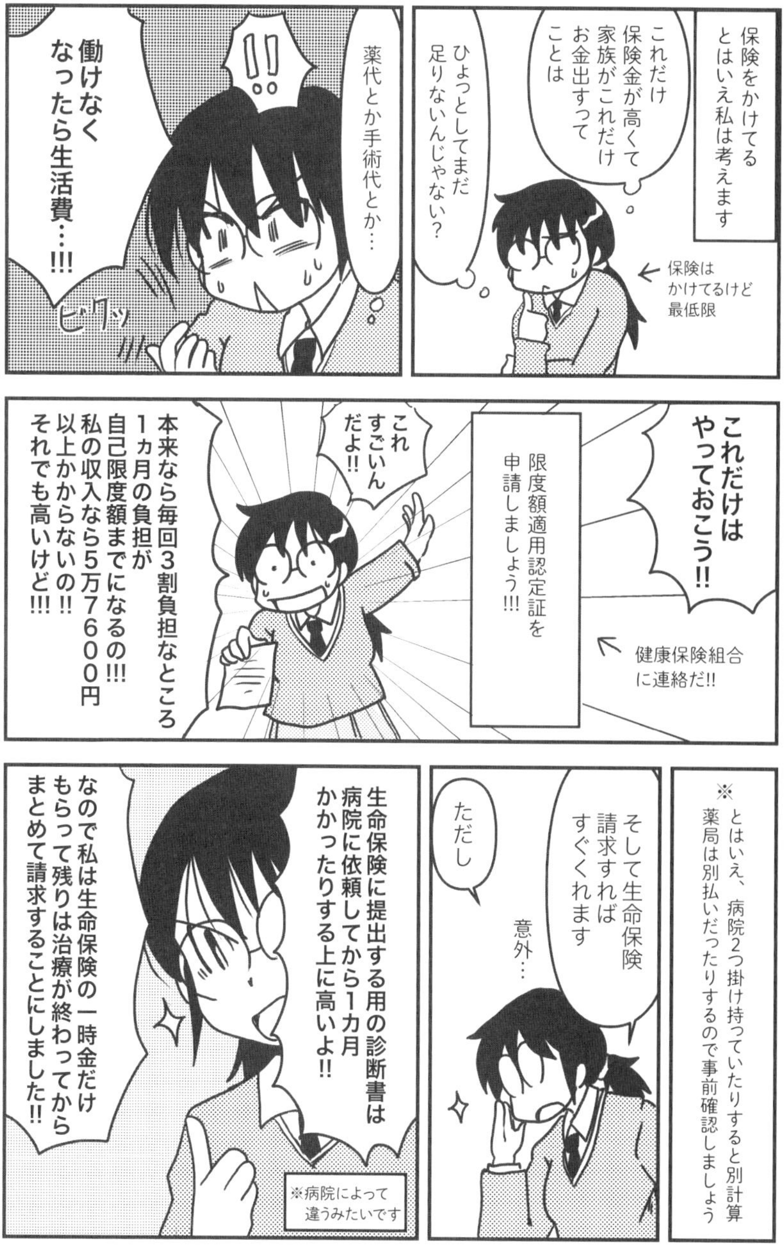
保険をかけてるとはいえ私は考えます
これだけ保険金が高くて家族がこれだけお金出すってことは
ひょっとしてまだ足りないんじゃない？
保険はかけてるけど最低限
薬代とか手術代とか…
!!
働けなくなったら生活費…!!!
ビクッ
これだけはやっておこう!!
限度額適用認定証を申請しましょう!!!
健康保険組合に連絡だ!!
これすごいんだよ!!
本来なら毎回３割負担なところ１ヵ月の負担が自己限度額までになるの!!! 私の収入なら５万７６００円以上かからないの!! それでも高いけど!!!
※とはいえ、病院2つ掛け持っていたりすると別計算 薬局は別払いだったりするので事前確認しましょう
そして生命保険請求すればすぐくれます
ただし
意外…
生命保険に提出する用の診断書は病院に依頼してから1カ月かかったりする上に高いよ!!
なので私は生命保険の一時金だけもらって残りは治療が終わってからまとめて請求することにしました!!
※病院によって違うみたいです

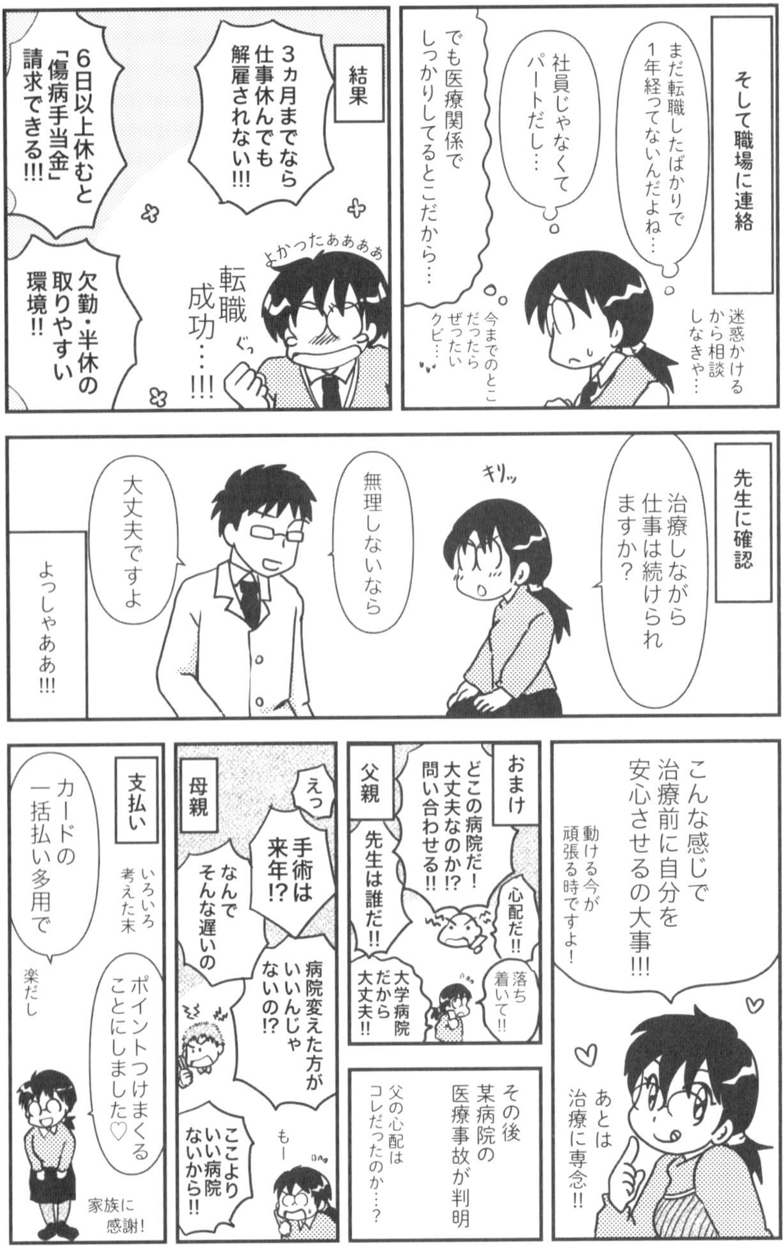
そして職場に連絡
まだ転職したばかりで1年経ってないんだよね…
社員じゃなくてパートだし…
迷惑かけるから相談しなきゃ…
でも医療関係でしっかりしてるとこだから…
今までのとこだったらぜったいクビ…
結果
3ヵ月までなら仕事休んでも解雇されない!!!
よかったあああああ
転職成功…!!!
ぐっ
6日以上休むと「傷病手当金」請求できる!!!
欠勤・半休の取りやすい環境!!
先生に確認
治療しながら仕事は続けられますか?
キリッ
無理しないなら
大丈夫ですよ
よっしゃあああ!!!
こんな感じで治療前に自分を安心させるの大事!!!
動ける今が頑張る時ですよ!
あとは治療に専念!!
おまけ
どこの病院だ!大丈夫なのか!?問い合わせる!!
心配だ!!
父親
先生は誰だ!!
落ち着いて!!
大学病院だから大丈夫!!
その後某病院の医療事故が判明
父の心配はコレだったのか…?
母親
えっ手術は来年!?
なんでそんな遅いの
病院変えた方がいいんじゃないの!?
ここよりいい病院ないから!!
もー
支払い
カードの一括払い多用で
いろいろ考えた末
楽だし
ポイントつけまくることにしました♡
家族に感謝!

『治療方法、こんな感じ』

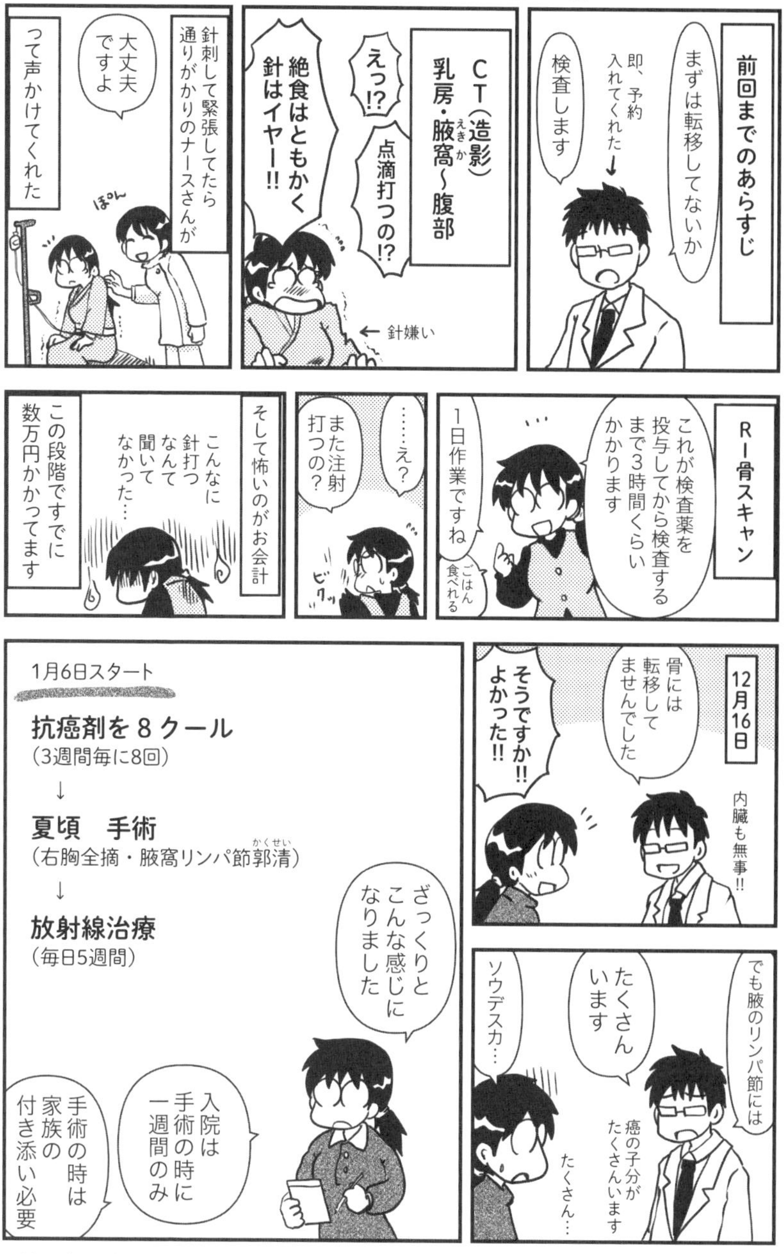

前回までのあらすじ
まずは転移してないか
即、予約入れてくれた↓
検査します
CT（造影）乳房・腋窩《えきか》〜腹部
えっ!?
点滴打つの!?
絶食はともかく針はイヤー!!
← 針嫌い
針刺して緊張してたら通りがかりのナースさんが
大丈夫ですよ
ぽん
って声かけてくれた
RI骨スキャン
これが検査薬を投与してから検査するまで3時間くらいかかります
…
1日作業ですね
ごはん食べれる
……え?
また注射打つの?
ビクッ
そして怖いのがお会計
こんなに針打つなんて聞いてなかった…
この段階ですでに数万円かかってます
12月16日
骨には転移してませんでした
内臓も無事!!
そうですか!!よかった!!
でも腋のリンパ節には
たくさんいます
癌の子分がたくさんいます
ソウデスカ…
たくさん…
1月6日スタート
抗癌剤を8クール
（3週間毎に8回）
↓
夏頃　手術
（右胸全摘・腋窩リンパ節郭清《かくせい》）
↓
放射線治療
（毎日5週間）
ざっくりとこんな感じになりました
入院は手術の時に一週間のみ
手術の時は家族の付き添い必要

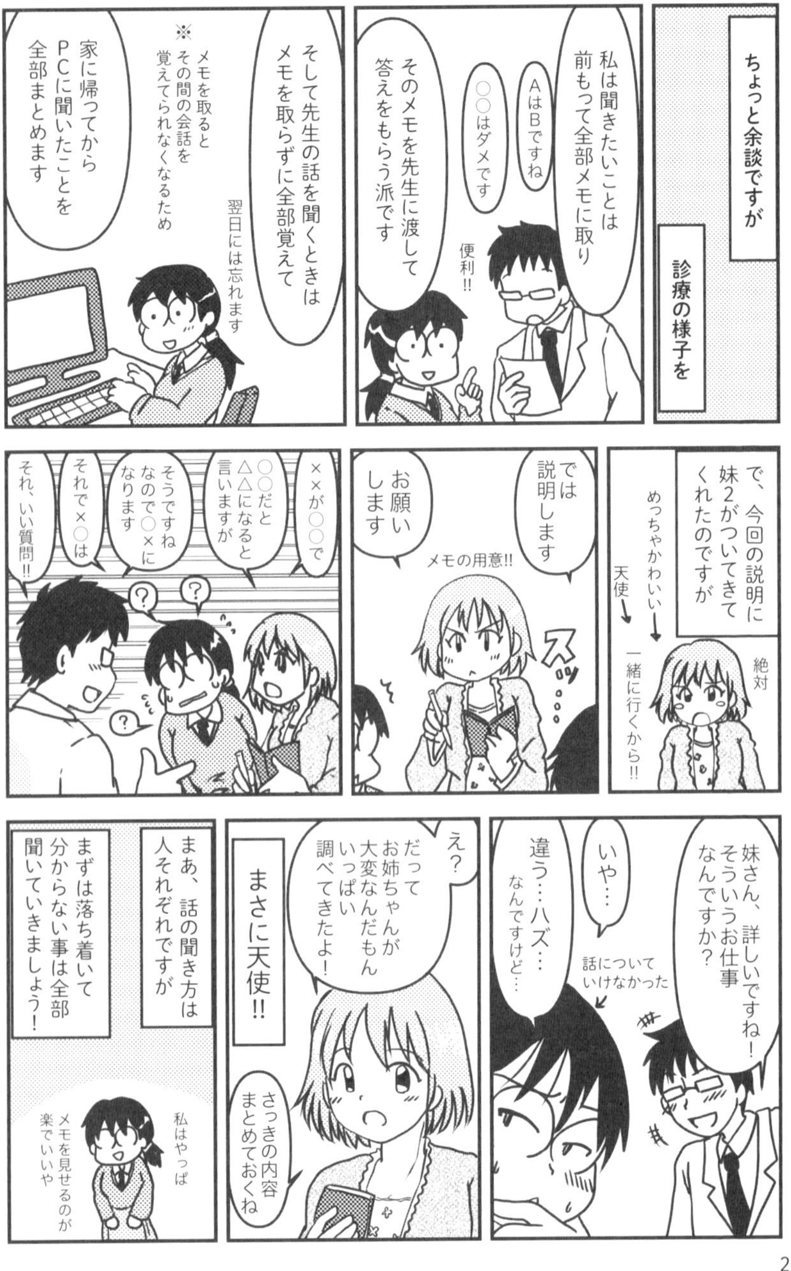
ちょっと余談ですが
診療の様子を
私は聞きたいことは前もって全部メモに取り
AはBですね
○○はダメです
便利!!
そのメモを先生に渡して答えをもらう派です
そして先生の話を聞くときはメモを取らずに全部覚えて
翌日には忘れます
※メモを取るとその間の会話を覚えてられなくなるため
家に帰ってからPCに聞いたことを全部まとめます
で、今回の説明に妹2がついてきてくれたのですが
めっちゃかわいい
天使
絶対一緒に行くから!!
では説明します
お願いします
メモの用意!!
スッ
××が○○で
○○だと△△になると言いますが
そうですねなので○×になります
それで×○は
それ、いい質問!!
妹さん、詳しいですね!そういうお仕事なんですか?
いや…
違う…ハズ…なんですけど…
話についていけなかった
え?
だってお姉ちゃんが大変なんだもんいっぱい調べてきたよ!
まさに天使!!
さっきの内容まとめておくね
まあ、話の聞き方は人それぞれですが
まずは落ち着いて分からない事は全部聞いていきましょう!
私はやっぱメモを見せるのが楽でいいや

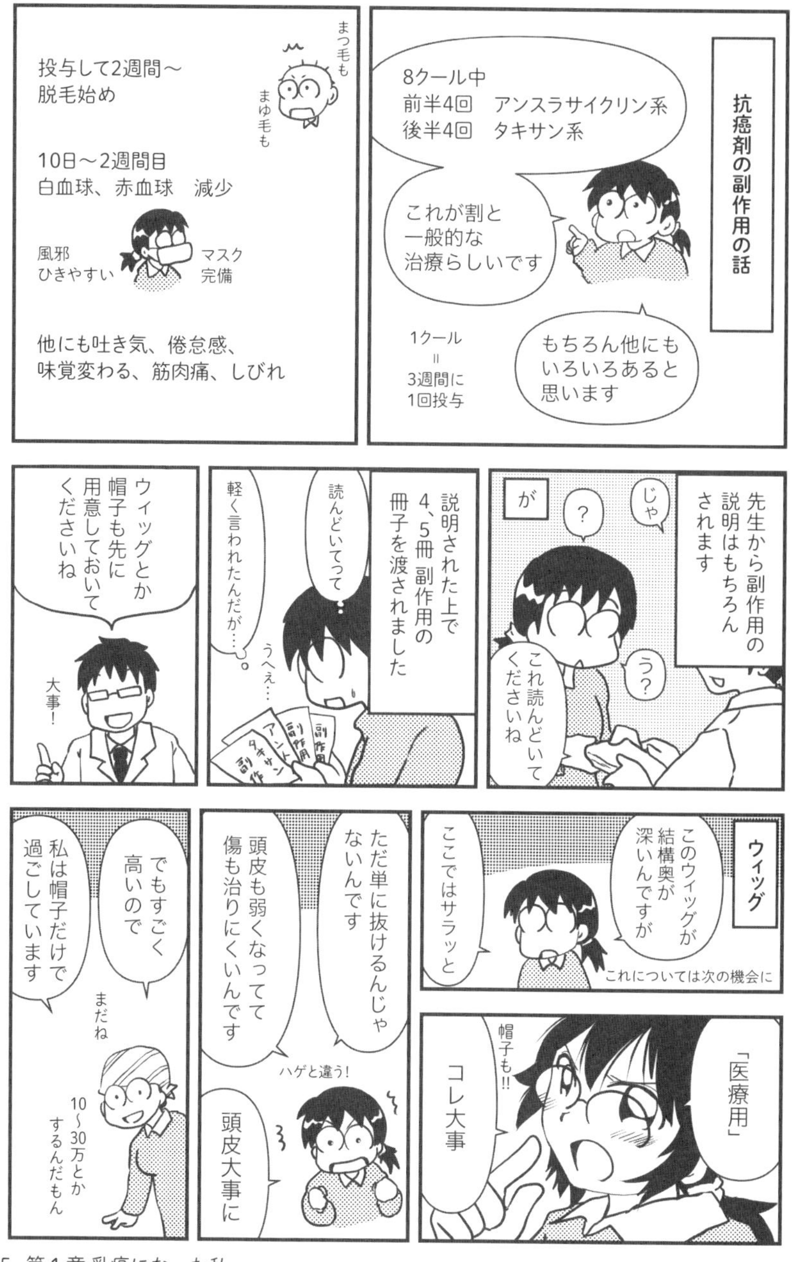

抗癌剤の副作用の話
8クール中
前半4回　アンスラサイクリン系
後半4回　タキサン系
これが割と一般的な治療らしいです
1クール＝3週間に1回投与
もちろん他にもいろいろあると思います
投与して2週間～脱毛始め
まつ毛も
まゆ毛も
10日～2週間目
白血球、赤血球　減少
風邪ひきやすい
マスク完備
他にも吐き気、倦怠感、味覚変わる、筋肉痛、しびれ
先生から副作用の説明はもちろんされます
じゃ
?
が
う?
これ読んどいてくださいね
説明された上で4、5冊 副作用の冊子を渡されました
読んどいてって
軽く言われたんだが……
うへぇ…
ウィッグとか帽子も先に用意しておいてくださいね
大事!
ウィッグ
このウィッグが結構奥が深いんですが
ここではサラッと
これについては次の機会に
「医療用」
コレ大事
帽子も!!
ただ単に抜けるんじゃないんです
頭皮も弱くなってて傷も治りにくいんです
ハゲと違う!
頭皮大事に
でもすごく高いので
私は帽子だけで過ごしています
まだね
10～30万とかするんだもん

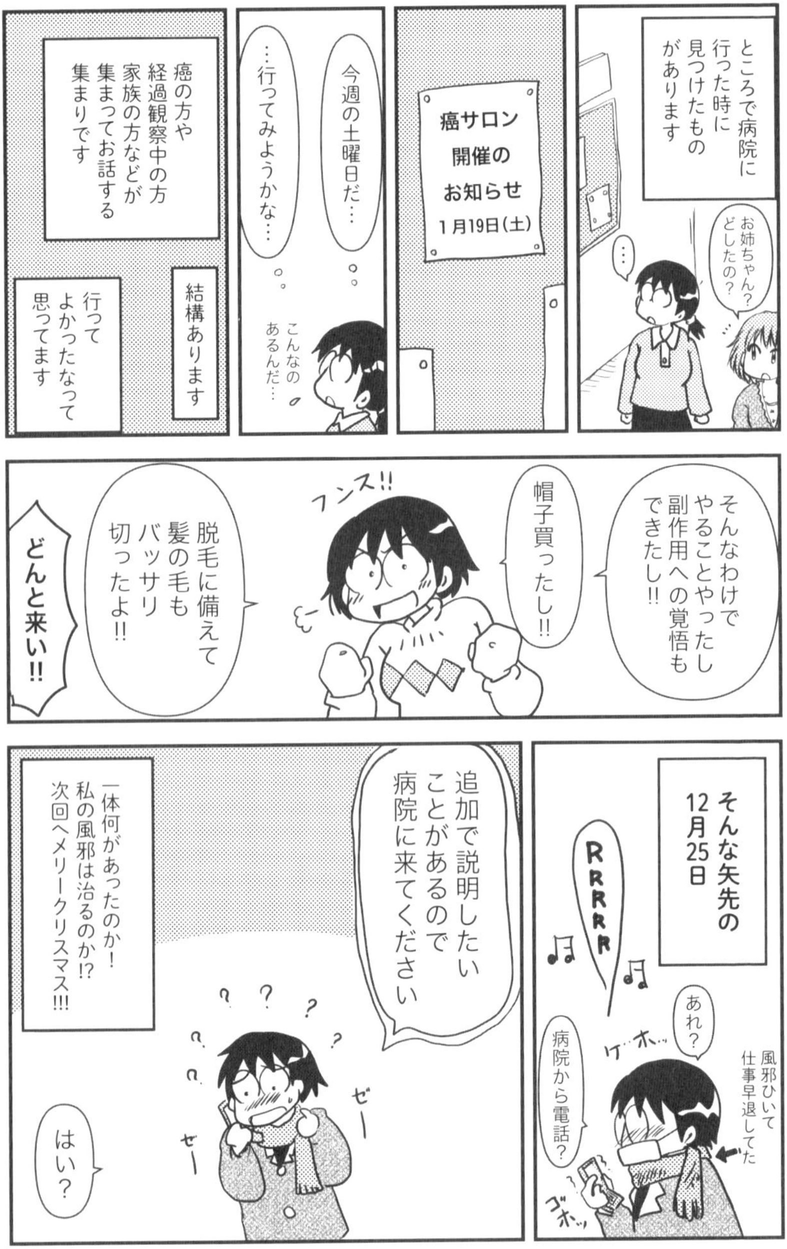
ところで病院に行った時に見つけたものがあります
お姉ちゃん？どしたの？
…
癌サロン
開催の
お知らせ
1月19日(土)
今週の土曜日だ…
…行ってみようかな…
こんなのあるんだ…
癌の方や経過観察中の方家族の方などが集まってお話する集まりです
結構あります
行ってよかったなって思ってます
そんなわけでやることやったし副作用への覚悟もできたし!!
帽子買ったし!!
フンス!!
脱毛に備えて髪の毛もバッサリ切ったよ!!
どんと来い!!
そんな矢先の12月25日
RRRRR
あれ？
病院から電話？
風邪ひいて仕事早退してた
ゲホッ
ゴホッ
追加で説明したいことがあるので病院に来てください
ゼー
ゼー
はい？
一体何があったのか！私の風邪は治るのか!?次回へメリークリスマス!!!

『臨床試験って?』

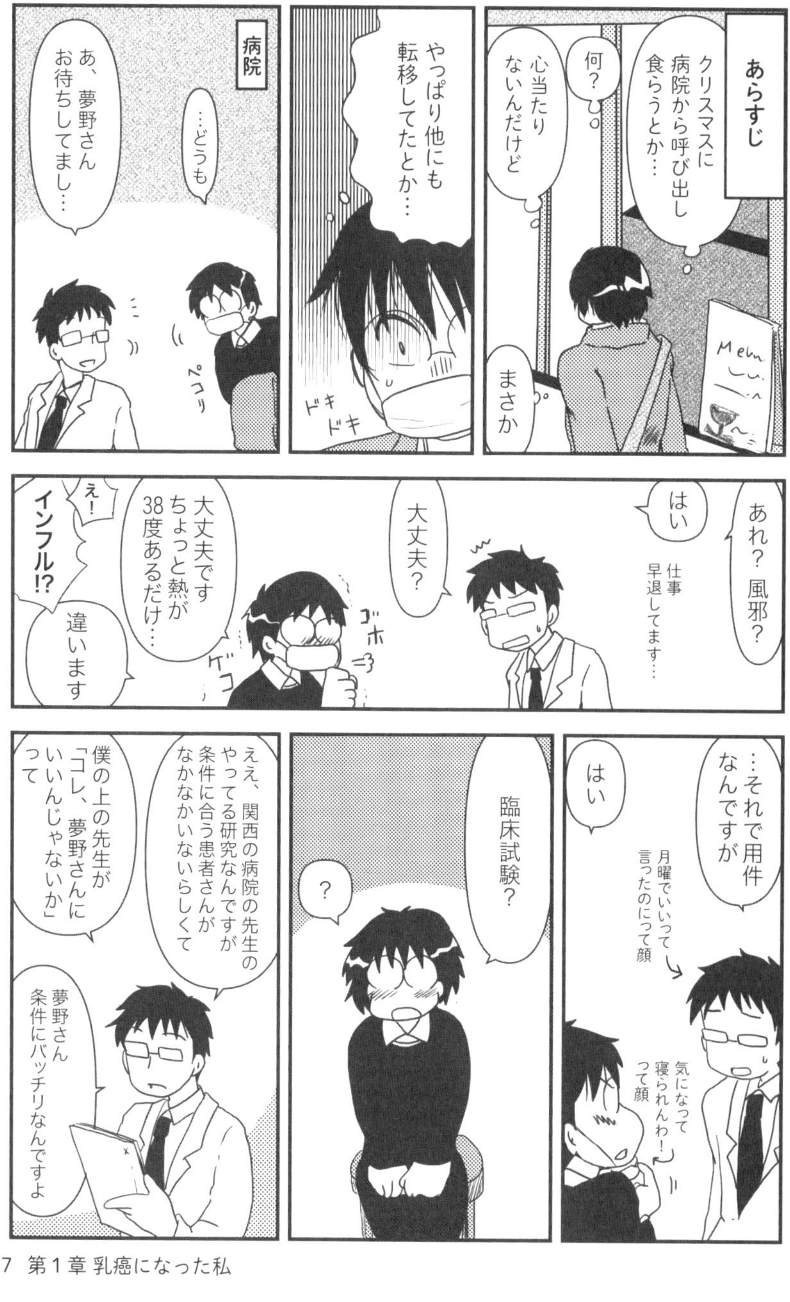
あらすじ
クリスマスに病院から呼び出し食らうとか…
何?
心当たりないんだけど
まさか
やっぱり他にも転移してたとか…
ドキドキ
病院
…どうも
あ、夢野さんお待ちしてまし…
ペコリ
あれ?風邪?
はい
仕事早退してます…
大丈夫?
ゴホ
大丈夫ですちょっと熱が38度あるだけ…
ゲコ
え!
インフル!?
違います
…それで用件なんですが
はい
月曜でいいって言ったのにって顔
気になって寝られんわ!って顔
臨床試験?
?
ええ、関西の病院の先生のやってる研究なんですが条件に合う患者さんがなかなかいないらしくて
僕の上の先生が「コレ、夢野さんにいいんじゃないか」って
夢野さん条件にバッチリなんですよ

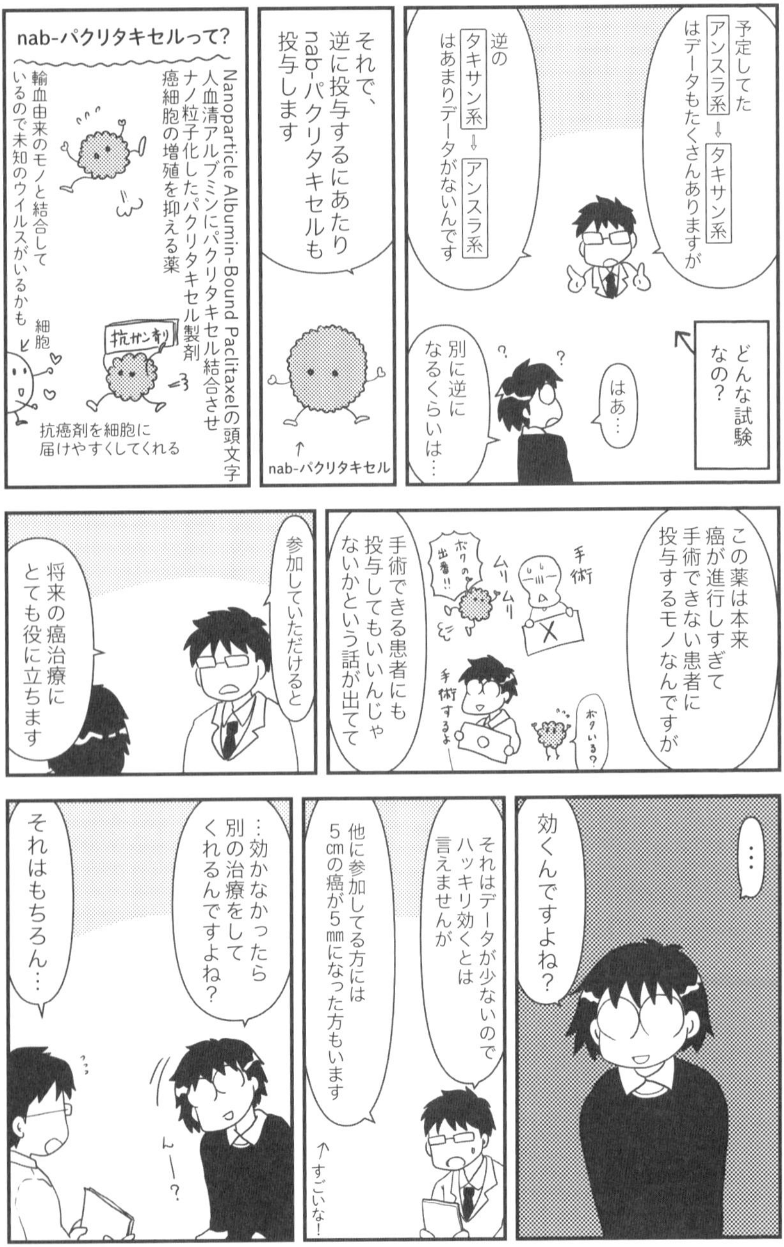
予定してた アンスラ系 ⇩ タキサン系 はデータもたくさんありますが
逆の タキサン系 ⇩ アンスラ系 はあまりデータがないんです
どんな試験なの？
はあ…
別に逆になるくらいは…
それで、逆に投与するにあたりnab-パクリタキセルも投与します
↑nab-パクリタキセル
nab-パクリタキセルって？
Nanoparticle Albumin-Bound Paclitaxelの頭文字
人血清アルブミンにパクリタキセル結合させナノ粒子化したパクリタキセル製剤
癌細胞の増殖を抑える薬
輸血由来のモノと結合しているので未知のウイルスがいるかも
抗ガン剤
細胞
抗癌剤を細胞に届けやすくしてくれる
この薬は本来癌が進行しすぎて手術できない患者に投与するモノなんですが
手術
ムリムリ
ボクの出番!!
手術するよ
ボクいる？
手術できる患者にも投与してもいいんじゃないかという話が出てて
参加していただけると
将来の癌治療にとても役に立ちます
…
効くんですよね？
それはデータが少ないのでハッキリ効くとは言えませんが
他に参加してる方には5㎝の癌が5㎜になった方もいます
↑すごいな!
…効かなかったら別の治療をしてくれるんですよね？
ん――？
それはもちろん…

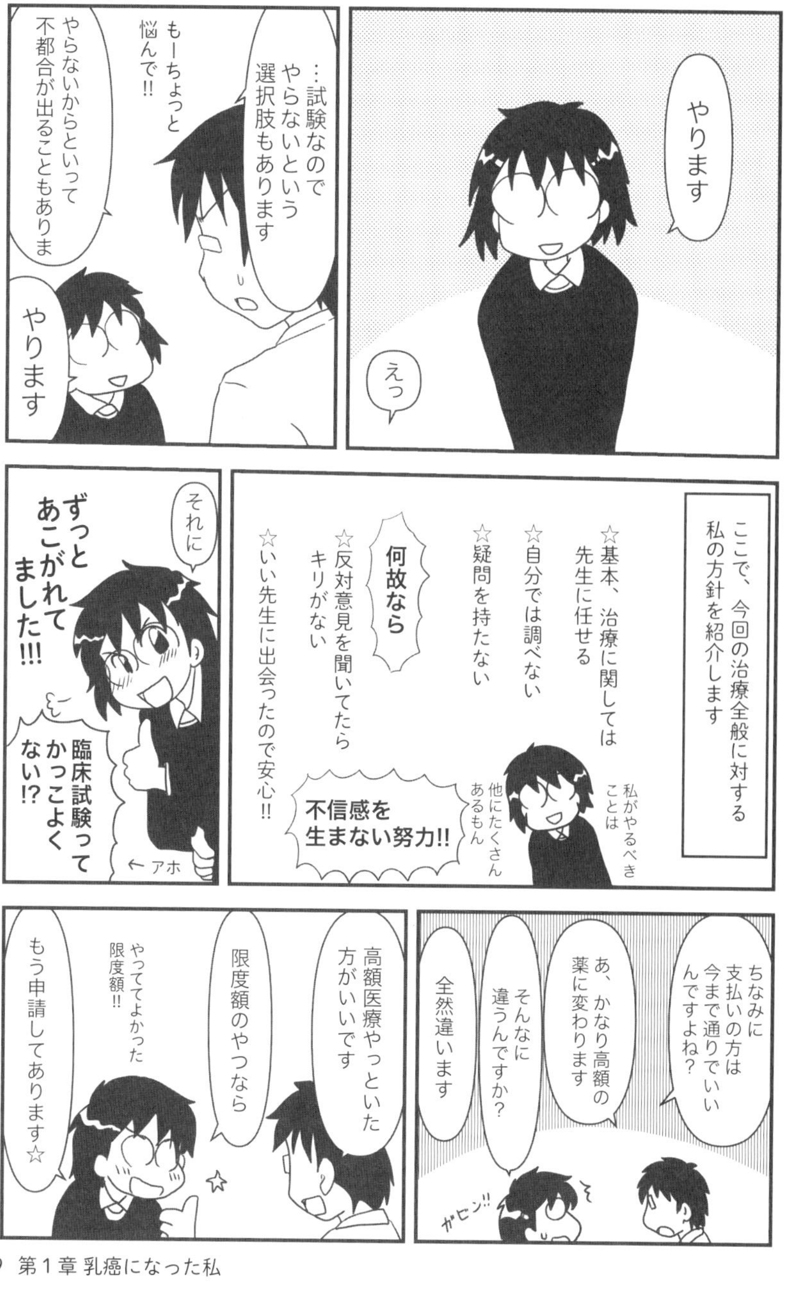
やります
えっ
…試験なので やらないという 選択肢もあります
もーちょっと 悩んで!!
やらないからといって 不都合が出ることもありま
やります
ここで、今回の治療全般に対する 私の方針を紹介します
☆基本、治療に関しては 先生に任せる
☆自分では調べない
☆疑問を持たない
何故なら
☆反対意見を聞いてたら キリがない
☆いい先生に出会ったので安心!!
私がやるべき ことは 他にたくさん あるもん
不信感を 生まない努力!!
それに
ずっと あこがれて ました!!!
臨床試験って かっこよく ない!?
← アホ
ちなみに 支払いの方は 今まで通りでいい んですよね?
あ、かなり高額の 薬に変わります
そんなに 違うんですか?
全然違います
ガビン!!
高額医療やっといた 方がいいです
限度額のやつなら
やっててよかった 限度額!!
もう申請してあります☆

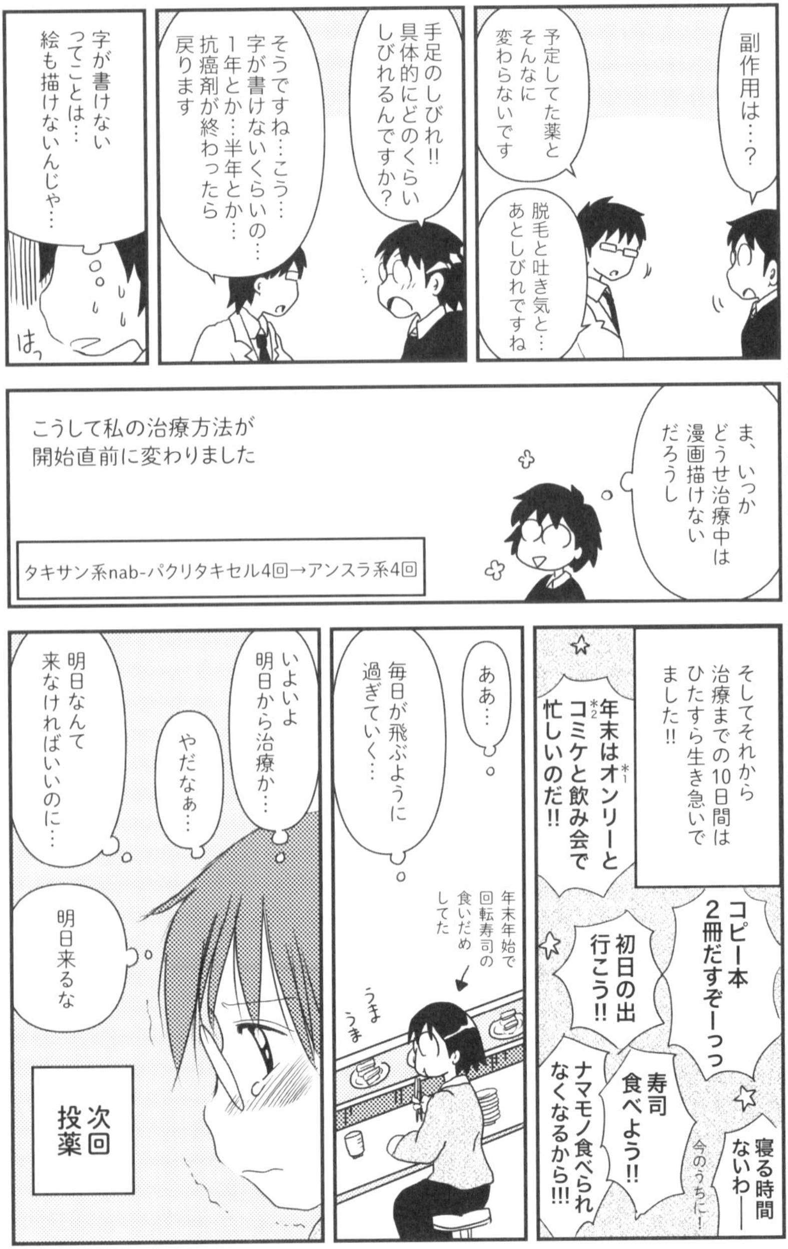
副作用は…?
予定してた薬とそんなに変わらないです
脱毛と吐き気と…あとしびれですね
手足のしびれ!! 具体的にどのくらいしびれるんですか?
そうですね…こう…字が書けないくらいの…1年とか…半年とか…抗癌剤が終わったら戻ります
字が書けないってことは…絵も描けないいんじゃ…
はっ
ま、いっか どうせ治療中は漫画描けないだろうし
こうして私の治療方法が開始直前に変わりました
タキサン系nab-パクリタキセル4回→アンスラ系4回
そしてそれから治療までの10日間はひたすら生き急いでました!!
年末はオンリー*1とコミケ*2と飲み会で忙しいのだ!!
コピー本2冊だすぞーっっ
初日の出行こう!!
寝る時間ないわ――
今のうちに!
寿司食べよう!!
ナマモノ食べられなくなるから!!!
ああ…
毎日が飛ぶように過ぎていく…
年末年始で回転寿司の食いだめしてた
うま うま
いよいよ明日から治療か…
やだなぁ…
明日なんて来なければいいのに…
明日来るな
次回投薬

＊1：オンリーイベントのこと。特定の漫画・アニメ作品のファンサークルだけを集めた小〜中規模の同人誌即売会。
＊2：コミックマーケットのこと。夏冬に開催される日本最大のオールジャンル総合同人誌即売会。

『癌の人って、献血できるの?』

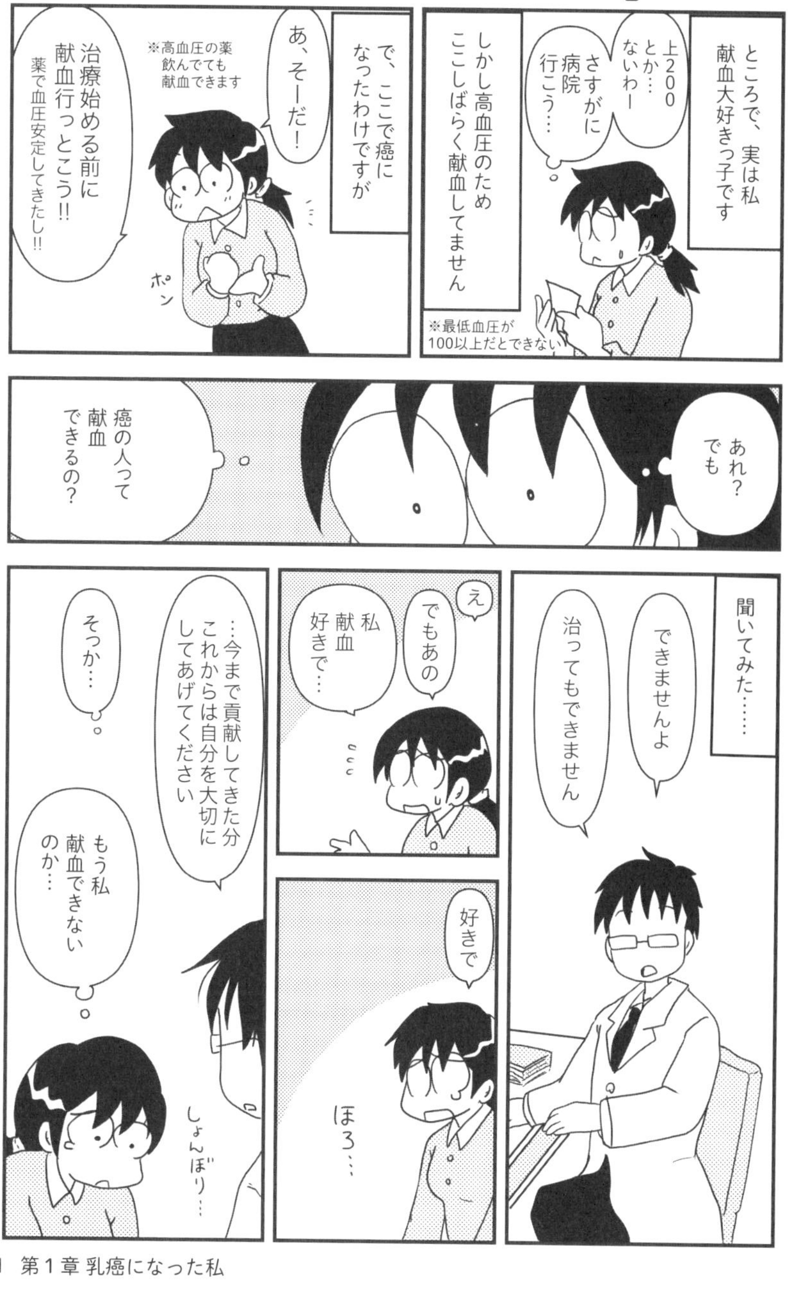
ところで、実は私献血大好きっ子です
上200とか…ないわー
さすがに病院行こう…
しかし高血圧のためここしばらく献血してません
※最低血圧が100以上だとできない
で、ここで癌になったわけですが
あ、そーだ!
※高血圧の薬飲んでても献血できます
ポン
治療始める前に献血行っとこう!!
薬で血圧安定してきたし!!
あれ?でも
癌の人って献血できるの?
聞いてみた……
できませんよ
治ってもできません
え
でもあの
私献血好きで…
好きで
ほろ…
…今まで貢献してきた分これからは自分を大切にしてあげてください
そっか…
もう私献血できないのか…
しょんぼり…

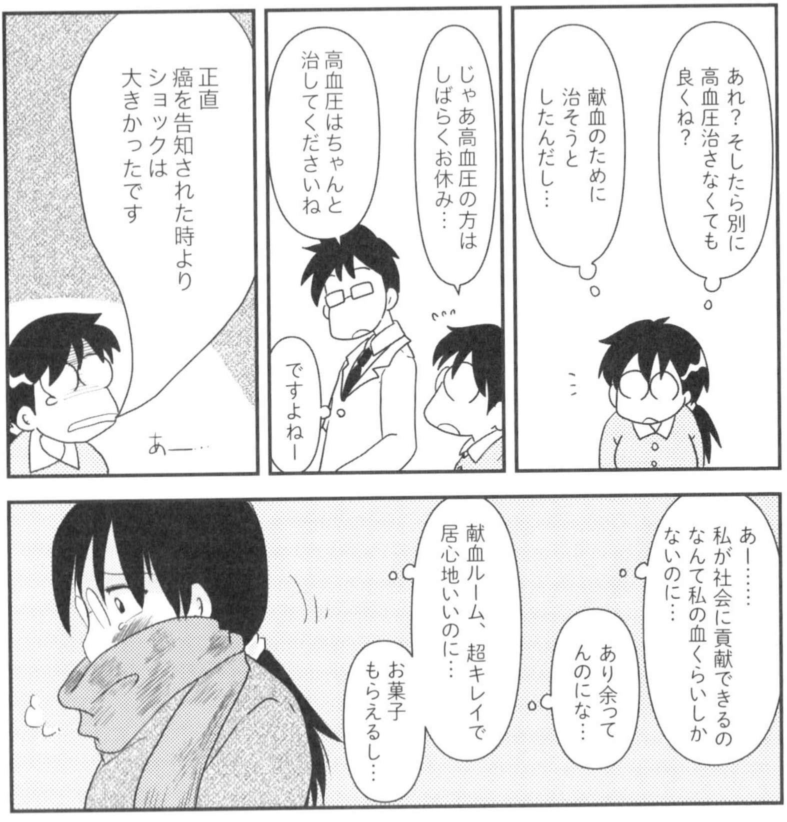
あれ？そしたら別に高血圧治さなくても良くね？
献血のために治そうとしたんだし…
じゃあ高血圧の方はしばらくお休み…
高血圧はちゃんと治してくださいね
ですよねー
正直癌を告知された時よりショックは大きかったです
あー…
あー……私が社会に貢献できるのなんて私の血くらいしかないのに…
あり余ってんのにな…
献血ルーム、超キレイで居心地いいのに…
お菓子もらえるし…
私なんで癌になっちゃったんだろう…
ぐすん
※癌になった原因はハッキリとは分かってません
ストレスかなー？くらい
そんなわけで生きがいをひとつ失いました
もし気が向いたら献血に行ってみてくださいね
どうぞよろしく
ペこ
ペこ

※2016年当時、放射線・ホルモン治療を受けた癌患者は血液法により献血できないことになっていました。2020年11月4日以降は法改正により根治手術後5年再発なし・経過良好の場合には献血ができるように条件が緩和されました。

善玉菌増やそうキャンペーン その1

抗癌剤&放射線治療終了後、副作用なのかものすごい便秘に悩まされました。

元々、便秘気味ではあったのですが、さすがに1ヵ月も出ないとなると話は別です。もちろん、治療中は先生に相談して、便秘薬を何種類も貰って飲んでいましたが、治療中は仕方ないけど、いつまでも薬に頼ってたらいけないって思ったんです。なんとかしたい、なんとか自力で治したいけど、面倒くさいことはやりたくない人なので、なにか楽しく続けられることはないかと調べてみたところ、どうやら善玉菌がお腹にいいらしい……?

ということで、2017年4月に『善玉菌増やそうキャンペーン』を発令しました!!!

最初は、ヨーグルトを食べる。くらいしかしてなかったんだけど、調べてみると、なかなか奥が深いことに気づきます。腸内には、善玉菌、悪玉菌の他に、優勢な方につく日和見菌というのがいるみたいで、この日和見菌をどうにか善玉菌の味方にさせないと、腸内が悪玉菌に占領されてしまうのです。悪玉菌に占領されると、便利やら下痢やらお腹に良くない感じのことがたくさん起こって、便秘がひどいと太るし、お肌の調子が悪くなるし、悪いことづくめ。百害あって一利なし。

悪玉菌なんて本当はほんのちょっとしかいないんです。なのに、生活環境や食べ物で、善玉菌減らして悪玉菌を優勢にするから、便秘に苦しむんです。便秘に苦しむのなら、下剤に頼れば早いことは分かってますが、下剤に慣れてしまったら、腸が自分で動かなくなって結果的に便秘がひどくなります。

ならば、腸内洗浄で一気に出すのはどうだろうかと調べてみたら、1回2万円くらいする上に、何回か続けないといけなくて、腸内洗浄したら大事な菌まで全部流しちゃって、将来的に大変なことになるらしいと聞いて、腸内洗浄の夢は潰えました。

実際これは、効果のほどはどうなんだろう?

便秘にも種類があって、ただ単に便が詰まってるだけなら、浣腸も有効らしい。でも、素人がやると、腸を傷つけちゃうかもしれないしあんまりよくないみたいなので、「便秘で辛いこと」を病院で相談するのがいいです。

まぁ、取り敢えずは、ゆるやかに地道に腸内環境を良くしよう……。

出来ることを一個ずつ。

腸内環境をよくすることは、健康にも繋がると信じて。

主治医に聞く①　私の乳癌について

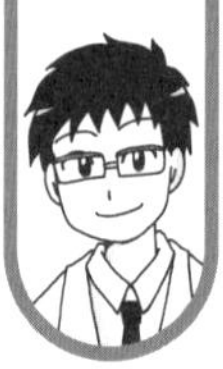

年々増加傾向にある乳癌に対し、患者の術後の生活の質も考慮した手術を行い、術前後の全身治療を含め日々、治療技術の向上を図っている千葉大学医学部附属病院、乳腺・甲状腺外科の榊原淳太先生に、私の乳癌の治療に対する詳細、刻々と変化していく乳癌に対する概念や最新の技術などについてお聞きしました。

微小な癌細胞は体を巡っている

榊原　まず、夢野さんの治療を振り返りますが、リンパ節転移があったので、抗癌剤の方を主に半年間やってもらったんですよね。

――そうです。

榊原　（初診時のCTを見ながら）右の乳房の病気のところに造影剤が入っていくわけですね。白く見えてるところが、乳癌。リンパ節もすごく大きいんですよ。反対側の健常なリンパ節は、そら豆みたいな勾玉《まがたま》みたいな形をしてるんですが、癌のリンパ節は、主病巣みたいになってるでしょ。これぐらい大きくなると、抗癌剤をやりましょうって話になります。しかも、一個どころじゃなくて奥深くまで複数個腫れてるわけですので、これはちょっと、手術よりも、まず先に抗癌剤ですね。

――まず、抗癌剤をやって小さくしてから、手術ってことですよね。

榊原　そうです。面白いことに、肺とか肝臓とか骨には、転移はないんです。

――そうなんですか？

榊原　初診時の段階で遠隔転移がある人は、一人の医者の担当の中で、年間何人かですね。

――へぇ……乳癌から始まって、そこまで転移する人が少ないってことですか？

榊原　微小な癌細胞は、体を巡っています。ただそれが、肺とか肝臓とか骨に定着して増えてくるかは別問題で、ほとんどの人は、リンパ節転移があっても、そこまで大きくならないで止まってることが多い。肺とか肝臓とか骨に、初めの状態で転移のあった場合は、基本的に乳癌の手術しませんから。もしCTで乳房以外の癌を見つけた場合は、おっぱいで命の長さが決まるわけではないので、転移してる部分が命の長さを握ってますから、ステージ4の人は、乳房の手術は基本しないです。ただ人によっては、局所制御、コントロールするために手術する人はいます。

タイプによって治療戦略が違う乳癌

榊原　女性ホルモンを餌にするかしないかで、話が変わってきます。

——私の乳癌は、女性ホルモンを餌にしてるんですか?

榊原　そういうことです。卵巣から出る女性ホルモン「エストロゲン」を餌にして大きくなります。乳管っていう管の壁の乳腺上皮細胞から癌細胞が発生してくるんですけども、この管の中に留まっていれば、理論上どこにも転移しないので、手術だけで終わります。そういう乳癌は、日本では2割しかいなくて、ほとんどの方が乳管の外に浸み出てるタイプのしこりを作ってるタイプの浸潤癌なんですね。微小な癌細胞が管に入ると、全身に巡ってしまいますし、当然血液から癌細胞を濾過することはできないので、薬を投与するしかなくなります。その薬が2種類あって、やっていただいた抗癌剤と今やってるホルモン療法です。女性ホルモンを餌にするタイプの患者さんが、全体の7~8割を占めています。基本的には、女性ホルモンを阻害すればいいので穏やかな治療なんですが、夢野さんの場合は、リンパ節にたくさん転移していてホルモン療法では太刀打ちできないので、抗癌剤もやったわけです。女性ホルモンを餌にしないタイプの乳癌が、だいたい2~3割。こちらは女性ホルモンを抑えても全く意味がありませんから、抗癌剤しかないです。それで、抗癌剤投与を半年やってもらった結果、だいぶしこりが小さくなってます。ただ、女性ホルモンを餌にするタイプの乳癌は、基本的には悪性度が低いと言われてるので、本当なら全部消えて欲しかったんですけど、なかなかそうもいかなくて、ちょっと残っちゃうんです。例えば、乳頭から乳癌が見えてる状態で来る人がいるんですが、「もう少し早く来られませんでしたか?」と聞くと、「いや、実は、時間が経過してもそんなに大きくならないんで……」というのが実際のところなんですよ。女性ホルモン依存型の乳癌は、悪性度が低いので、非常にゆっくり育つんです。なので、患者さんも、「あんまり変わらないわね」と言って来ない人もいるくらいなんです。ただ、乳頭から癌が露出してるようなタイプの人って、皮膚の下はリンパ管の網目がすごく張り巡らされているので、やっぱり転移しやすいんですよね。リンパ節にも。

——癌が露出してるんですか? 見えてるんですか?

榊原　乳頭から白いしこりが出てきちゃってるんですね。

――へえ〜!

榊原　この方の場合は、抗癌剤をやってもそんなにしこりが小さくならなかったので、夢野さんは効いた方なんですよ。女性ホルモン依存型の乳癌は、基本的に抗癌剤を投与しても肩透かしみたいな感じになって効きにくいんです。反対に、女性ホルモンを餌にしないタイプの乳癌には、抗癌剤がよく効きます。夢野さんは抗癌剤がよく効いた方です。面白いことに、主病巣と転移してる部分で、薬の効き方が違うんです。複雑なんですね。さらに、肺とか肝臓とか骨に転移してくると、また複雑になってくる。肺には効いてるけど、肝臓は大きくなってきちゃったりとか。同じ臓器でも、肺のこの部分は小さくなったけど、こっちは大きくなったとか。同じ薬をやってるにも関わらず、こんなに複雑なんですよ。女性ホルモン依存型か非依存型なのかサブタイプによって治療戦略が全然違ってきます。

――大変……。

患者は多いのに乳腺外科の医師は少ない

榊原　乳癌の患者さん、今、非常に多いですね。

――そんなに多いんですか?

榊原　僕が去年までいた大きな病院では、医師3人で、年間430件オペしてました。

――たった3人!?　少ない!!

榊原　いや〜……1日6件とかオペやってましたからね。当然そんなの無理なんで、手術室を並列にしてオペしたりしていましたね。

――すごーい、ブラックジャックみたーい。

榊原　乳癌が増えてます、とても。そして、乳腺外科の医師が少ない。まず、外科医離れ。他の大学病院だと、外科への入局が数人というところもありますからね。

――大学病院で!?　うわぁ……大変……。

子育て現役世代の患者が増えている

榊原　この本みたいな乳癌の指南書があるといいですね。皆さん、不安で仕方ないんですよ。毎日来ますからね。新しい患者さん。30〜40代の子育て現役世代の患者が増えているので、本当に不安で不安でしょうがないんですよ。

――自分がどうなっちゃうのか、わからないですもんね。

榊原　そうそうそう。この本があると、とても助かると思います。

――ありがとうございます!

第2章

【治療開始】

～初めての体験がいっぱい～

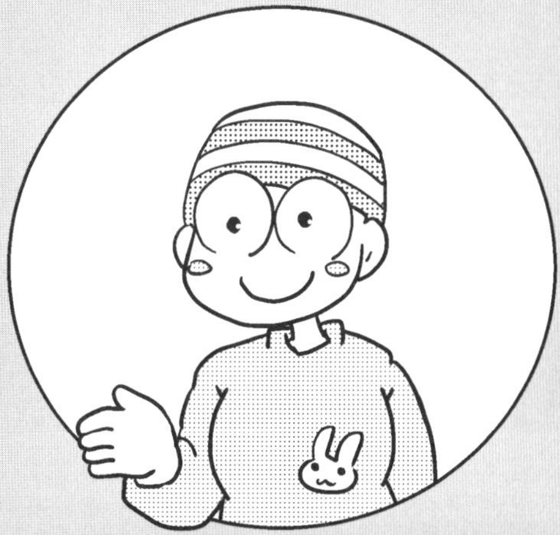

「抗癌剤」
副作用がすごい、吐き気がすごい、
毛が抜けるという話だけはよく聞く、
抗癌剤がいよいよ私にも投与されます。

前半と後半で違う薬を投与されるので、
副作用の出方も変わります。
本当に毛が抜けるのか？
どのくらい体調が悪くなるのか？
仕事はどうしたらいいのか？

そんな抗癌剤への不安や悩みなどが
ぎゅっと詰まった第2章です。

そして、人生は、癌すら関係なく、
進んでいくものなのです。

2016年

1月 6日 抗癌剤治療開始1回目。診断書申請。
8〜10日 副作用出る。
14日 MRI検査。
19日 脱毛始まり。
27日 抗癌剤治療2回目。
2月 3日 保険金振込まれる。
4日 交通事故に遭う。
17日 抗癌剤治療3回目。
18日 父、心不全で死亡。
22日 父、葬式。
3月 9日 抗癌剤治療4回目。
30日 抗癌剤治療5回目。副作用やばい（ひどい吐き気は3日くらい）。
31日 病院に手術のことで相談の電話をする。
4月 2日 リンパ浮腫について悩む。
5日 治療後からずっと倦怠感に悩まされる。髪の毛はだいぶツルツルに。
6日 突然倦怠感が抜ける。
10日 保険組合から高額療養費支給申請書が来る。
16日 手術について相談するために乳癌漫画を描いてみた。
20日 手術が心配で主治医の先生にお手紙を書いてみた。抗癌剤治療6回目（吐き気3日くらい）。
27日 眉毛とまつ毛がなくなってきた。
28日 点滴で針を刺した時の痣が治らないのに不審を感じる。肩甲骨の辺りが痛い。
5月 6日 左足がすごく浮腫む（1日で解消）。
11日 抗癌剤治療7回目（吐き気3日くらい、だんだん体調悪くなる）。
エコー。だいぶしこりが小さくなっていた！
11日〜 抗癌剤イヤイヤ期到来。
19日 喉（風邪？）と右腕（薬で血管が硬くて痛い）と左膝（？）が痛い。
29日 髪の毛がふんわり生え揃ってきた。
6月 1日 抗癌剤治療8回目（治療前から具合悪い。今回一番副作用辛い）。
4日 手術後に付ける前開きの下着を購入。
13日 手術日決定の連絡が来る（6月30日）。
15日 突然の高熱39度。

『初めての抗癌剤』

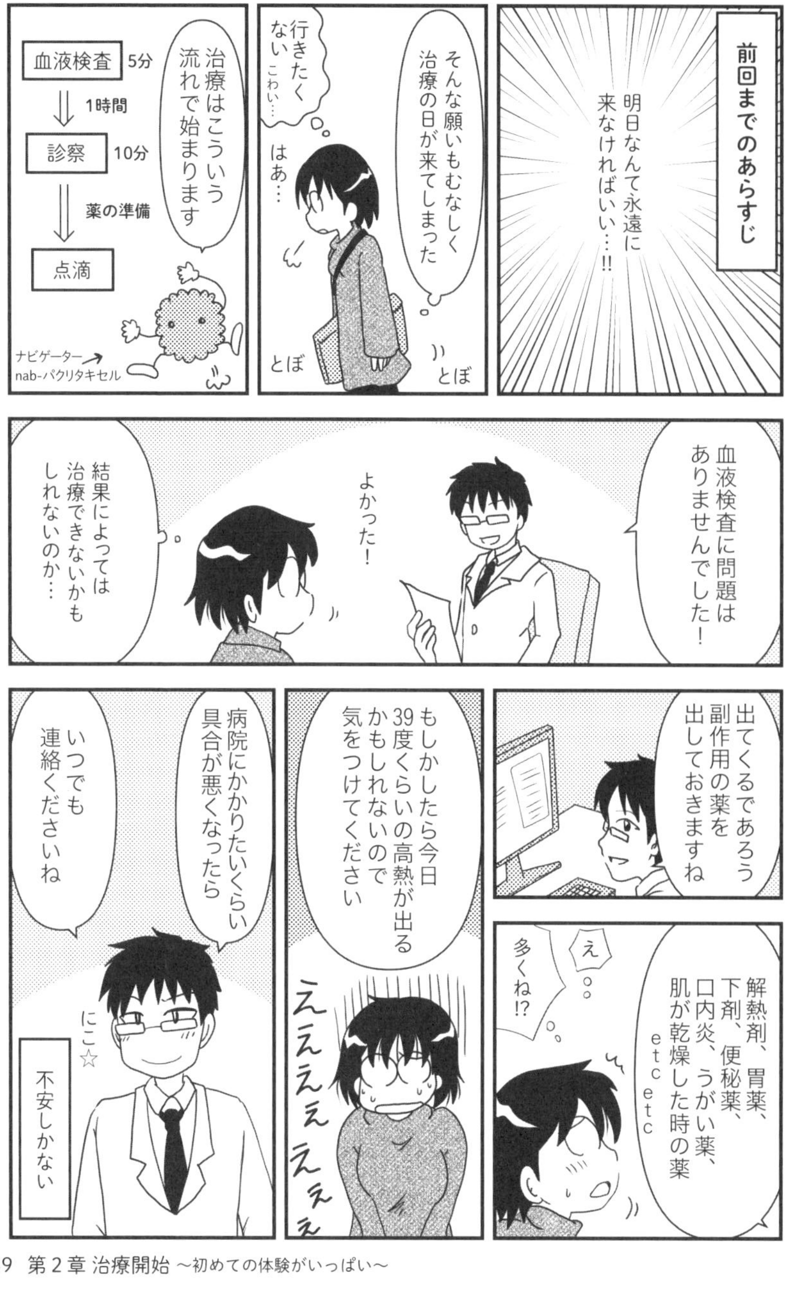

前回までのあらすじ
明日なんて永遠に来なければいい…!!
そんな願いもむなしく治療の日が来てしまった
行きたくない
こわい…
はあ…
とぼ
とぼ
治療はこういう流れで始まります
血液検査 5分
1時間
診察 10分
薬の準備
点滴
ナビゲーター→
nab-パクリタキセル
血液検査に問題はありませんでした!
よかった!
結果によっては治療できないかもしれないのか…
出てくるであろう副作用の薬を出しておきますね
解熱剤、胃薬、下剤、便秘薬、口内炎、うがい薬、肌が乾燥した時の薬
etc etc
え
多くね!?
もしかしたら今日39度くらいの高熱が出るかもしれないので気をつけてください
えええええええ
病院にかかりたいくらい具合が悪くなったら
いつでも連絡くださいね
にこ☆
不安しかない

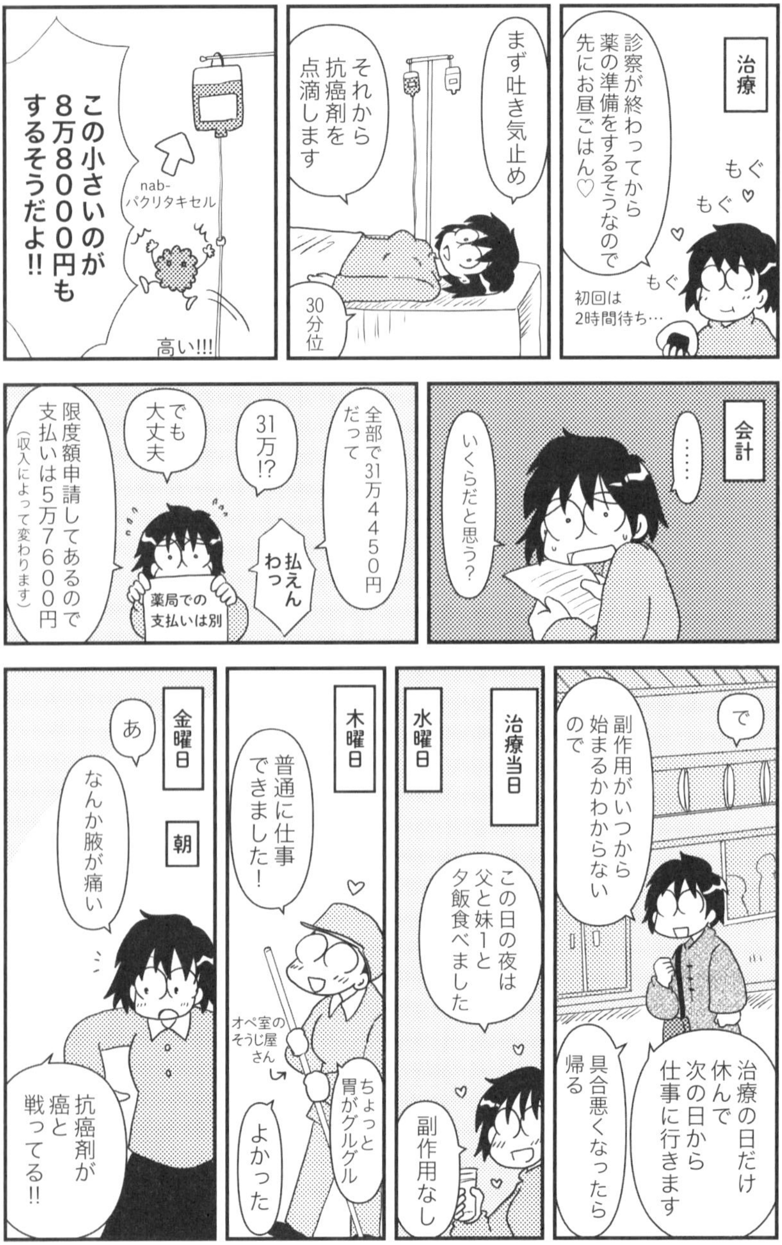

治療
診察が終わってから薬の準備をするそうなので先にお昼ごはん♡
もぐ もぐ
もぐ
初回は2時間待ち…
まず吐き気止め
それから抗癌剤を点滴します
30分位
nab-パクリタキセル
この小さいのが8万8000円もするそうだよ!!
高い!!!
会計
……
いくらだと思う?
全部で31万4450円だって
31万!?
払えんわっ
でも大丈夫
限度額申請してあるので支払いは5万7600円
(収入によって変わります)
薬局での支払いは別
で
副作用がいつから始まるかわからないので
治療の日だけ休んで次の日から仕事に行きます
具合悪くなったら帰る
治療当日
この日の夜は父と妹1と夕飯食べました
水曜日
副作用なし
木曜日
普通に仕事できました!
オペ室のそうじ屋さん
ちょっと胃がグルグル
よかった
金曜日
朝
あ
なんか腋が痛い
抗癌剤が癌と戦ってる!!

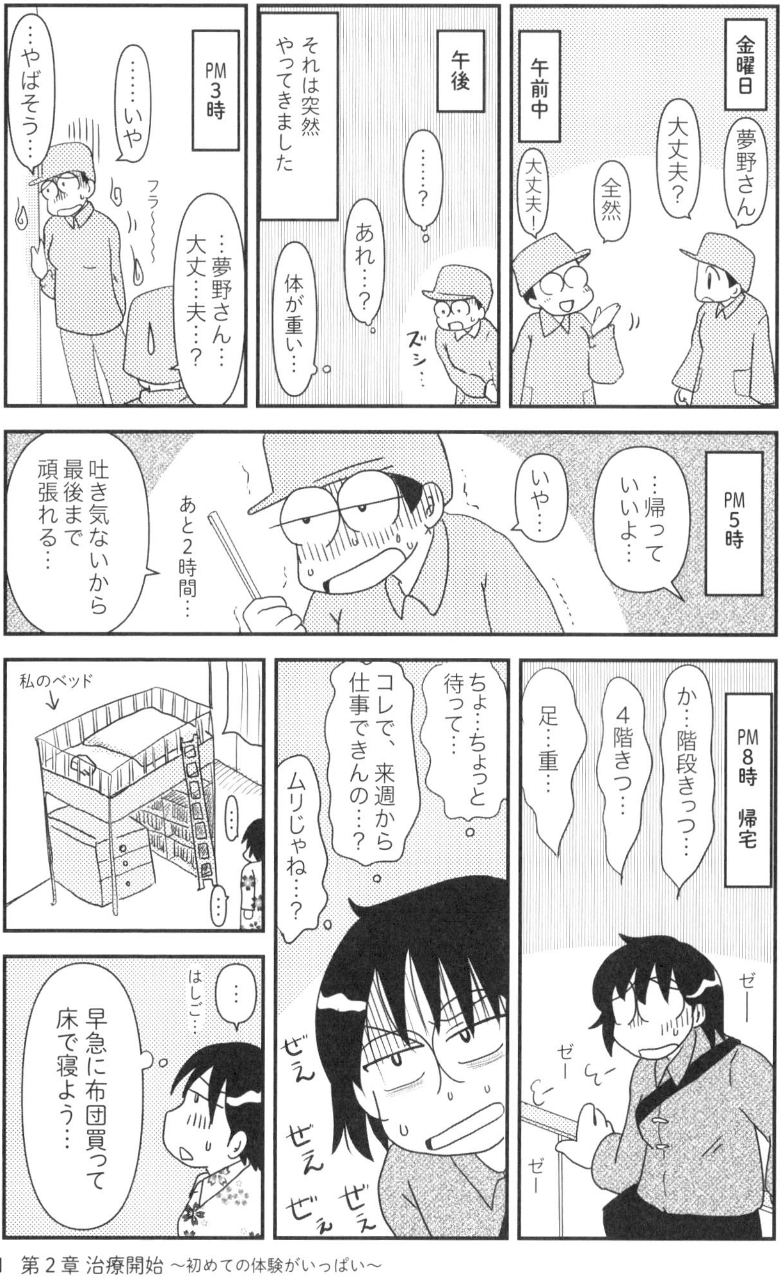

金曜日
午前中
夢野さん
大丈夫?
全然
大丈夫!
午後
……?
あれ…?
ズシ…
それは突然やってきました
体が重い…
PM3時
……いや
フラ〜〜〜
…夢野さん…大丈…夫…?
…やばそう…
PM5時
…帰っていいよ…
いや…
あと2時間…
吐き気ないから最後まで頑張れる…
PM8時 帰宅
か…階段きっつ…
4階きつ…
足…重…
ゼー
ゼー
ゼー
ちょ…ちょっと待って…
コレで、来週から仕事できんの…?
ムリじゃね…?
ぜぇ
ぜぇ
ぜぇ
ぜぇ
私のベッド
……
…
はしご…
…
早急に布団買って床で寝よう…

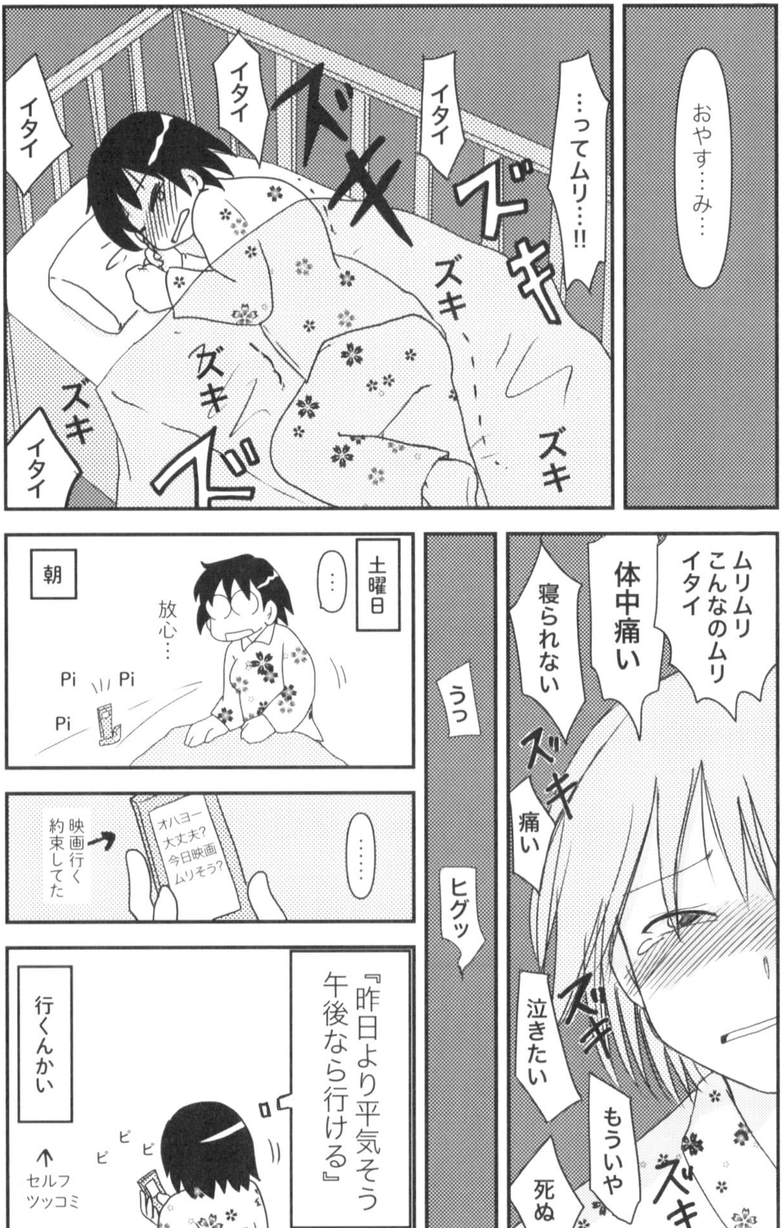
おやす…み…
…ってムリ…!!
ズキ
イタイ
ズキ
ズキ
ズキ
イタイ
イタイ
ズキ
イタイ
ムリムリ
こんなのムリ
イタイ
体中痛い
寝られない
ズキ
痛い
ズキ
泣きたい
もういや
死ぬ
ズキ
うっ
ヒグッ
土曜日
…
朝
放心…
Pi Pi Pi
……
オハヨー
大丈夫?
今日映画
ムリそう?
映画行く約束してた
『昨日より平気そう午後なら行ける』
行くんかい
ピ ピ ピ
セルフツッコミ

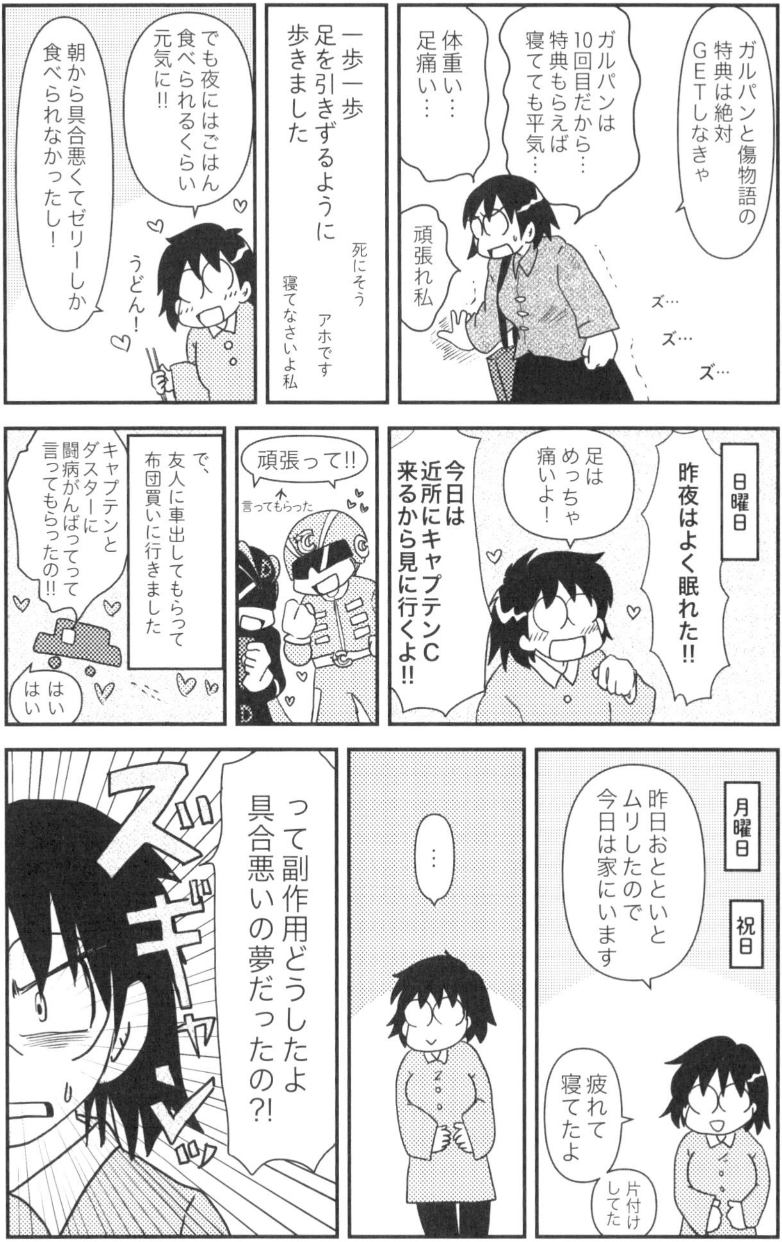
ガルパンと傷物語の特典は絶対GETしなきゃ
ガルパンは10回目だから…特典もらえば寝てても平気…
体重い…足痛い…
頑張れ私
ズ…
ズ…
ズ…
一歩一歩足を引きずるように歩きました
死にそう
アホです
寝てなさいよ私
でも夜にはごはん食べられるくらい元気に!!
うどん!
朝から具合悪くてゼリーしか食べられなかったし!
日曜日
昨夜はよく眠れた!!
足はめっちゃ痛いよ!
今日は近所にキャプテンC来るから見に行くよ!!
頑張って!!
言ってもらった
で、友人に車出してもらって布団買いに行きました
キャプテンとダスターに闘病がんばってって言ってもらったの!!
はいはい
月曜日
祝日
昨日おとといとムリしたので今日は家にいます
疲れて寝てたよ
片付けしてた
…
ズギャンッ
って副作用どうしたよ具合悪いの夢だったの?!

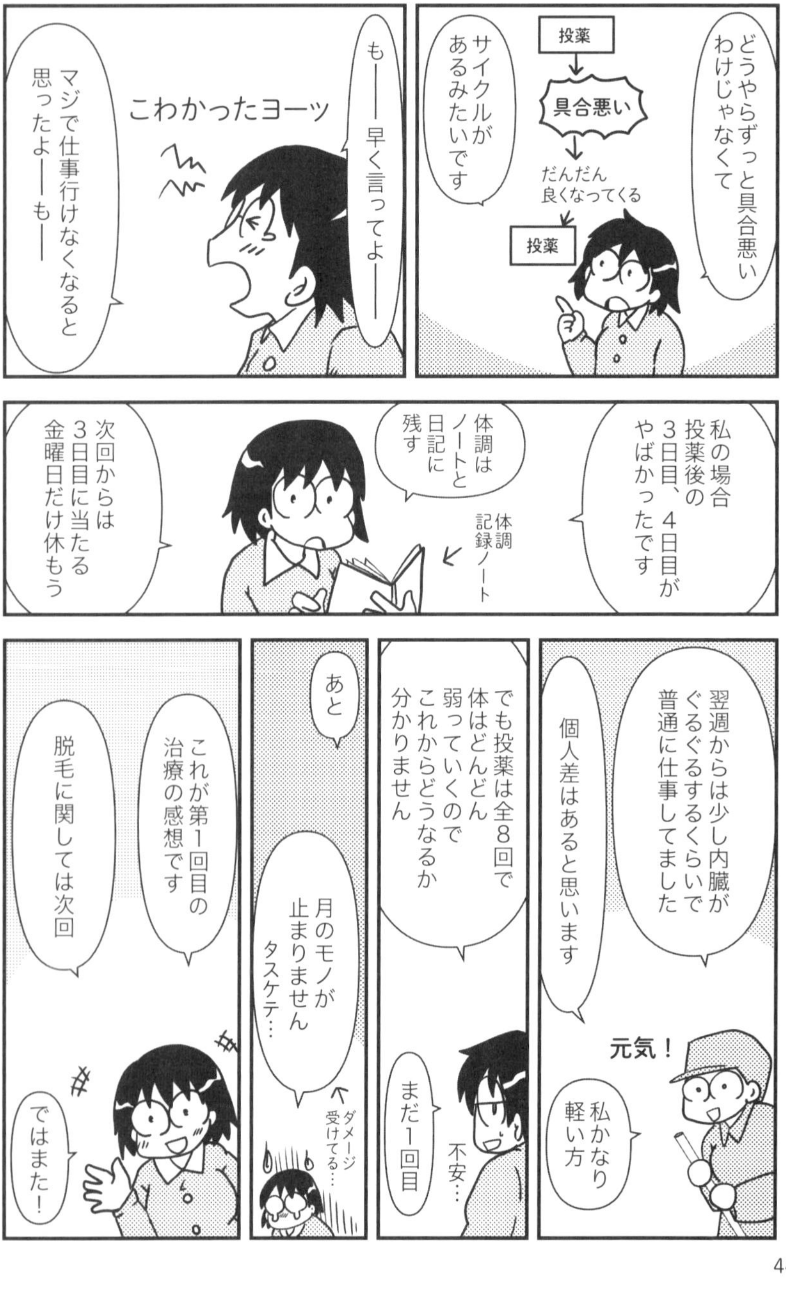
どうやらずっと具合悪いわけじゃなくて
投薬
具合悪い
だんだん良くなってくる
投薬
サイクルがあるみたいです
も――早く言ってよ――
こわかったヨーッ
マジで仕事行けなくなると思ったよ――も――
私の場合投薬後の3日目、4日目がやばかったです
体調はノートと日記に残す
体調記録ノート
次回からは3日目に当たる金曜日だけ休もう
翌週からは少し内臓がぐるぐるするくらいで普通に仕事してました
個人差はあると思います
元気！
私かなり軽い方
でも投薬は全8回で体はどんどん弱っていくのでこれからどうなるか分かりません
不安…
まだ1回目
あと
月のモノが止まりませんタスケテ…
ダメージ受けてる…
これが第1回目の治療の感想です
脱毛に関しては次回
ではまた！

『脱毛について』

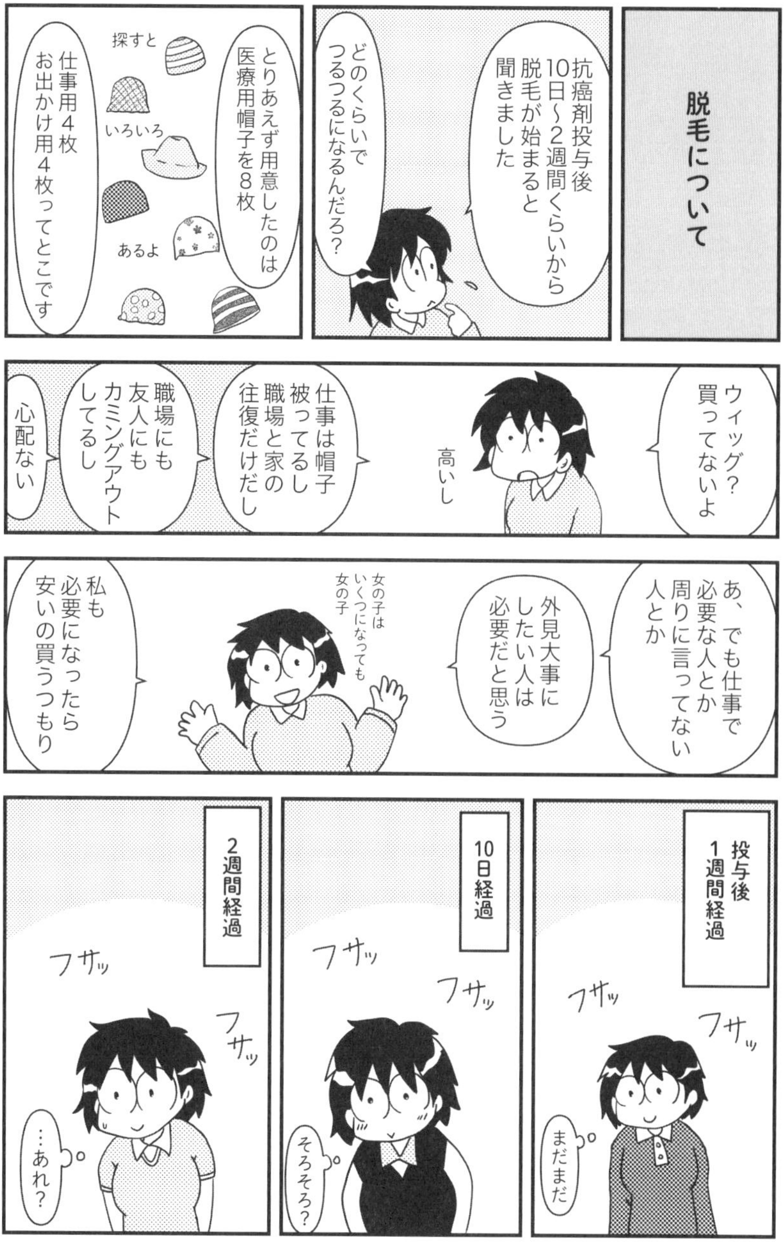

脱毛について
抗癌剤投与後 10日~2週間くらいから 脱毛が始まると 聞きました
どのくらいで つるつるになるんだろ？
とりあえず用意したのは 医療用帽子を8枚
探すと
いろいろ
あるよ
仕事用4枚 お出かけ用4枚ってとこです
ウィッグ？ 買ってないよ
高いし
仕事は帽子 被ってるし 職場と家の 往復だけだし
職場にも 友人にも カミングアウト してるし
心配 ない
あ、でも仕事で 必要な人とか 周りに言ってない 人とか
外見大事に したい人は 必要だと思う
女の子は いくつになっても 女の子
私も 必要になったら 安いの買うつもり
投与後 1週間経過
フサッ
フサッ
まだまだ
10日経過
フサッ
フサッ
そろそろ？
2週間経過
フサッ
フサッ
…あれ？

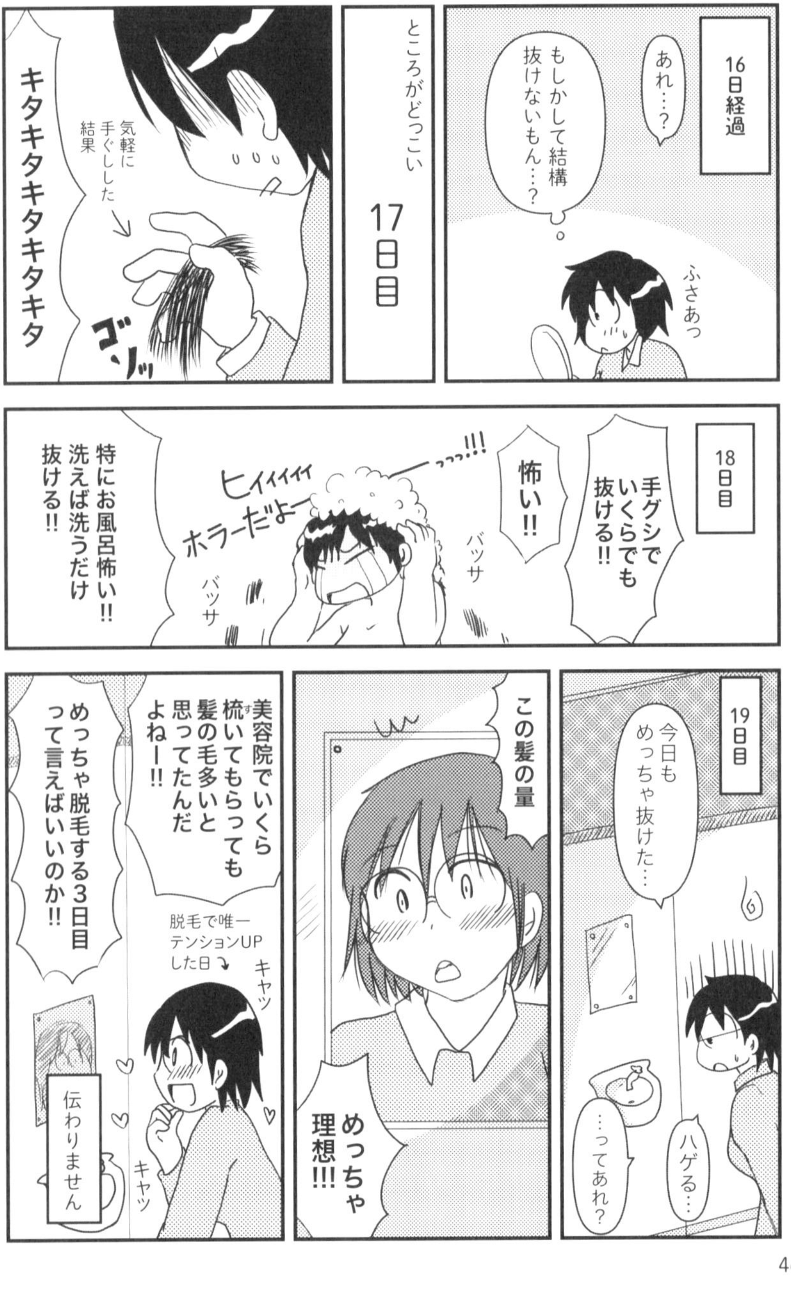

16日経過
あれ…？
もしかして結構抜けないもん…？
ふさあっ
ところがどっこい
17日目
キタキタキタキタキタキタ
気軽に手ぐしした結果
ゴソッ
18日目
手グシでいくらでも抜ける!!
怖い!!
ヒィィィィィ
ホラーだよーーーーっっっ!!!
バッサ
バッサ
特にお風呂怖い!!
洗えば洗うだけ抜ける!!
19日目
今日もめっちゃ抜けた…
ハゲる…
…ってあれ？
この髪の量
めっちゃ理想!!!
美容院でいくら梳《す》いてもらっても髪の毛多いと思ってたんだよねー!!
脱毛で唯一テンションUPした日
キャッ
キャッ
めっちゃ脱毛する3日目って言えばいいのか!!
伝わりません

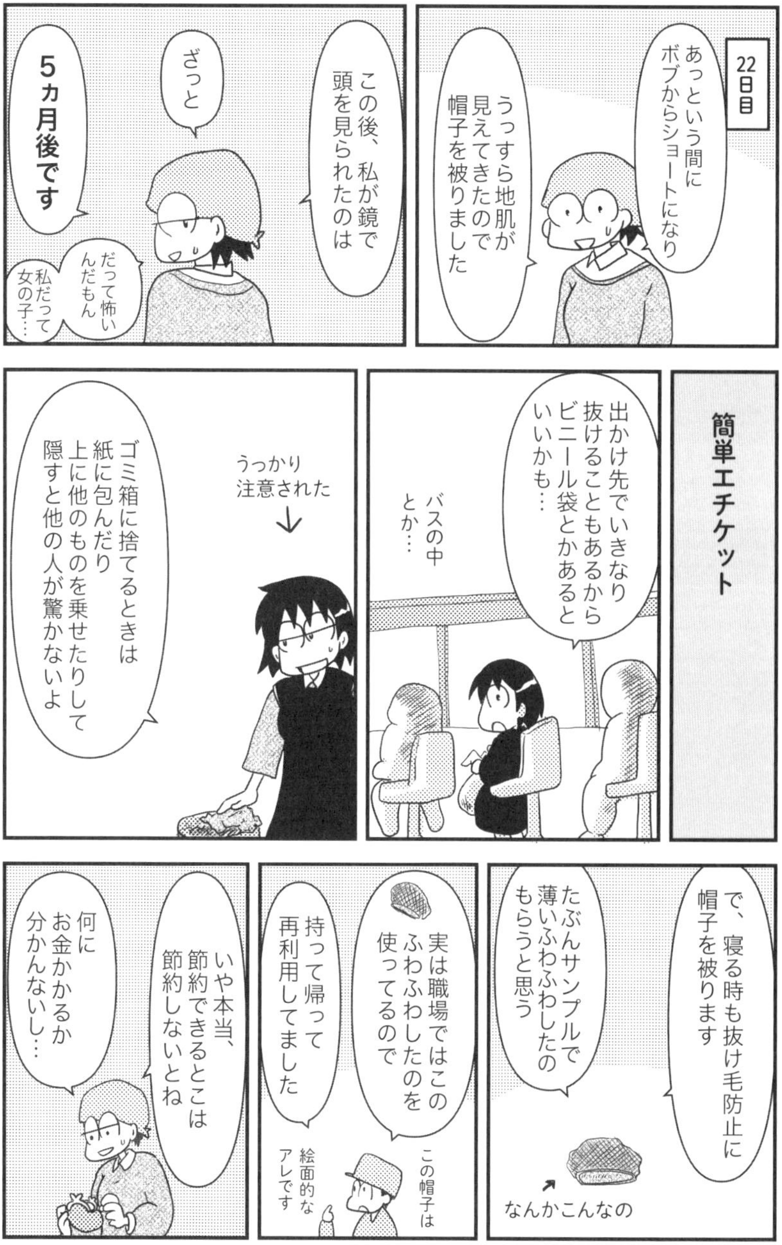
22日目
あっという間にボブからショートになり
うっすら地肌が見えてきたので帽子を被りました
この後、私が鏡で頭を見られたのは
ざっと
5ヵ月後です
だって怖いんだもん
私だって女の子…
簡単エチケット
出かけ先でいきなり抜けることもあるからビニール袋とかあるといいかも…
バスの中とか…
うっかり注意された
ゴミ箱に捨てるときは紙に包んだり上に他のものを乗せたりして隠すと他の人が驚かないよ
で、寝る時も抜け毛防止に帽子を被ります
たぶんサンプルで薄いふわふわしたのもらうと思う
なんかこんなの
実は職場ではこのふわふわしたのを使ってるので
持って帰って再利用してました
この帽子は
絵面的なアレです
いや本当、節約できるとこは節約しないとね
何にお金かかるか分かんないし…

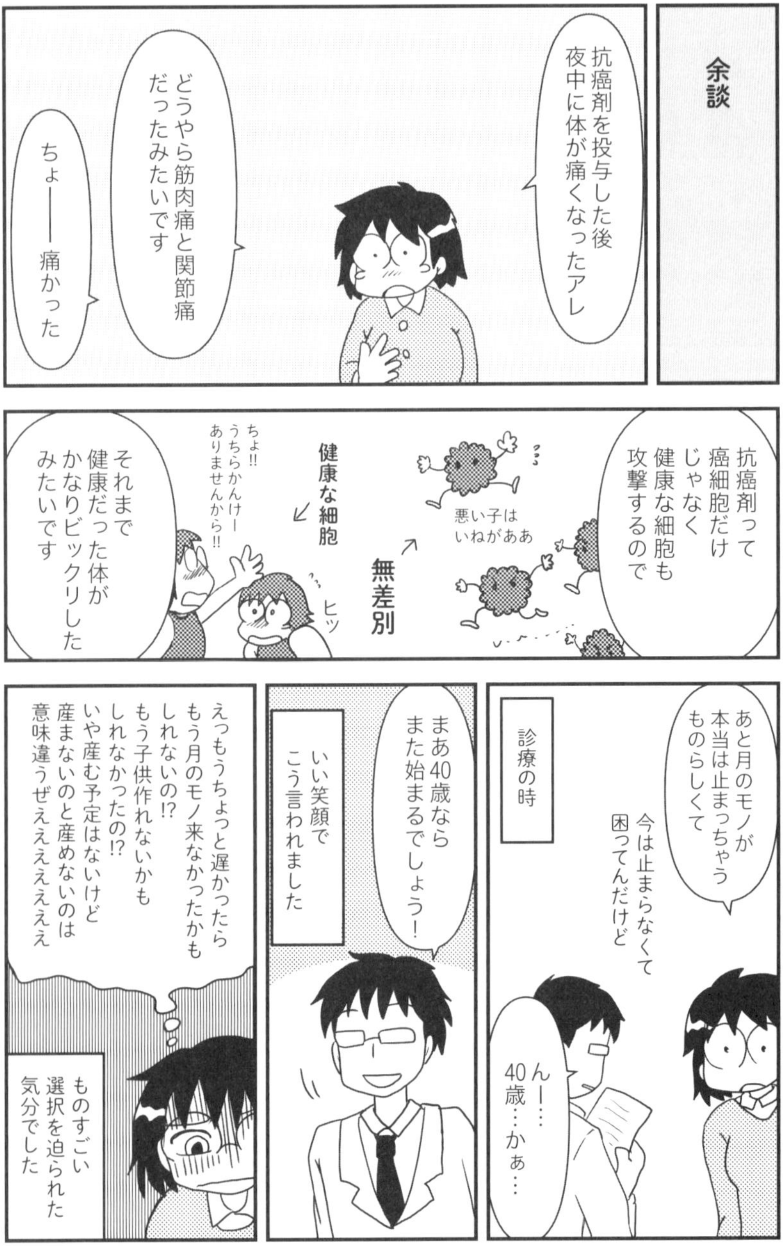
余談
抗癌剤を投与した後夜中に体が痛くなったアレ
どうやら筋肉痛と関節痛だったみたいです
ちょ――――痛かった
抗癌剤って癌細胞だけじゃなく健康な細胞も攻撃するので
悪い子はいねがああ
無差別
健康な細胞
ヒッ
ちょ!! うちらかんけーありませんから!!
それまで健康だった体がかなりビックリしたみたいです
あと月のモノが本当は止まっちゃうものらしくて
今は止まらなくて困ってんだけど
診療の時
んー…40歳…かぁ…
まあ40歳ならまた始まるでしょう!
いい笑顔でこう言われました
えっもうちょっと遅かったらもう月のモノ来なかったかもしれないの!? もう子供作れないかもしれなかったの!? いや産む予定はないけど産まないのと産めないのは意味違うぜえええええええ
ものすごい選択を迫られた気分でした

『ウィッグについて』

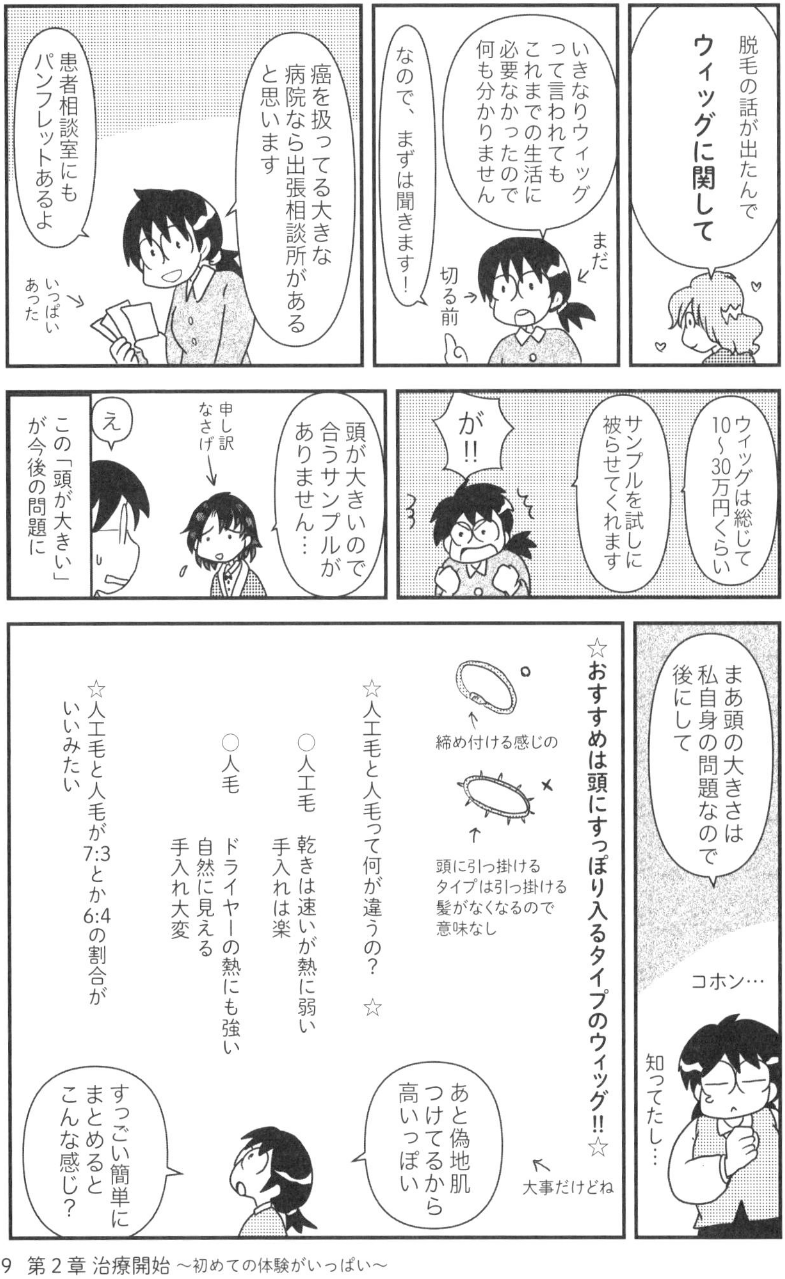
脱毛の話が出たんで
ウィッグに関して
いきなりウィッグって言われてもこれまでの生活に必要なかったので何も分かりません
なので、まずは聞きます!
まだ
切る前
癌を扱ってる大きな病院なら出張相談所があると思います
患者相談室にもパンフレットあるよ
いっぱいあった
ウィッグは総じて10～30万円くらい
サンプルを試しに被らせてくれます
が!!
頭が大きいので合うサンプルがありません…
申し訳なさげ
え
この「頭が大きい」が今後の問題に
まあ頭の大きさは私自身の問題なので後にして
コホン…
知ってたし…
☆おすすめは頭にすっぽり入るタイプのウィッグ!!☆
締め付ける感じの
頭に引っ掛けるタイプは引っ掛ける髪がなくなるので意味なし
大事だけどね
☆人工毛と人毛って何が違うの?☆
○人工毛　乾きは速いが熱に弱い　手入れは楽
○人毛　ドライヤーの熱にも強い　自然に見える　手入れ大変
☆人工毛と人毛が7:3とか6:4の割合がいいみたい
あと偽地肌つけてるから高いっぽい
すっごい簡単にまとめるとこんな感じ?

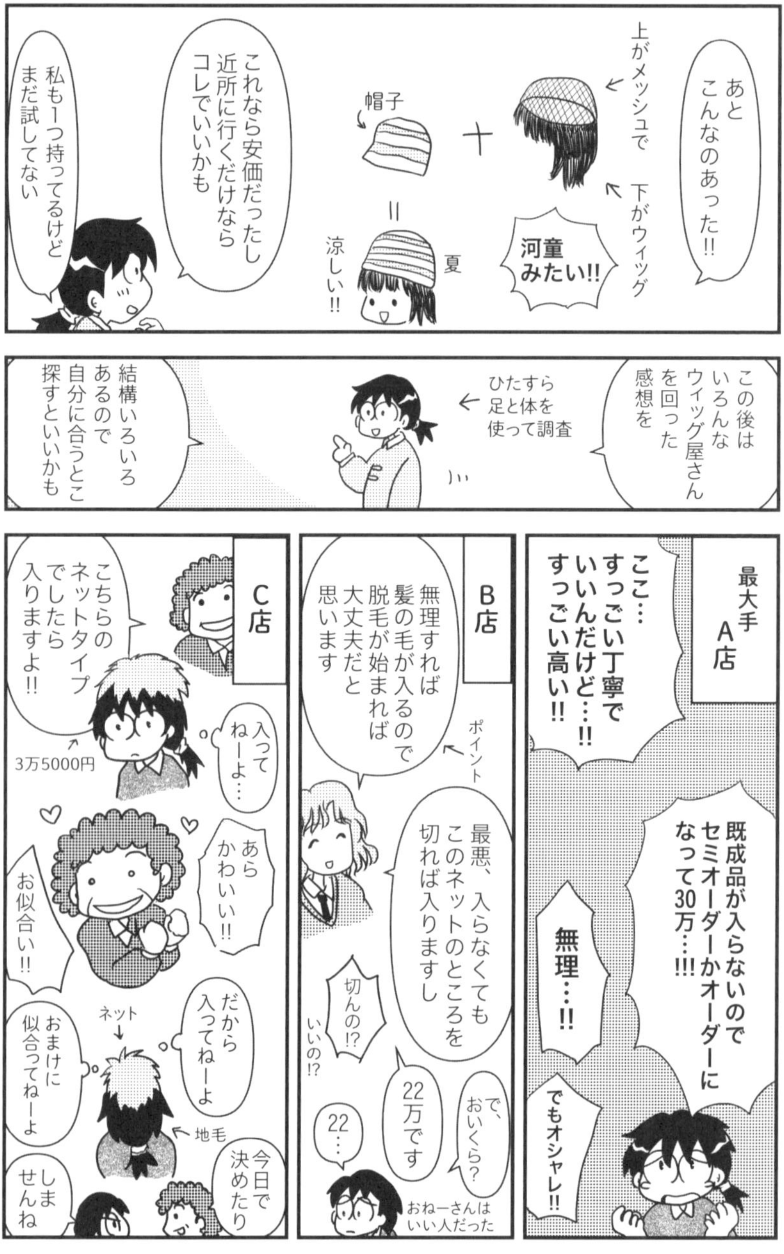

あと
こんなのあった!!
上がメッシュで
下がウィッグ
河童みたい!!
帽子
夏
涼しい!!
これなら安価だったし
近所に行くだけなら
コレでいいかも
私も1つ持ってるけど
まだ試してない
この後はいろんなウィッグ屋さんを回った感想を
ひたすら足と体を使って調査
結構いろいろあるので自分に合うとこ探すといいかも
最大手A店
ここ…すっごい丁寧でいいんだけど…!!すっごい高い!!
既成品が入らないのでセミオーダーかオーダーになって30万…!!!
無理…!!
でもオシャレ!!
B店
無理すれば髪の毛が入るので脱毛が始まれば大丈夫だと思います
ポイント
最悪、入らなくてもこのネットのところを切れば入りますし
切んの!?
いいの!?
で、おいくら?
22万です
22…
おねーさんはいい人だった
C店
こちらのネットタイプでしたら入りますよ!!
3万5000円
入ってねーよ…
あらかわいい!!
お似合い!!
ネット
地毛
だから入ってねーよ
おまけに似合ってねーよ
今日で決めたり
しませんね

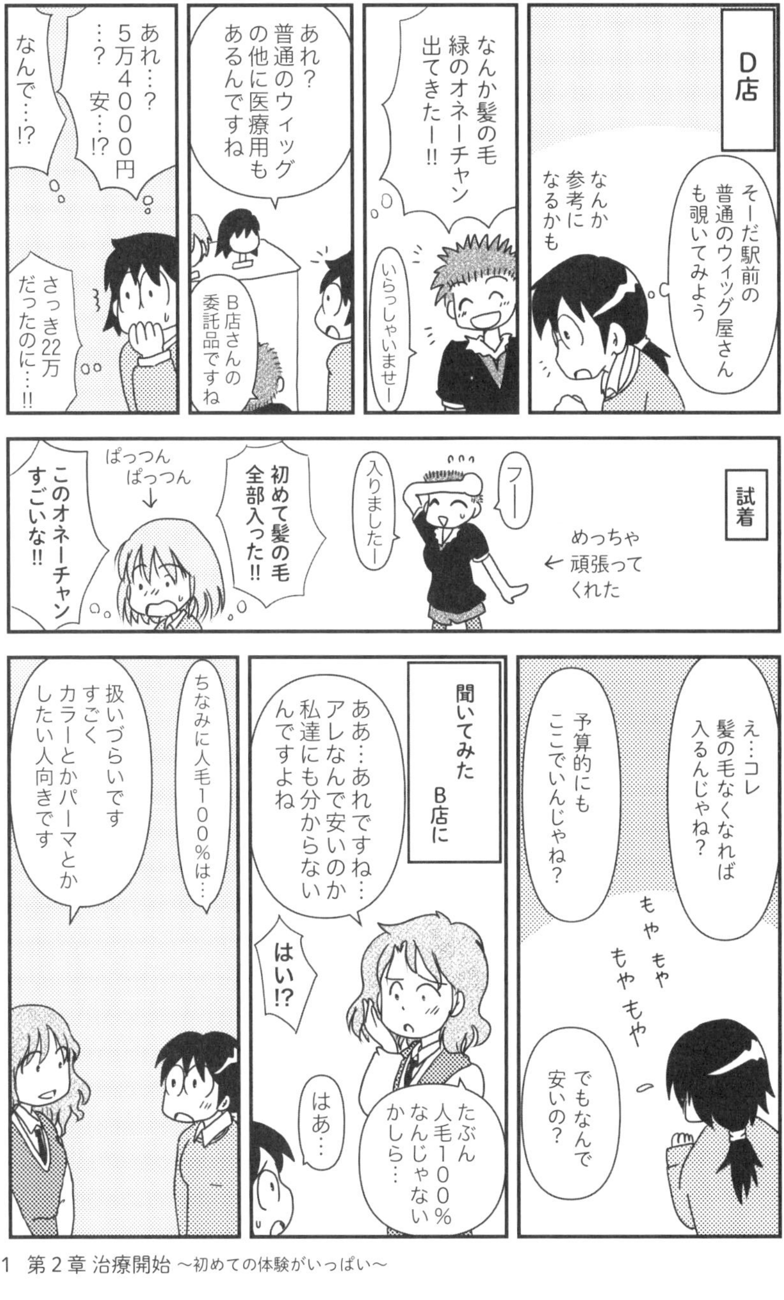
D店
そーだ駅前の普通のウィッグ屋さんも覗いてみよう
なんか参考になるかも
なんか髪の毛緑のオネーチャン出てきたー!!
いらっしゃいませー
あれ？普通のウィッグの他に医療用もあるんですね
B店さんの委託品ですね
あれ…？5万4000円…？ 安…!? なんで…!?
さっき22万だったのに…!!
試着
めっちゃ頑張ってくれた
フーー
入りましたー
初めて髪の毛全部入った!!
ぱっつん ぱっつん
このオネーチャンすごいな!!
え…コレ髪の毛なくなれば入るんじゃね？
予算的にもここでいんじゃね？
もや もや もや もや もや もや
でもなんで安いの？
聞いてみた B店に
ああ…あれですね…アレなんで安いのか私達にも分からないんですよね
はい!?
たぶん人毛100%なんじゃないかしら…
はあ…
ちなみに人毛100%は…
扱いづらいですすごくカラーとかパーマとかしたい人向きです

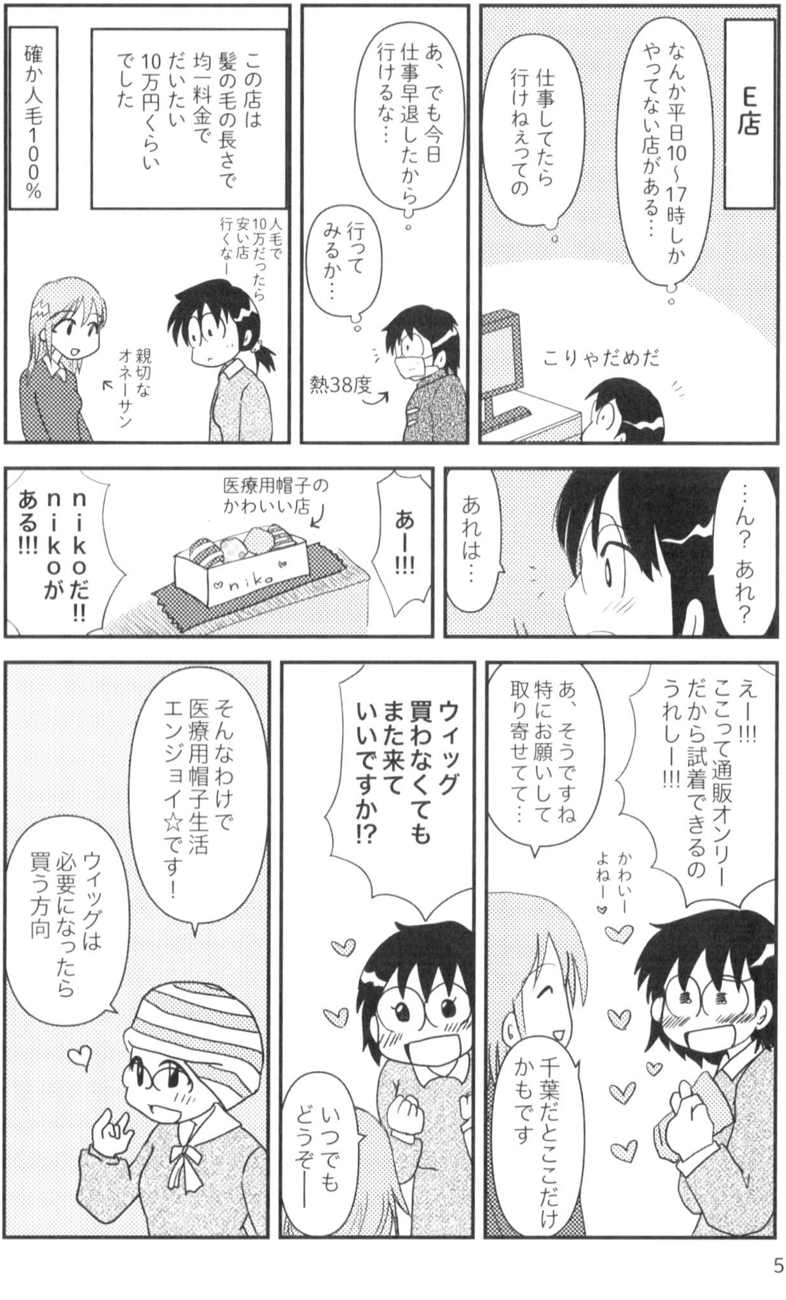
E店
なんか平日10～17時しかやってない店がある…
仕事してたら行けねえっての
こりゃだめだ
あ、でも今日仕事早退したから行けるな…
行ってみるか…
熱38度
この店は髪の毛の長さで均一料金でだいたい10万円くらいでした
確か人毛100%
人毛で10万だったら安い店行くなー
親切なオネーサン
…ん? あれ?
あれは…
あー!!!
医療用帽子のかわいい店
niko
nikoだ!! nikoがある!!!
えー!!! ここって通販オンリーだから試着できるのうれしー!!!
あ、そうですね特にお願いして取り寄せてて…
かわいーよねー
千葉だとここだけかもです
ウィッグ買わなくてもまた来ていいですか!?
いつでもどうぞ——
そんなわけで医療用帽子生活エンジョイ☆です!
ウィッグは必要になったら買う方向

『しこり、小さくなった！』

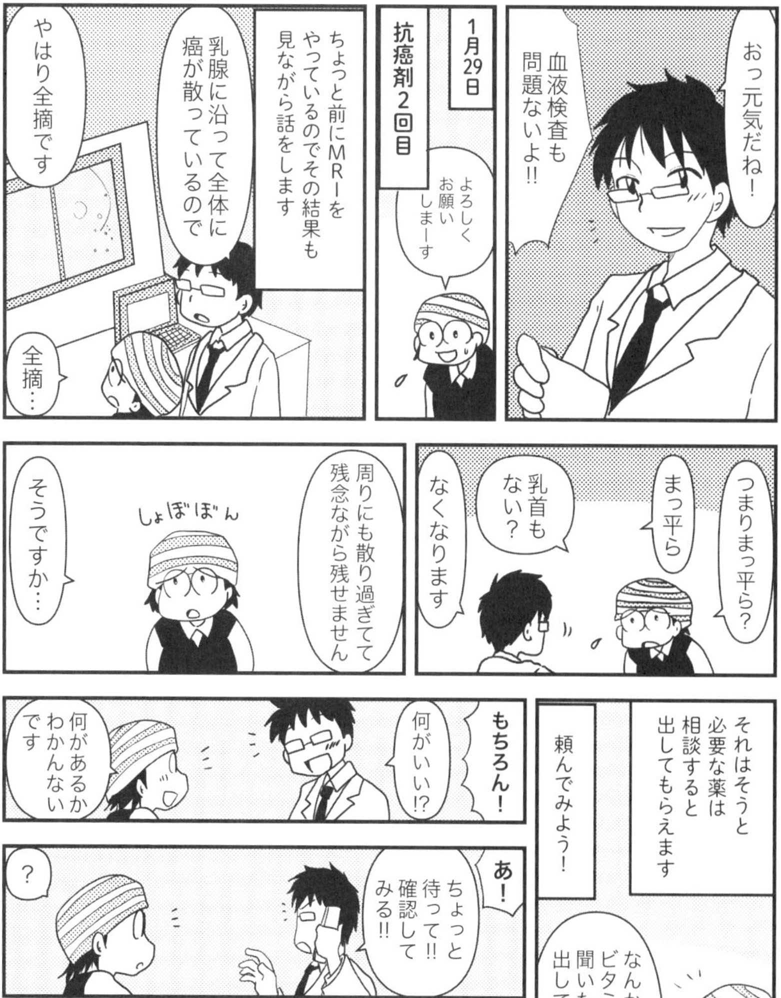

おっ元気だね！
血液検査も問題ないよ!!
1月29日
抗癌剤2回目
よろしくお願いしまーす
ちょっと前にMRIをやっているのでその結果も見ながら話をします
乳腺に沿って全体に癌が散っているので
やはり全摘です
全摘…
つまりまっ平ら？
まっ平ら
乳首もない？
なくなります
周りにも散り過ぎてて残念ながら残せません
しょぼぼん
そうですか…
それはそうと必要な薬は相談すると出してもらえます
頼んでみよう！
なんか痺れにはビタミン剤がいいって聞いたんですけど出してもらえますか？
もちろん！
何がいい!?
何があるかわかんないです
あ！
ちょっと待って!!確認してみる!!
？
あ──臨床試験中だからダメだって
予防になるのはマズイって
あー……

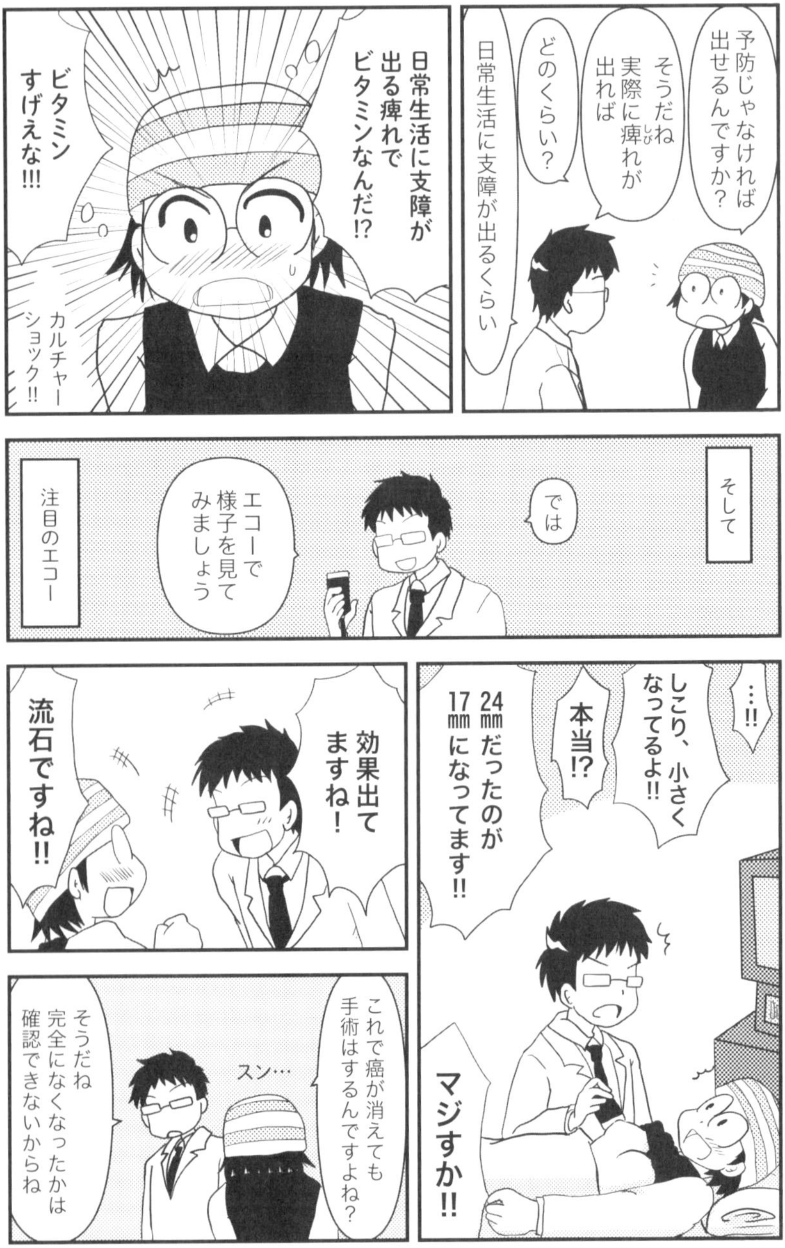
予防じゃなければ出せるんですか？
そうだね 実際に痺《しび》れが出れば
どのくらい？
日常生活に支障が出るくらい
日常生活に支障が出る痺れでビタミンなんだ!?
ビタミンすげえな!!!
カルチャーショック!!
そして
では
エコーで様子を見てみましょう
注目のエコー
…!!
しこり、小さくなってるよ!!
本当!?
24㎜だったのが17㎜になってます!!
マジすか!!
効果出てますね！
流石ですね!!
これで癌が消えても手術はするんですよね？
スン…
そうだね 完全になくなったかは確認できないからね

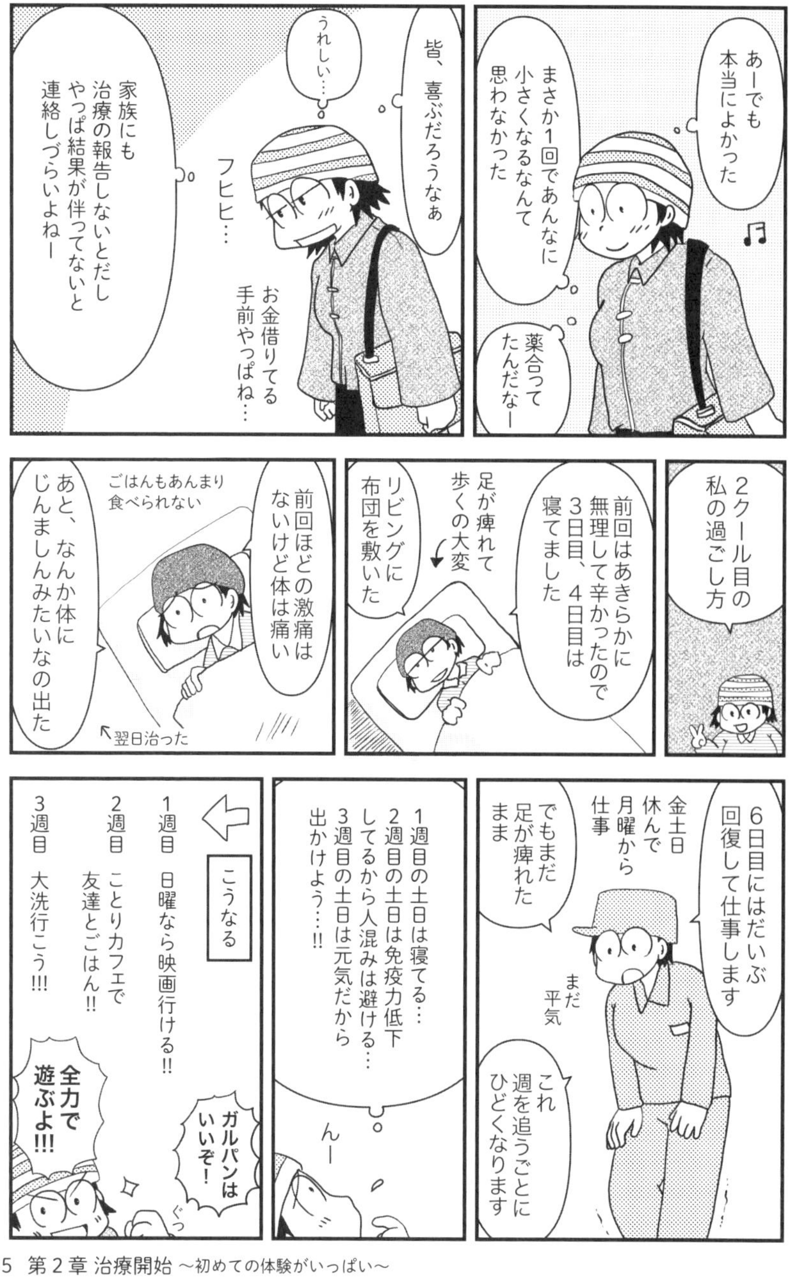
あーでも本当によかった
まさか1回であんなに小さくなるなんて思わなかった
薬合ってたんだなー
皆、喜ぶだろうなぁ
うれしい…
フヒヒ…
お金借りてる手前やっぱね…
家族にも治療の報告しないとだしやっぱ結果が伴ってないと連絡しづらいよねー
2クール目の私の過ごし方
前回はあきらかに無理して辛かったので3日目、4日目は寝てました
足が痺れて歩くの大変
リビングに布団を敷いた
前回ほどの激痛はないけど体は痛い
ごはんもあんまり食べられない
あと、なんか体にじんましんみたいなの出た
翌日治った
6日目にはだいぶ回復して仕事します
金土日休んで月曜から仕事
でもまだ足が痺れたまま
まだ平気
これ週を追うごとにひどくなります
1週目の土日は寝てる…2週目の土日は免疫力低下してるから人混みは避ける…3週目の土日は元気だから出かけよう…!!
んー
こうなる
1週目 日曜なら映画行ける!!
2週目 ことりカフェで友達とごはん!!
3週目 大洗行こう!!!
ガルパンはいいぞ!
ぐっ
全力で遊ぶよ!!!

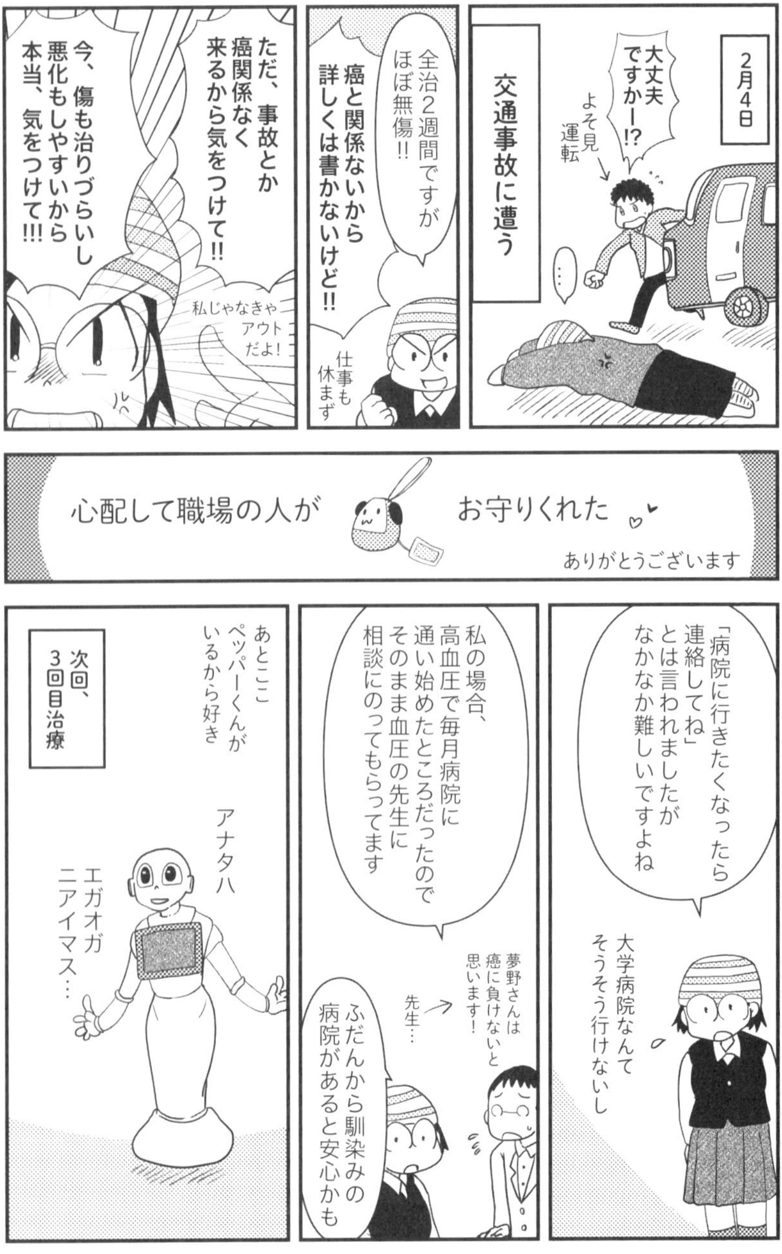
2月4日
大丈夫ですかー!?
よそ見運転
交通事故に遭う
…
全治2週間ですがほぼ無傷!!
癌と関係ないから詳しくは書かないけど!!
仕事も休まず
ただ、事故とか癌関係なく来るから気をつけて!!
今、傷も治りづらいし悪化もしやすいから本当、気をつけて!!!
私じゃなきゃアウトだよ!
心配して職場の人がお守りくれた
ありがとうございます
「病院に行きたくなったら連絡してね」とは言われましたがなかなか難しいですよね
大学病院なんてそうそう行けないし
私の場合、高血圧で毎月病院に通い始めたところだったのでそのまま血圧の先生に相談にのってもらってます
夢野さんは癌に負けないと思います!
先生…
ふだんから馴染みの病院があると安心かも
あとここペッパーくんがいるから好き
アナタハ
エガオガニアイマス…
次回、3回目治療

『正直、副作用どころじゃない』

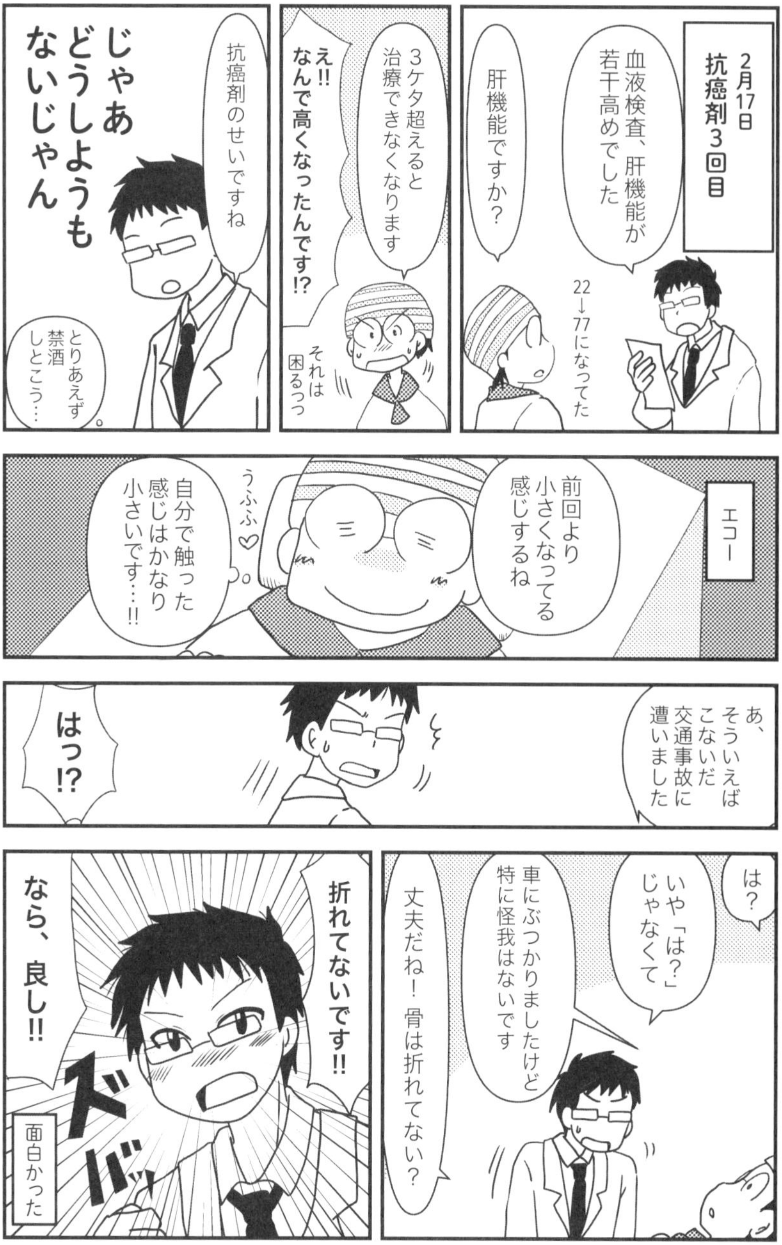
2月17日 抗癌剤3回目
血液検査、肝機能が若干高めでした
肝機能ですか?
22→77になってた
3ケタ超えると治療できなくなります
え!! なんで高くなったんです!?
それは困るっつ
抗癌剤のせいですね
じゃあ どうしようも ないじゃん
とりあえず禁酒しとこう…。
エコー
前回より小さくなってる感じするね
自分で触った感じはかなり小さいです…!!
うふふ♡
あ、そういえばこないだ交通事故に遭いました
はっ!?
は?
いや「は?」じゃなくて
車にぶつかりましたけど特に怪我はないです
丈夫だね! 骨は折れてない?
折れてないです!!
なら、良し!!
ドバッ
面白かった

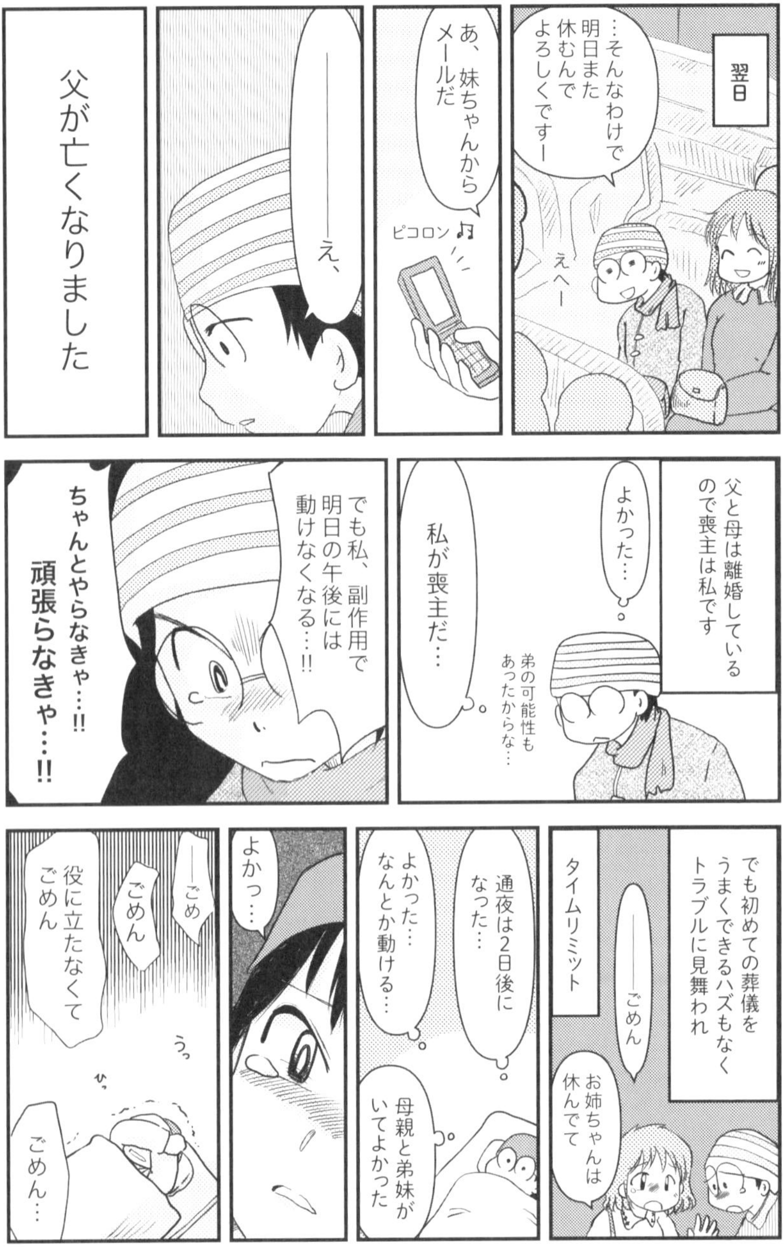

翌日
…そんなわけで明日また休むんでよろしくですー
えへー
ピコロン
あ、妹ちゃんからメールだ
――――え、
父が亡くなりました
父と母は離婚しているので喪主は私です
よかった…
弟の可能性もあったからな…
私が喪主だ…
でも私、副作用で明日の午後には動けなくなる…!!
ちゃんとやらなきゃ…!!
頑張らなきゃ…!!
でも初めての葬儀をうまくできるハズもなくトラブルに見舞われ
タイムリミット
――――ごめん
お姉ちゃんは休んでて
通夜は2日後になった…
よかった…なんとか動ける…
母親と弟妹がいてよかった
よかっ…
――ごめ
ごめん
役に立たなくてごめん
うっ
ひっ
ごめん…

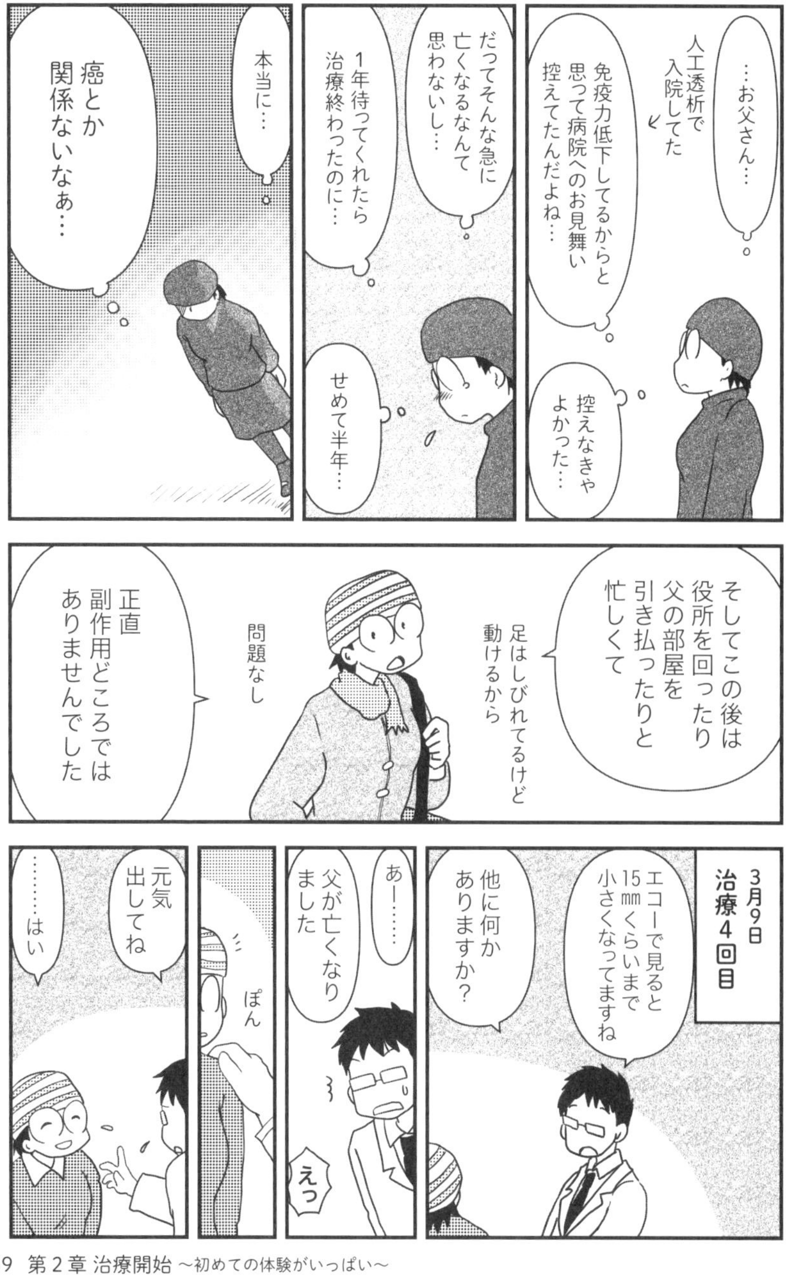
…お父さん…。
人工透析で入院してた
免疫力低下してるからと思って病院へのお見舞い控えてたんだよね…
控えなきゃよかった…
だってそんな急に亡くなるなんて思わないし…
1年待ってくれたら治療終わったのに…
せめて半年…
本当に…
癌とか関係ないなぁ…
そしてこの後は役所を回ったり父の部屋を引き払ったりと忙しくて
足はしびれてるけど動けるから
問題なし
正直副作用どころではありませんでした
3月9日
治療4回目
エコーで見ると15㎜くらいまで小さくなってますね
他に何かありますか?
あー……
父が亡くなりました
えっ
ぽん
元気出してね
……はい

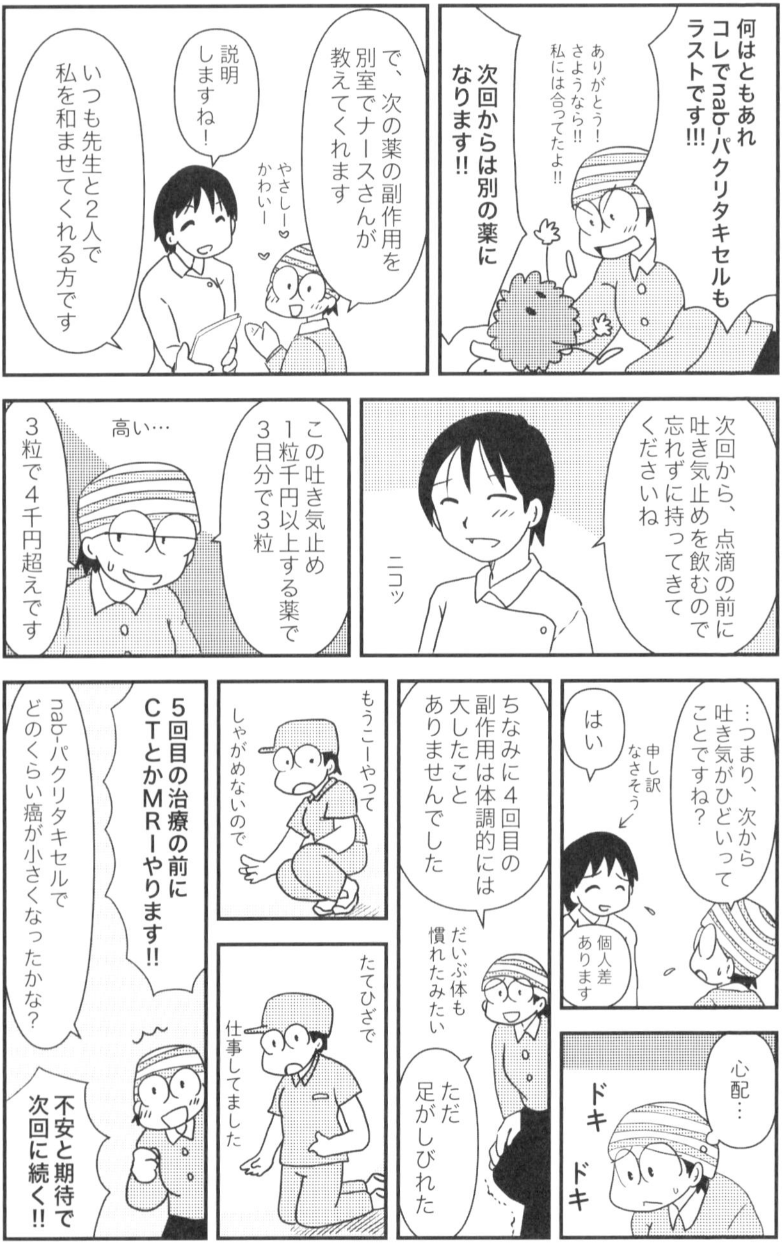

何はともあれコレでnab-パクリタキセルもラストです!!!
ありがとう! さようなら!! 私には合ってたよ!!
次回からは別の薬になります!!
で、次の薬の副作用を別室でナースさんが教えてくれます
やさしー かわいー
説明しますね!
いつも先生と2人で私を和ませてくれる方です
次回から、点滴の前に吐き気止めを飲むので忘れずに持ってきてくださいね
ニコッ
この吐き気止め1粒千円以上する薬で3日分で3粒
高い…
3粒で4千円超えです
…つまり、次から吐き気がひどいってことですね?
申し訳なさそう
はい
個人差あります
心配…
ドキ
ドキ
ちなみに4回目の副作用は体調的には大したことありませんでした
だいぶ体も慣れたみたい
ただ足がしびれた
もうこーやってしゃがめないので
たてひざで仕事してました
5回目の治療の前にCTとかMRIやります!!
nab-パクリタキセルでどのくらい癌が小さくなったかな?
不安と期待で次回に続く!!

『癌サロンに行った話』

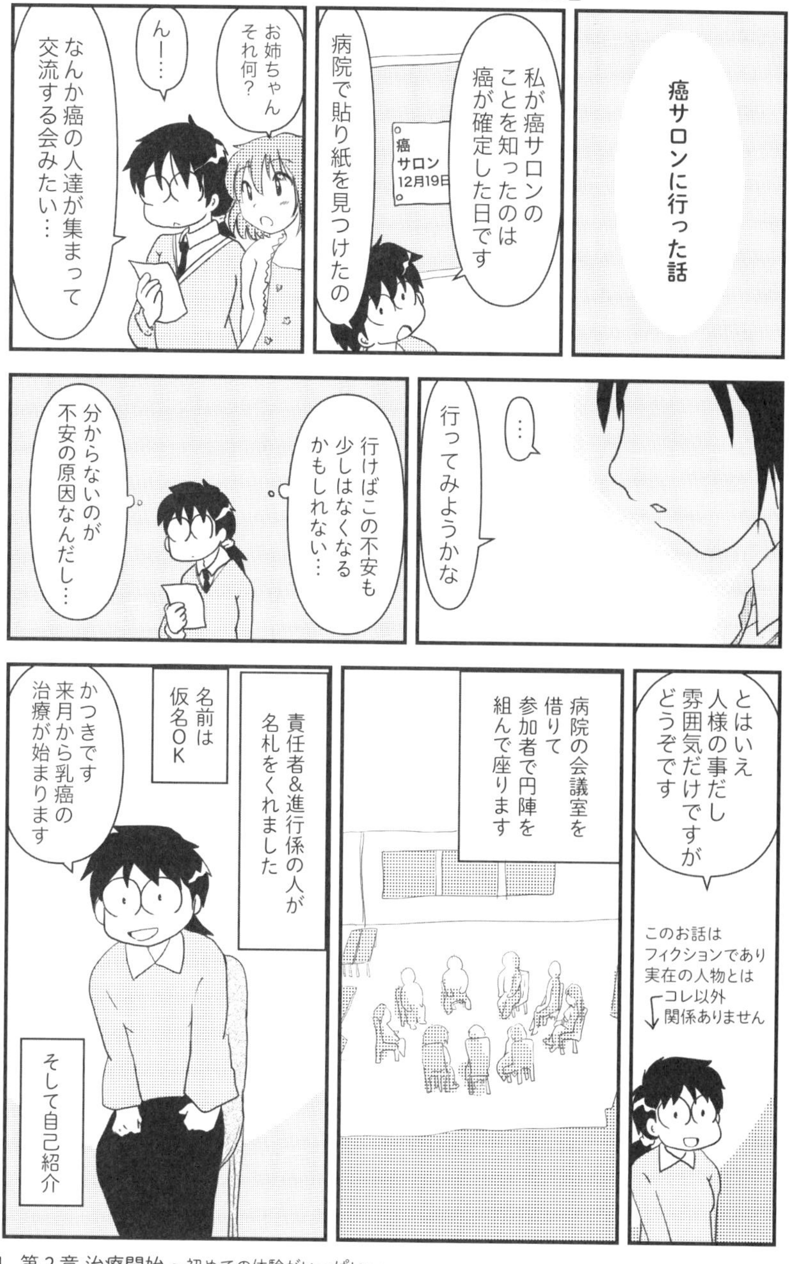
癌サロンに行った話
私が癌サロンのことを知ったのは癌が確定した日です
癌
サロン
12月19日
病院で貼り紙を見つけたの
お姉ちゃんそれ何？
ん—…
なんか癌の人達が集まって交流する会みたい…
…
行ってみようかな
行けばこの不安も少しはなくなるかもしれない…
分からないのが不安の原因なんだし…
とはいえ人様の事だし雰囲気だけですがどうぞです
このお話はフィクションであり実在の人物とは
コレ以外
関係ありません
病院の会議室を借りて参加者で円陣を組んで座ります
責任者&進行係の人が名札をくれました
名前は仮名OK
かつきです来月から乳癌の治療が始まります
そして自己紹介

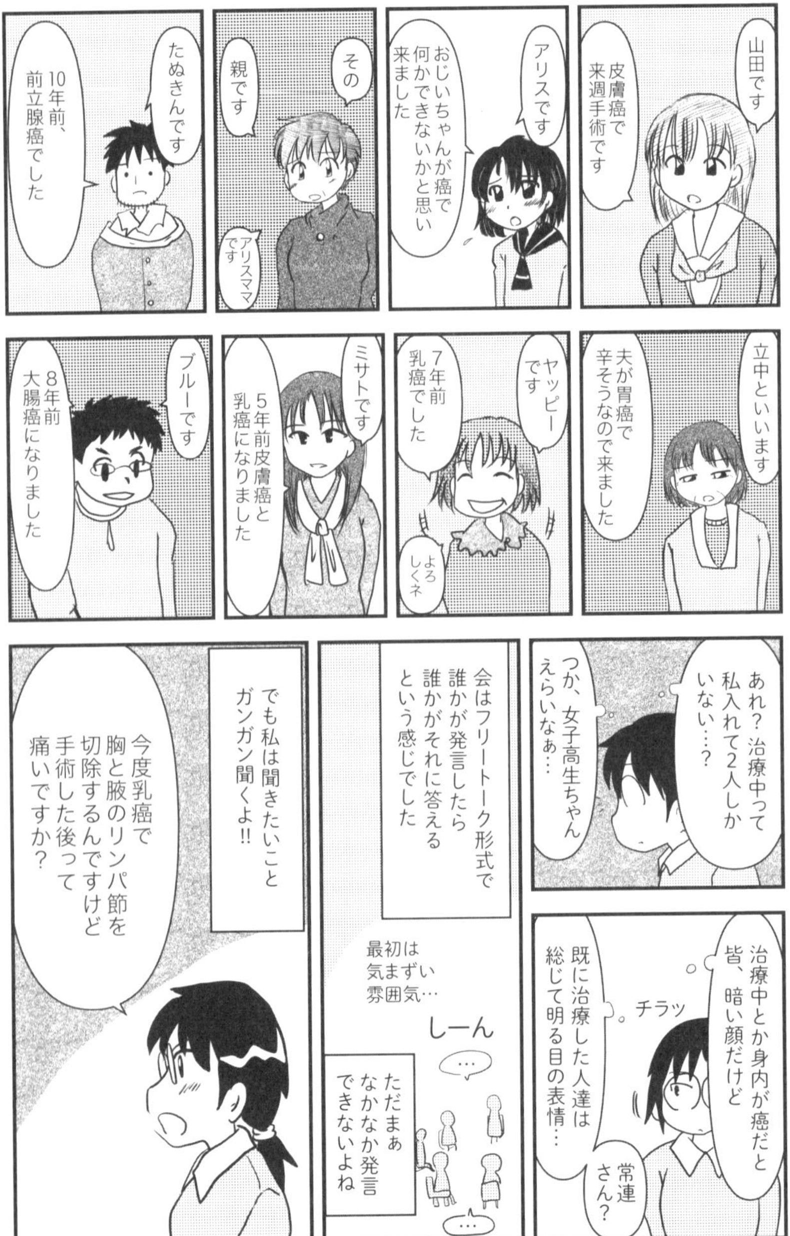

山田です
皮膚癌で来週手術です
アリスです
おじいちゃんが癌で何かできないかと思い来ました
その親です
アリスママです
たぬきんです
10年前、前立腺癌でした
立中といいます
夫が胃癌で辛そうなので来ました
ヤッピーです
7年前乳癌でした
よろしくネ
ミサトです
5年前皮膚癌と乳癌になりました
ブルーです
8年前大腸癌になりました
あれ？治療中って私入れて2人しかいない…？
つか、女子高生ちゃんえらいなぁ…
治療中とか身内が癌だと皆、暗い顔だけど
チラッ
常連さん？
既に治療した人達は総じて明る目の表情…
会はフリートーク形式で誰かが発言したら誰かがそれに答えるという感じでした
最初は気まずい雰囲気…
しーん
…
…
ただまぁなかなか発言できないよね
でも私は聞きたいことガンガン聞くよ!!
今度乳癌で胸と腋のリンパ節を切除するんですけど手術した後って痛いですか？

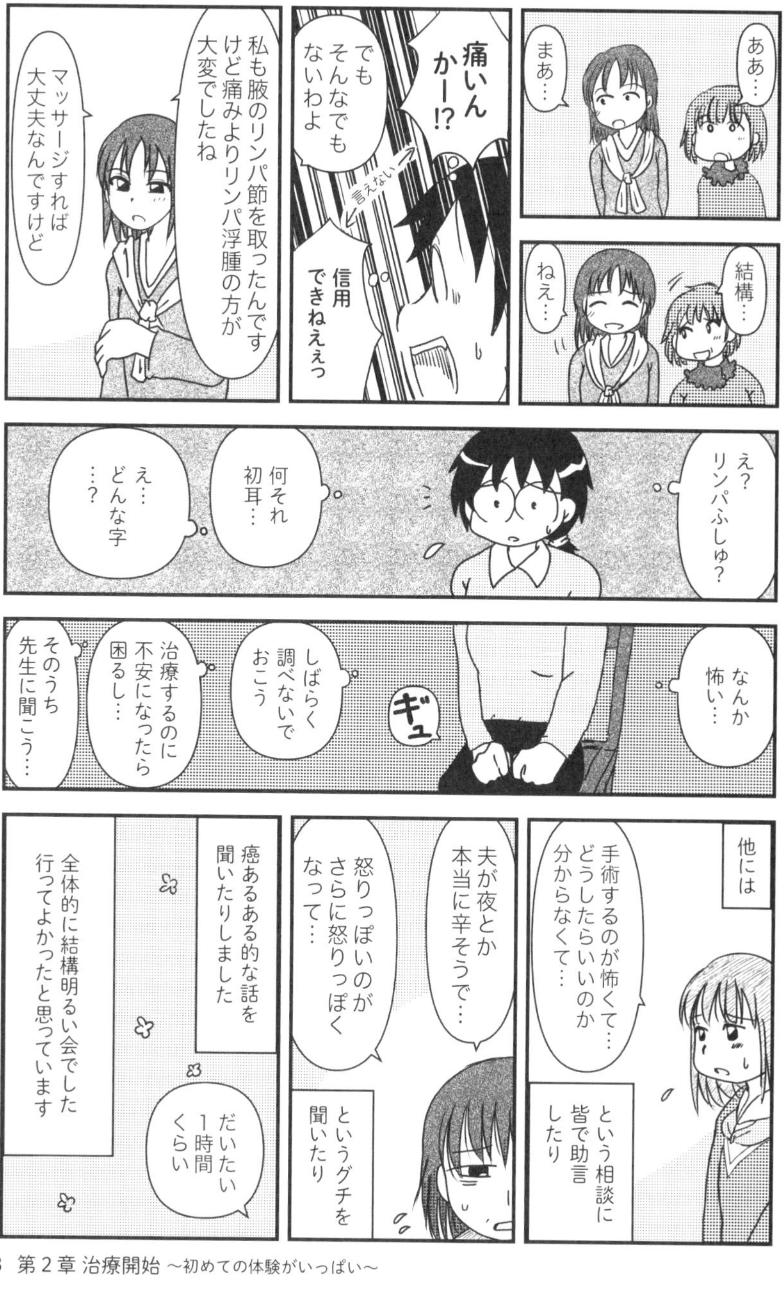
ああ…
まあ…
結構…
ねえ…
痛いんかー!?
でもそんなでもないわよ
言えない
信用できねえぇっ
私も腋のリンパ節を取ったんですけど痛みよりリンパ浮腫の方が大変でしたね
マッサージすれば大丈夫なんですけど
え?リンパふしゅ?
何それ初耳…
え…どんな字…?
なんか怖い…
ギュ
しばらく調べないでおこう
治療するのに不安になったら困るし…
そのうち先生に聞こう…
他には
手術するのが怖くて…どうしたらいいのか分からなくて…
という相談に皆で助言したり
夫が夜とか本当に辛そうで…
怒りっぽいのがさらに怒りっぽくなって…
というグチを聞いたり
癌あるある的な話を聞いたりしました
全体的に結構明るい会でした
行ってよかったと思っています
だいたい1時間くらい

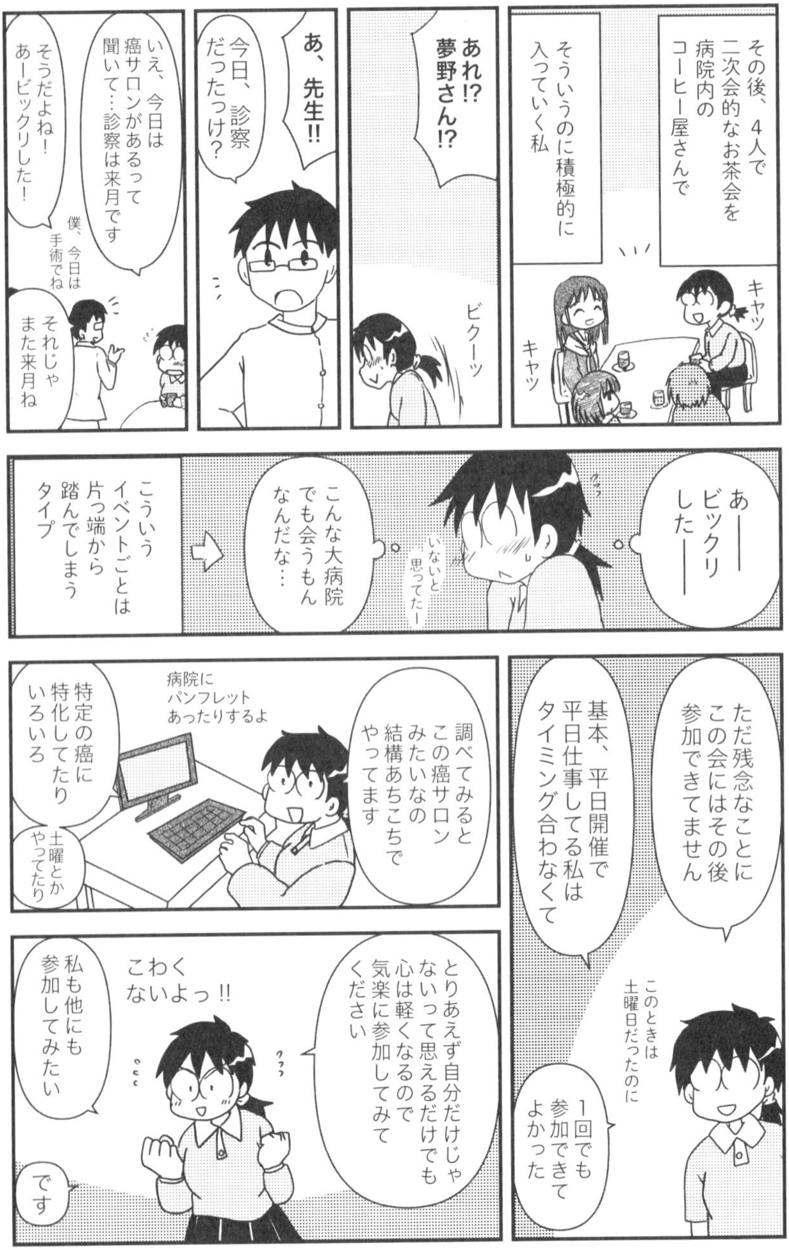
その後、4人で二次会的なお茶会を病院内のコーヒー屋さんで
そういうのに積極的に入っていく私
キャッ
キャッ
あれ!? 夢野さん!?
ビクーッ
あ、先生!!
今日、診察だったっけ?
いえ、今日は癌サロンがあるって聞いて…診察は来月です
そうだよね! あービックリした!
僕、今日は手術でね
それじゃまた来月ね
あ——ビックリした——
いないと思ってた—
こんな大病院でも会うもんなんだな…
こういうイベントごとは片っ端から踏んでしまうタイプ
ただ残念なことにこの会にはその後参加できてません
基本、平日開催で平日仕事してる私はタイミング合わなくて
このときは土曜日だったのに
1回でも参加できてよかった
調べてみるとこの癌サロンみたいなの結構あちこちでやってます
病院にパンフレットあったりするよ
特定の癌に特化してたりいろいろ
土曜とかやってたり
とりあえず自分だけじゃないって思えるだけでも心は軽くなるので気楽に参加してみてください
こわくないよっ!!
私も他にも参加してみたい
です

『聞いた話』

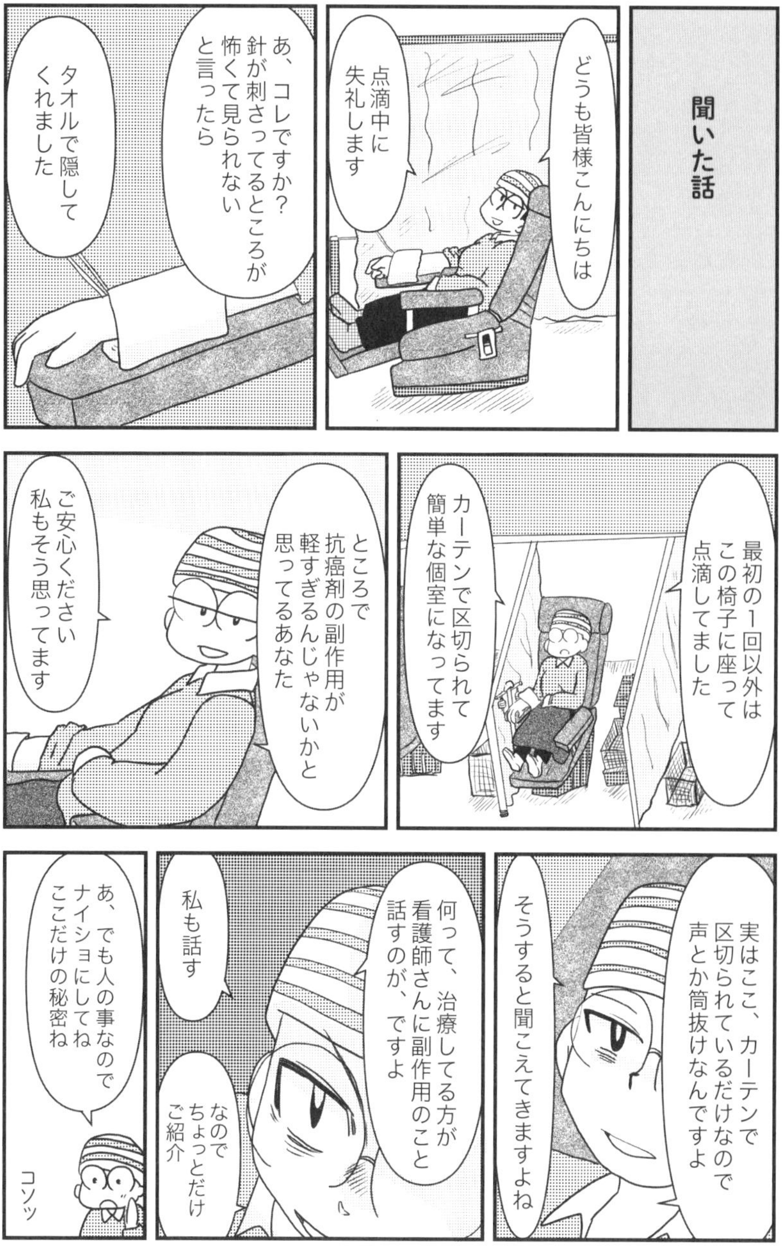

聞いた話
どうも皆様こんにちは
点滴中に失礼します
あ、コレですか？針が刺さってるところが怖くて見られないと言ったら
タオルで隠してくれました
最初の1回以外はこの椅子に座って点滴してました
カーテンで区切られて簡単な個室になってます
ところで抗癌剤の副作用が軽すぎるんじゃないかと思ってるあなた
ご安心ください 私もそう思ってます
実はここ、カーテンで区切られているだけなので声とか筒抜けなんですよ
そうすると聞こえてきますよね
何って、治療してる方が看護師さんに副作用のこと話すのが、ですよ
私も話す
なのでちょっとだけご紹介
あ、でも人の事なのでナイショにしてね ここだけの秘密ね
コソッ

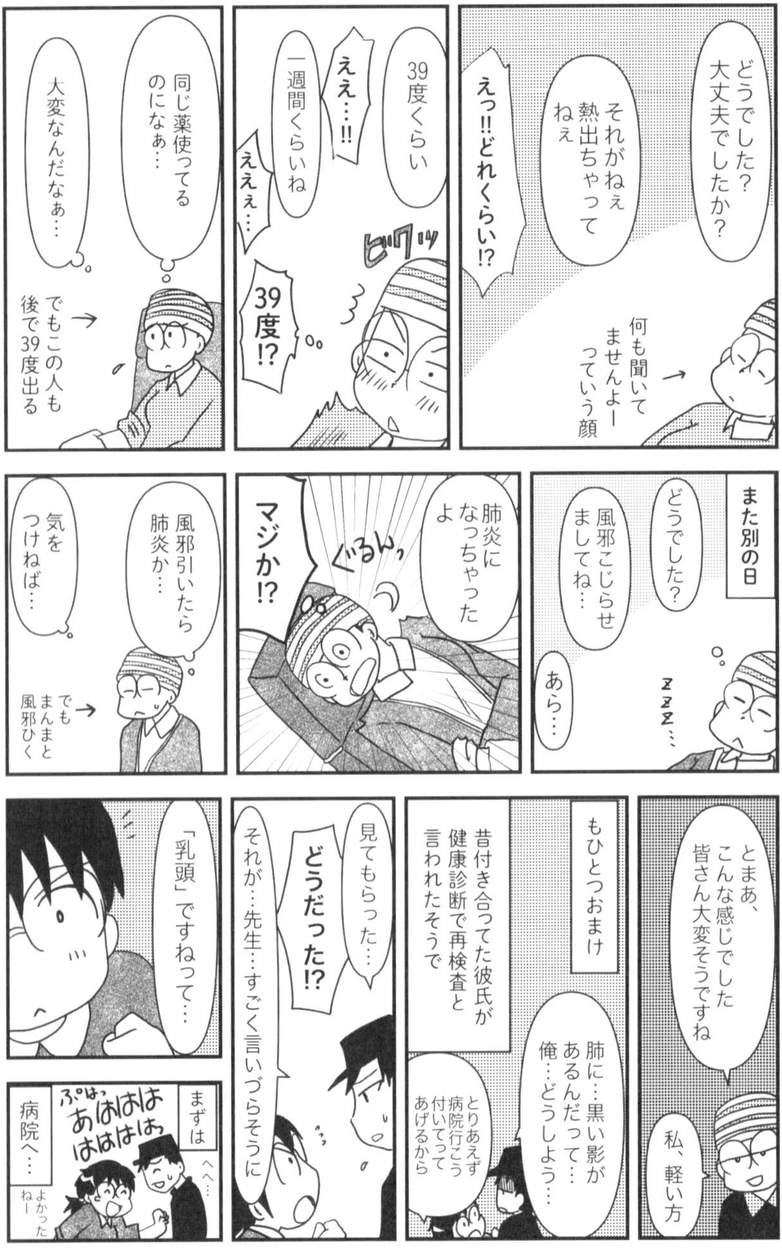
どうでした？大丈夫でしたか？
それがねぇ熱出ちゃってねぇ
えっ!!どれくらい!?
何も聞いてませんよーっていう顔
39度くらい
ええ…!!
一週間くらいね
えええ…
ビクッ
39度!?
同じ薬使ってるのになぁ…
大変なんだなぁ…
でもこの人も後で39度出る
また別の日
どうでした？
風邪こじらせましてね…
あら…
zzz…
肺炎になっちゃったよ
ぐるんっ
マジか!?
風邪引いたら肺炎か…
気をつけねば…
でもまんまと風邪ひく
とまあ、こんな感じでした皆さん大変そうですね
私、軽い方
もひとつおまけ
昔付き合ってた彼氏が健康診断で再検査と言われたそうで
肺に…黒い影があるんだって…俺…どうしよう…
とりあえず病院行こう付いてってあげるから
見てもらった…
どうだった!?
それが…先生…すごく言いづらそうに
「乳頭」ですねって…
まずは
病院へ…
ぷはっあははははははは
へへ…
よかったねー

善玉菌増やそうキャンペーン その2

腸内にいる善玉菌なんですが、主に、乳酸菌とビフィズス菌がいるみたい。

生きて腸まで届くシリーズは、実は、胃液やら酸やらにやられて100億個いても、実際に生きたまま届くのはほんのちょっとみたい。ただ、死んだ乳酸菌も、生きてる乳酸菌の餌になるので、やっぱり積極的に摂ったほうがいいんですって。

乳酸菌とビフィズス菌が柔らかい便を作って出しやすくしてくれるとすれば、納豆菌が、大きくて太い元気な便を作ってくれるというイメージを持ってます。ヨーグルトだけで菌を増やすのも、それはそれでお腹には良くないんだって。

乳酸菌とビフィズス菌は、ちょっとしか腸に届かないので、増やすために餌を与えます。それがオリゴ糖や食物繊維です。

オリゴ糖は、まんま「オリゴ糖」と売っているので砂糖がわりに使っています。『オリゴ糖を摂取し始めてから、お腹の調子が良くなった！』は、それを餌に善玉菌が活発になって、腸内環境が良くなり、お腹の調子が良くなったのだと理解。

でも、オリゴ糖は甘味が足りなかったりするらしく、入れすぎには注意って聞きました。私は蜂蜜入りオリゴ糖というのを見つけたので、それ使ったりしています。

ヨーグルトも、フルーツとか入ったデザート的なやつじゃなくて、『なんとか菌入ってます』みたいに書いてあるやつがいいみたい。赤とか青とか、アルファベットと数字が書いてあるようなやつ。

効率よく乳酸菌を摂るには、サプリがコスパが良くていいみたい。でもサプリっていろいろあるし高いし、どうしようと思ったら、乳酸菌整腸剤がサプリと同じ成分らしくて、余計なものも入ってないし整腸剤だし、これでいいのではと思いました。

そしてオリゴ糖とともに善玉菌の餌になる食物繊維ですが、便を柔らかくする場合は「水溶性食物繊維」、便の量を増やすことで腸を動かしたい場合は、「不溶性食物繊維」の食べ物を摂るのがいいみたいです。

ううむ、食物繊維も奥が深い。善玉菌を増やすには一日にしてならず。じっくりじっくり善玉菌を優勢にしていきますぞ。

腸の蠕動《せんどう》運動のために、軽い運動やマッサージもしましょう。下腹部の腸の下辺りをグッグと押すだけでも違うみたいです。

腸内環境は、人によって全然菌の種類が違うらしくて、腸内環境で性格が決まるとまで言われてるんだって。面白いですね。

『すい臓癌の友人にお見舞いへ行った話』

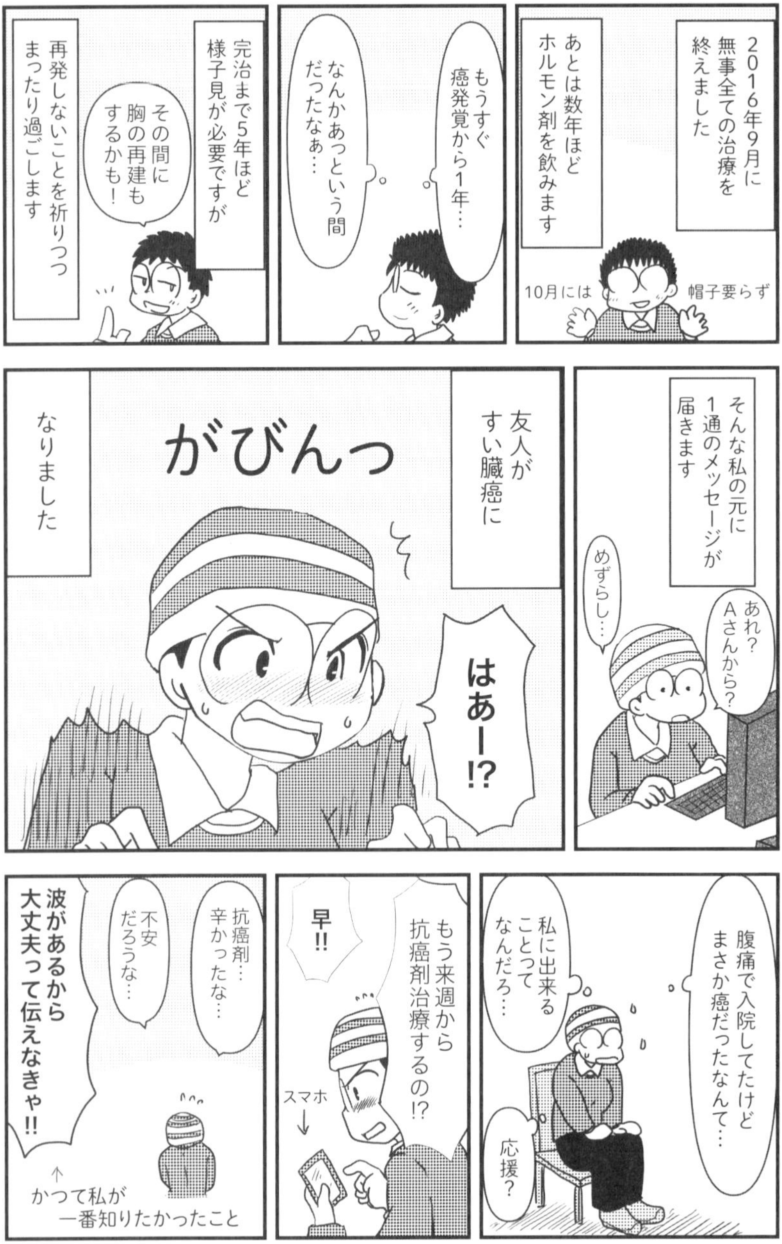
2016年9月に無事全ての治療を終えました
あとは数年ほどホルモン剤を飲みます
10月には　帽子要らず
もうすぐ癌発覚から1年…
なんかあっという間だったなぁ…
完治まで5年ほど様子見が必要ですが
その間に胸の再建もするかも!
再発しないことを祈りつつまったり過ごします
そんな私の元に1通のメッセージが届きます
あれ?Aさんから?
めずらし…
友人がすい臓癌に
なりました
がびんっ
はあー!?
腹痛で入院してたけどまさか癌だったなんて…
私に出来ることってなんだろ…
応援?
もう来週から抗癌剤治療するの!?
早!!
スマホ
抗癌剤…辛かったな…
不安だろうな…
波があるから大丈夫って伝えなきゃ!!
かつて私が一番知りたかったこと

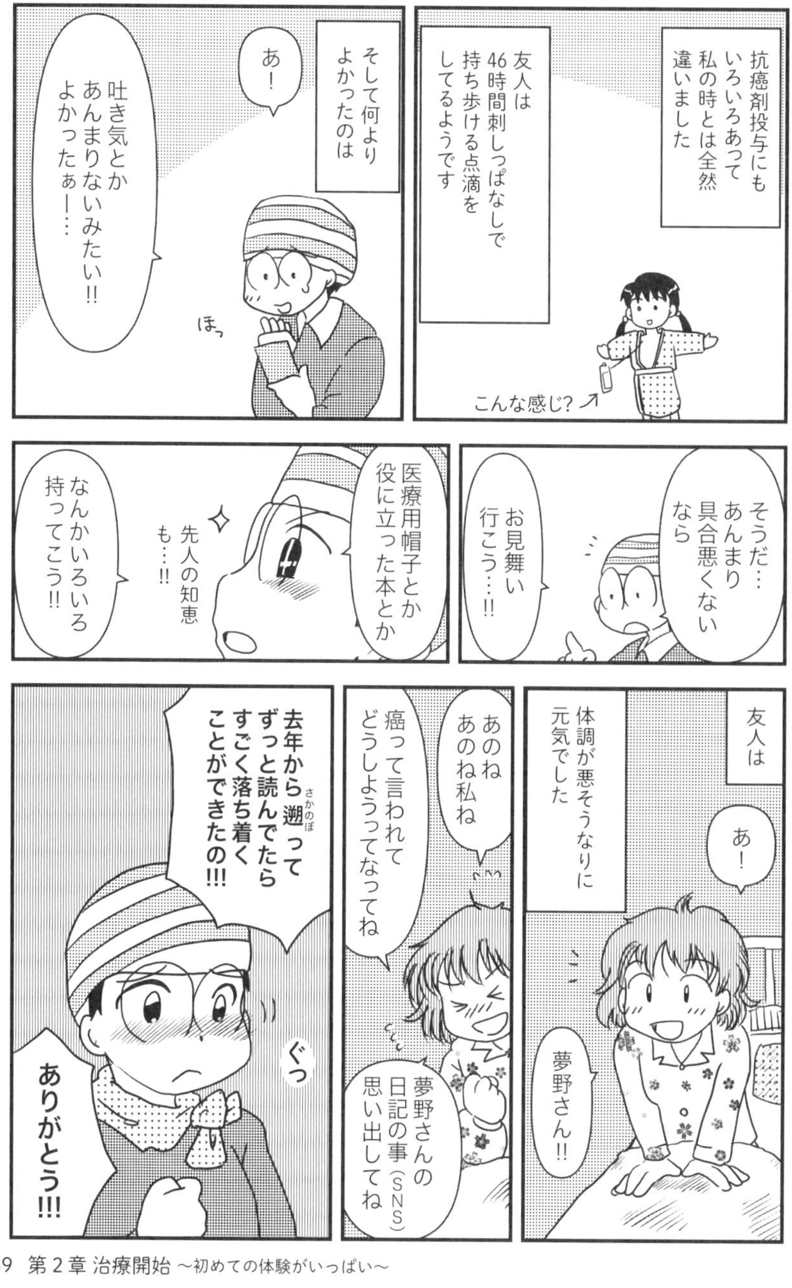

抗癌剤投与にもいろいろあって私の時とは全然違いました
友人は46時間刺しっぱなしで持ち歩ける点滴をしてるようです
こんな感じ?
そして何よりよかったのは
あ!
吐き気とかあんまりないみたい!!よかったぁー…
ほっ
そうだ…あんまり具合悪くないなら
お見舞い行こう…!!
医療用帽子とか役に立った本とか
先人の知恵も…!!
なんかいろいろ持ってこう!!
友人は
体調が悪そうなりに元気でした
あ!
夢野さん!!
あのねあのね私ね
癌って言われてどうしようってなってね
夢野さんの日記の事(SNS)思い出してね
去年から遡《さかのぼ》ってずっと読んでたらすごく落ち着くことができたの!!!
ぐっ
ありがとう!!!

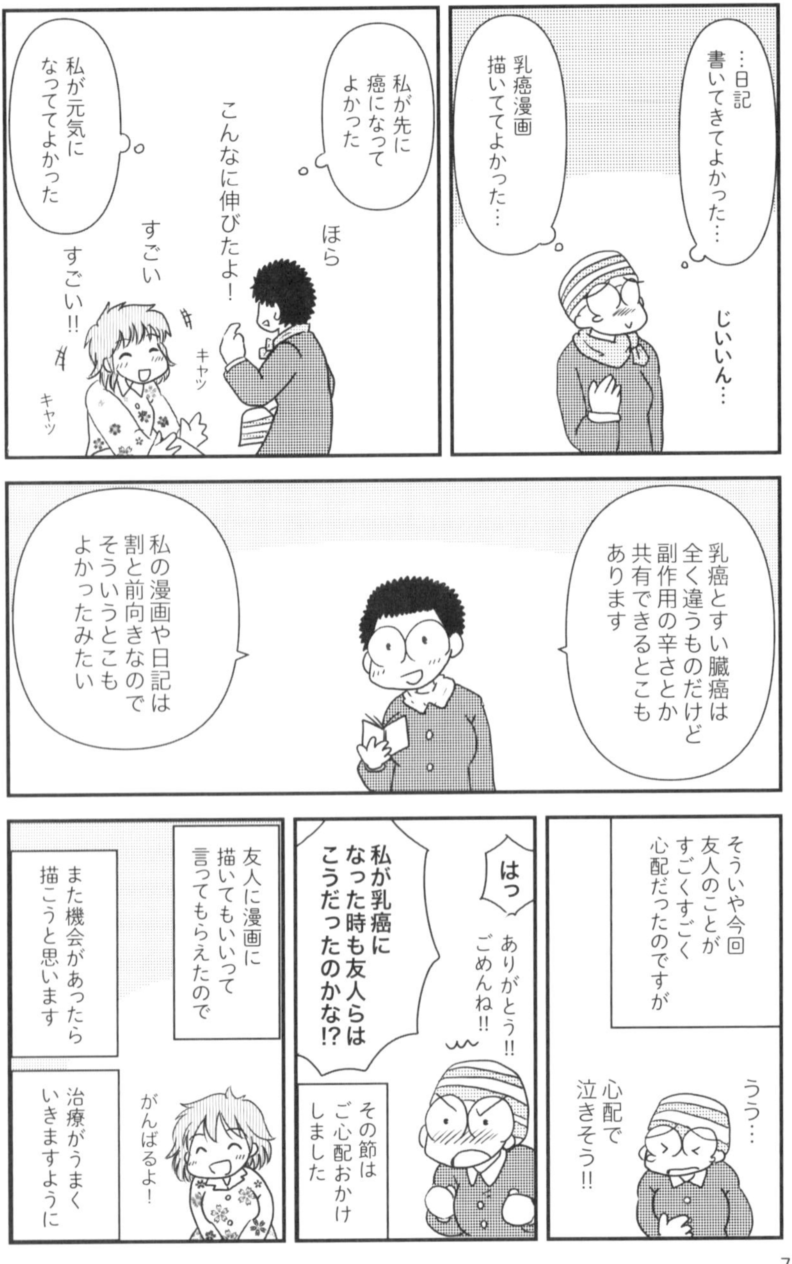
…日記
書いてきてよかった…
乳癌漫画
描いててよかった…
じいいん…
私が先に
癌になって
よかった
ほら
こんなに伸びたよ!
キャッ
すごい
すごい!!
キャッ
私が元気に
なっててよかった
乳癌とすい臓癌は
全く違うものだけど
副作用の辛さとか
共有できるところも
あります
私の漫画や日記は
割と前向きなので
そういうところも
よかったみたい
そういや今回
友人のことが
すごくすごく
心配だったのですが
うう…
心配で
泣きそう!!
はっ
私が乳癌に
なった時も友人らは
こうだったのかな!?
ありがとう!!
ごめんね!!
その節は
ご心配おかけ
しました
友人に漫画に
描いてもいいって
言ってもらえたので
また機会があったら
描こうと思います
がんばるよ!
治療がうまく
いきますように

『一番辛かった、副作用』

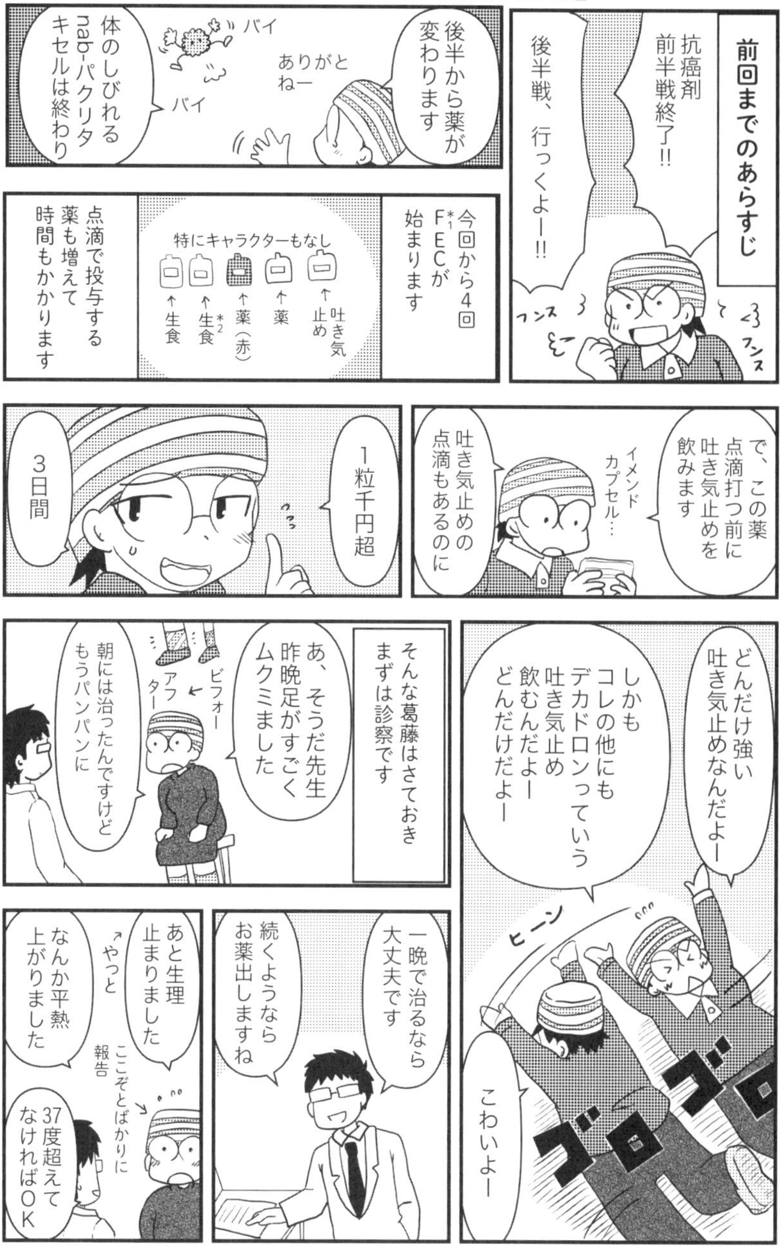
前回までのあらすじ
抗癌剤前半戦終了!!
後半戦、行っくよー!!
フンス
フンス
後半から薬が変わります
ありがとねー
バイ
バイ
体のしびれるnab-パクリタキセルは終わり
今回から4回FEC*1が始まります
特にキャラクターもなし
↑吐き気止め
↑薬
↑薬（赤）
↑生食*2
↑生食
点滴で投与する薬も増えて時間もかかります
で、この薬点滴打つ前に吐き気止めを飲みます
イメンドカプセル…
吐き気止めの点滴もあるのに
1粒千円超
3日間
どんだけ強い吐き気止めなんだよー
しかもコレの他にもデカドロンっていう吐き気止め飲むんだよーどんだけだよー
ヒーン
ゴロ
ゴロ
こわいよー
そんな葛藤はさておきまずは診察です
あ、そうだ先生昨晩足がすごくムクミました
ビフォー
アフター
朝には治ったんですけどもうパンパンに
一晩で治るなら大丈夫です
続くようならお薬出しますね
あと生理止まりました
ここぞとばかりに報告
やっと
なんか平熱上がりました
37度超えてなければOK

＊1：フルオロウラシル、エピルビシン、シクロフォスファミドという3つの抗癌剤を併用した乳癌の治療法のこと。
＊2：生理食塩水のこと。体液とほぼ同じ浸透圧の塩化ナトリウム水溶液。

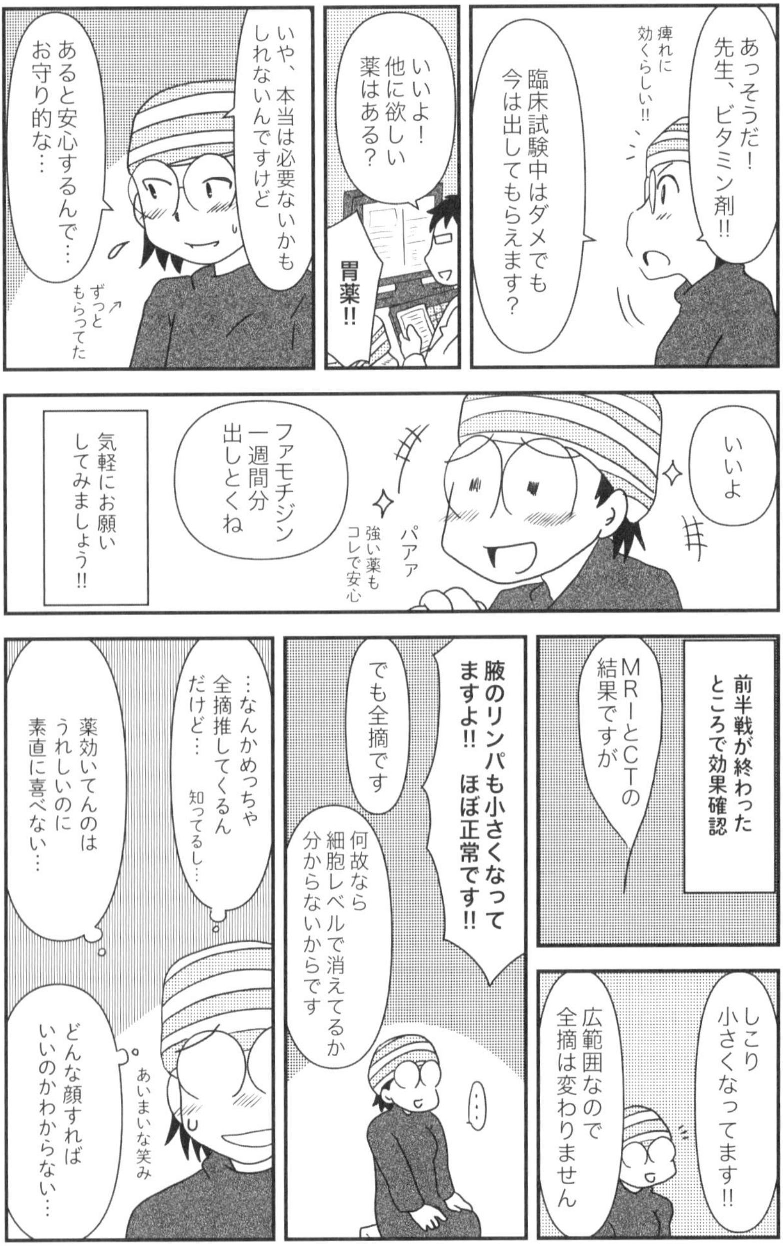

あっそうだ！
先生、ビタミン剤!!
痺れに効くらしい!!
臨床試験中はダメでも今は出してもらえます？
いいよ！他に欲しい薬はある？
胃薬!!
いや、本当は必要ないかもしれないんですけど
ずっともらってた
あると安心するんで…お守り的な…
いいよ
パアア
強い薬もコレで安心
ファモチジン一週間分出しとくね
気軽にお願いしてみましょう!!
前半戦が終わったところで効果確認
MRIとCTの結果ですが
しこり小さくなってます!!
広範囲なので全摘は変わりません
腋のリンパも小さくなってますよ!! ほぼ正常です!!
でも全摘です
何故なら細胞レベルで消えてるか分からないからです
…
…なんかめっちゃ全摘推してくるんだけど…
知ってるし…
薬効いてんのはうれしいのに素直に喜べない…
どんな顔すればいいのかわからない…
あいまいな笑み

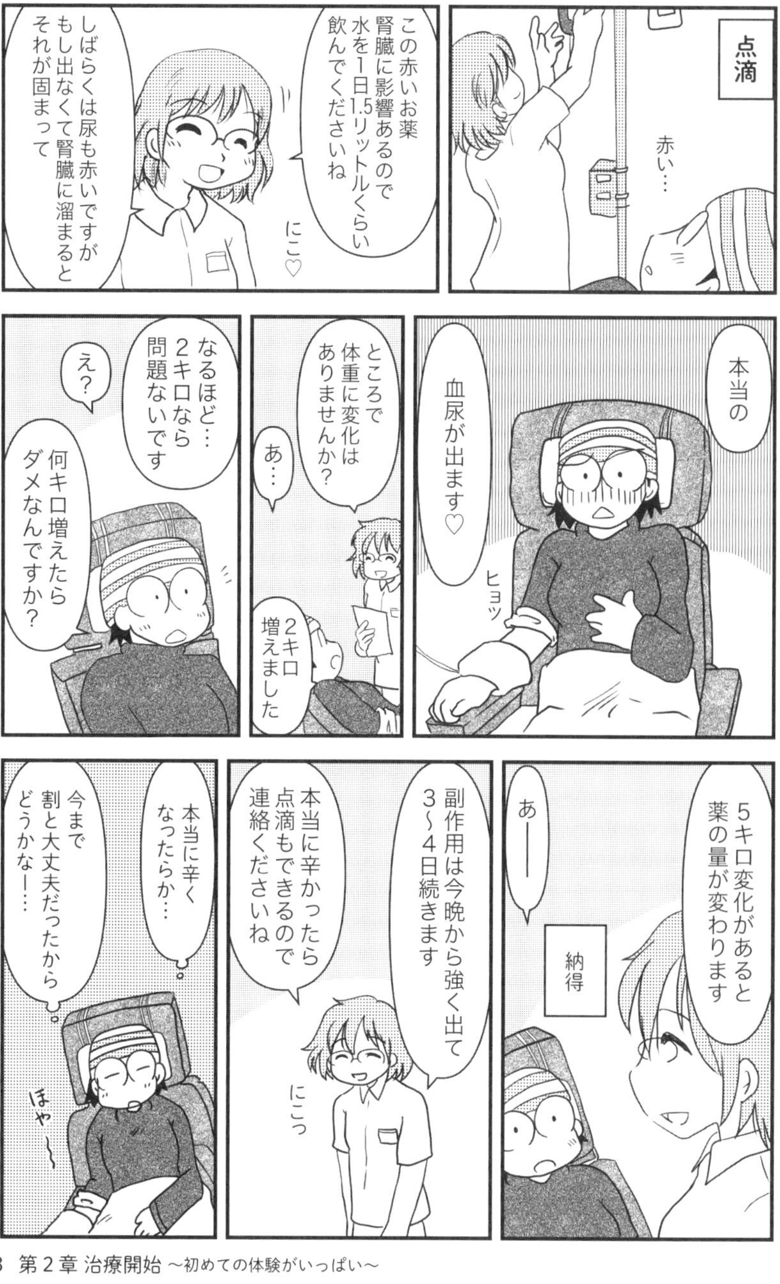
点滴
赤い…
この赤いお薬 腎臓に影響あるので 水を1日1.5リットルくらい 飲んでくださいね
にこ♡
しばらくは尿も赤いですが もし出なくて腎臓に溜まると それが固まって
本当の
血尿が出ます♡
ヒョッ
ところで 体重に変化は ありませんか?
あ…
2キロ 増えました
なるほど… 2キロなら 問題ないです
え?
何キロ増えたら ダメなんですか?
5キロ変化があると 薬の量が変わります
あーー
納得
副作用は今晩から強く出て 3〜4日続きます
本当に辛かったら 点滴もできるので 連絡くださいね
にこっ
本当に辛く なったらか…
今まで 割と大丈夫だったから どうかなー…
ほや〜〜

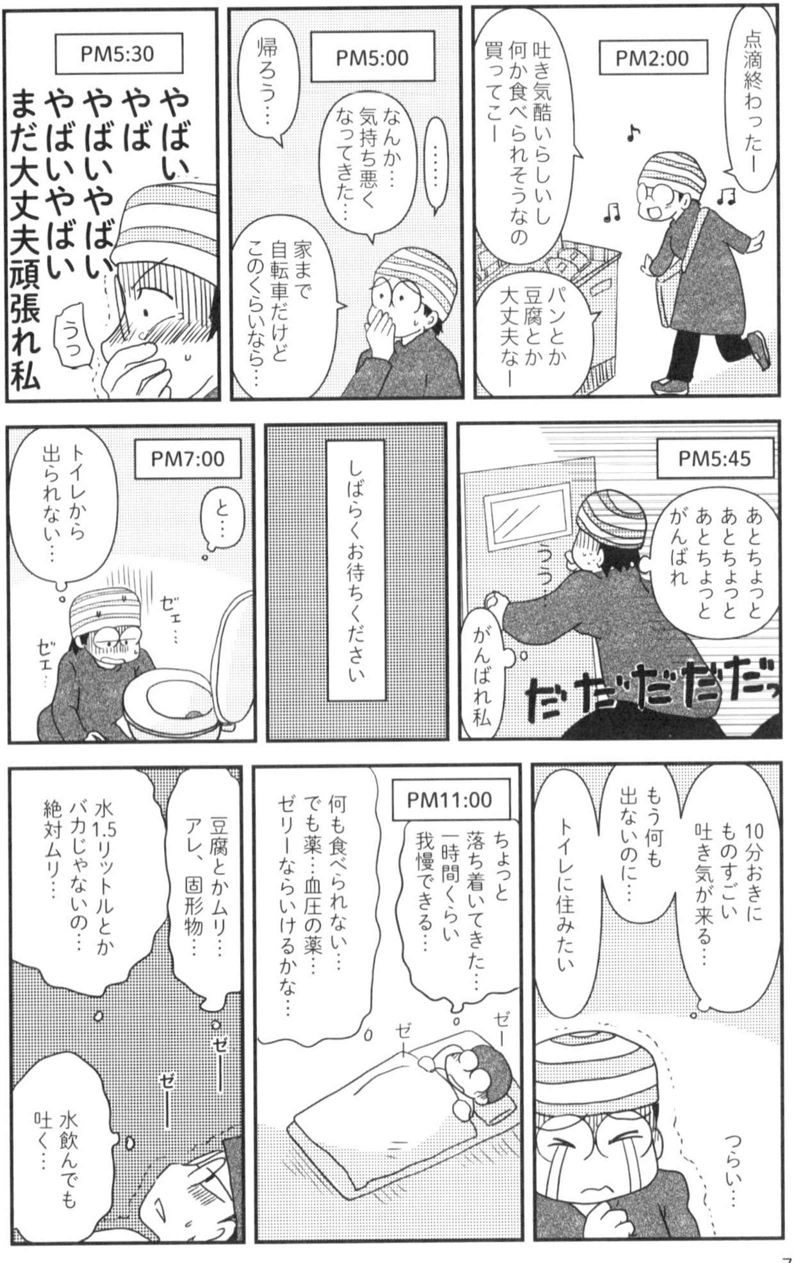
PM2:00
点滴終わったー
吐き気酷いらしいし何か食べられそうなの買ってこー
パンとか豆腐とか大丈夫なー
PM5:00
……
なんか…気持ち悪くなってきた…
帰ろう…
家まで自転車だけどこのくらいなら…
PM5:30
やばいやばやばいやばいやばいやばいまだ大丈夫頑張れ私
うっ
PM5:45
あとちょっとあとちょっとあとちょっとがんばれ
うう…
がんばれ私
だだだだだっ
しばらくお待ちください
PM7:00
と…
トイレから出られない…
ゼェ…
ゼェ…
10分おきにものすごい吐き気が来る…
もう何も出ないのに…
トイレに住みたい
つらい…
PM11:00
ちょっと落ち着いてきた…一時間くらい我慢できる…
何も食べられない…でも薬…血圧の薬…ゼリーならいけるかな…
ゼー
ゼー
豆腐とかムリ…アレ、固形物…
水1.5リットルとかバカじゃないの…絶対ムリ…
ゼーー
ゼーー
水飲んでも吐く…

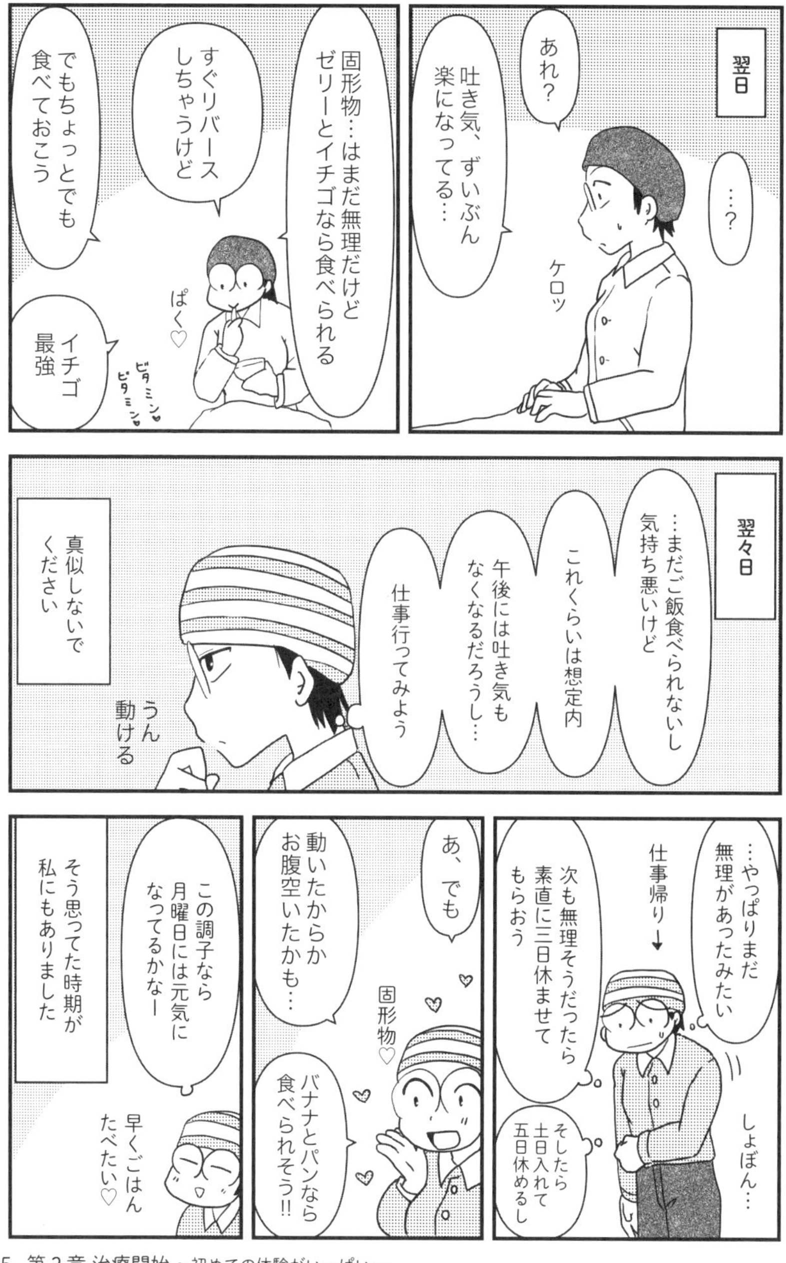
翌日
…?
ケロッ
あれ?
吐き気、ずいぶん楽になってる…
固形物…はまだ無理だけどゼリーとイチゴなら食べられる
すぐリバースしちゃうけど
でもちょっとでも食べておこう
ぱく♡
ビタミン♪ビタミン♪
イチゴ最強
翌々日
…まだご飯食べられないし気持ち悪いけど
これくらいは想定内
午後には吐き気もなくなるだろうし…
仕事行ってみよう
うん動ける
真似しないでください
仕事帰り↓
…やっぱりまだ無理があったみたい
しょぼん…
次も無理そうだったら素直に三日休ませてもらおう
そしたら土日入れて五日休めるし
あ、でも
動いたからかお腹空いたかも…
固形物♡
バナナとパンなら食べられそう!!
この調子なら月曜日には元気になってるかなー
早くごはんたべたい♡
そう思ってた時期が私にもありました

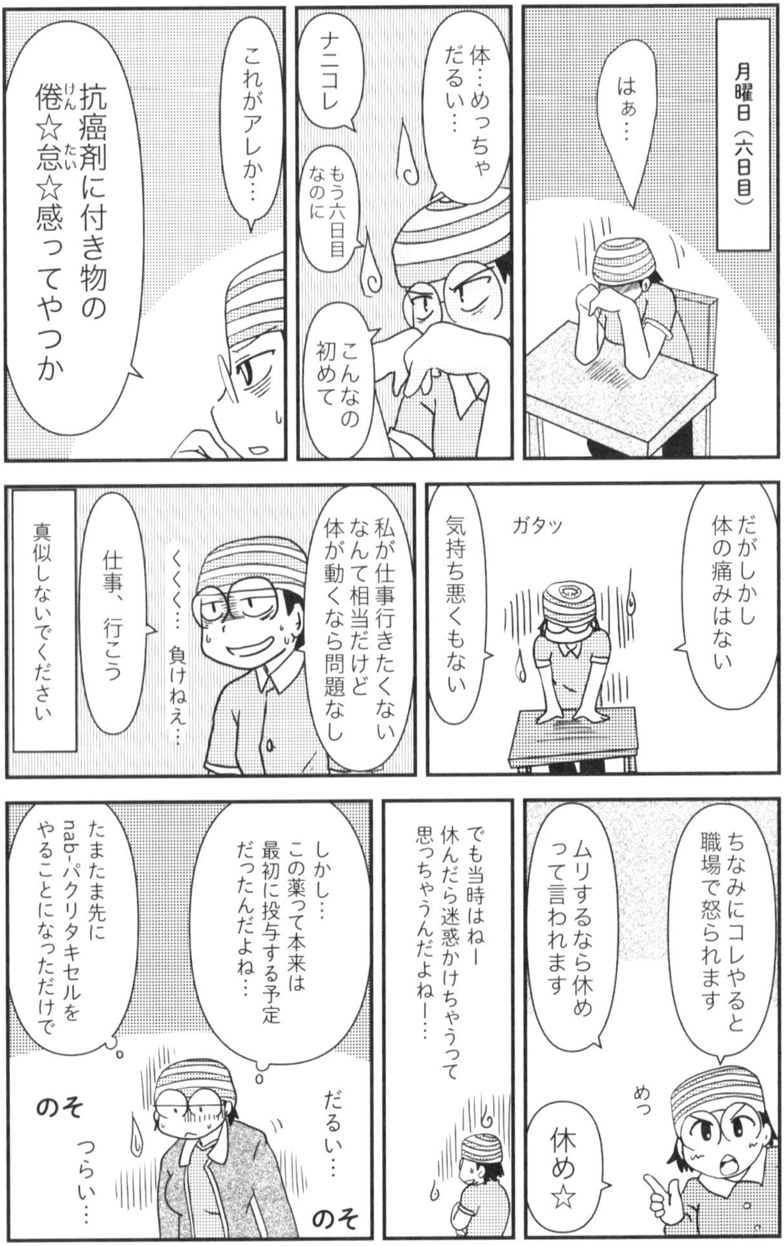

月曜日（六日目）
はぁ…
体…めっちゃだるい…
ナニコレ
もう六日目なのに
こんなの初めて
これがアレか…
抗癌剤に付き物の倦《けん》☆怠《たい》☆感ってやつか
だがしかし体の痛みはない
ガタッ
気持ち悪くもない
私が仕事行きたくないなんて相当だけど体が動くなら問題なし
くくく… 負けねえ…
仕事、行こう
真似しないでください
ちなみにコレやると職場で怒られます
ムリするなら休めって言われます
めっ
休め☆
でも当時はねー休んだら迷惑かけちゃうって思っちゃうんだよねー…
しかし…この薬って本来は最初に投与する予定だったんだよね…
たまたま先にnab-パクリタキセルをやることになっただけで
だるい…
のそ
つらい…
のそ

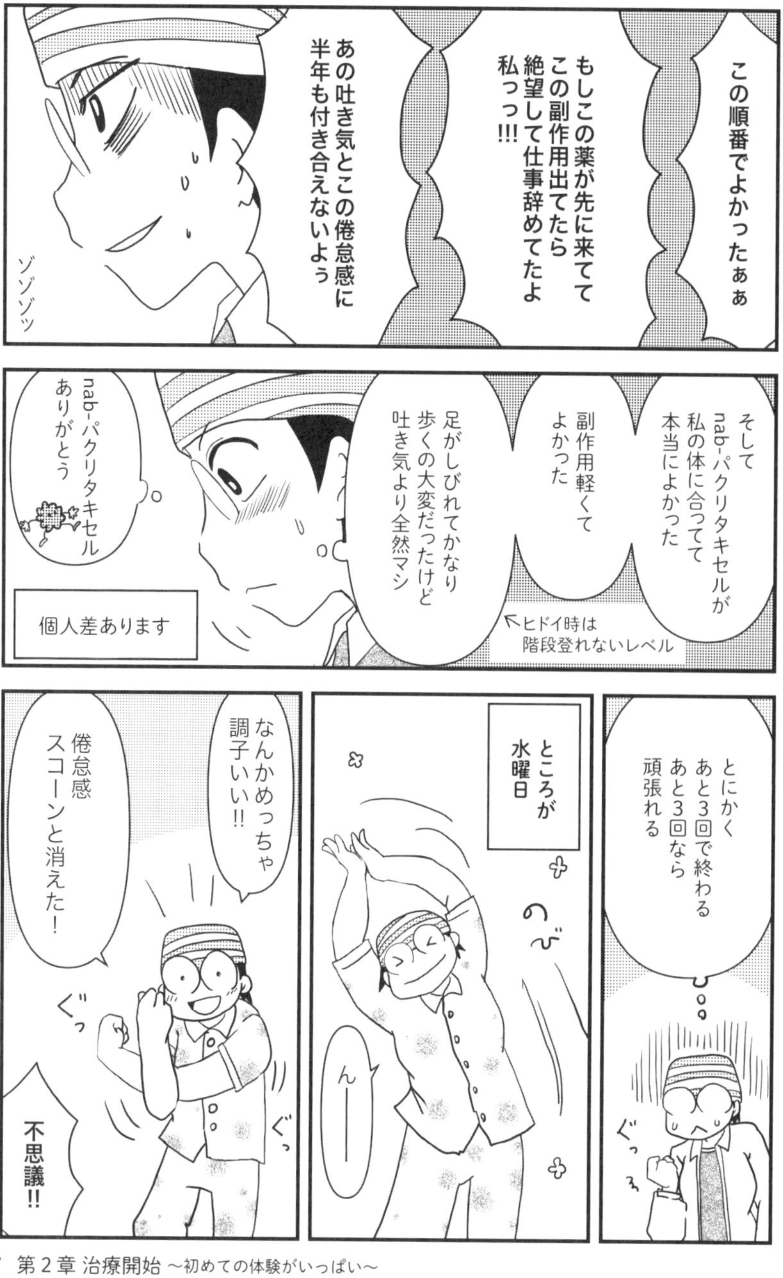

この順番でよかったぁぁ
もしこの薬が先に来てて この副作用出てたら 絶望して仕事辞めてたよ 私っっ!!!
あの吐き気とこの倦怠感に 半年も付き合えないよぅ
ゾゾゾッ
そして nab-パクリタキセルが 私の体に合ってて 本当によかった
副作用軽くて よかった
足がしびれてかなり 歩くの大変だったけど 吐き気より全然マシ
←ヒドイ時は 階段登れないレベル
nab-パクリタキセル ありがとう
個人差あります
とにかく あと3回で終わる あと3回なら 頑張れる
ぐっ
ところが 水曜日
のび
んーーー
なんかめっちゃ 調子いい!!
倦怠感 スコーンと消えた!
ぐっ
ぐっ
不思議!!

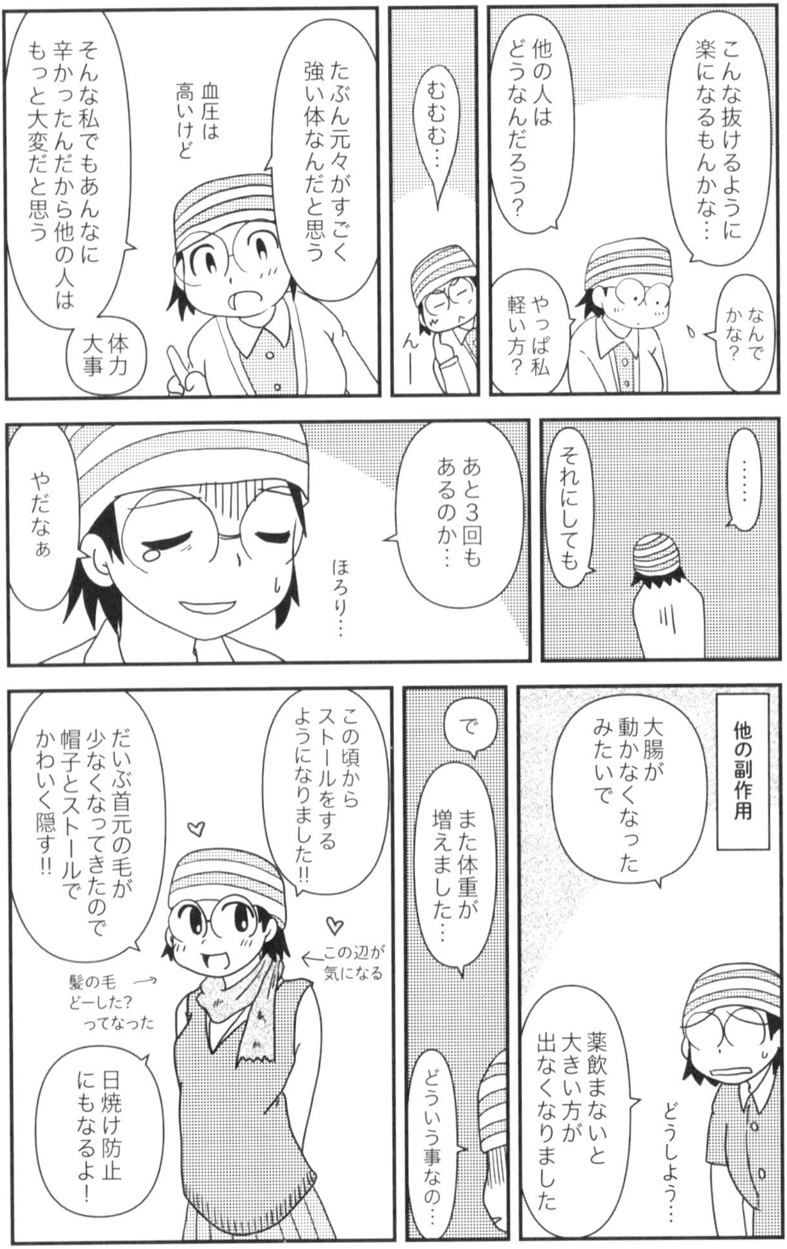

こんな抜けるように楽になるもんかな…
他の人はどうなんだろう?
なんでかな?
やっぱ私軽い方?
むむむ…
んー
たぶん元々がすごく強い体なんだと思う
血圧は高いけど
そんな私でもあんなに辛かったんだから他の人はもっと大変だと思う
体力大事
……
それにしても
あと3回もあるのか…
ほろり…
やだなぁ
他の副作用
大腸が動かなくなったみたいで
薬飲まないと大きい方が出なくなりました
どうしよう…
で
また体重が増えました…
どういう事なの…
この頃からストールをするようになりました!!
だいぶ首元の毛が少なくなってきたので帽子とストールでかわいく隠す!!
この辺が気になる
髪の毛どーした?ってなった
日焼け防止にもなるよ!

『リンパ節取って、絵は描けるのかって話。』

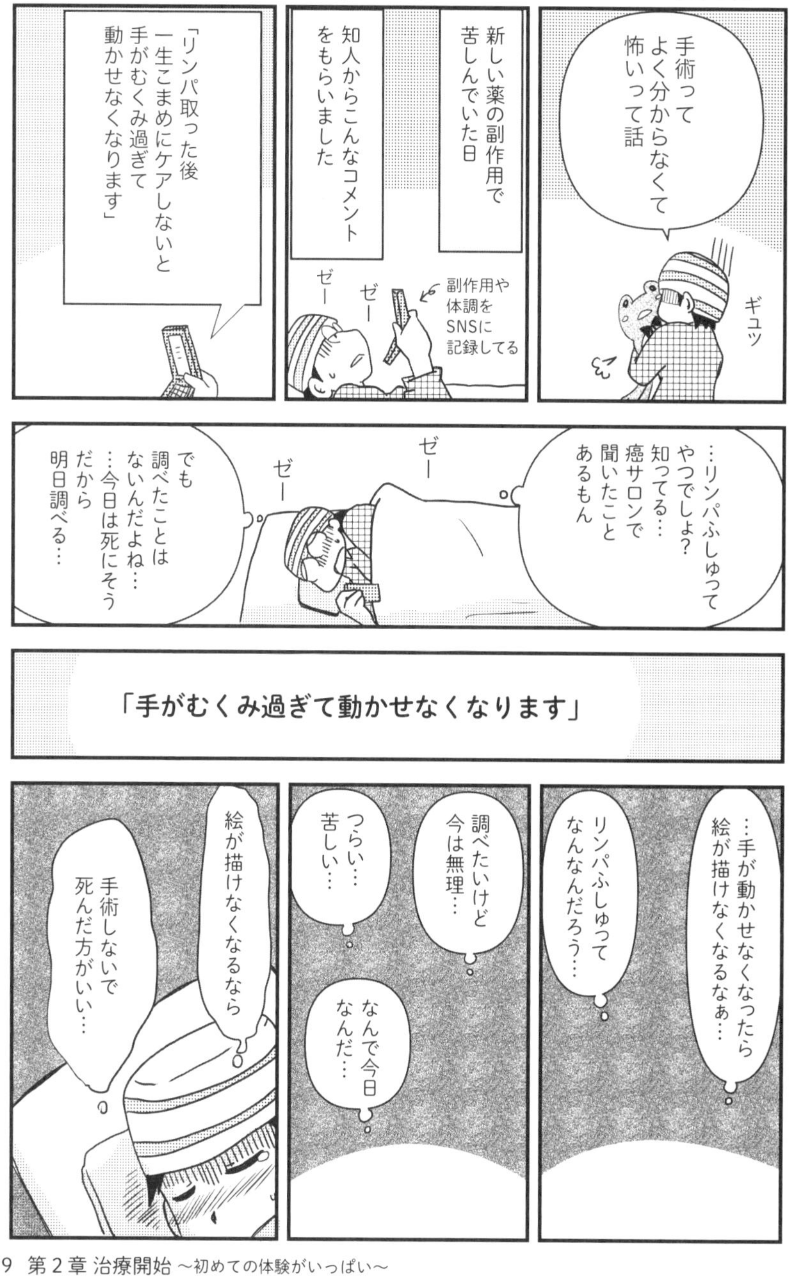
手術って
よく分からなくて
怖いって話
ギュッ
新しい薬の副作用で
苦しんでいた日
知人からこんなコメント
をもらいました
副作用や
体調を
SNSに
記録してる
ゼー
ゼー
「リンパ取った後
一生こまめにケアしないと
手がむくみ過ぎて
動かせなくなります」
…リンパふしゅって
やつでしょ?
知ってる…
癌サロンで
聞いたこと
あるもん
ゼー
ゼー
でも
調べたことは
ないんだよね…
…今日は死にそう
だから
明日調べる…
「手がむくみ過ぎて動かせなくなります」
…手が動かせなくなったら
絵が描けなくなるなぁ…
リンパふしゅって
なんなんだろう…
調べたいけど
今は無理…
つらい…
苦しい…
なんで今日
なんだ…
絵が描けなくなるなら
手術しないで
死んだ方がいい…

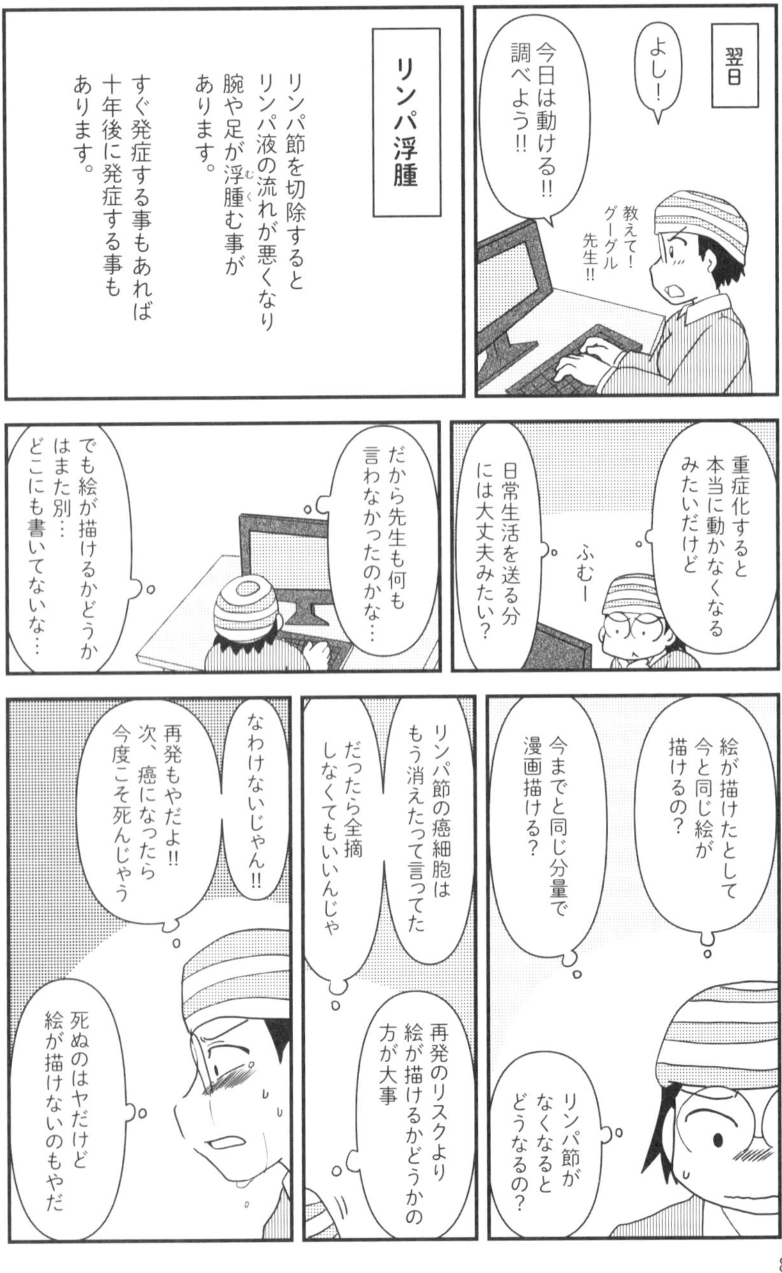

翌日
よし!
今日は動ける!! 調べよう!!
教えて! グーグル先生!!
リンパ浮腫
リンパ節を切除するとリンパ液の流れが悪くなり腕や足が浮腫《むく》む事があります。
すぐ発症する事もあれば十年後に発症する事もあります。
重症化すると本当に動かなくなるみたいだけど
ふむー
日常生活を送る分には大丈夫みたい?
だから先生も何も言わなかったのかな…
でも絵が描けるかどうかはまた別… どこにも書いてないな…
絵が描けたとして今と同じ絵が描けるの?
今までと同じ分量で漫画描ける?
リンパ節がなくなるとどうなるの?
リンパ節の癌細胞はもう消えたって言ってた
だったら全摘しなくてもいいんじゃ
再発のリスクより絵が描けるかどうかの方が大事
なわけないじゃん!!
再発もやだよ!! 次、癌になったら今度こそ死んじゃう
死ぬのはヤだけど絵が描けないのもやだ

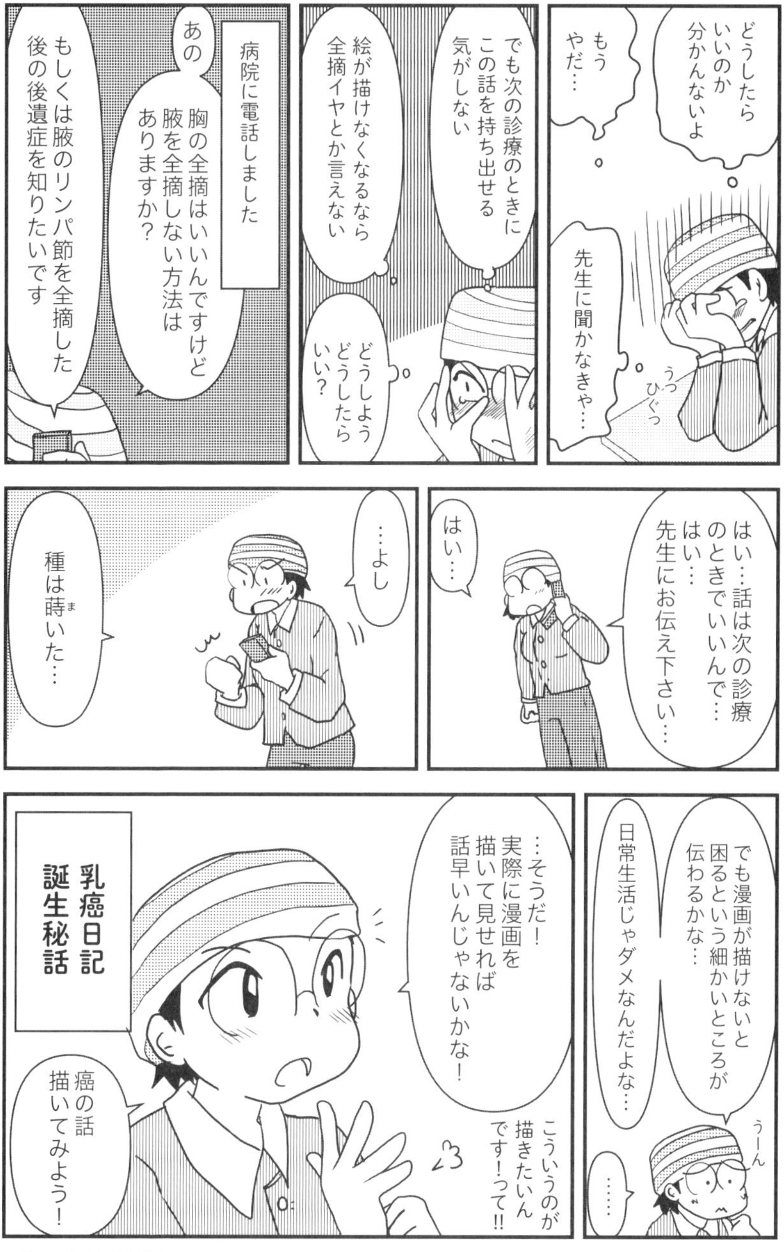
どうしたらいいのか分かんないよ
もうやだ…
先生に聞かなきゃ…
うっひぐっ
でも次の診療のときにこの話を持ち出せる気がしない
絵が描けなくなるなら全摘イヤとか言えない
どうしようどうしたらいい？
病院に電話しました
あの
胸の全摘はいいんですけど腋を全摘しない方法はありますか？
もしくは腋のリンパ節を全摘した後の後遺症を知りたいです
はい…話は次の診療のときでいいんで…はい…先生にお伝え下さい…
はい…
…よし
種は蒔《ま》いた…
うーん
でも漫画が描けないと困るという細かいところが伝わるかな…
日常生活じゃダメなんだよな…
……
…そうだ！実際に漫画を描いて見せれば話早いんじゃないかな！
こういうのが描きたいんです！って!!
乳癌日記誕生秘話
癌の話描いてみよう！

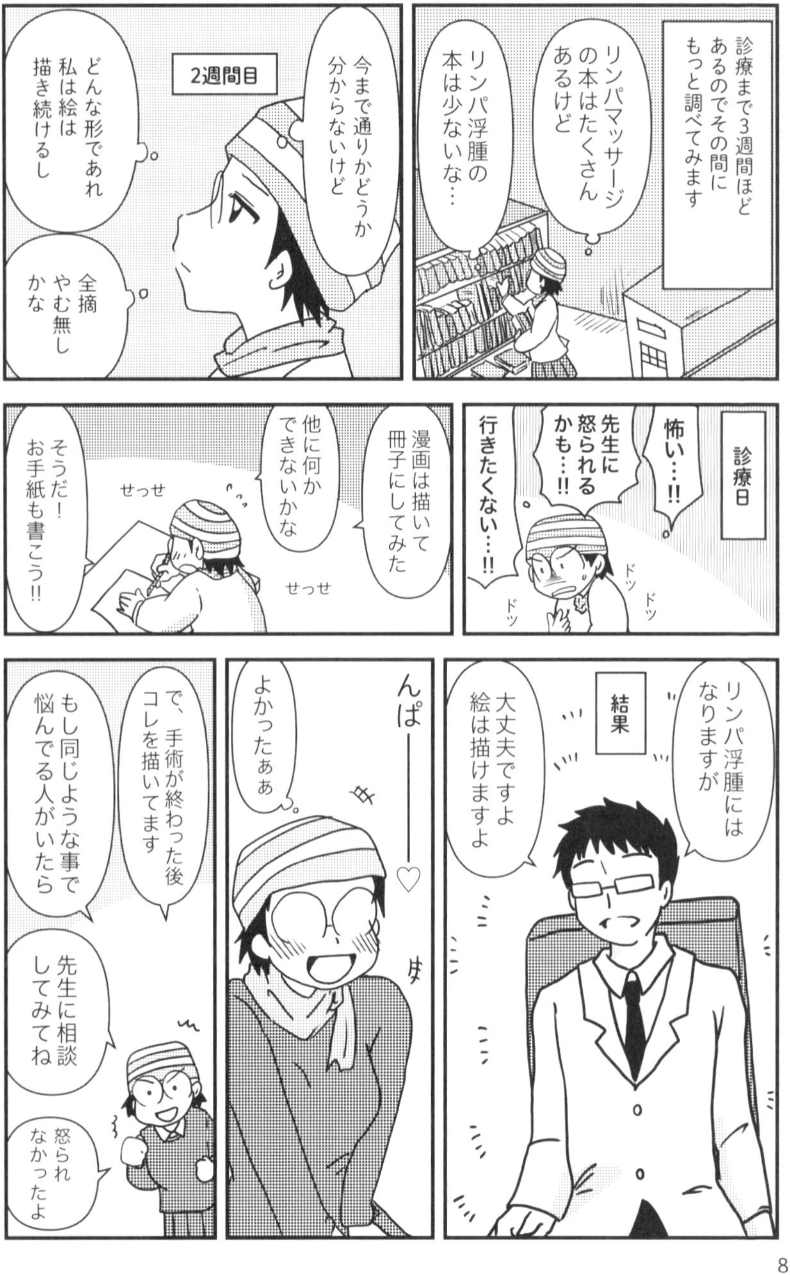

診療まで3週間ほどあるのでその間にもっと調べてみます
リンパマッサージの本はたくさんあるけど
リンパ浮腫の本は少ないな…
2週間目
今まで通りかどうか分からないけど
どんな形であれ私は絵は描き続けるし
全摘やむ無しかな
診療日
怖い…!!
先生に怒られるかも…!!
行きたくない…!!
ドッ
ドッ
ドッ
漫画は描いて冊子にしてみた
他に何かできないかな
せっせ
せっせ
そうだ! お手紙も書こう!!
結果
リンパ浮腫にはなりますが
大丈夫ですよ絵は描けますよ
んぱ———♡
よかったぁぁ
で、手術が終わった後コレを描いてます
もし同じような事で悩んでる人がいたら
先生に相談してみてね
怒られなかったよ

『お金の話 2』

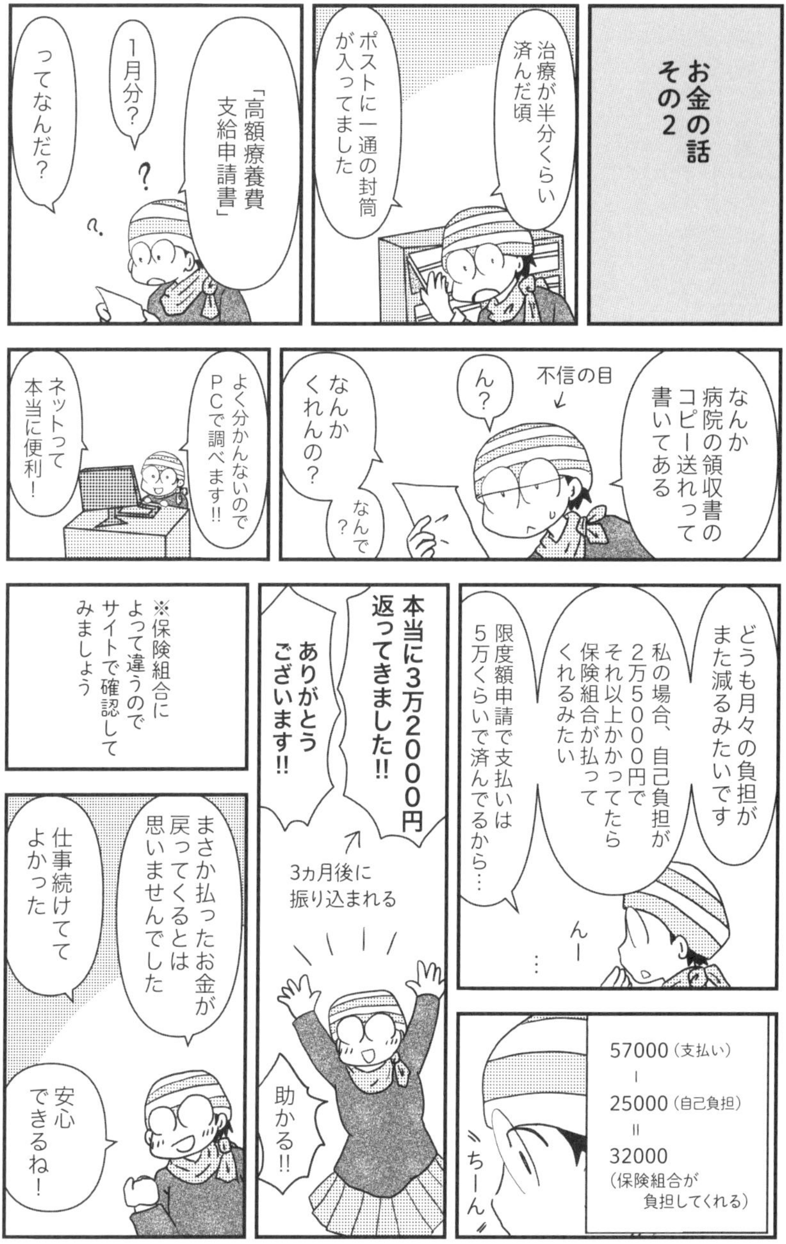

お金の話その2
治療が半分くらい済んだ頃
ポストに一通の封筒が入ってました
「高額療養費支給申請書」
1月分？
ってなんだ？
？
なんか病院の領収書のコピー送れって書いてある
不信の目
ん？
なんかくれんの？
なんで？
よく分かんないのでPCで調べます!!
ネットって本当に便利！
どうも月々の負担がまた減るみたいです
私の場合、自己負担が2万5000円でそれ以上かかってたら保険組合が払ってくれるみたい
限度額申請で支払いは5万くらいで済んでるから…
ん－
…
57000（支払い）
−
25000（自己負担）
＝
32000
（保険組合が負担してくれる）
ちーん
本当に3万2000円返ってきました!!
ありがとうございます!!
3ヵ月後に振り込まれる
助かる!!
※保険組合によって違うのでサイトで確認してみましょう
まさか払ったお金が戻ってくるとは思いませんでした
仕事続けててよかった
安心できるね！

抗癌剤の副作用　その1

前半と後半で投与される薬が変わるのですが、副作用も全く違う感じに出ました（薬や治療方法によって違いは出ます。個人差もあります）。

〈前半〉

初めての抗癌剤は、健康だった細胞にも影響が出るので、とにかく、最初の痛みはひどかったです。

体中がズキズキと痛くて、もしこれがずっと続くようだったら、仕事どころか日常生活もままならないと絶望すら感じました。なので、副作用が出るのにも波があって、薬が抜ければ楽になると知った時の安堵感はすごかったです。

抗癌剤投与後、3日目から体が動かなくなり、数日かけて徐々に元気になります。元気になるといっても、3ヵ月かけて体は確実に弱っていき、足の痺れも強くなり、階段を上るのも一苦労する始末。それでも、意外とあちこちにエレベーターが設置されてるのに気づいて、世間の優しさを知るいい機会になりました。

あと子宮に大ダメージを受けました。月のモノが1ヵ月止まらないと思ったら、その後もパッタリと止まってしまって、戻るのに治療が終わってからしばらくかかりました。

〈後半〉

そして、後半の薬は、吐き気がひどい薬でした。副作用が出始める時期も、前半とは全然違い、投与後3時間くらいで副作用が始まりました。もう本当にいきなり強い吐き気に襲われて、3日ほど延々辛かった。もちろん食事もままならず、最初は何も食べられません。少しずつ少しずつ、食べられるものから食べて、吐き、また食べて、吐く。固形物を口にできたのは3日目辺りからです。

そして、1週間ほど強い倦怠感に悩まされます。それを過ぎればまたケロッとしてるんですけどね。

ただ、前半よりも体力の消耗は激しく、回数を重ねるごとに、抗癌剤を投与するのが辛く、最後の1回をなんとかやらなくて済む方法はないかと模索し始める始末（ちゃんと投与しました）。

私は割と副作用の軽い方だと思うのですが、それでもやっぱり辛かったなと思います。でも、寝てても起きてても薬のせいで具合悪いのならと、精力的に動いてました。仕事もしたし、遊びにも行ったし、食べられるときは美味しいものも食べました。

『病《やまい》は気から』

抗癌剤になんて負けてられません。

『薬と薬局の話』

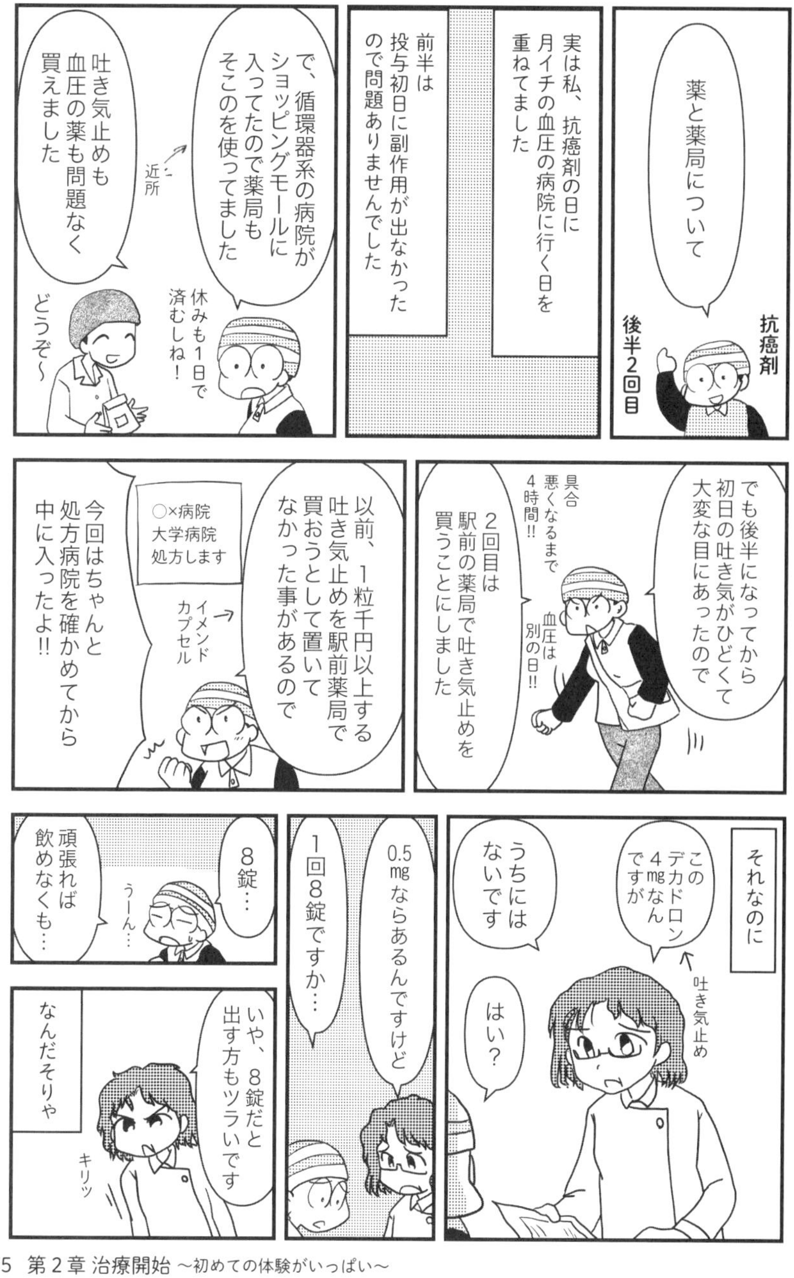

薬と薬局について
抗癌剤
後半2回目
実は私、抗癌剤の日に月イチの血圧の病院に行く日を重ねてました
前半は投与初日に副作用が出なかったので問題ありませんでした
で、循環器系の病院がショッピングモールに入ってたので薬局もそこのを使ってました
近所
休みも1日で済むしね！
吐き気止めも血圧の薬も問題なく買えました
どうぞ～
でも後半になってから初日の吐き気がひどくて大変な目にあったので
具合悪くなるまで4時間!!
2回目は駅前の薬局で吐き気止めを買うことにしました
血圧は別の日!!
以前、1粒千円以上する吐き気止めを駅前薬局で買おうとして置いてなかった事があるので
イメンドカプセル
○×病院 大学病院 処方します
今回はちゃんと処方病院を確かめてから中に入ったよ!!
それなのに
このデカドロン4mgなんですが
吐き気止め
うちにはないです
はい？
0.5mgならあるんですけど
1回8錠ですか…
8錠…
う～ん…
頑張れば飲めなくも…
いや、8錠だと出す方もツラいです
キリッ
なんだそりゃ

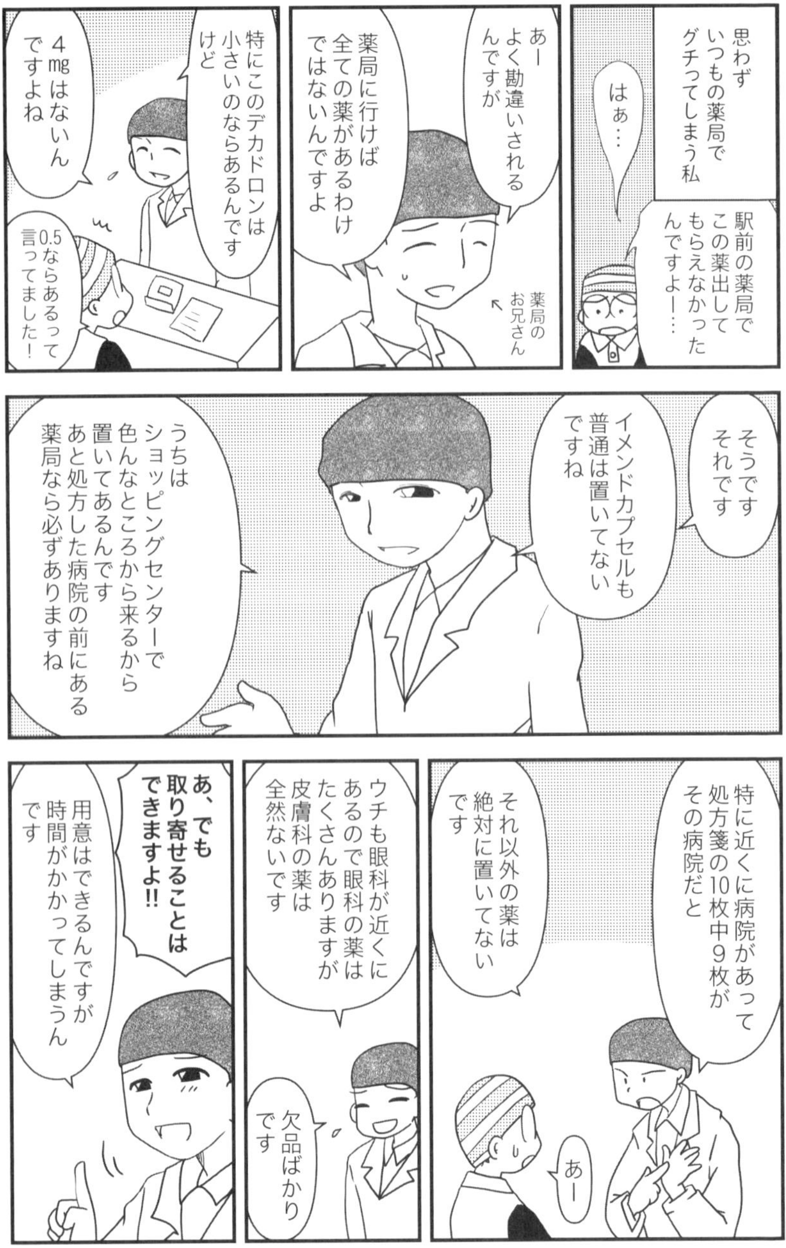
思わず いつもの薬局で グチってしまう私
はぁ…
駅前の薬局で この薬出して もらえなかった んですよー…
あー よく勘違いされる んですが
薬局に行けば 全ての薬があるわけ ではないんですよ
薬局の お兄さん
特にこのデカドロンは 小さいのならあるんです けど
4mgはないん ですよね
0.5ならあるって 言ってました!
そうです それです
イメンドカプセルも 普通は置いてない ですね
うちは ショッピングセンターで 色んなところから来るから 置いてあるんです あと処方した病院の前にある 薬局なら必ずありますね
特に近くに病院があって 処方箋の10枚中9枚が その病院だと
それ以外の薬は 絶対に置いてない です
あー
ウチも眼科が近くに あるので眼科の薬は たくさんありますが 皮膚科の薬は 全然ないです
欠品ばかり です
あ、でも 取り寄せることは できますよ!!
用意はできるんですが 時間がかかってしまうん です

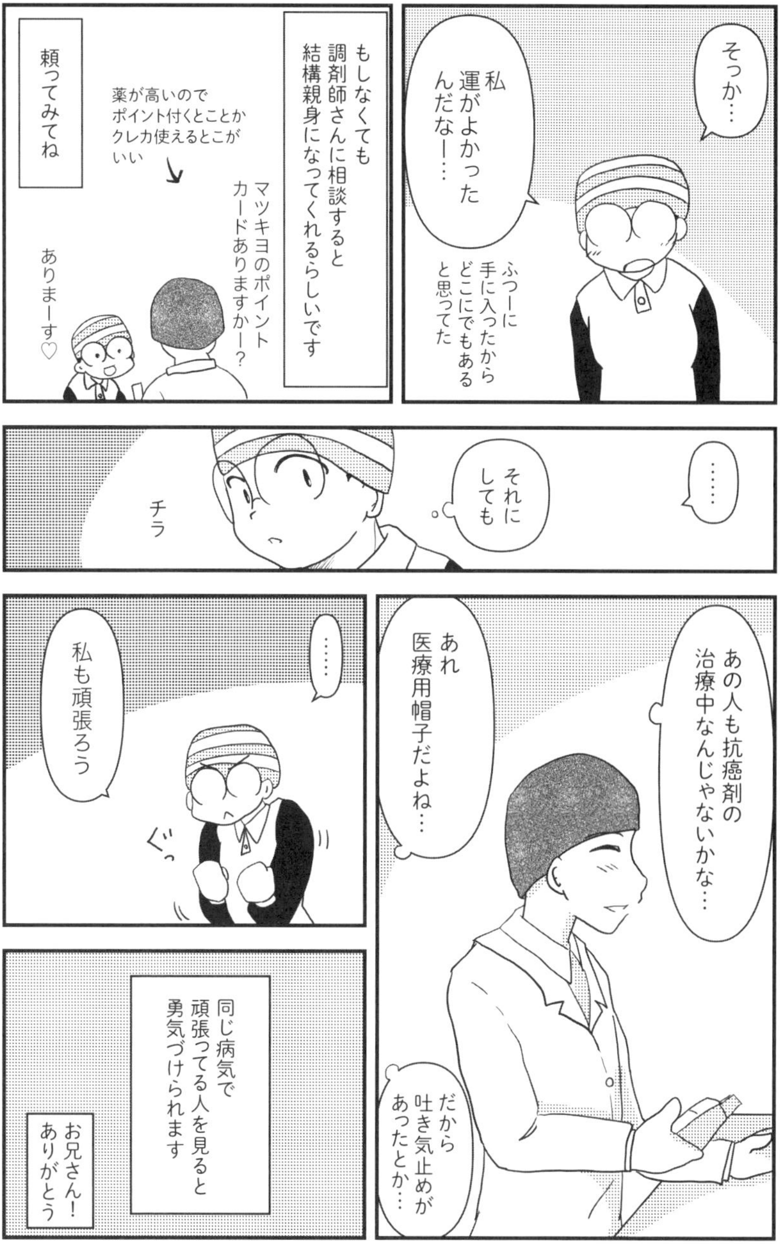
そっか…
私
運がよかったんだなー…
ふつーに手に入ったからどこにでもあると思ってた
もしなくても調剤師さんに相談すると結構親身になってくれるらしいです
マツキヨのポイントカードありますかー？
薬が高いのでポイント付くとことかクレカ使えるとこがいい
頼ってみてね
ありまーす♡
……
それにしても
チラ
あの人も抗癌剤の治療中なんじゃないかな…
あれ医療用帽子だよね…
だから吐き気止めがあったとか…
……
私も頑張ろう
ぐっ
同じ病気で頑張ってる人を見ると勇気づけられます
お兄さん！ありがとう

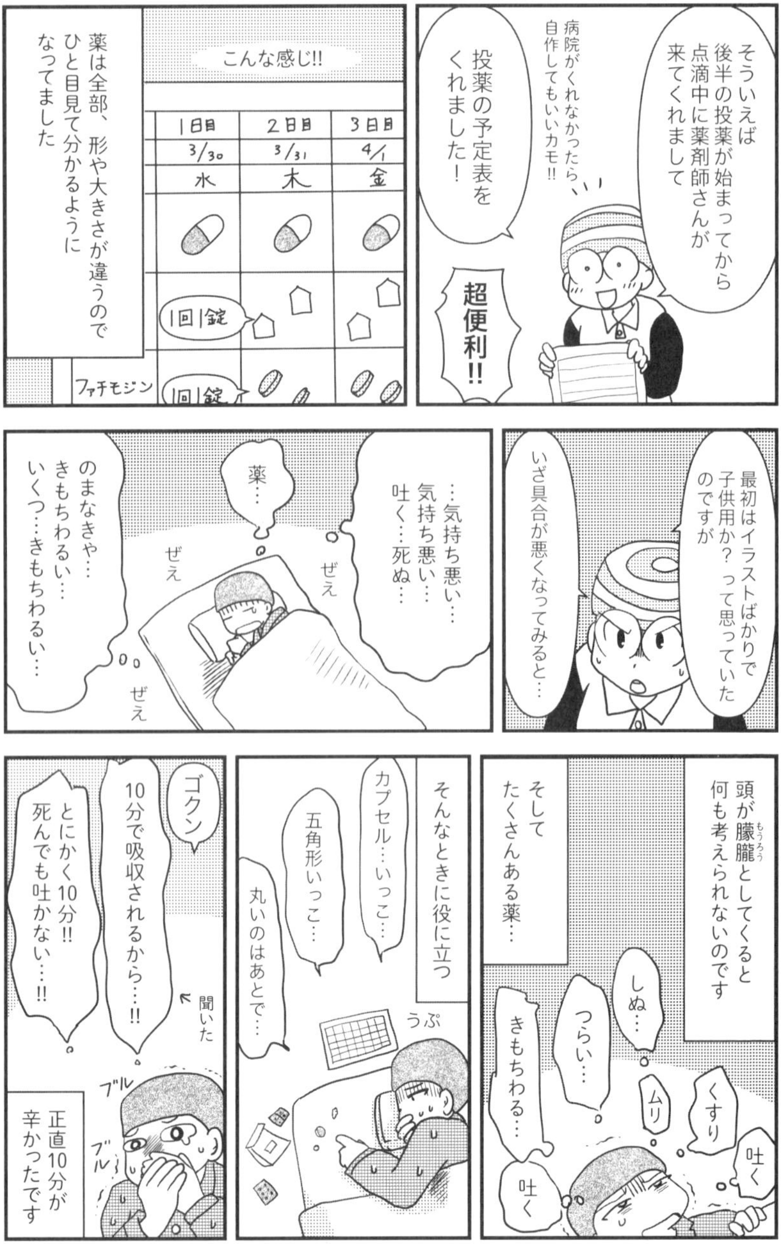
そういえば後半の投薬が始まってから点滴中に薬剤師さんが来てくれまして
病院がくれなかったら、自作してもいいカモ!!
投薬の予定表をくれました!
超便利!!
こんな感じ!!
1日目 3/30 水
2日目 3/31 木
3日目 4/1 金
1回1錠
ファチモジン
1回1錠
薬は全部、形や大きさが違うのでひと目見て分かるようになってました
最初はイラストばかりで子供用か？って思っていたのですが
いざ具合が悪くなってみると…
…気持ち悪い…気持ち悪い…吐く…死ぬ…
薬…
ぜえ
ぜえ
ぜえ
のまなきゃ…きもちわるい…いくつ…きもちわるい…
頭が朦朧《もうろう》としてくると何も考えられないのです
しぬ…
つらい…
きもちわる…
くすり
ムリ
吐く
吐く
そしてたくさんある薬…
そんなときに役に立つ
カプセル…いっこ…
五角形いっこ…
丸いのはあとで…
うぷ
ゴクン
10分で吸収されるから…!!
聞いた
とにかく10分!!死んでも吐かない…!!
ブル
ブル
正直10分が辛かったです

『辛かった点滴の話』

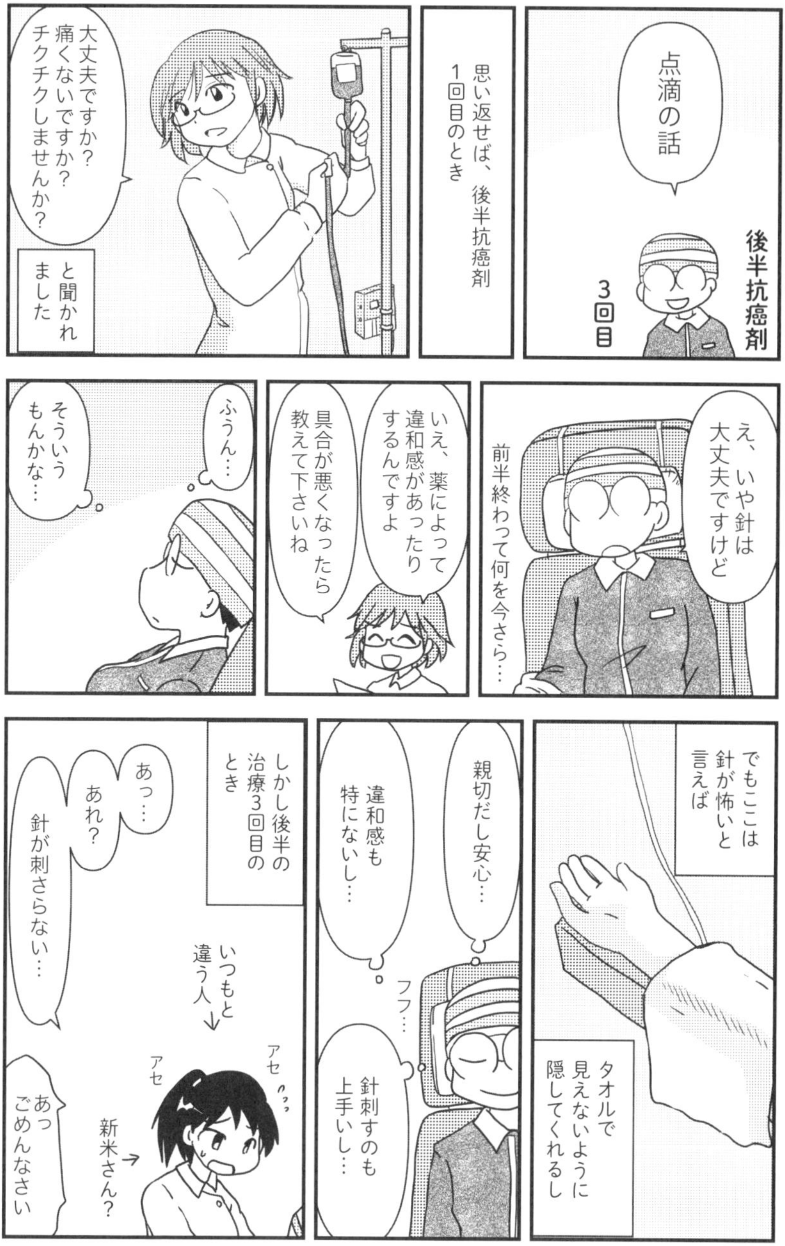
点滴の話
後半抗癌剤3回目
思い返せば、後半抗癌剤1回目のとき
大丈夫ですか？痛くないですか？チクチクしませんか？
と聞かれました
え、いや針は大丈夫ですけど
前半終わって何を今さら…
いえ、薬によって違和感があったりするんですよ
具合が悪くなったら教えて下さいね
ふうん…
そういうもんかな…
でもここは針が怖いと言えば
タオルで見えないように隠してくれるし
親切だし安心…
違和感も特にないし…
フフ…
針刺すのも上手いし…
しかし後半の治療3回目のとき
あっ…
あれ？
針が刺さらない…
いつもと違う人
アセ
アセ
新米さん？
あっごめんなさい

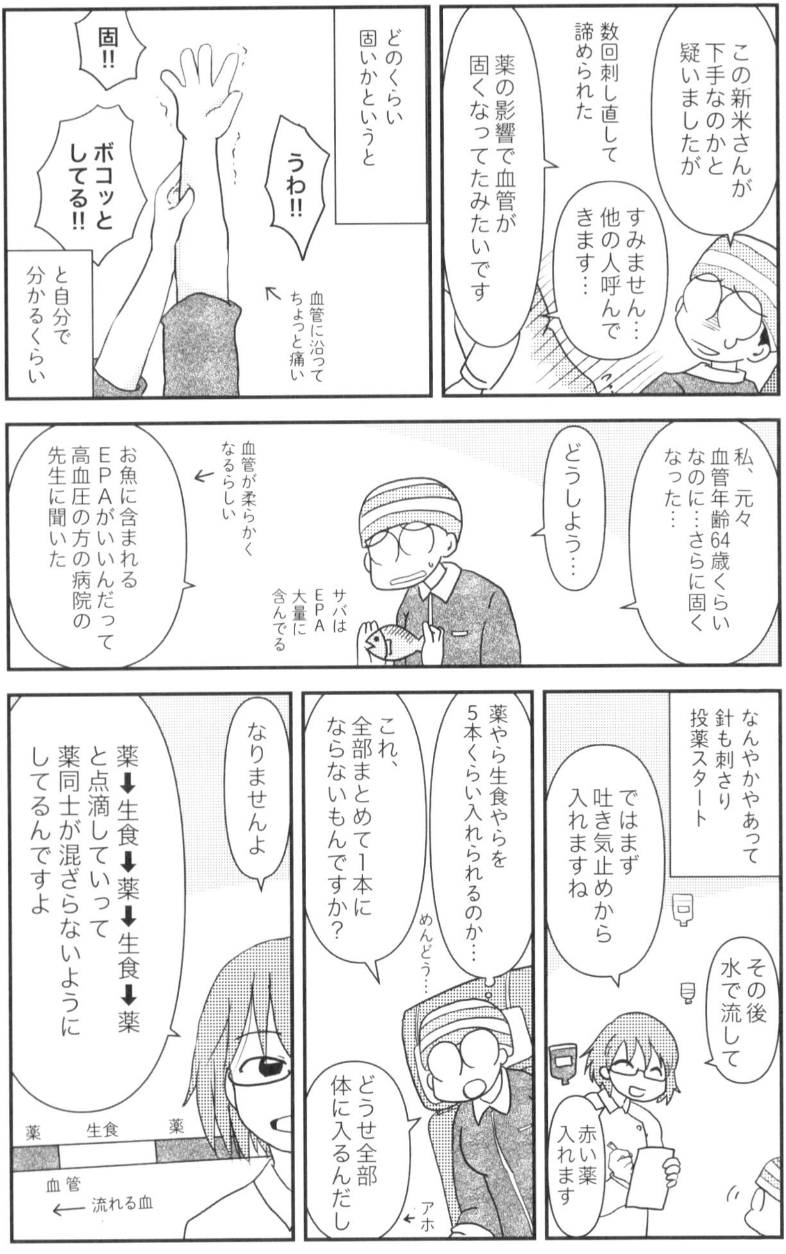

この新米さんが下手なのかと疑いましたが
数回刺し直して諦められた
すみません…他の人呼んできます…
薬の影響で血管が固くなってたみたいです
どのくらい固いかというと
うわ!!
血管に沿ってちょっと痛い
固!!
ボコッとしてる!!
と自分で分かるくらい
私、元々血管年齢64歳くらいなのに…さらに固くなった…
どうしよう…
サバはEPA大量に含んでる
血管が柔らかくなるらしい
お魚に含まれるEPAがいいんだって高血圧の方の病院の先生に聞いた
なんやかやあって針も刺さり投薬スタート
ではまず吐き気止めから入れますね
その後水で流して
赤い薬入れます
薬やら生食やらを5本くらい入れられるのか…
めんどう…
これ、全部まとめて1本にならないもんですか?
どうせ全部体に入るんだし
アホ
なりませんよ
薬⬇生食⬇薬⬇生食⬇薬と点滴していって薬同士が混ざらないようにしてるんですよ
薬 生食 薬
血管
流れる血

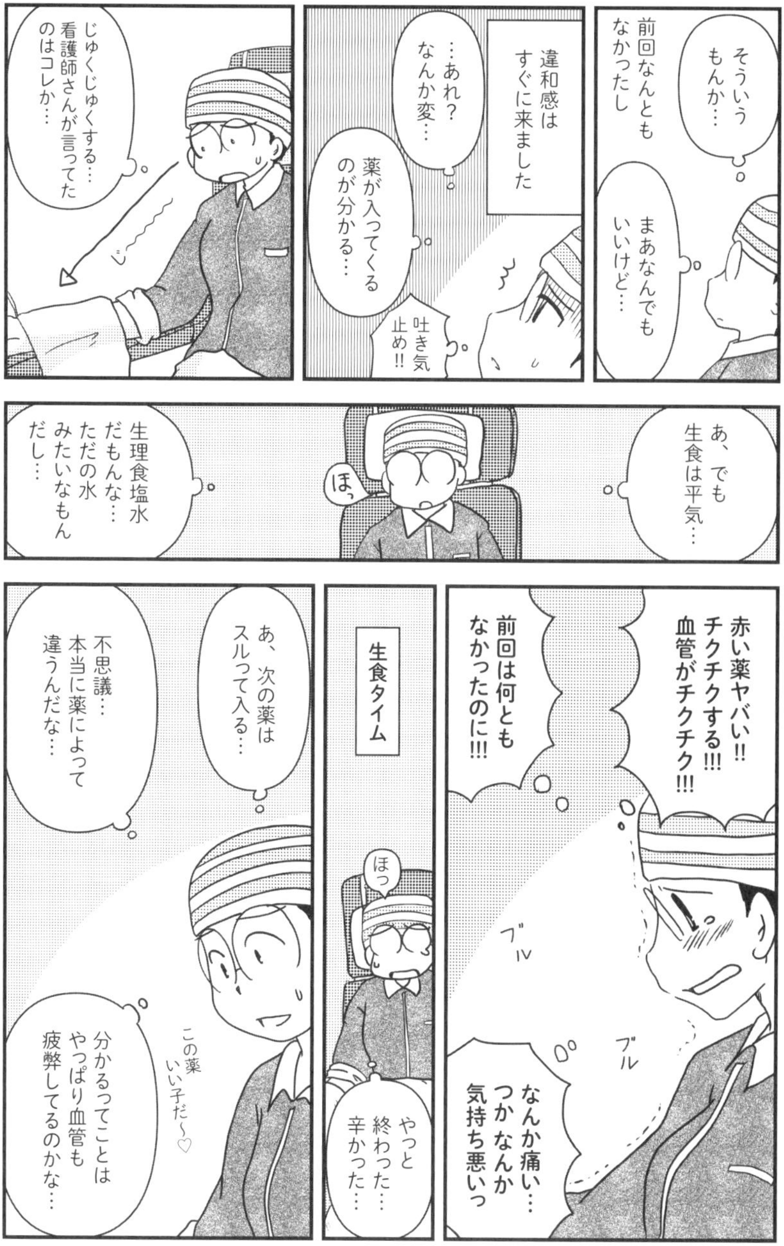
そういうもんか…
前回なんともなかったし
まあなんでもいいけど…
違和感はすぐに来ました
…あれ?なんか変…
薬が入ってくるのが分かる…
吐き気止め!!
じゅくじゅくする…看護師さんが言ってたのはコレか…
じ
あ、でも生食は平気…
ほっ
生理食塩水だもんな…ただの水みたいなもんだし…
赤い薬ヤバい!!血管がチクチクする!!!チクチク!!!
前回は何ともなかったのに!!!
ブル
ブル
なんか痛い…つかなんか気持ち悪いっ
生食タイム
ほっ
やっと終わった…辛かった…
あ、次の薬はスルって入る…
不思議…本当に薬によって違うんだな…
この薬いい子だ～♡
分かるってことはやっぱり血管も疲弊してるのかな…

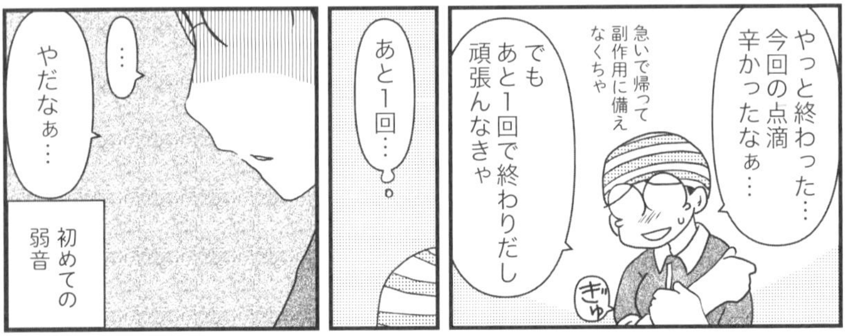
やっと終わった…
今回の点滴
辛かったなぁ…
急いで帰って
副作用に備え
なくちゃ
ぎゅ
でも
あと1回で終わりだし
頑張んなきゃ
あと1回…
…
やだなぁ…
初めての
弱音

抗癌剤治療7回目のときの診療の様子（後半3回目）

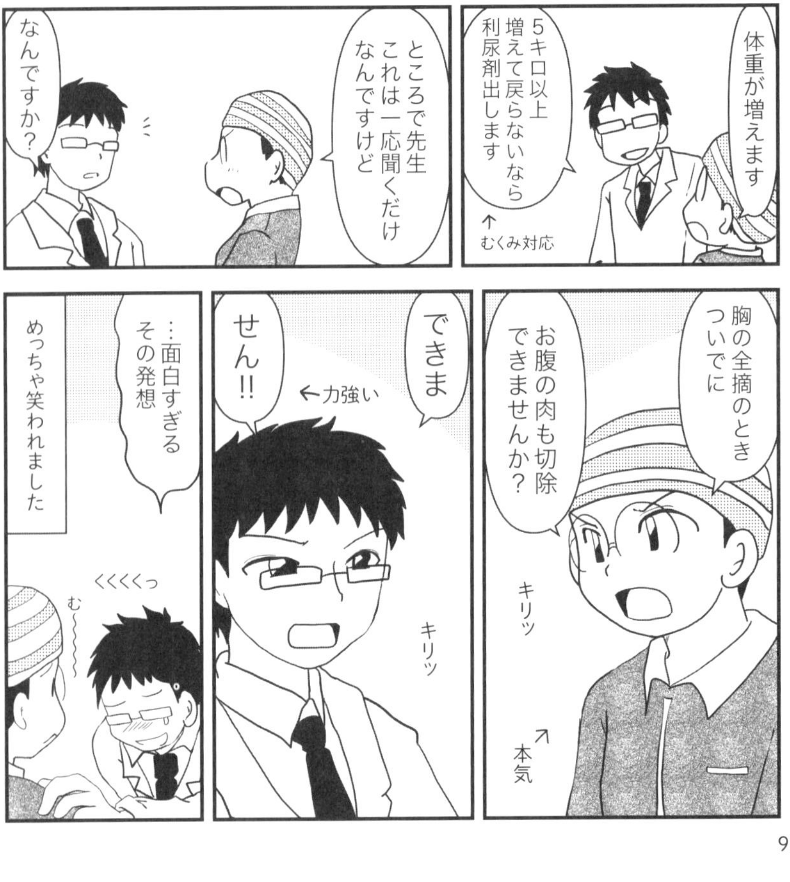
体重が増えます
5キロ以上
増えて戻らないなら
利尿剤出します
↑
むくみ対応
ところで先生
これは一応聞くだけ
なんですけど
なんですか?
胸の全摘のとき
ついでに
お腹の肉も切除
できませんか?
キリッ
↗
本気
できま
せん!!
←力強い
キリッ
…面白すぎる
その発想
めっちゃ笑われました
くくくくっ
む〜〜〜

『温泉での対処法&副作用こぼれ話』

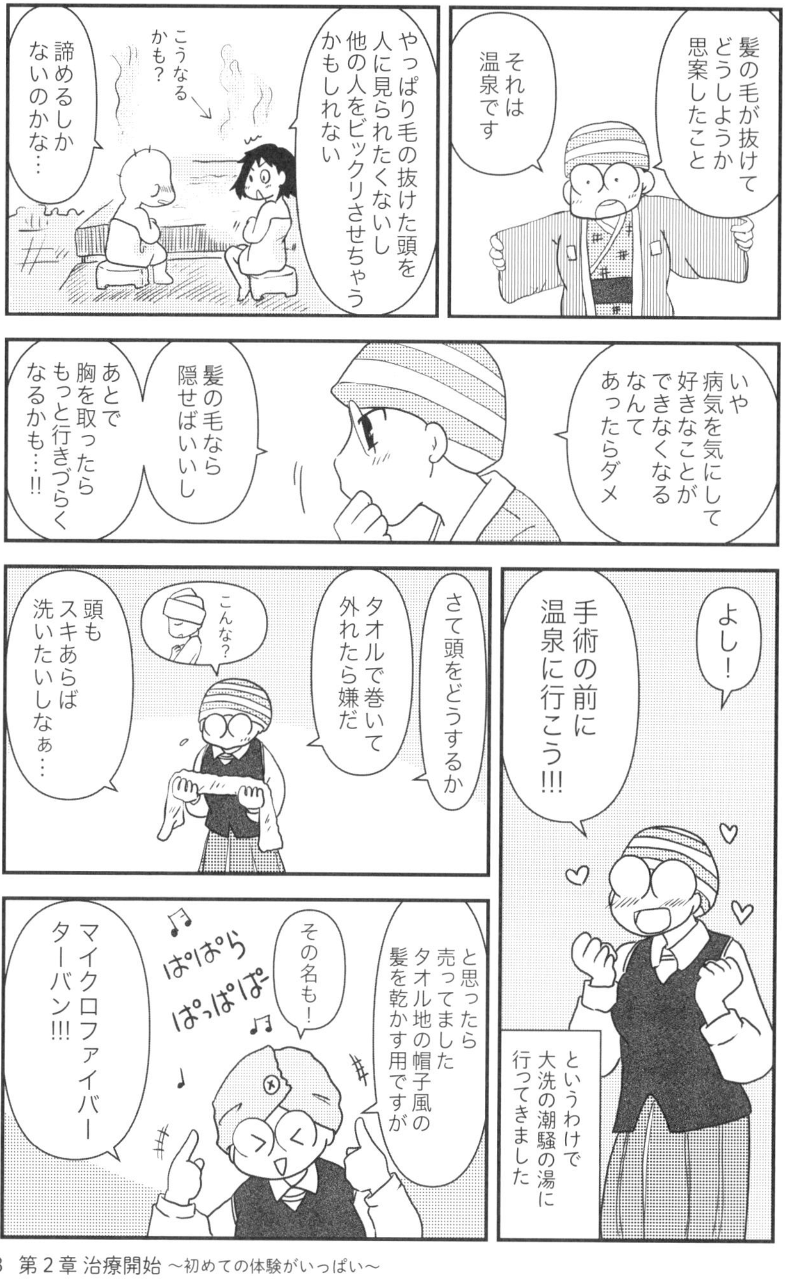

髪の毛が抜けてどうしようか思案したこと
それは温泉です
やっぱり毛の抜けた頭を人に見られたくないし他の人をビックリさせちゃうかもしれない
こうなるかも?
諦めるしかないのかな…
いや病気を気にして好きなことができなくなるなんてあったらダメ
髪の毛なら隠せばいいし
あとで胸を取ったらもっと行きづらくなるかも…!!
よし!
手術の前に温泉に行こう!!!
というわけで大洗の潮騒の湯に行ってきました
さて頭をどうするか
タオルで巻いて外れたら嫌だ
こんな?
頭もスキあらば洗いたいしなぁ…
と思ったら売ってましたタオル地の帽子風の髪を乾かす用ですが
その名も!
ぱぱらぱっぱぱ
マイクロファイバーターバン!!!

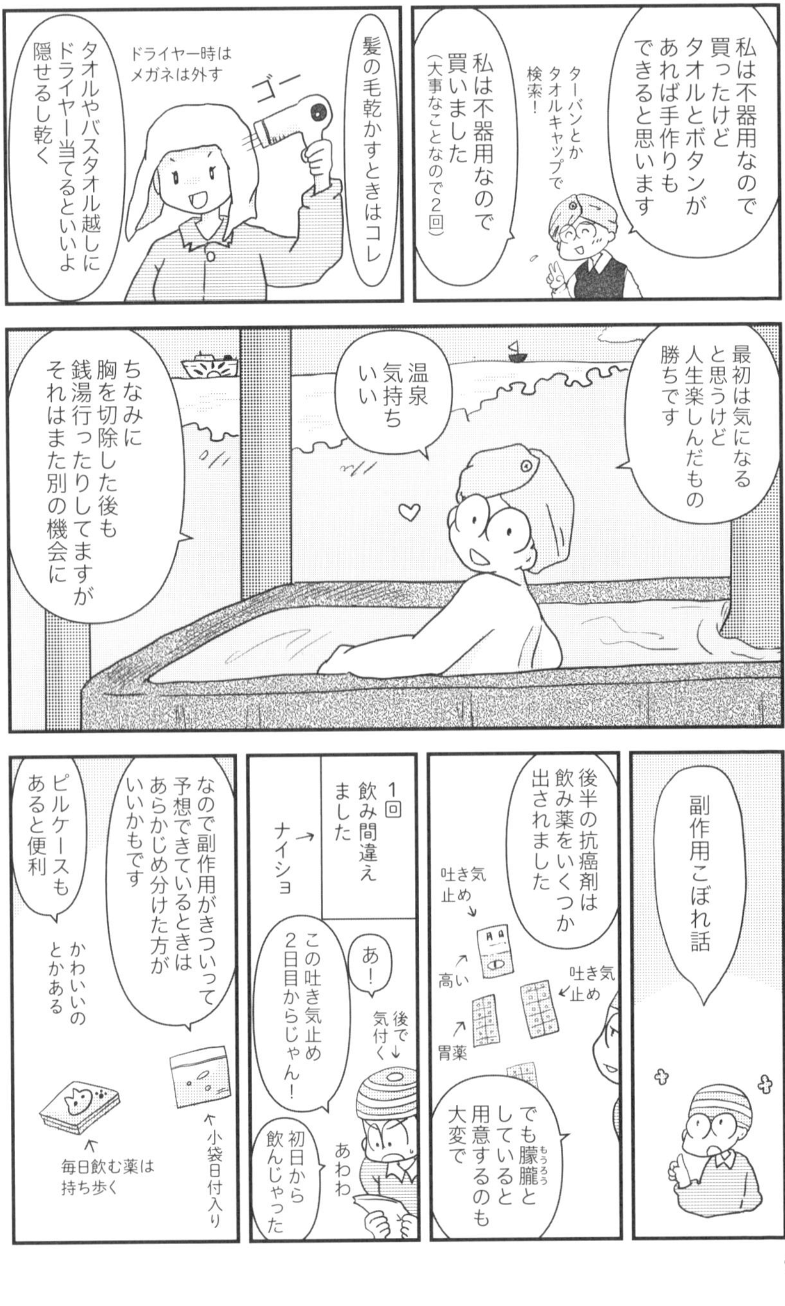
私は不器用なので買ったけどタオルとボタンがあれば手作りもできると思います
ターバンとかタオルキャップで検索！
私は不器用なので買いました
（大事なことなので2回）
髪の毛乾かすときはコレ
ゴー
ドライヤー時はメガネは外す
タオルやバスタオル越しにドライヤー当てるといいよ隠せるし乾く
最初は気になると思うけど人生楽しんだもの勝ちです
温泉気持ちいい
ちなみに胸を切除した後も銭湯行ったりしてますがそれはまた別の機会に
副作用こぼれ話
後半の抗癌剤は飲み薬をいくつか出されました
吐き気止め
高い
吐き気止め
胃薬
でも朦朧《もうろう》としていると用意するのも大変で
1回飲み間違えました
ナイショ
あ！
この吐き気止め2日目からじゃん！
後で気付く
あわわ
初日から飲んじゃった
なので副作用がきついって予想できているときはあらかじめ分けた方がいいかもです
ピルケースもあると便利
かわいいのとかある
小袋日付入り
毎日飲む薬は持ち歩く

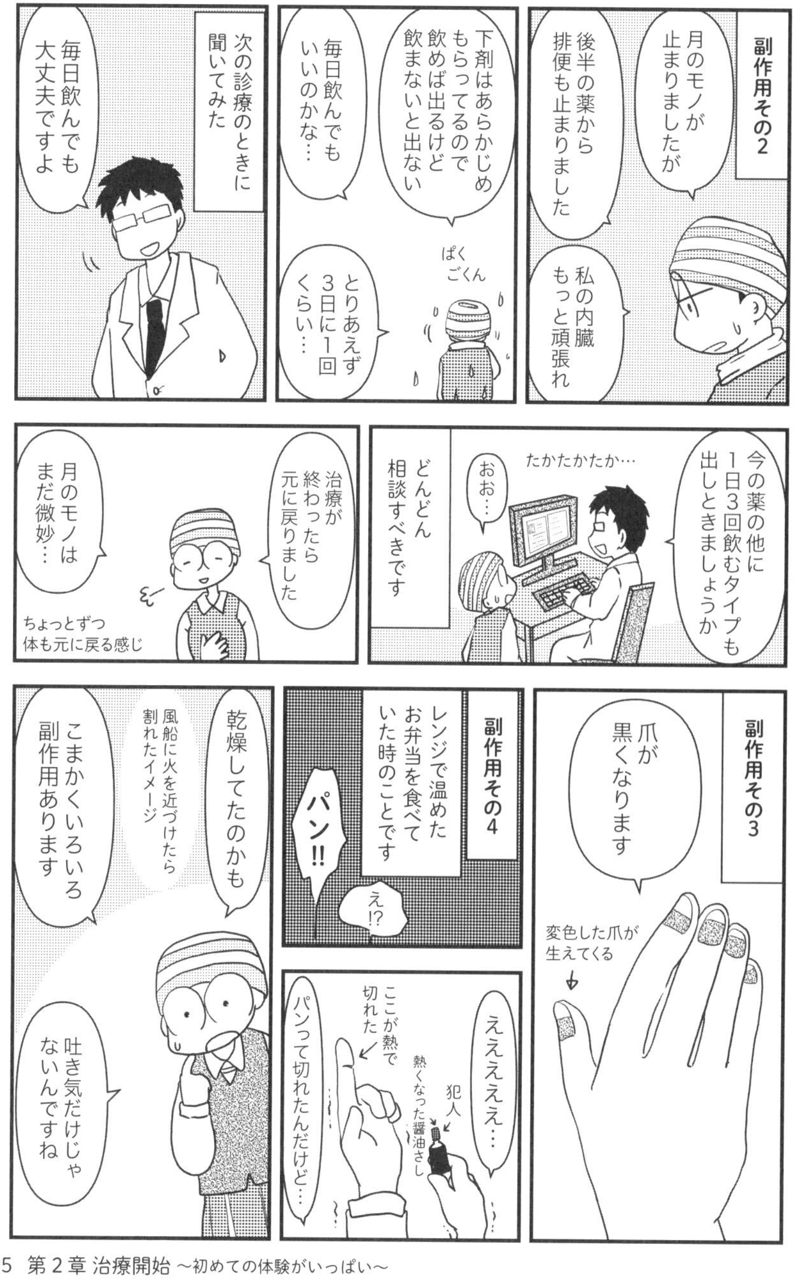
副作用その2
月のモノが止まりましたが
後半の薬から排便も止まりました
私の内臓もっと頑張れ
下剤はあらかじめもらってるので飲めば出るけど飲まないと出ない
毎日飲んでもいいのかな…
ぱくごくん
とりあえず3日に1回くらい…
次の診療のときに聞いてみた
毎日飲んでも大丈夫ですよ
今の薬の他に1日3回飲むタイプも出しときましょうか
たかたかたか…
おお…
どんどん相談すべきです
治療が終わったら元に戻りました
月のモノはまだ微妙…
ちょっとずつ体も元に戻る感じ
副作用その3
爪が黒くなります
変色した爪が生えてくる
副作用その4
レンジで温めたお弁当を食べていた時のことです
パン!!
え!?
えええええ…
犯人
熱くなった醤油さし
ここが熱で切れた
パンって切れたんだけど…
乾燥してたのかも
風船に火を近づけたら割れたイメージ
こまかくいろいろ副作用あります
吐き気だけじゃないんですね

抗癌剤の副作用 その2

抗癌剤治療後半の話を、少し思い出して書こうと思います。

前半との大きな違いは、抗癌剤の副作用のイメージとしてポピュラーな『吐き気』が著しくひどかったということです。

そして、『倦怠感』。大げさに言うならば、『倦・怠・感☆』。

この2つの副作用で、さすがの私もぐったりと、このままでは仕事なんかとても続けられない、もう2度と仕事に行けないと思ったものです。

しかしそれも、まず3日で吐き気は収まってきて、その後1週間で倦怠感もなくなったので、やはり薬による副作用にはサイクルがあるのだなと安心はしたのですが、またこれが来るのかと思うとげんなりして、もう治療したくないと思っていました。

私にとってよかったのは、抗癌剤治療は8回と、良くも悪くも回数が限られていることでした。どんなに辛くても、あと数回で終わる。あと数回我慢すれば終わるんだと。

どんな辛くても嫌でも砂噛んで目を瞑って心を無にしてやり過ごせば夏には全て終わっていると、それを心の支えにして治療を頑張ろうと思うくらいには辛かったです。

辛かったけど、それでも体が元気な時期にはできるだけ外に出かけて、新しいことや楽しいこと、人との関わりをたくさん持ってポジティブにテンション高く過ごしてきました。

それでも、自分を鼓舞できたのは7回目まで。

最後の1回はどうしても抗癌剤を投与したくなくて、本当に嫌で嫌で、打つ前から具合が悪くなって、打ってからもやっぱりいつも以上に具合悪くて、案の定、熱が出たりもして、なかなか大変でした。これ、私は8回で終わりだけど、終わりが見えない人とか大変だな……と思ったりもしたのです。

ただ、こんなに大変な後半の抗癌剤ですが、良かったこともありました。前半の薬の副作用がだんだんと抜けてきて、痺れていた足が少しずつ痺れが取れ、髪の毛が生えてきたのです！

本当に薬によって副作用の中身は違うし、終われば副作用も終わります。今、副作用で辛い方も、治療が終われば全て過去のものです。少しでも早く楽になりますように。

自分の治療が終わったあとで、友人が別の癌になり抗癌剤を投与することになって心から心配していたのですが、実際始まってみると、髪の毛も私と違ってそんなに抜けてないし、吐き気も聞いてる限りではそこまで酷くもないようだし、あの辛い時期を友人が過ごしているわけではないと思うだけで、ホッとしてしまいます。

本当に、少しでも病状が良くなるように祈っています。

『最後の抗癌剤～イヤイヤ期到来～』

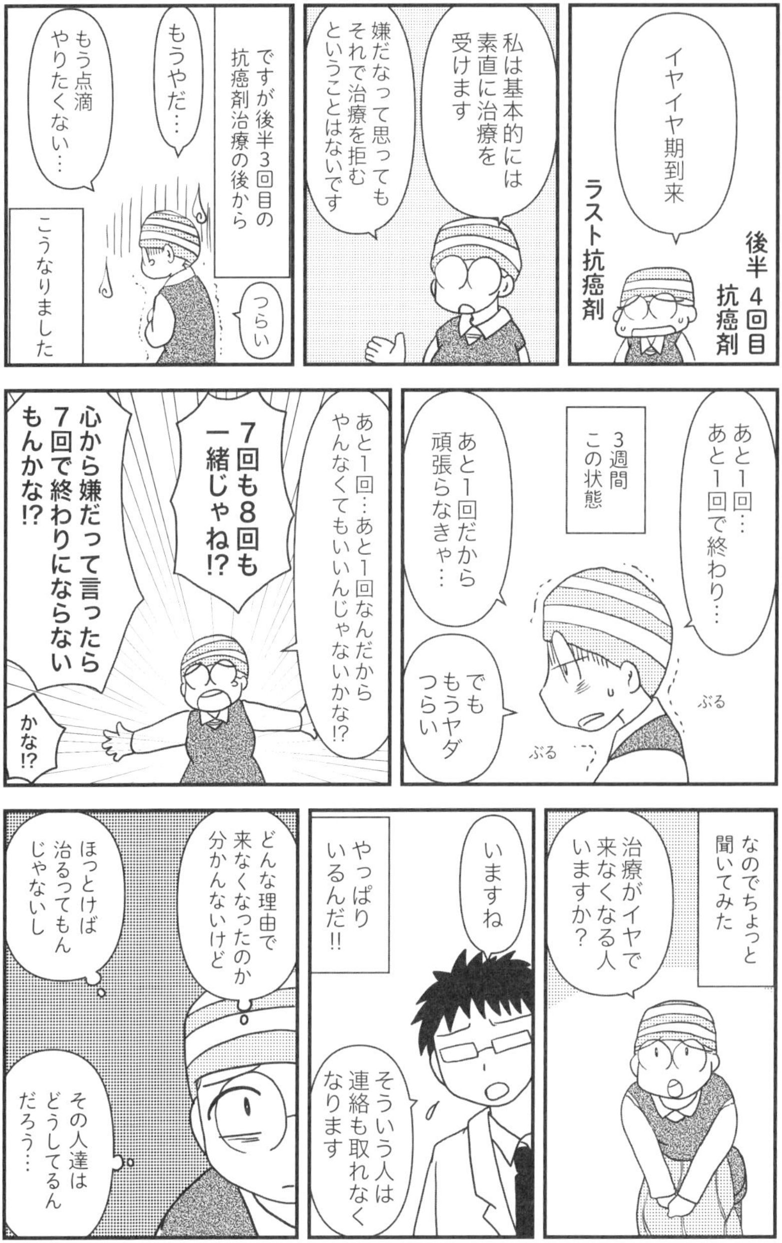

イヤイヤ期到来
ラスト抗癌剤
後半4回目抗癌剤
私は基本的には素直に治療を受けます
嫌だなって思ってもそれで治療を拒むということはないです
ですが後半3回目の抗癌剤治療の後から
つらい
もうやだ…
もう点滴やりたくない…
こうなりました
あと1回…あと1回で終わり…
3週間この状態
あと1回だから頑張らなきゃ…
でももうヤダつらい
ぶる
ぶる
あと1回…あと1回なんだからやんなくてもいいんじゃないかな!?
7回も8回も一緒じゃね!?
心から嫌だって言ったら7回で終わりにならないもんかな!?
かな!?
なのでちょっと聞いてみた
治療がイヤで来なくなる人いますか?
いますね
やっぱりいるんだ!!
そういう人は連絡も取れなくなります
どんな理由で来なくなったのか分かんないけど
ほっとけば治るってもんじゃないし
その人達はどうしてるんだろう…

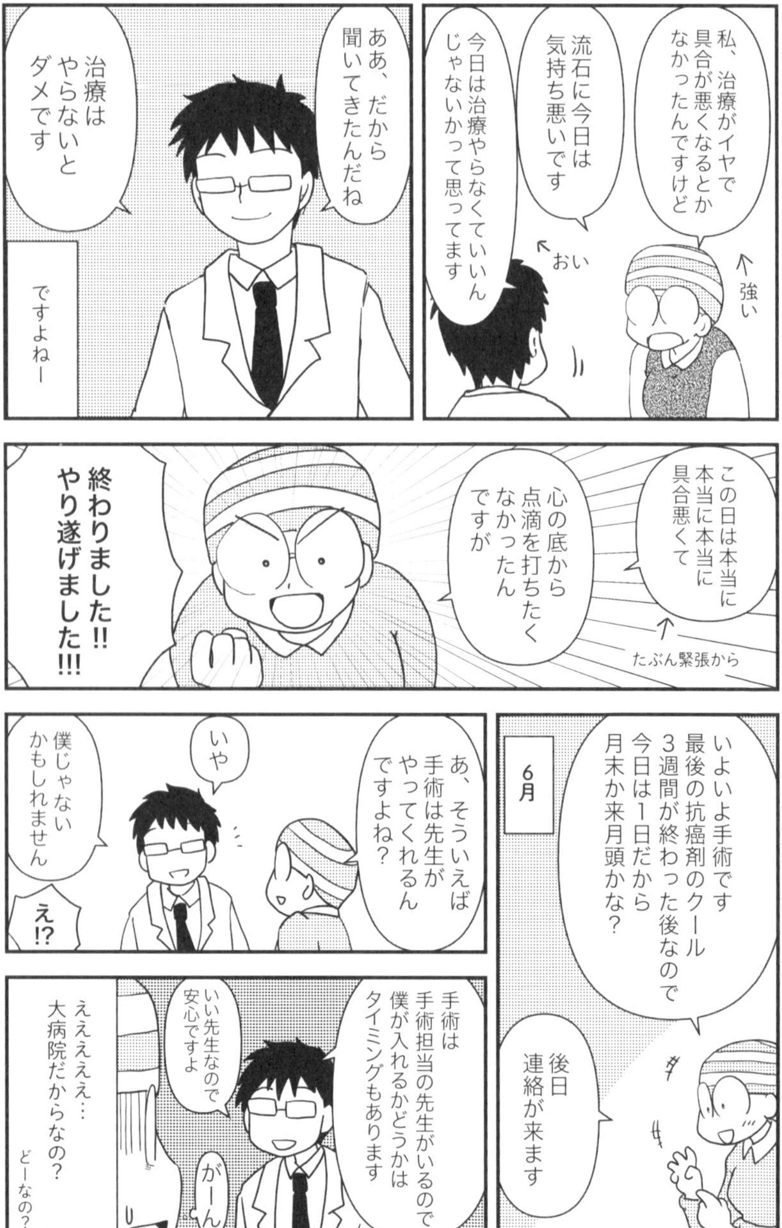
私、治療がイヤで具合が悪くなるとかなかったんですけど
強い
流石に今日は気持ち悪いです
おい
今日は治療やらなくていいんじゃないかって思ってます
ああ、だから聞いてきたんだね
治療はやらないとダメです
ですよねー
この日は本当に本当に具合悪くて
たぶん緊張から
心の底から点滴を打ちたくなかったんですが
終わりました!! やり遂げました!!!
6月
いよいよ手術です 最後の抗癌剤のクール3週間が終わった後なので今日は1日だから月末か来月頭かな？
後日連絡が来ます
あ、そういえば手術は先生がやってくれるんですよね？
いや
僕じゃないかもしれません
え!?
手術は手術担当の先生がいるので僕が入れるかどうかはタイミングもあります
いい先生なので安心ですよ
がーん
えええええ…大病院だからなの？
どーなの？

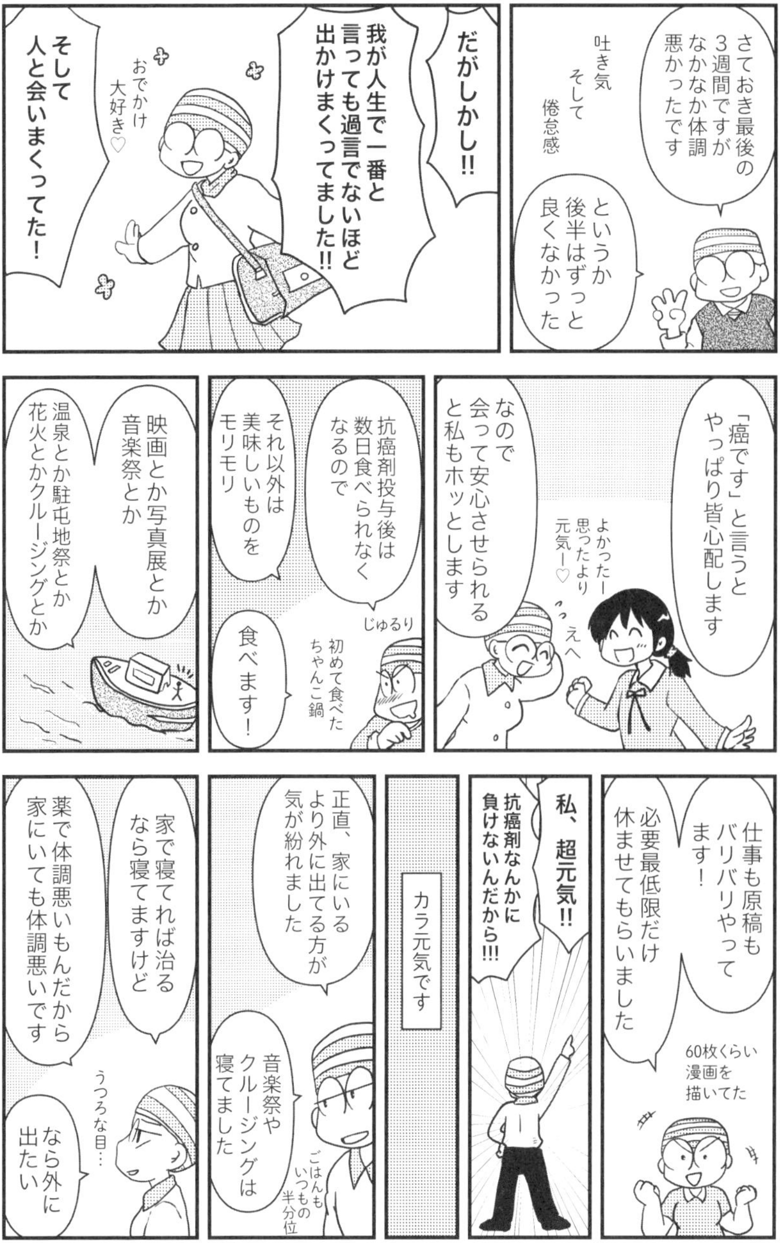
さておき最後の3週間ですがなかなか体調悪かったです
吐き気 そして 倦怠感
というか後半はずっと良くなかった
だがしかし!!
我が人生で一番と言っても過言でないほど出かけまくってました!!
おでかけ大好き♡
そして人と会いまくってた!
「癌です」と言うとやっぱり皆心配します
よかったー思ったより元気ー♡
えへ
なので会って安心させられると私もホッとします
抗癌剤投与後は数日食べられなくなるので
それ以外は美味しいものをモリモリ
じゅるり
初めて食べたちゃんこ鍋
食べます!
映画とか写真展とか音楽祭とか
温泉とか駐屯地祭とか花火とかクルージングとか
仕事も原稿もバリバリやってます!
必要最低限だけ休ませてもらいました
60枚くらい漫画を描いてた
私、超元気!!
抗癌剤なんかに負けないんだから!!!
カラ元気です
正直、家にいるより外に出てる方が気が紛れました
音楽祭やクルージングは寝てました
ごはんもいつもの半分位
家で寝てれば治るなら寝てますけど
薬で体調悪いもんだから家にいても体調悪いです
うつろな目…
なら外に出たい

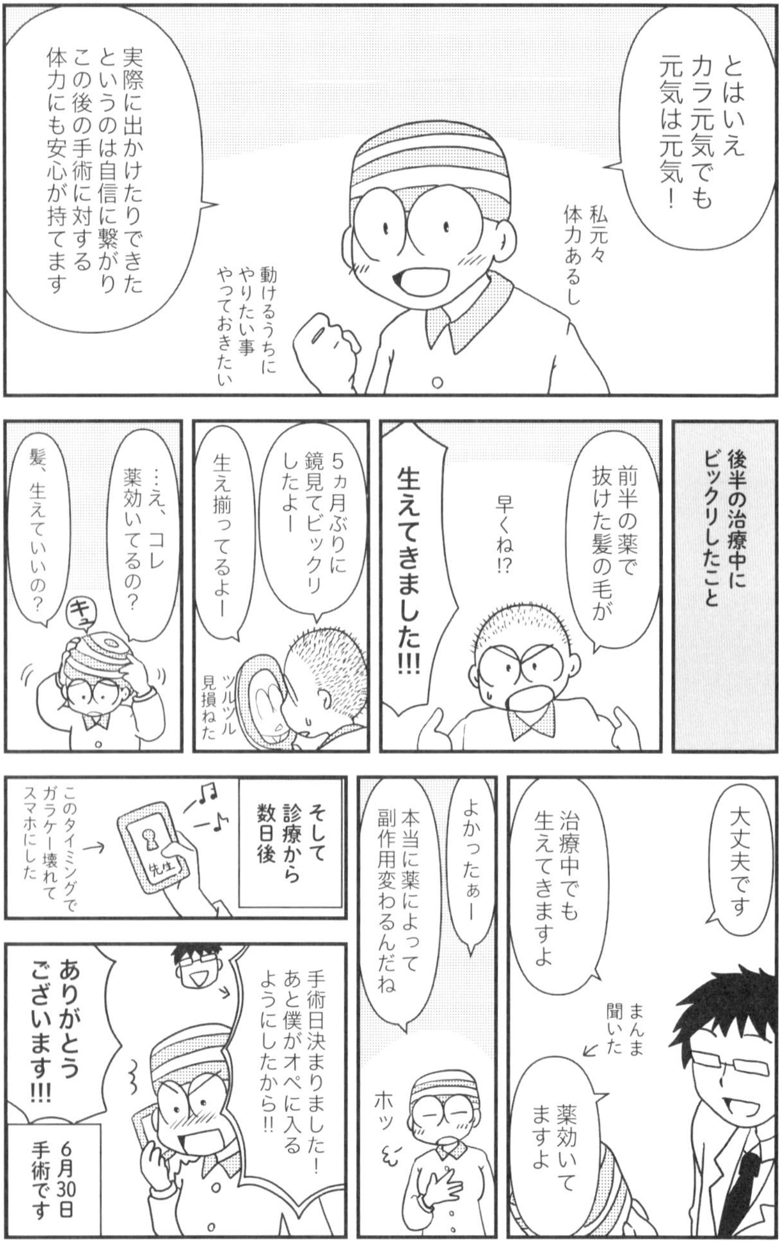
とはいえ
カラ元気でも
元気は元気！
私元々
体力あるし
動けるうちに
やりたい事
やっておきたい
実際に出かけたりできた
というのは自信に繋がり
この後の手術に対する
体力にも安心が持てます
後半の治療中に
ビックリしたこと
前半の薬で
抜けた髪の毛が
早くね!?
生えてきました!!!
5ヵ月ぶりに
鏡見てビックリ
したよー
生え揃ってるよー
ツルツル
見損ねた
…え、コレ
薬効いてるの？
髪、生えていいの？
キュ
大丈夫です
治療中でも
生えてきますよ
まんま
聞いた
薬効いて
ますよ
よかったぁー
本当に薬によって
副作用変わるんだね
ホッ
そして
診療から
数日後
先生
このタイミングで
ガラケー壊れて
スマホにした
手術日決まりました！
あと僕がオペに入る
ようにしたから!!
ありがとう
ございます!!!
6月30日
手術です

『全摘した後に使う、胸パッドの用意』

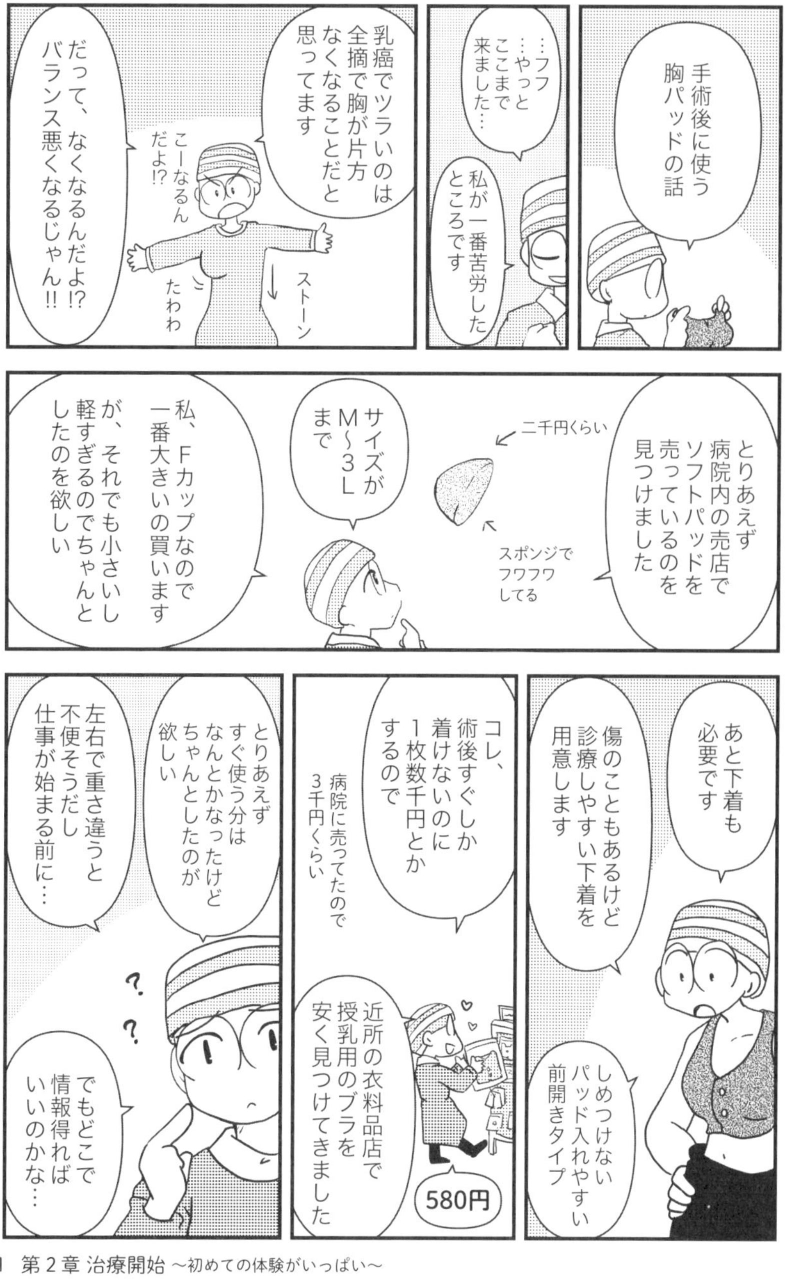
手術後に使う胸パッドの話
…フフ…やっとここまで来ました…
私が一番苦労したところです
乳癌でツラいのは全摘で胸が片方なくなることだと思ってます
こーなるんだよ!?
ストーン
たわわ
だって、なくなるんだよ!? バランス悪くなるじゃん!!
とりあえず病院内の売店でソフトパッドを売っているのを見つけました
二千円くらい
スポンジでフワフワしてる
サイズがM～3Lまで
私、Fカップなので一番大きいの買います
が、それでも小さいし軽すぎるのでちゃんとしたのを欲しい
あと下着も必要です
傷のこともあるけど診療しやすい下着を用意します
しめつけないパッド入れやすい前開きタイプ
コレ、術後すぐしか着けないのに1枚数千円とかするので
病院に売ってたので3千円くらい
近所の衣料品店で授乳用のブラを安く見つけてきました
580円
とりあえずすぐ使う分はなんとかなったけどちゃんとしたのが欲しい
左右で重さ違うと不便そうだし仕事が始まる前に…
??
でもどこで情報得ればいいのかな…

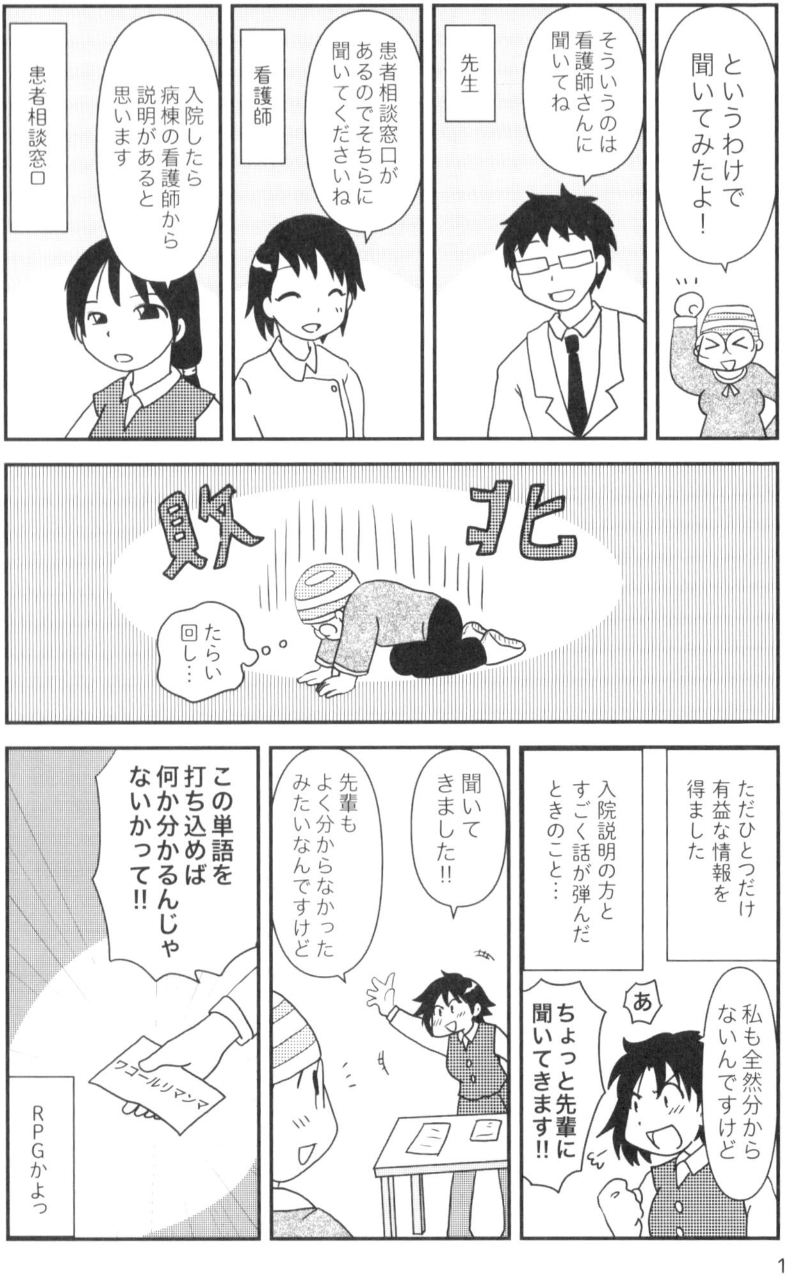
というわけで聞いてみたよ！
先生
そういうのは看護師さんに聞いてね
看護師
患者相談窓口があるのでそちらに聞いてくださいね
患者相談窓口
入院したら病棟の看護師から説明があると思います
敗北
たらい回し…
ただひとつだけ有益な情報を得ました
入院説明の方とすごく話が弾んだときのこと…
私も全然分からないんですけど
あ
ちょっと先輩に聞いてきます!!
聞いてきました!!
先輩もよく分からなかったみたいなんですけど
この単語を打ち込めば何か分かるんじゃないかって!!
ワコールリマンマ
RPGかよっ

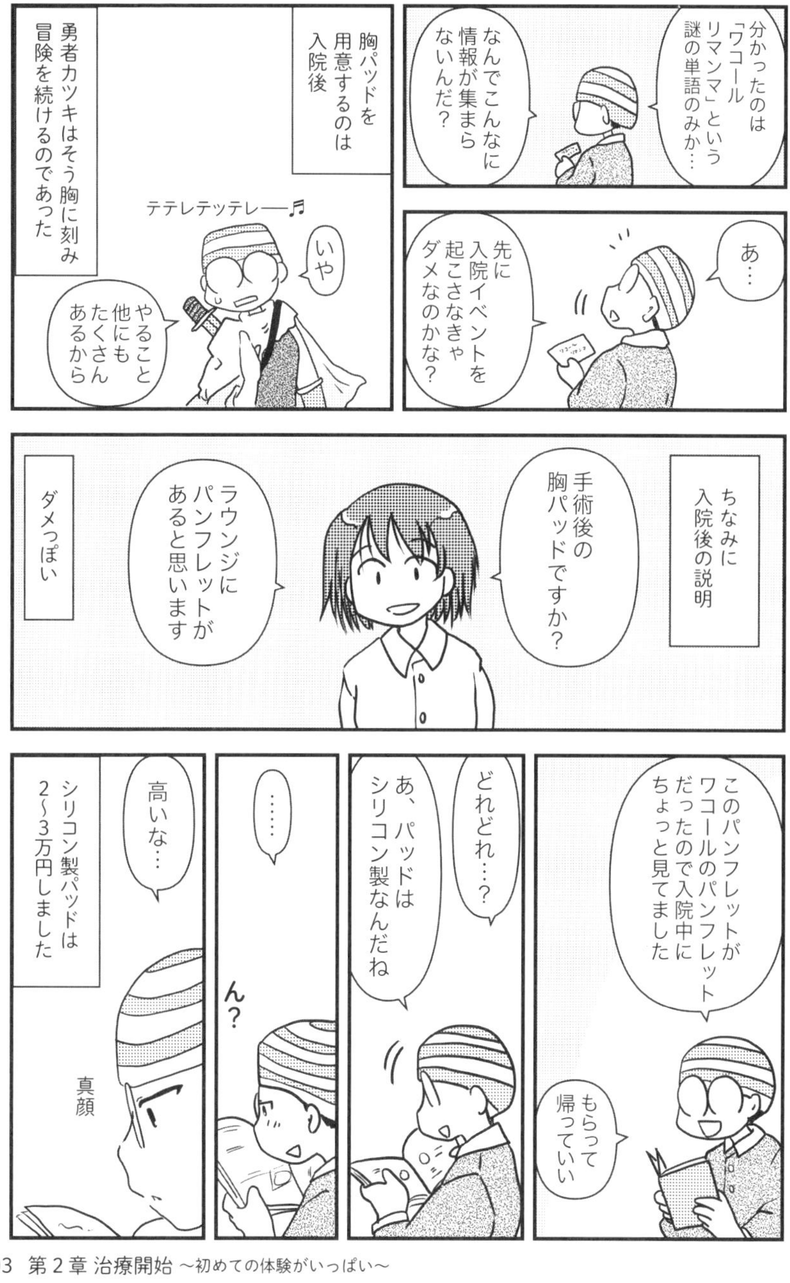
分かったのは「ワコール リマンマ」という謎の単語のみか…
なんでこんなに情報が集まらないんだ?
あ…
先に入院イベントを起こさなきゃダメなのかな?
胸パッドを用意するのは入院後
いや
テテレテッテレー♬
やること他にもたくさんあるから
勇者カツキはそう胸に刻み冒険を続けるのであった
ちなみに入院後の説明
手術後の胸パッドですか?
ラウンジにパンフレットがあると思います
ダメっぽい
このパンフレットがワコールのパンフレットだったので入院中にちょっと見てました
もらって帰っていい
どれどれ…?
あ、パッドはシリコン製なんだね
……
ん?
高いな…
シリコン製パッドは2~3万円しました
真顔

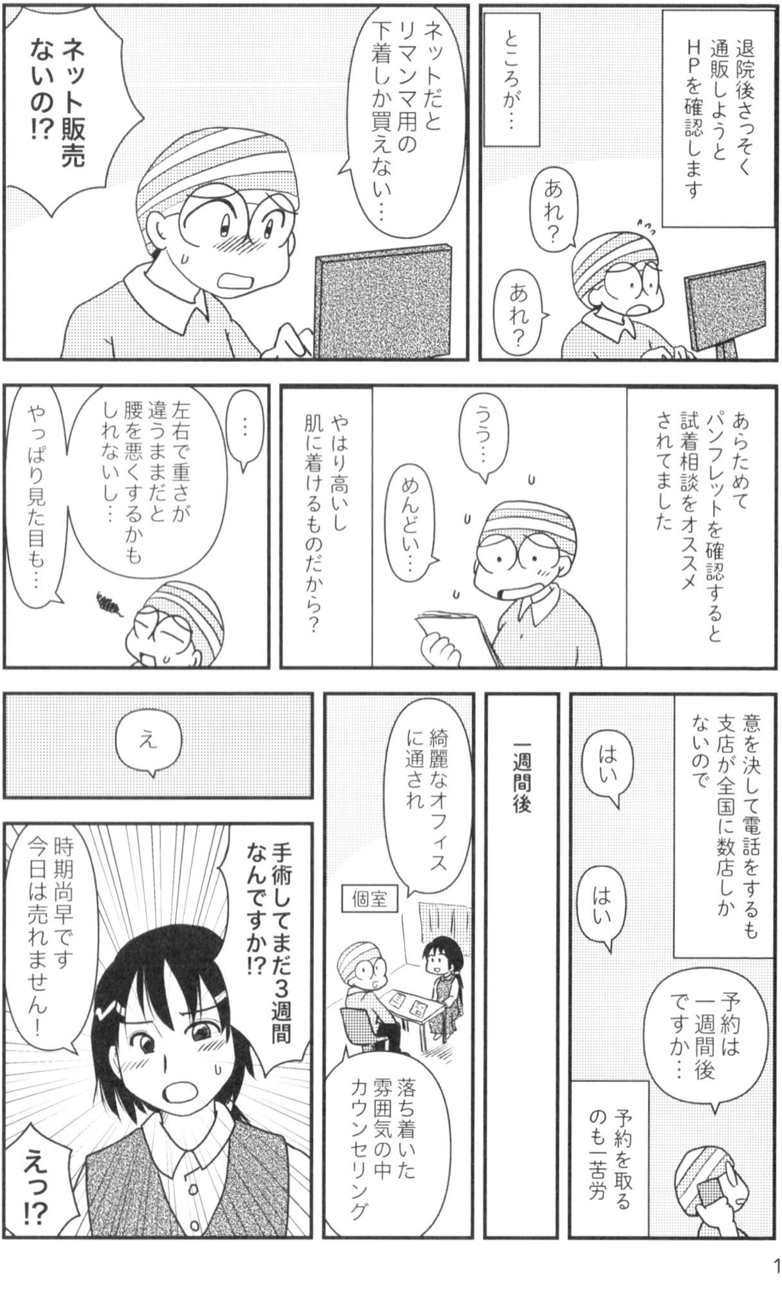

退院後さっそく通販しようとHPを確認します
ところが…
あれ?
あれ?
ネットだとリマンマ用の下着しか買えない…
ネット販売ないの!?
あらためてパンフレットを確認すると試着相談をオススメされてました
うう…
めんどい…
やはり高いし肌に着けるものだから?
…
左右で重さが違うままだと腰を悪くするかもしれないし…
やっぱり見た目も…
意を決して電話をするも支店が全国に数店しかないので
はい
はい
予約は一週間後ですか…
予約を取るのも一苦労
一週間後
綺麗なオフィスに通され
個室
落ち着いた雰囲気の中カウンセリング
え
手術してまだ3週間なんですか!?
時期尚早です今日は売れません!
えっ!?

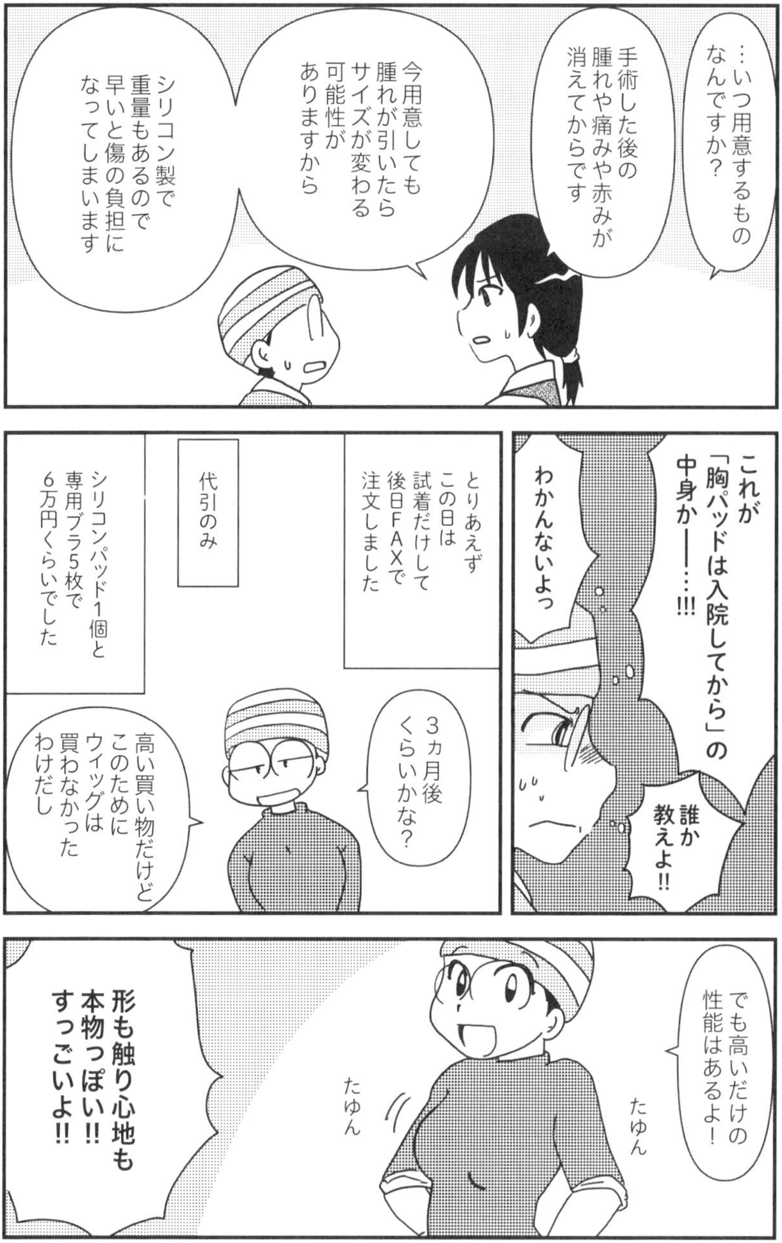
…いつ用意するものなんですか?
手術した後の腫れや痛みや赤みが消えてからです
今用意しても腫れが引いたらサイズが変わる可能性がありますから
シリコン製で重量もあるので早いと傷の負担になってしまいます
これが「胸パッドは入院してから」の中身か――…!!!
わかんないよっ
誰か教えよ!!
とりあえずこの日は試着だけして後日FAXで注文しました
代引のみ
シリコンパッド1個と専用ブラ5枚で6万円くらいでした
3カ月後くらいかな?
高い買い物だけどこのためにウィッグは買わなかったわけだし
でも高いだけの性能はあるよ!
たゆん
たゆん
形も触り心地も本物っぽい!!すっごいよ!!

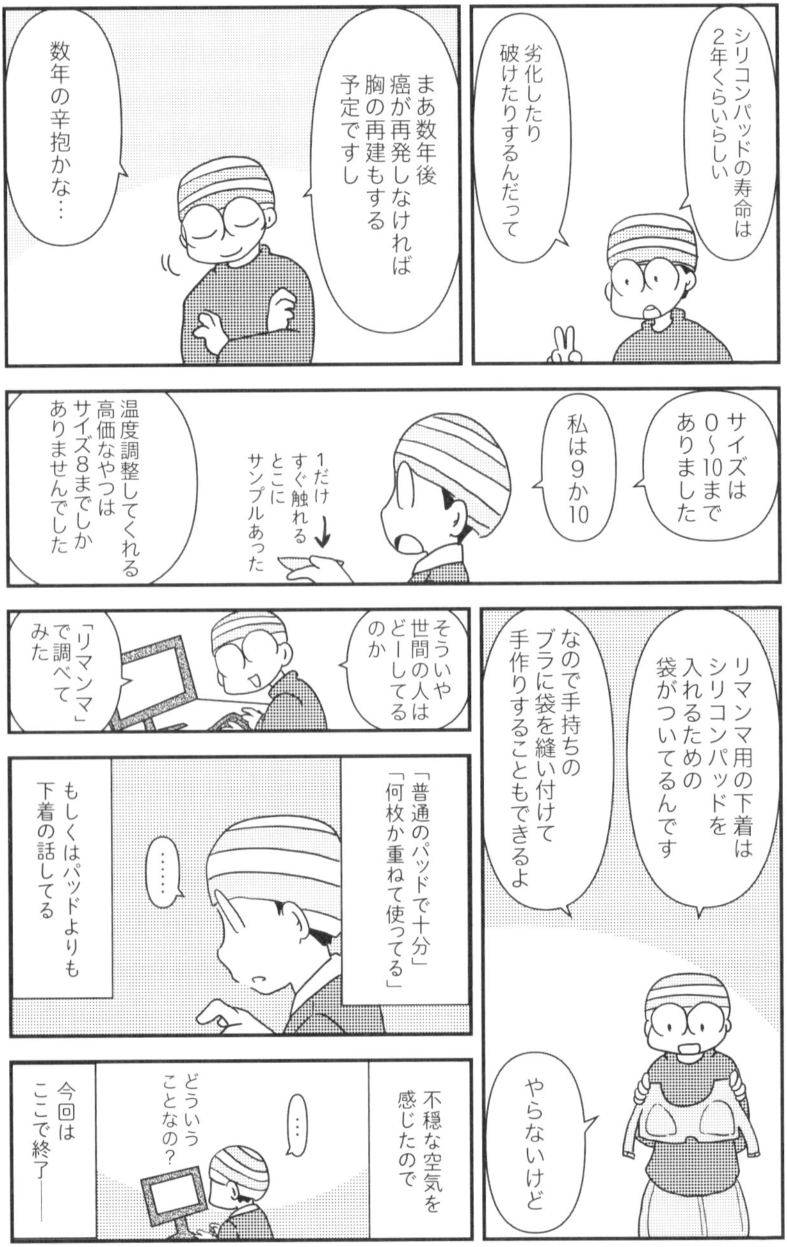

シリコンパッドの寿命は2年くらいらしい
劣化したり破けたりするんだって
まあ数年後癌が再発しなければ胸の再建もする予定ですし
数年の辛抱かな…
サイズは0〜10までありました
私は9か10
1だけすぐ触れるとこにサンプルあった
温度調整してくれる高価なやつはサイズ8までしかありませんでした
リマンマ用の下着はシリコンパッドを入れるための袋がついてるんです
なので手持ちのブラに袋を縫い付けて手作りすることもできるよ
やらないけど
そういや世間の人はどーしてるのか
「リマンマ」で調べてみた
「普通のパッドで十分」「何枚か重ねて使ってる」
……
もしくはパッドよりも下着の話してる
不穏な空気を感じたので
…
どういうことなの?
今回はここで終了——

善玉菌増やそうキャンペーン その後

２０１７年４月から続けてきた「善玉菌増やそうキャンペーン」は、便秘の改善に成功したので、キャンペーンは終了です。

これに油断せず、これからも善玉菌を大切にしていきたいと思います！

キャンペーンから日常へ！

元々便秘気味ではあったのですが、癌の治療で薬を投与されてる時に、１ヵ月くらい全く便意がない時期に病院に相談したら、便秘薬を出してくれました。「毎日飲んでもいいよ！」というやつを。

治療を優先してるので、素直に毎日飲んでましたが、治療が終わったあとも、便秘薬が手放せない毎日。毎回便秘薬を処方してくれるお医者さん。これではダメだ。薬に頼ってしまっては、私の腸が自力で動けなくなってしまう。

一念発起して便秘改善について調べてみたら、善玉菌が良さそうだということを知り、そこからキャンペーンの発動です。ヨーグルトから始まり、アボガドやバナナにはちみつ。

善玉菌にも種類があるから、腸で働く菌に、餌になる菌を与えるために他の食材も摂ろうと、納豆や芋などを食べ。便秘薬に頼るのはダメだけど、整腸剤にはしばらく頼ろうと、乳酸菌整腸剤を毎日摂取。やる気のあるときはごぼうなどの食物繊維。玄米が善玉菌にいいと聞き、毎日の食事に玄米を混ぜ。オートミール最強説を聞き、オートミールも取り入れ。でもやっぱ運動だろうと、やる気のあるときには軽いジョギングなども取り入れ。

そんなこんなで、キャンペーンは成功し、薬がなくても困らない程度には回復……！！

乳酸菌整腸剤も摂取しなくなって久しく！

かかった時間が1年8ヵ月……！！！

なのに、体重に全く変化がありません（↑悲しいお知らせ）。

何故……。

でも、目標自体は達成できたので良しとします。

体調や肌艶の調子は良くなった気がします。

お疲れ様でした、私！おめでとう私！

でも、昔に比べて便が細いのが気になります。運動不足ってだけならいいんだけど、腸にポリープとかしこりとか出来てる場合もあるらしいので、気をつけなければ……。

また調べてみよう。

便を太くするには、またそういう働きをする菌がいるらしいんです。

納豆がいいらしい。善玉菌、奥が深い。面白い。

主治医に聞く②　ステージの概念について

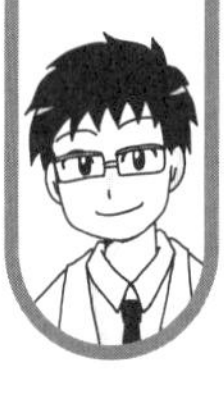

今後の転移や再発の可能性を見通す検査

榊原　女性ホルモン依存型の乳癌で、抗癌剤が必要な人は大体2割くらいなんです。

――思ったより少ないですね。

榊原　繰り返しになりますが、女性ホルモン依存型の乳癌は、抗癌剤をやってもそんなに小さくならないんです。それで僕らは、しこりが大きいとかリンパ節移転位があるとか、そういう情報を鑑みて、再発防止の為に抗癌剤の上乗せなどの検討を、今までいろいろ考えてやってきたわけです。ただこれからは、そういった発想が薄れてくると思います。

――どういうことですか？

榊原　例えば切り取った乳癌の組織を、アメリカの検査機関に送ると、抗癌剤の上乗せ効果が何%ですとか、再発率が何%ですとか、数値で返ってくるんです。ただこれ、自費なので、40万くらいするんですけど。高いって言う人もいれば、それならやりますっていう人もいます。結果で人生変わりますからね。

――そんな検査があるんですか？

榊原　参考程度に聞いて欲しいんですが（と、前置きしつつ）、オンコタイプDXと言います。高齢とか複雑な合併症がある人は、抗癌剤を使わないケースもあるかもしれないし、患者さんがやりたくないといえば、抗癌剤治療もやりませんからね。あとは、しこりの大きさとか、女性ホルモン受容体の発現パターンとかリンパ節転移の個数とか、いろいろな臨床病理学的因子を加味して、術後または術前に抗癌剤をやるって決めてるんですよ。夢野さんの場合は、あまりにもリンパ節転移の数が……10個以上ありましたからね。これは抗癌剤をやらないといけないんですが、3個以内だったらやらなくていいという可能性もありますからね。

――ふうん。

榊原　オンコタイプDXの検査は切った組織をアメリカに送ります。再発リスクを計算してくださいと。すると、「低リスク、中間リスク、高リスク」が点数付きで返ってきます。再発に関するいろんな遺伝子を抽出して、複雑な方程式に当てはめると、再発スコアというのが返ってくるんです。それで、「低リスクでした」ってなれば、抗癌剤は必要ないし、「高リスクでした」ってなれば、抗癌剤はやったほうがいいってことになります。

見た目だけではわからない「癌のステージ」

榊原　僕が初めてオンコタイプＤＸを出した症例が、粘液癌という低悪性度の乳癌なんですが、細胞の増殖スピードだけちょっと高いかなってくらいで、あとは本当にノーマルで、全然抗癌剤なんかやらなくていいというデータでした。粘液癌は、だいたい乳癌患者さんの3％位いるのですが、粘液を産生してプカプカ浮いてるんですよ。なので、まことしやかに転移しにくいと言われてるんです。予後は良好ですよということなんですね。乳癌の診療ガイドラインにも、ホルモン療法だけでいいと書かれてるくらいの症例だったんです。そりゃあ、抗癌剤はやらないだろうって思ったんですが、ここのご主人が、オンコタイプＤＸの検査をやってくださいって言ってきたんです。

――知ってたんですか？

榊原　仕事柄、知っていたらしくて。だから「やらなくても、いいと思うんですけど、40万円もったいないですよ？」って言ったんですが、どうしてもと言うのでオンコタイプＤＸの検査に出したら、これが凄いハイリスクな結果で返ってきたんです。

――え!?

榊原　だから結局、見た目だけだとわからないんですよ。人間と一緒で、「あ、この人すごく優しそうな顔してる」って人が、「実は心の中で何を考えてるのかわからない」とか、「見た目は悪そうな顔をしてるのに、心は凄くピュアだ」とか、結局それなんですよ。これが1例目だったんです。今まで自分の信じてたものが、なんだかよくわかんなくなってしまって、自信がなくなってしまって、しこりが大きいからって悪いわけじゃないとか。

――これ、いつ頃の話なんですか？

榊原　数年前ですね。そこでガラガラって、僕の中で何かが崩れてしまって……。先ほどの患者の場合、「ホルモン療法だけでは、貴方の術後10年後の遠隔再発リスクが26％です」って検査結果が出てきたんですよ。「抗癌剤を上乗せすると10％以上も再発率が下がりますよ」と結果が出るんです。

――ううむ。

榊原　それで、この方は抗癌剤を選択しました。抗癌剤をやり、同じようなホルモン治療もやって、今は元気です。逆に、しこりが2㎝弱でリンパ管・静脈侵襲あり、リンパ節転移も

2個あり、細胞の増殖スピードも凄い速いっていう患者さんがいて、この結果を見れば、乳腺外科医じゃなくても抗癌剤はやります。血管の壁をすり抜けて癌細胞が入り込んじゃってるんですよ。見た目で悪いから、抗癌剤投与となるんですよ、普通は。ただこの方、仕事の都合で、どうしても抗癌剤治療を回避したいので、オンコタイプDXの検査やりますって言ってきたんです。でもこれも、「いやー、お金もったいないですよ?」って僕も言うわけですよ。「ハイリスクで返ってくると思うんで、やめておいたほうがいいと思いますよ」って言ったんです。でも、どうしてもって言われて、検査に出したところが、結果は低リスクなんですよ。

――え〜! なんか全然わかんないですね!

榊原　抗癌剤の上乗せ効果なし、0ってなったんです。抗癌剤をやってもやらなくても、再発するときは再発するし、しないときはしない。だったら、やらなくてもいいんじゃないかってことになるんです。で、この人は抗癌剤回避です。

――へえ〜!

榊原　だから今、ステージって概念が、古くなってきてるんです。しこりの大きさとかリンパ節転移数とか否定するわけではないです。若い人やしこりが大きいと、低リスクって出ても再発することはありますよって、注意喚起の論文も出てます。いろんな臨床試験が行われていて、中間リスク群、いわゆる真ん中の人達も、ほとんど抗癌剤の上乗せ効果なしと出たので、低リスク群と中間リスク群の人たちは、ほぼほぼこの検査をやると、抗癌剤回避になる可能性がありますね。リンパ節転移が3つくらいまではこの検査に出せます。

変わる「癌のステージ」という概念

榊原　このオンコタイプDX、患者さんはあまり存在を知らないんですけど、自費なので医師としては勧める義務はありません。僕は適応のある人にはできるだけ話しています。患者さんが知らないまま終わると可哀想なので。でも、医者によっては、その人の治療方針で、話す人も話さない人もいますので。

――まぁ、40万だし、のっけから無理って人も多いでしょうしねぇ……。

榊原　そういう固定観念から話さなかったりしますね。早く保険適応になればいいのに……。

――どのくらいの期間で結果がわかるんですか?

榊原　アメリカに飛行機で乳癌の組織を送って検査して、3〜4週間くらいで返ってきます。医療技術が変わることで、ステージという概念も少しずつ変わってきているんですね。もちろんステージという概念も重要ですが、現状は変化しています。

第3章

【さよなら、おっぱい】

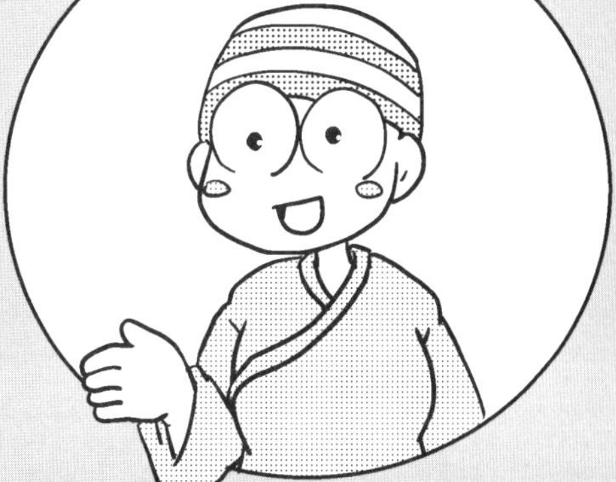

抗癌剤も終わり、いよいよ入院、
そして手術です！

それほど大きなトラブルもなく
過ごしたはずなのですが、
やっぱり初めての長期入院は、
いろいろなことが起こります。

そして、退院後に起こる体調の変化。
抗癌剤とはまた違う後遺症が出てきます。

痛くて辛い1ヵ月間でしたが、
手術の傷は、痛くなかったです。

家族、仕事、友人、いろんな人が心配してくれて、
私もみんなに応えます。

2016年

6月 23日 検査・癌のしこり、だいぶ小さくなってた。入院説明受ける。

28日 入院。

29日 手術説明・初めての睡眠薬。

30日 15時 手術開始。

3時間半くらいで手術終了。

21時 酸素マスク外れる。消灯。

7月 1日 5時 先生が様子見に来る。

7時 AVインパルス外れる。

9時 診察。

10時 点滴外れる。

11時 カテーテル抜く。

午後 レントゲン撮りに行く。

4日 リンパマッサージの説明をしてもらう。

6日 胸に刺さっていたリンパ液抜き用のチューブを抜く。

7日 退院。

8日 ワコールリマンマに予約の電話。

10日 リンパに水が溜まって痛い。

11日 水抜きで病院へ。

12日 水がたまり始めて痛い。

14日 痛みに耐え切れず病院に電話。急遽、水抜きに行く。

16日 水抜きに病院。

19日 ワコールリマンマへ行く。

20日 病院へ水抜き。

25日 病院へ水抜き。

リンパ浮腫専門外来の予約取る。

27日 病院水抜きラスト。

放射線治療の初回予約を取る。

28日 ホルモン剤のノルバデックスを飲み始める。

『入院直前』

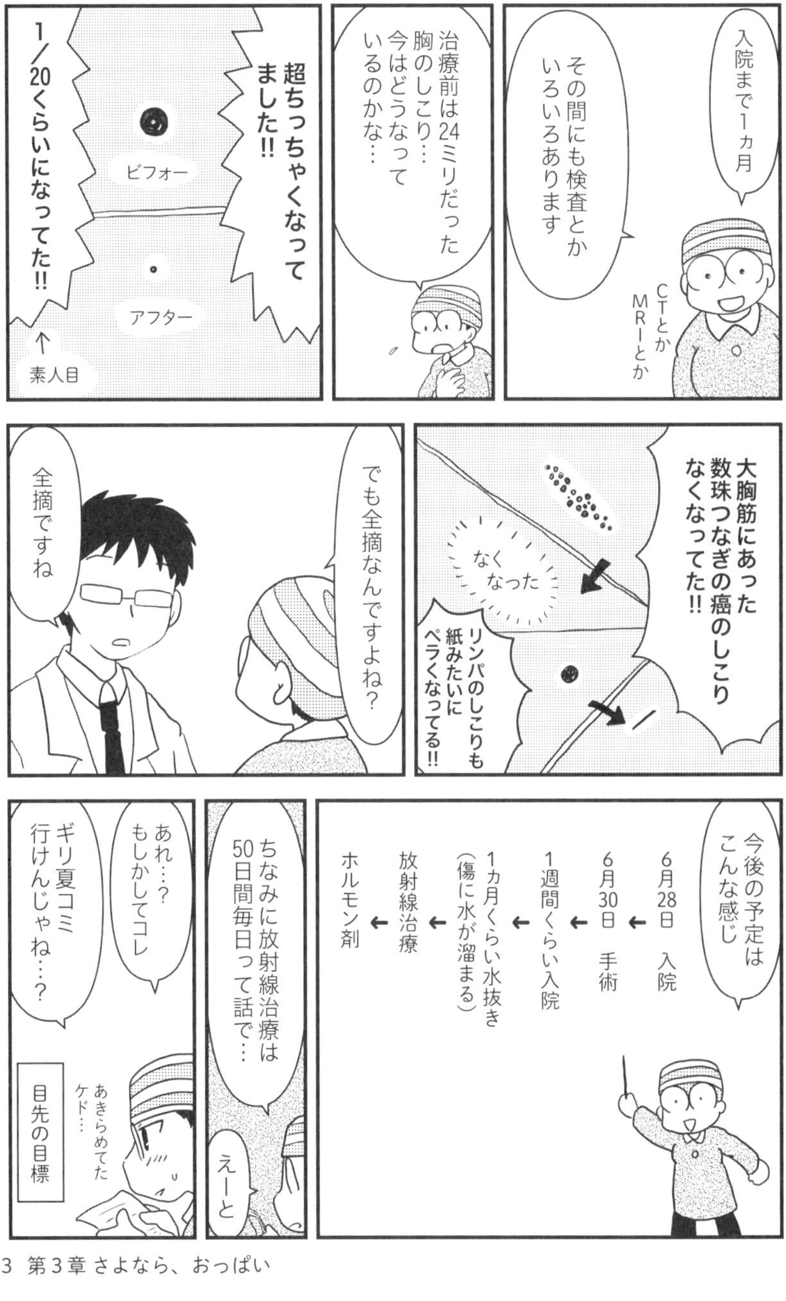

入院まで1ヵ月
その間にも検査とかいろいろあります
CTとかMRIとか
治療前は24ミリだった胸のしこり…今はどうなっているのかな…
超ちっちゃくなってました!!
ビフォー
アフター
1/20くらいになってた!!
↑素人目
大胸筋にあった数珠つなぎの癌のしこりなくなってた!!
なくなった
リンパのしこりも紙みたいにペラくなってる!!
でも全摘なんですよね?
全摘ですね
今後の予定はこんな感じ
6月28日 入院
← 6月30日 手術
← 1週間くらい入院
← 1カ月くらい水抜き(傷に水が溜まる)
← 放射線治療
← ホルモン剤
ちなみに放射線治療は50日間毎日って話で…
えーと
あれ…?もしかしてコレ
ギリ夏コミ行けんじゃね…?
あきらめてたケド…
目先の目標

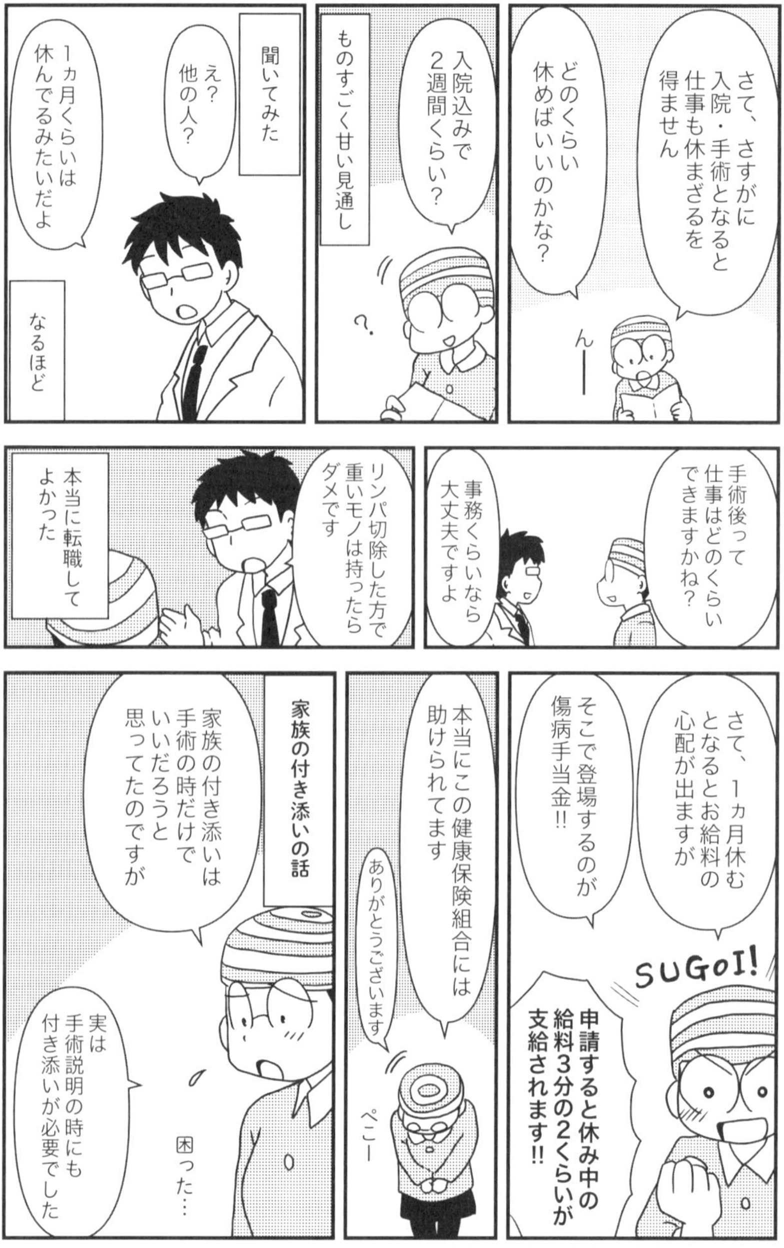
さて、さすがに入院・手術となると仕事も休まざるを得ません
どのくらい休めばいいのかな？
ん――
入院込みで2週間くらい？
ものすごく甘い見通し
?
聞いてみた
え？他の人？
1ヵ月くらいは休んでるみたいだよ
なるほど
手術後って仕事はどのくらいできますかね？
事務くらいなら大丈夫ですよ
リンパ切除した方で重いモノは持ったらダメです
本当に転職してよかった
さて、1ヵ月休むとなるとお給料の心配が出ますが
そこで登場するのが傷病手当金!!
SUGOI!
申請すると休み中の給料3分の2くらいが支給されます!!
本当にこの健康保険組合には助けられてます
ありがとうございます
ぺこー
家族の付き添いの話
家族の付き添いは手術の時だけでいいだろうと思ってたのですが
実は手術説明の時にも付き添いが必要でした
困った…

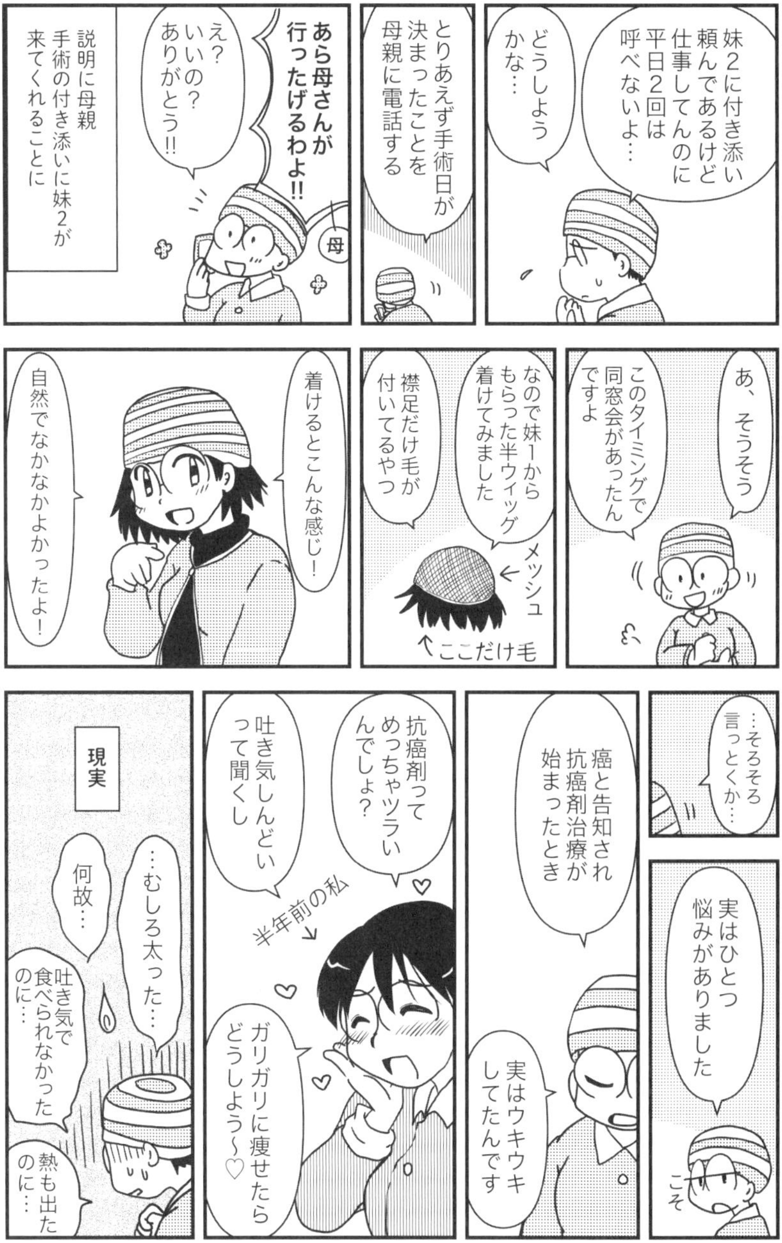
妹2に付き添い頼んであるけど仕事してんのに平日2回は呼べないよ…
どうしようかな…
とりあえず手術日が決まったことを母親に電話する
母
あら母さんが行ったげるわよ!!
え? いいの? ありがとう!!
説明に母親 手術の付き添いに妹2が来てくれることに
あ、そうそう
このタイミングで同窓会があったんですよ
なので妹1からもらった半ウィッグ着けてみました
襟足だけ毛が付いてるやつ
メッシュ
ここだけ毛
着けるとこんな感じ!
自然でなかなかよかったよ!
…そろそろ言っとくか…
実はひとつ悩みがありました
こそ
癌と告知され抗癌剤治療が始まったとき
実はウキウキしてたんです
抗癌剤ってめっちゃツラいんでしょ?
吐き気しんどいって聞くし
半年前の私
ガリガリに痩せたらどうしよう~♡
現実
…むしろ太った…
何故…
吐き気で食べられなかったのに…
熱も出たのに…

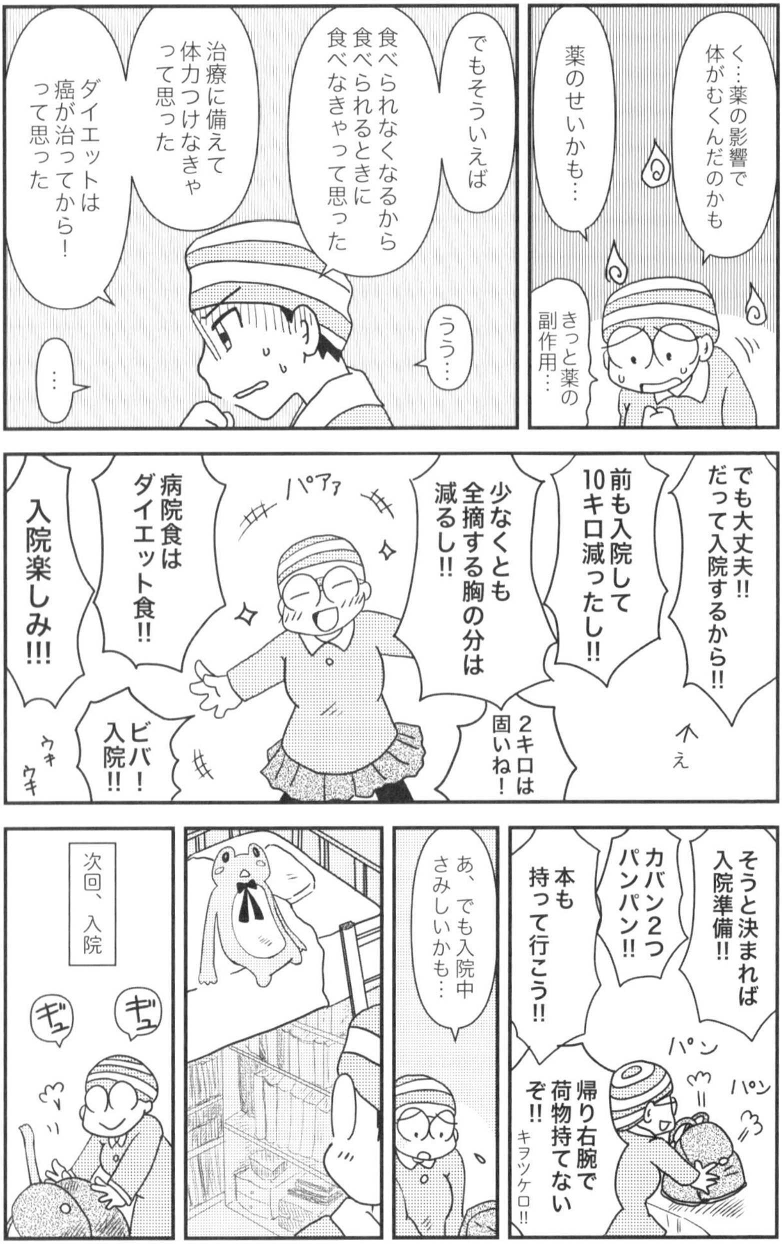
く…薬の影響で体がむくんだのかも
薬のせいかも…
きっと薬の副作用…
でもそういえば
食べられなくなるから食べられるときに食べなきゃって思った
治療に備えて体力つけなきゃって思った
ダイエットは癌が治ってから！って思った
うう…
…
でも大丈夫!! だって入院するから!!
え
前も入院して10キロ減ったし!!
少なくとも全摘する胸の分は減るし!!
2キロは固いね！
パアァ
病院食はダイエット食!!
ビバ！入院!!
入院楽しみ!!!
ウキウキ
そうと決まれば入院準備!!
カバン2つパンパン!!
本も持って行こう!!
パン
パン
帰り右腕で荷物持てないぞ!!
キヲツケロ!!
あ、でも入院中さみしいかも…
次回、入院
ギュ
ギュ

『入院開始』

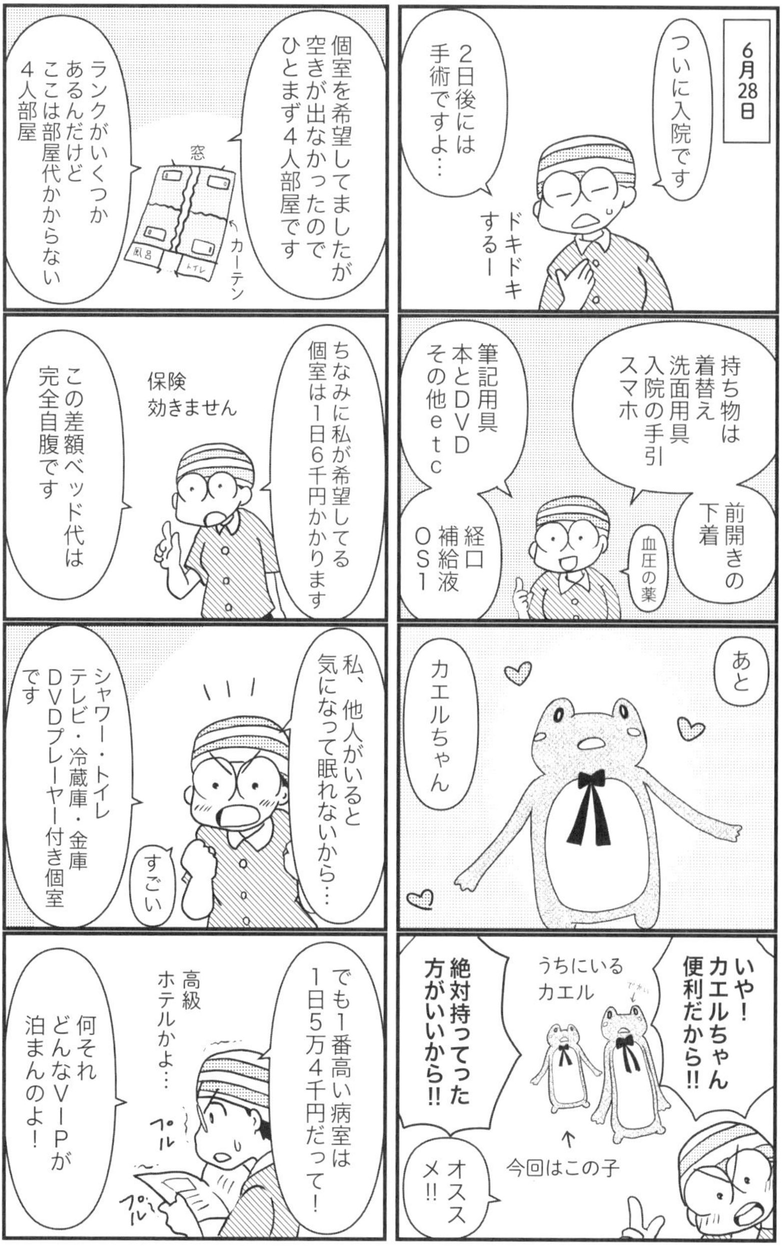

6月28日
ついに入院です
2日後には手術ですよ…
ドキドキするー
持ち物は着替え洗面用具入院の手引スマホ
前開きの下着
血圧の薬
筆記用具本とDVDその他etc
経口補給液OS1
あと
カエルちゃん
いや！カエルちゃん便利だから!!
絶対持ってった方がいいから!!
うちにいるカエル
今回はこの子
オススメ!!
個室を希望してましたが空きが出なかったのでひとまず4人部屋です
窓
カーテン
風呂
トイレ
ランクがいくつかあるんだけどここは部屋代かからない4人部屋
ちなみに私が希望してる個室は1日6千円かかります
保険効きません
この差額ベッド代は完全自腹です
私、他人がいると気になって眠れないから…
すごい
シャワー・トイレ テレビ・冷蔵庫・金庫 DVDプレーヤー付き個室です
でも1番高い病室は1日5万4千円だって！
高級ホテルかよ…
プル
プル
何それどんなVIPが泊まんのよ！

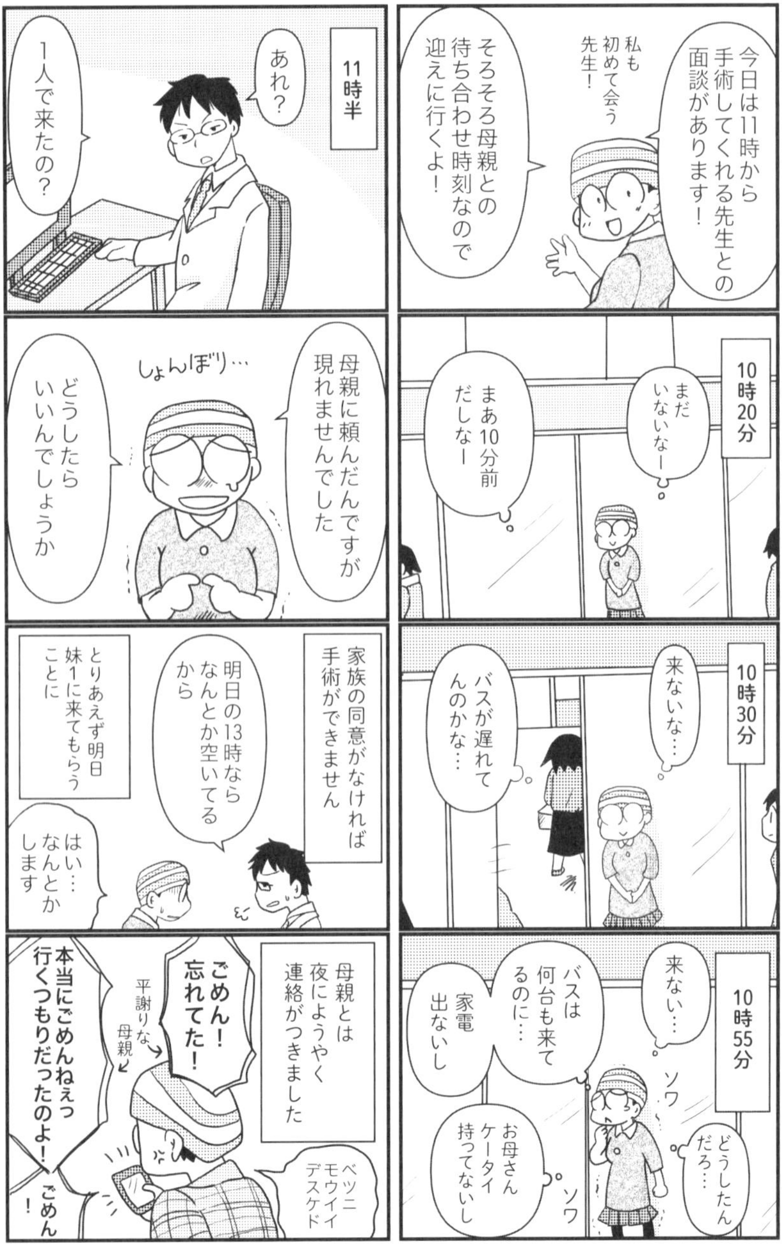
今日は11時から手術してくれる先生との面談があります！
私も初めて会う先生！
そろそろ母親との待ち合わせ時刻なので迎えに行くよ！
10時20分
まだいないなー
まあ10分前だしなー
10時30分
来ないな…
バスが遅れてんのかな…
10時55分
来ない…
バスは何台も来てるのに…
家電出ないし
ソワ
ソワ
どうしたんだろ…
お母さんケータイ持ってないし
11時半
あれ？
1人で来たの？
母親に頼んだんですが現れませんでした
しょんぼり…
どうしたらいいんでしょうか
家族の同意がなければ手術ができません
明日の13時ならなんとか空いてるから
とりあえず明日妹1に来てもらうことに
はい…なんとかします
母親とは夜にようやく連絡がつきました
ごめん！忘れてた！
平謝りな母親
ベツニモウイイデスケド
本当にごめんねぇっ行くつもりだったのよ！
ごめん！

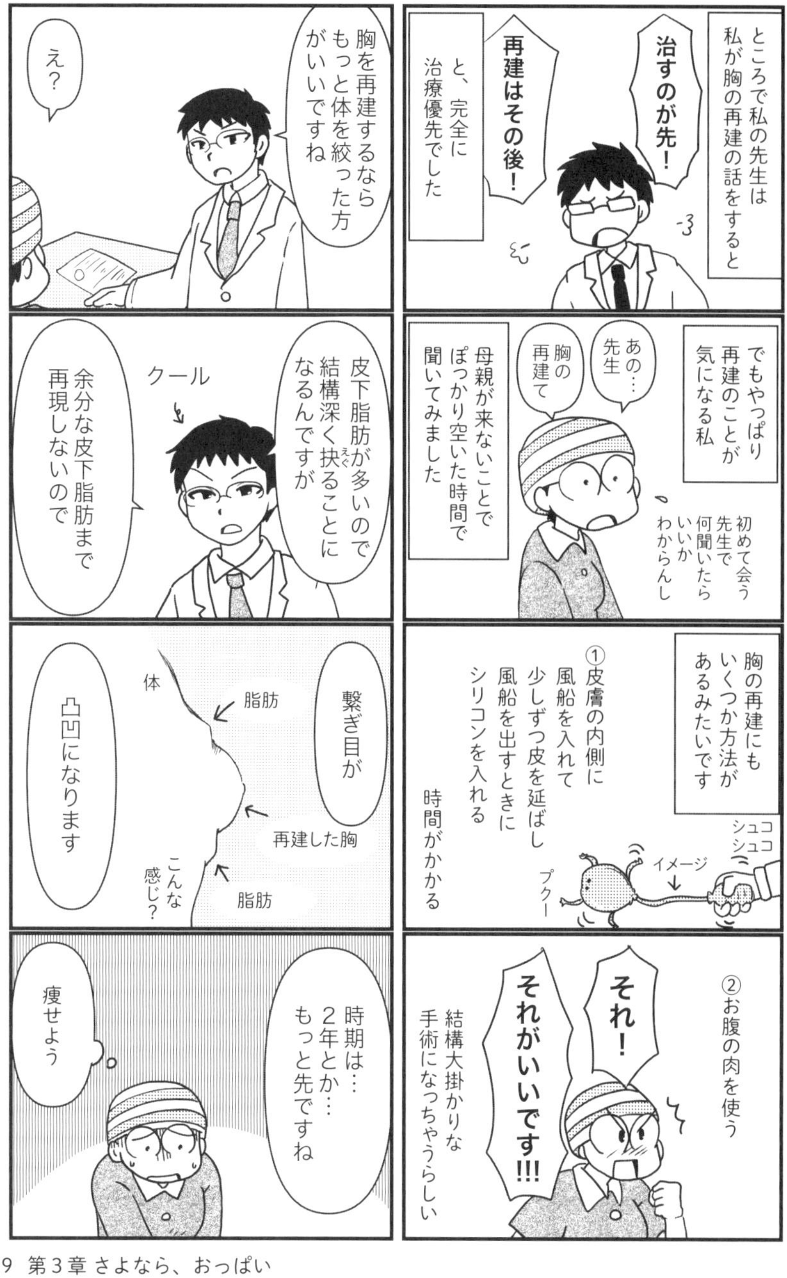

ところで私の先生は私が胸の再建の話をすると
治すのが先!
再建はその後!
と、完全に治療優先でした
胸を再建するならもっと体を絞った方がいいですね
え?
でもやっぱり再建のことが気になる私
あの…先生
胸の再建て
母親が来ないことでぽっかり空いた時間で聞いてみました
初めて会う先生で何聞いたらいいかわからんし
皮下脂肪が多いので結構深く抉《えぐ》ることになるんですが
クール
余分な皮下脂肪まで再現しないので
胸の再建にもいくつか方法があるみたいです
①皮膚の内側に風船を入れて少しずつ皮を延ばし風船を出すときにシリコンを入れる
時間がかかる
シュコシュコ
イメージ
プクー
繋ぎ目が
体
脂肪
再建した胸
脂肪
こんな感じ?
凸凹になります
②お腹の肉を使う
それ!
それがいいです!!!
結構大掛かりな手術になっちゃうらしい
時期は…2年とか…もっと先ですね
痩せよう

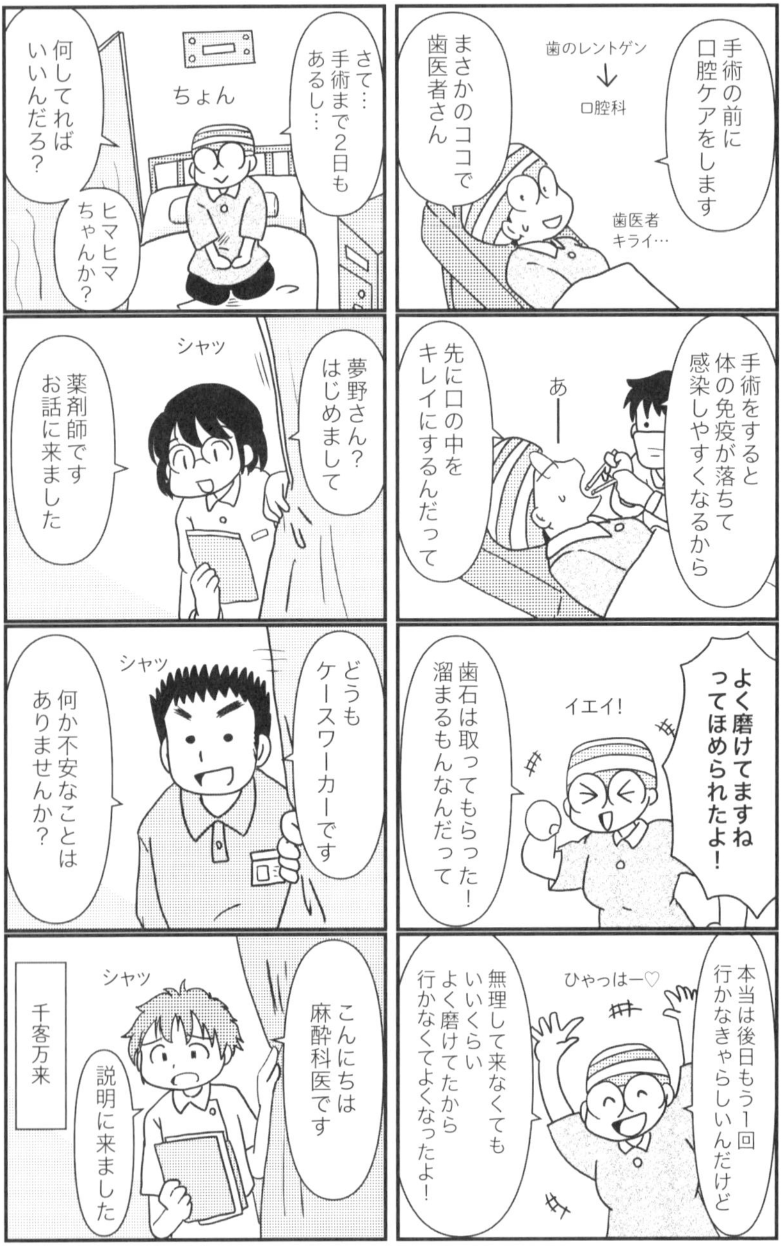

手術の前に口腔ケアをします
歯のレントゲン
↓
口腔科
まさかのココで歯医者さん
歯医者キライ…
手術をすると体の免疫が落ちて感染しやすくなるから
あーー
先に口の中をキレイにするんだって
よく磨けてますねってほめられたよ!
イエイ!
歯石は取ってもらった!溜まるもんなんだって
本当は後日もう1回行かなきゃらしいんだけど
ひゃっはー♡
無理して来なくてもいいくらいよく磨けてたから行かなくてよくなったよ!
さて…手術まで2日もあるし…
ちょん
何してればいいんだろ?
ヒマヒマちゃんか?
シャッ
夢野さん?はじめまして
薬剤師ですお話に来ました
シャッ
どうもケースワーカーです
何か不安なことはありませんか?
シャッ
こんにちは麻酔科医です
説明に来ました
千客万来

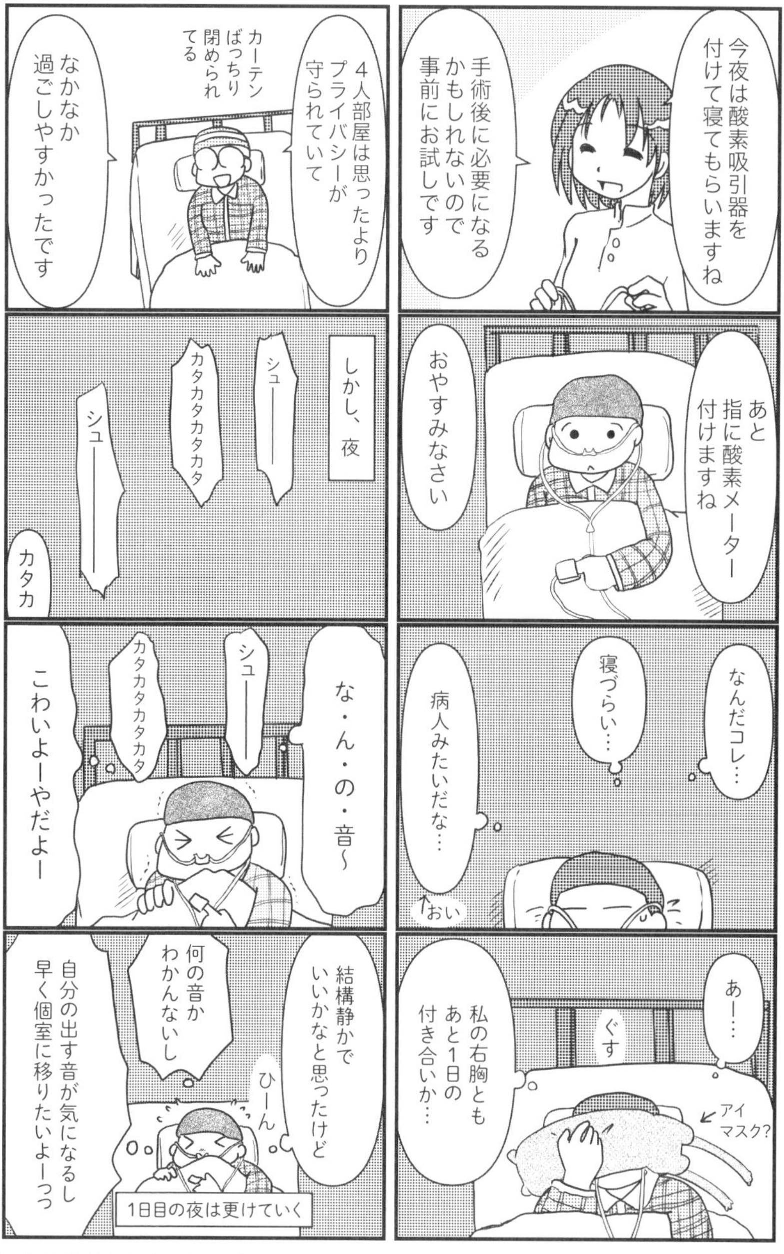
今夜は酸素吸引器を付けて寝てもらいますね
手術後に必要になるかもしれないので事前にお試しです
4人部屋は思ったよりプライバシーが守られていて
カーテンばっちり閉められてる
なかなか過ごしやすかったです
あと指に酸素メーター付けますね
おやすみなさい
しかし、夜
シュ――――
カタカタカタカタ
シュ――――
カタカ
なんだコレ…
寝づらい…
病人みたいだな…
↑おい
な・ん・の・音～
シュ――――
カタカタカタカタ
こわいよーやだよー
あー…
ぐす
私の右胸ともあと1日の付き合いか…
アイマスク？
結構静かでいいかなと思ったけど
ひーん
何の音かわかんないし
自分の出す音が気になるし早く個室に移りたいよーっっ
1日目の夜は更けていく

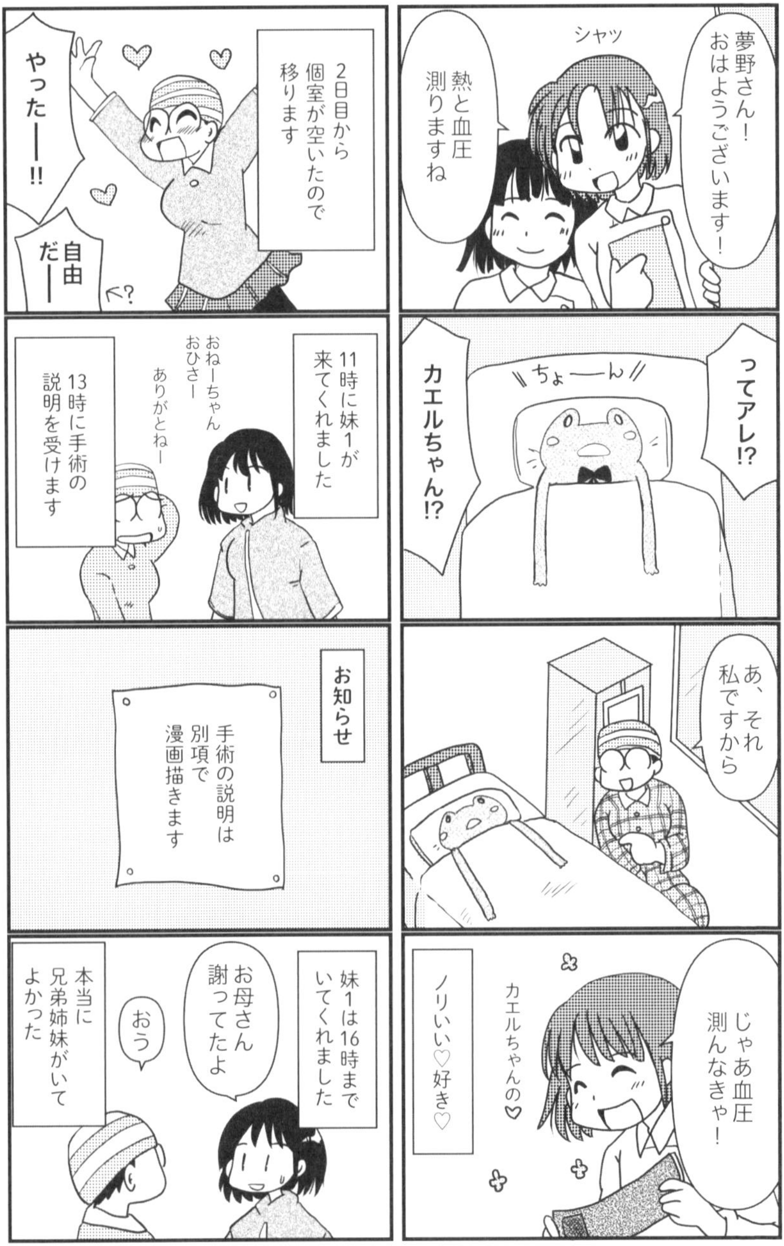
夢野さん！おはようございます！
シャッ
熱と血圧測りますね
ってアレ!?
ちょーーん
カエルちゃん!?
あ、それ私ですから
じゃあ血圧測んなきゃ！
カエルちゃんの♡
ノリいい♡好き♡
2日目から個室が空いたので移ります
やったーー!!
自由だーー
11時に妹1が来てくれました
おねーちゃんおひさー
ありがとねー
13時に手術の説明を受けます
お知らせ
手術の説明は別項で漫画描きます
妹1は16時までいてくれました
お母さん謝ってたよ
おう
本当に兄弟姉妹がいてよかった

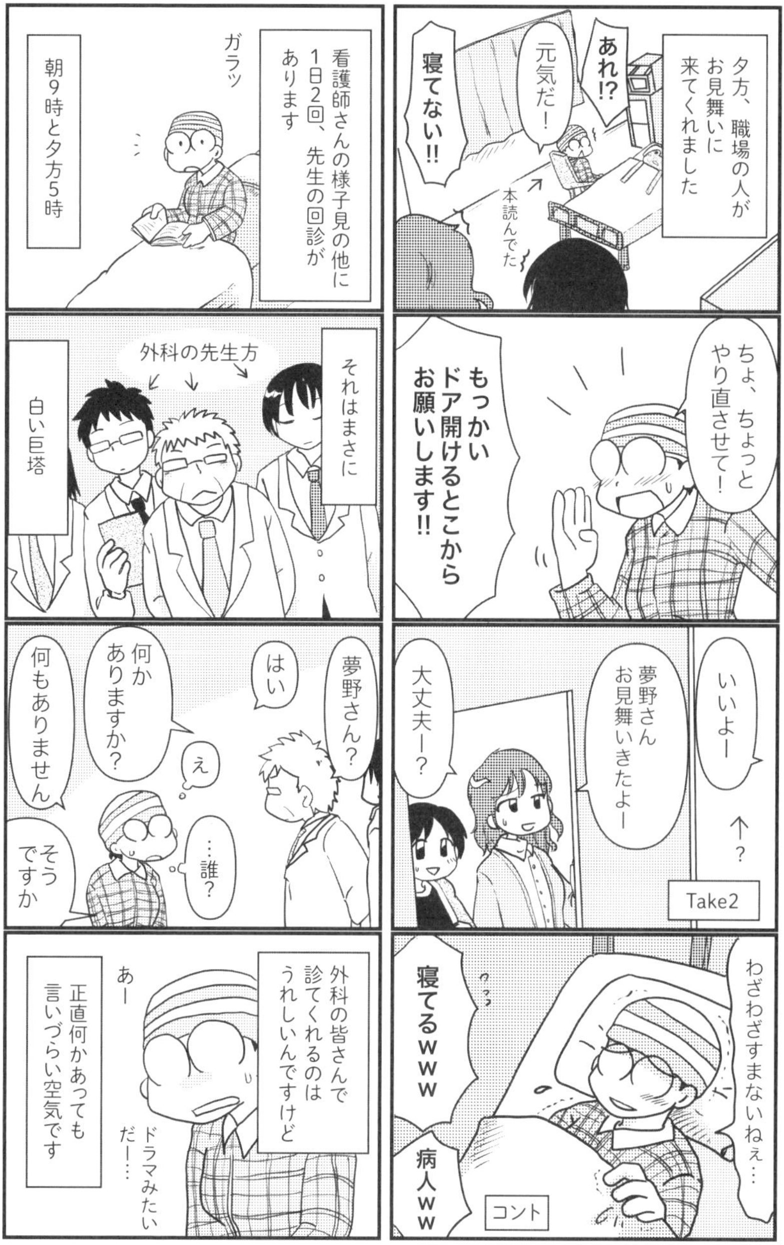
夕方、職場の人がお見舞いに来てくれました
あれ!?
元気だ!
寝てない!!
本読んでた
ちょ、ちょっとやり直させて!
もっかいドア開けるとこからお願いします!!
Take2
いいよー
↑?
夢野さんお見舞いきたよー
大丈夫ー?
わざわざすまないねぇ…
寝てるwww
病人ww
コント
看護師さんの様子見の他に1日2回、先生の回診があります
ガラッ
朝9時と夕方5時
それはまさに
外科の先生方
白い巨塔
夢野さん?
はい
何かありますか?
え
何もありません
…誰?
そうですか
外科の皆さんで診てくれるのはうれしいんですけど
あー
ドラマみたいだー…
正直何かあっても言いづらい空気です

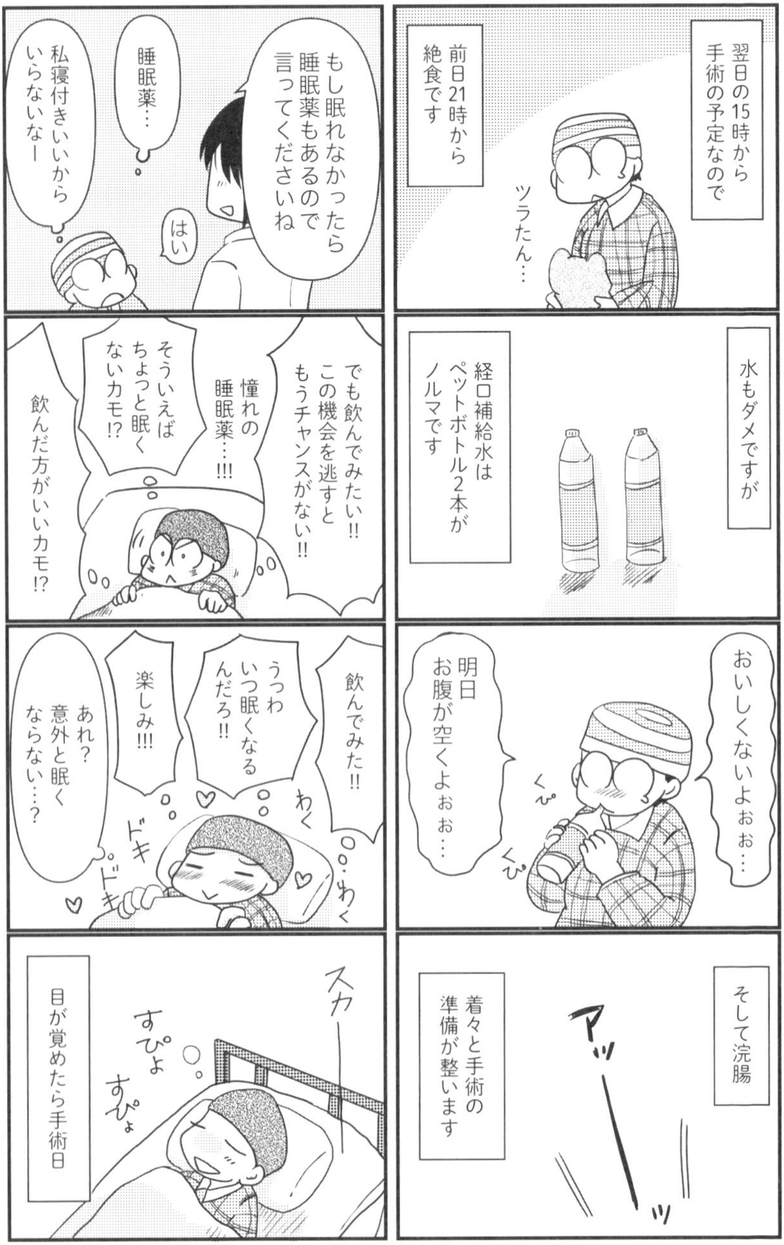
翌日の15時から手術の予定なので
前日21時から絶食です
ツラたん…
水もダメですが
経口補給水はペットボトル2本がノルマです
おいしくないよぉぉ…
明日お腹が空くよぉぉ…
くぴ
くぴ
そして浣腸
着々と手術の準備が整います
アッーッ
もし眠れなかったら睡眠薬もあるので言ってくださいね
はい
睡眠薬…
私寝付きいいからいらないいなー
でも飲んでみたい!! この機会を逃すともうチャンスがない!!
憧れの睡眠薬…!!!
そういえばちょっと眠くないカモ!?
飲んだ方がいいカモ!?
飲んでみた!!
うっわいつ眠くなるんだろ!!
楽しみ!!!
わく
わく
ドキ
ドキ
あれ?意外と眠くならない…?
スカー
すぴょ
すぴょ
目が覚めたら手術日

乳房の再建について

再建は、私もまだやってないので未知のものなのですが、全く情報がないよりは少しでも「こんなのがあるらしいよ」くらいのメモを残しておきたいと思います。

再建する時期は、人によりけりです。

私は、術後2～3年後に、再発がなければ再建も考えましょうという感じでした。

再発を考えなければ、いつ再建してもいいという話もあった気がします。

だからそういうものなのかなぁと思っていたのですが、どうも、全摘の手術と同時に再建手術もやってしまうパターンもあると聞いて驚きました！

多分、癌の大きさや転移の有無など、いろいろな事情で変わるのだと思います。

それを知っていないと、他の人と違うのではと、不安になってしまうので、出来たらそういうのも含めて説明して欲しかったなって思います。

再建方法にもいろいろありまして、皮弁移植、シリコンインプラント、脂肪注入などがあります。それぞれメリットデメリットがあります。

◆皮弁移植

皮弁移植とは、自分の細胞組織を使った再建方法です。お腹のお肉や広背筋などを使います。

○費用　20～30万（保険適用アリ）。
○手術時間　広背筋5時間程度　腹直筋8～10時間ほど。
○入院期間　2～3週間。
○自宅療養　2～3ヵ月。
○デスクワークなら仕事復帰も早いですが、重いものを持つような仕事でしたら、長めに療養してください。
○皮弁採取後の傷跡、大きい。
○皮弁壊死、ヘルニアなどの後遺症、合併症の恐れ。

◆シリコンインプラント

○手術時間　1～2時間。
○エキスパンダーは、半年～1年間ほど。
○新しい傷ができない。
○少し硬く不自然、形が決まってしまっている、メンテナンスが必要。
○走っても揺れない、寄せて上げるができない。

ブラジャーを着けた時と同じ胸の形になると思うとわかりやすいかも。

◆脂肪注入

○平均3回の脂肪注入で、8ヵ月ほど。手術は日帰りも可能。
○痩せてる人は脂肪が取れないので難しい。
○A～Cカップの人向き。
○皮弁を厚く残してある必要がある。
○自由診療なので高い。
☆脂肪量・皮弁の状態・乳房の大きさ。
　この3つがクリアできないと、脂肪注入再建は、難しい。
○手間暇かけて綺麗な胸を作ることができる。

簡単に調べた感じはこんなところでしょうか。
再建無料セミナーなどがあるので、参加してみるといいかも。
仕事のことを考えるとシリコンかなって思うけど、長期的に考えたら、自分のお肉を使いたいなって思います。
放射線治療してると肌が硬くなって再建を断られるという噂も聞いたことありますし、その辺もまずは医師と相談ですね。
あ、そういえば、乳癌の先輩（友人の職場の人）から、「胸取っても、また綺麗な胸を作れるから安心して手術してね！」って、友人を介して励まされたなって思い出しました。
まず、再建するか否かから悩んでいるところですが、なんにせよ、うまくいくといいなって思います。

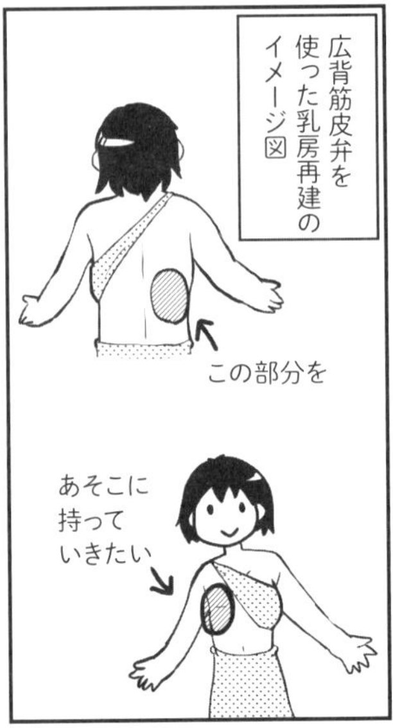
広背筋皮弁を使った乳房再建のイメージ図
この部分を
あそこに持っていきたい

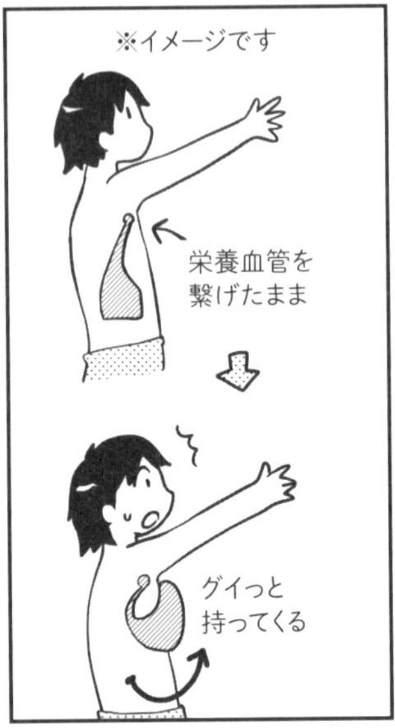
※イメージです
栄養血管を繋げたまま
グイっと持ってくる

『リンパ浮腫になっちゃった話』

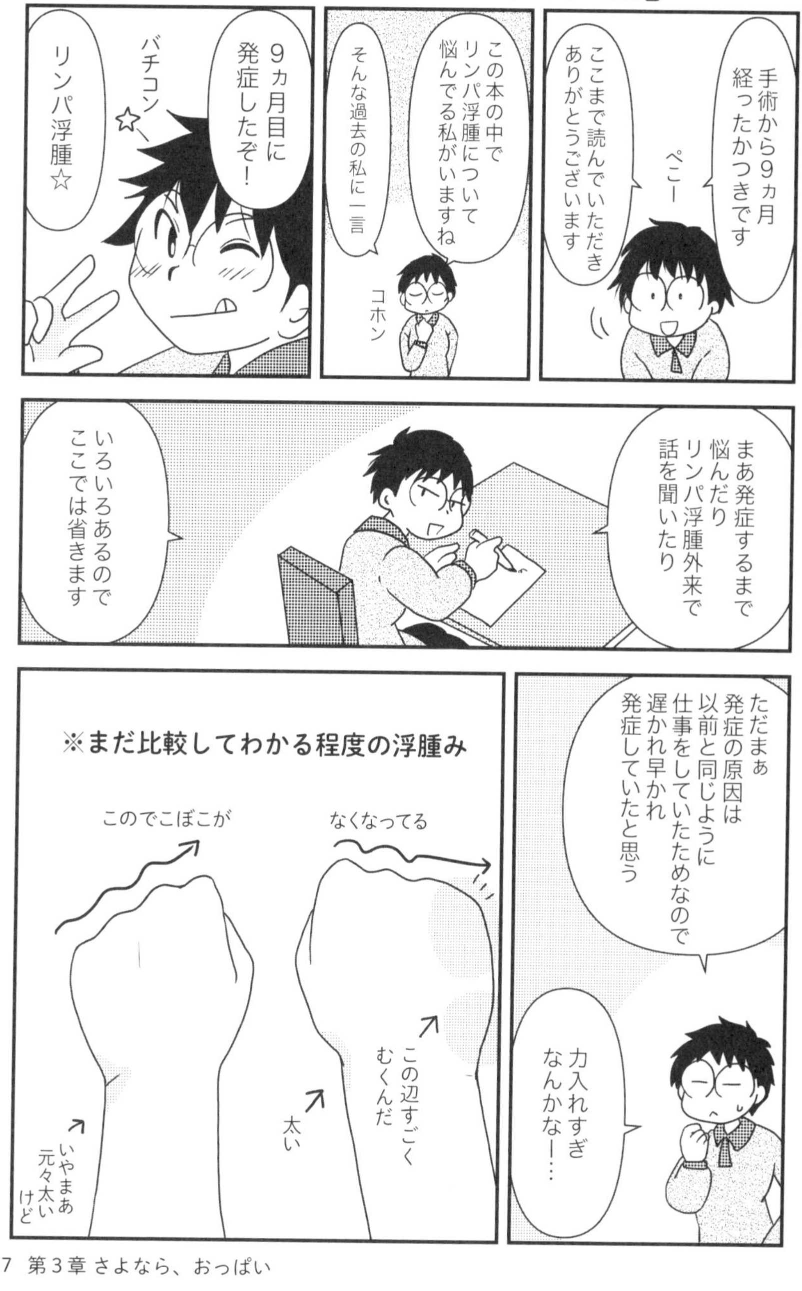
手術から9ヵ月経ったかつきです
ぺこー
ここまで読んでいただきありがとうございます
この本の中でリンパ浮腫について悩んでる私がいますね
そんな過去の私に一言
コホン
9ヵ月目に発症したぞ!
バチコン
リンパ浮腫☆
まあ発症するまで悩んだりリンパ浮腫外来で話を聞いたり
いろいろあるのでここでは省きます
ただまぁ発症の原因は以前と同じように仕事をしていたためなので遅かれ早かれ発症していたと思う
力入れすぎなんかなー…
※まだ比較してわかる程度の浮腫み
このでこぼこが
なくなってる
この辺すごくむくんだ
太い
いやまあ元々太いけど

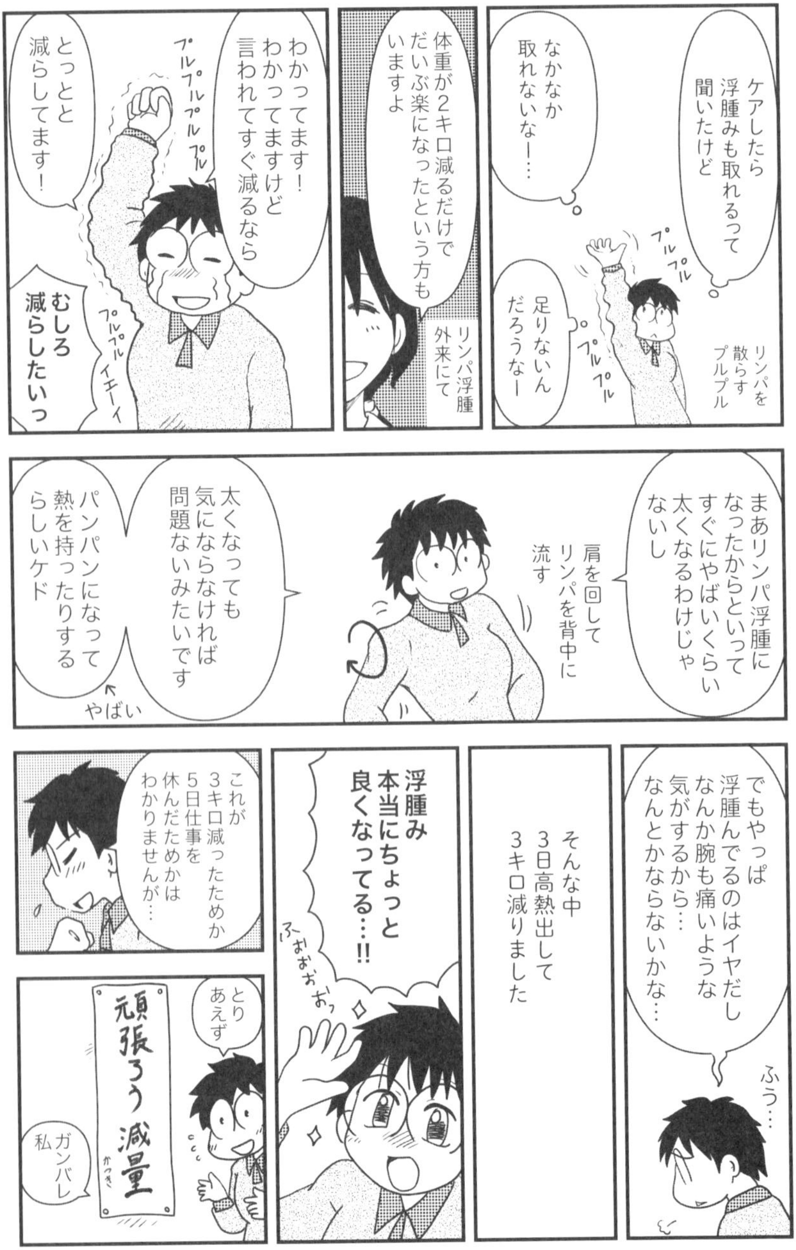
ケアしたら浮腫みも取れるって聞いたけど
なかなか取れないなー…。
リンパを散らすプルプル
プルプル
プルプル
足りないんだろうなー
リンパ浮腫外来にて
体重が2キロ減るだけでだいぶ楽になったという方もいますよ
わかってます！わかってますけど言われてすぐ減るなら
プルプルプルプル
とっとと減らしてます！
むしろ減らしたいっ
プルプルイエーイ
まあリンパ浮腫になったからといってすぐにやばいくらい太くなるわけじゃないし
肩を回してリンパを背中に流す
太くなっても気にならなければ問題ないみたいです
パンパンになって熱を持ったりするらしいケド
やばい
ふう…
でもやっぱ浮腫んでるのはイヤだしなんか腕も痛いような気がするから…なんとかならないかな…
そんな中3日高熱出して3キロ減りました
浮腫み本当にちょっと良くなってる…!!
ふおおおおっ
これが3キロ減ったためか5日仕事を休んだためかはわかりませんが…
とりあえず
頑張ろう減量
かつき
私ガンバレ

『手術説明：合併症・後遺症について』

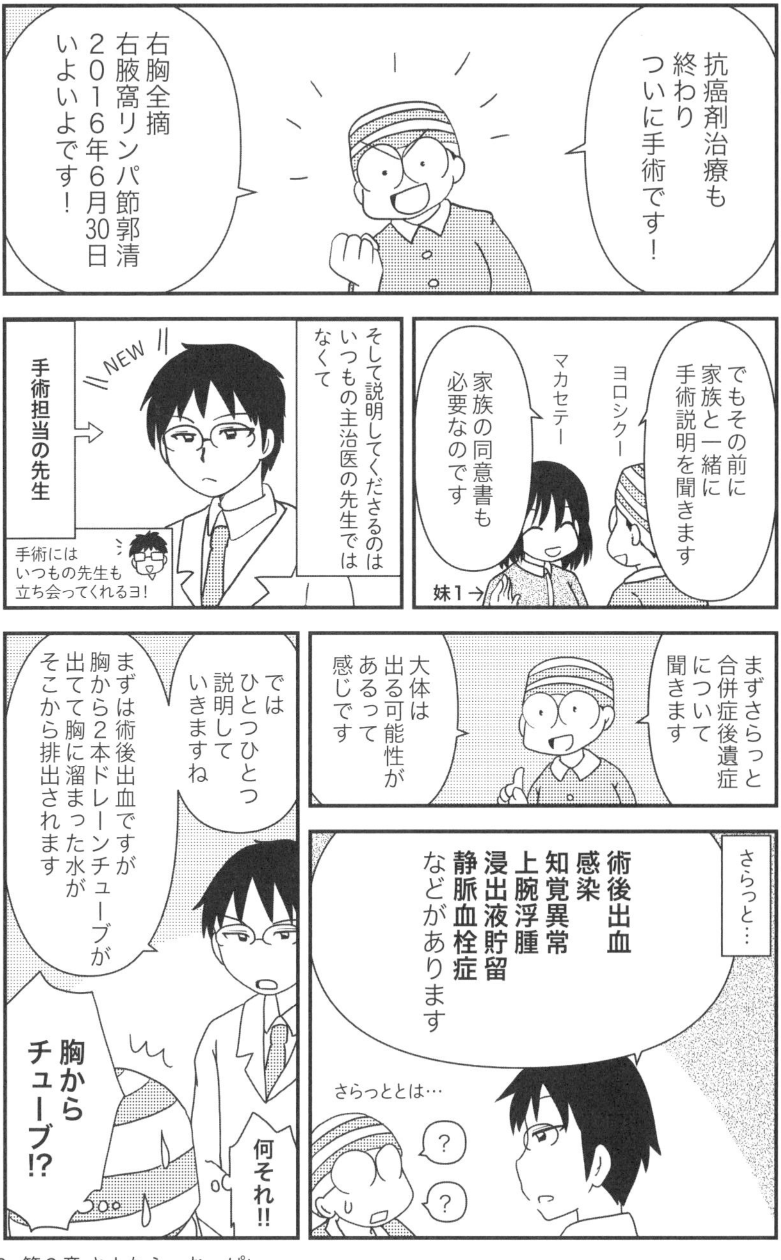

抗癌剤治療も終わり ついに手術です！
右胸全摘 右腋窩リンパ節郭清 2016年6月30日 いよいよです！
でもその前に家族と一緒に手術説明を聞きます
ヨロシクー
マカセテー
家族の同意書も必要なのです
妹1→
そして説明してくださるのはいつもの主治医の先生ではなくて
NEW
手術担当の先生
手術にはいつもの先生も立ち会ってくれるヨ！
まずさらっと合併症後遺症について聞きます
大体は出る可能性があるって感じです
さらっと…
術後出血 感染 知覚異常 上腕浮腫 浸出液貯留 静脈血栓症 などがあります
さらっととは…
？
？
では ひとつひとつ説明していきますね
まずは術後出血ですが胸から2本ドレーンチューブが出てて胸に溜まった水がそこから排出されます
何それ!!
胸からチューブ!?

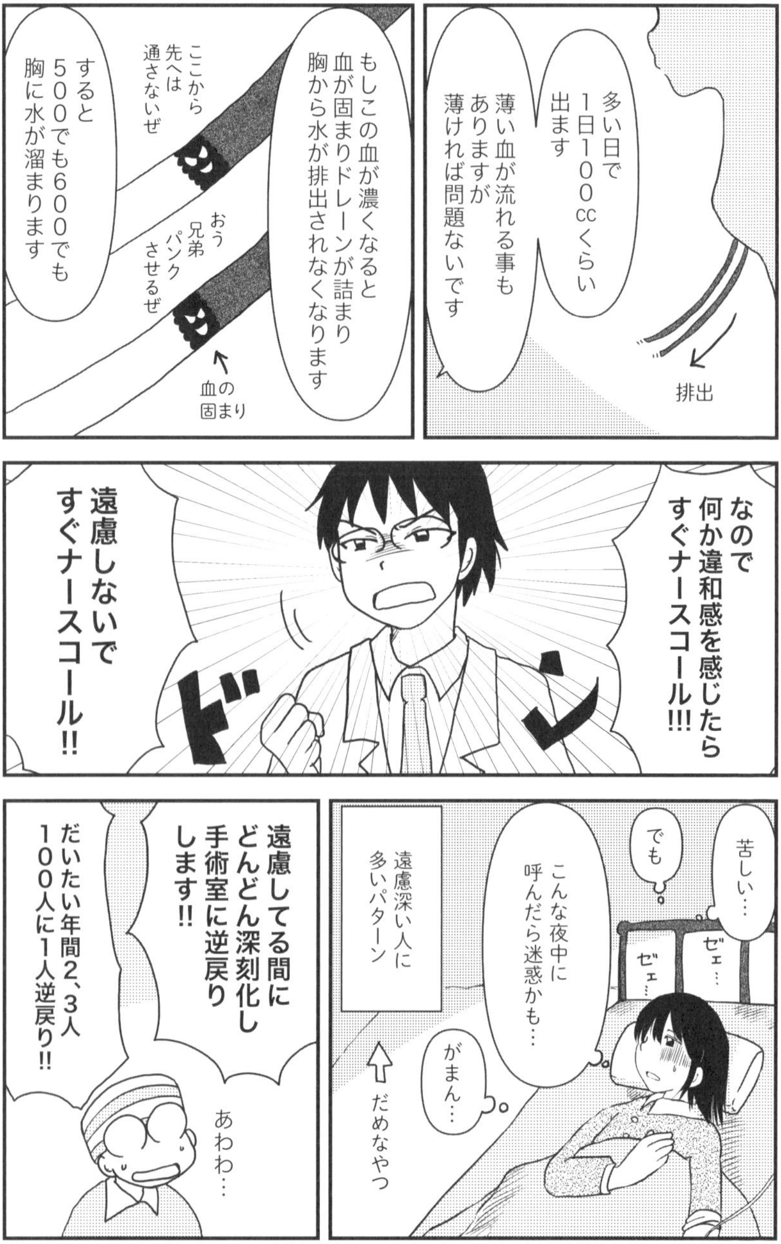

多い日で1日100ccくらい出ます
薄い血が流れる事もありますが薄ければ問題ないです
排出
もしこの血が濃くなると血が固まりドレーンが詰まり胸から水が排出されなくなります
おう兄弟パンクさせるぜ
ここから先へは通さないぜ
血の固まり
すると500でも600でも胸に水が溜まります
なので何か違和感を感じたらすぐナースコール!!!
ドン
遠慮しないですぐナースコール!!
苦しい…
でも
ゼェ…
ゼェ…
こんな夜中に呼んだら迷惑かも…
遠慮深い人に多いパターン
がまん…
だめなやつ
遠慮してる間にどんどん深刻化し手術室に逆戻りします!!
だいたい年間2、3人100人に1人逆戻り!!
あわわ…

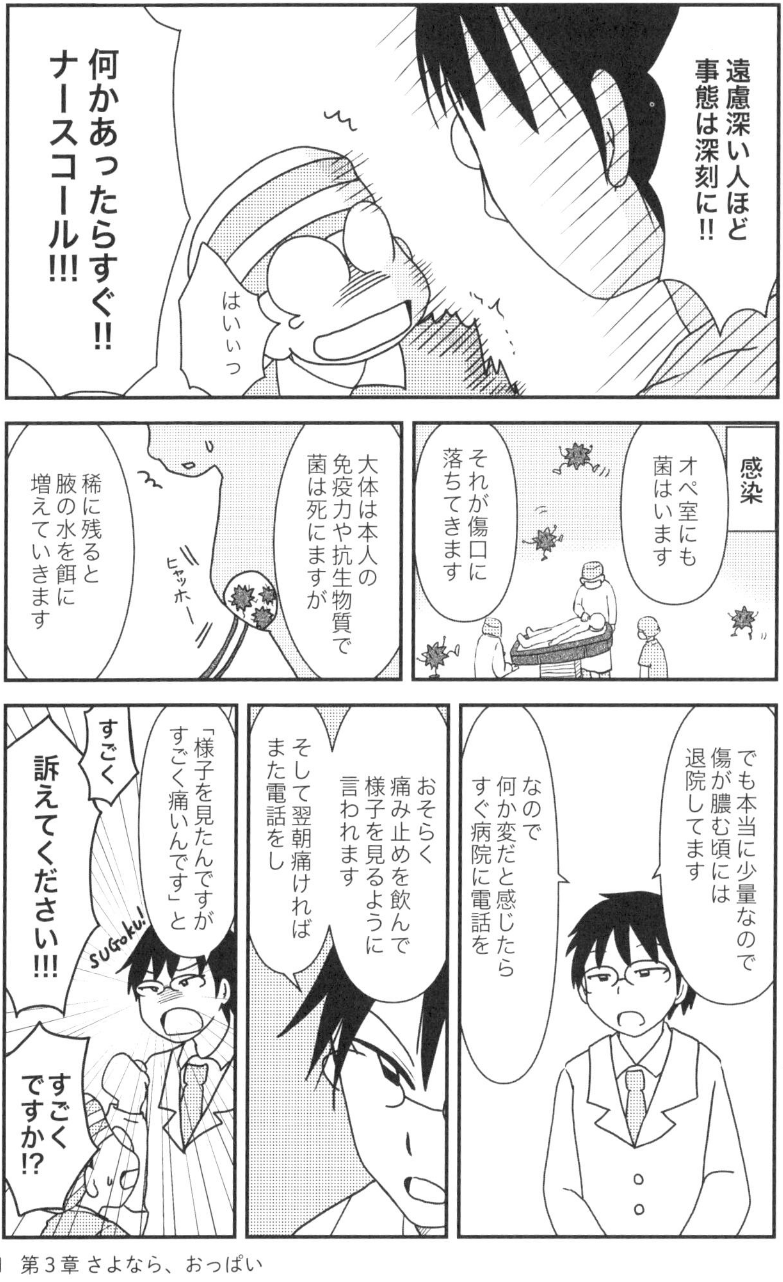
遠慮深い人ほど事態は深刻に!!
何かあったらすぐ!!
ナースコール!!!
はいぃっ
感染
オペ室にも菌はいます
それが傷口に落ちてきます
大体は本人の免疫力や抗生物質で菌は死にますが
ヒャッホー
稀に残ると腋の水を餌に増えていきます
でも本当に少量なので傷が膿む頃には退院してます
なので何か変だと感じたらすぐ病院に電話を
おそらく痛み止めを飲んで様子を見るように言われます
そして翌朝痛ければまた電話をし
「様子を見たんですがすごく痛いんです」と
すごく
訴えてください!!!
SUGOKU!
すごくですか!?

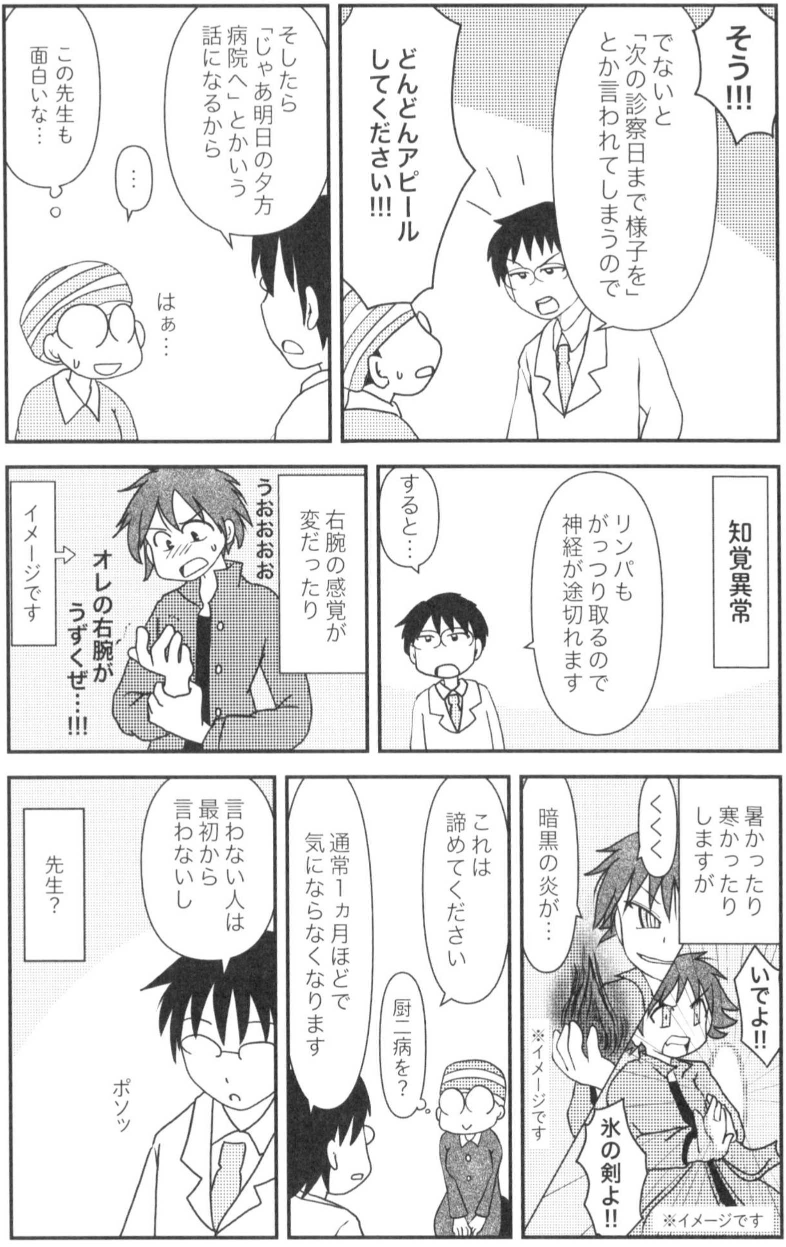
そう!!!
でないと「次の診察日まで様子を」とか言われてしまうので
どんどんアピールしてください!!!
そしたら「じゃあ明日の夕方病院へ」とかいう話になるから
…
はぁ…
この先生も面白いな…
知覚異常
リンパもがっつり取るので神経が途切れます
すると…
右腕の感覚が変だったり
うおおおお
オレの右腕がうずくぜ…!!!
イメージです
暑かったり寒かったりしますが
くくく
暗黒の炎が…
いでよ!!
氷の剣よ!!
※イメージです
※イメージです
これは諦めてください
通常1カ月ほどで気にならなくなります
厨二病を？
言わない人は最初から言わないし
先生？
ポソッ

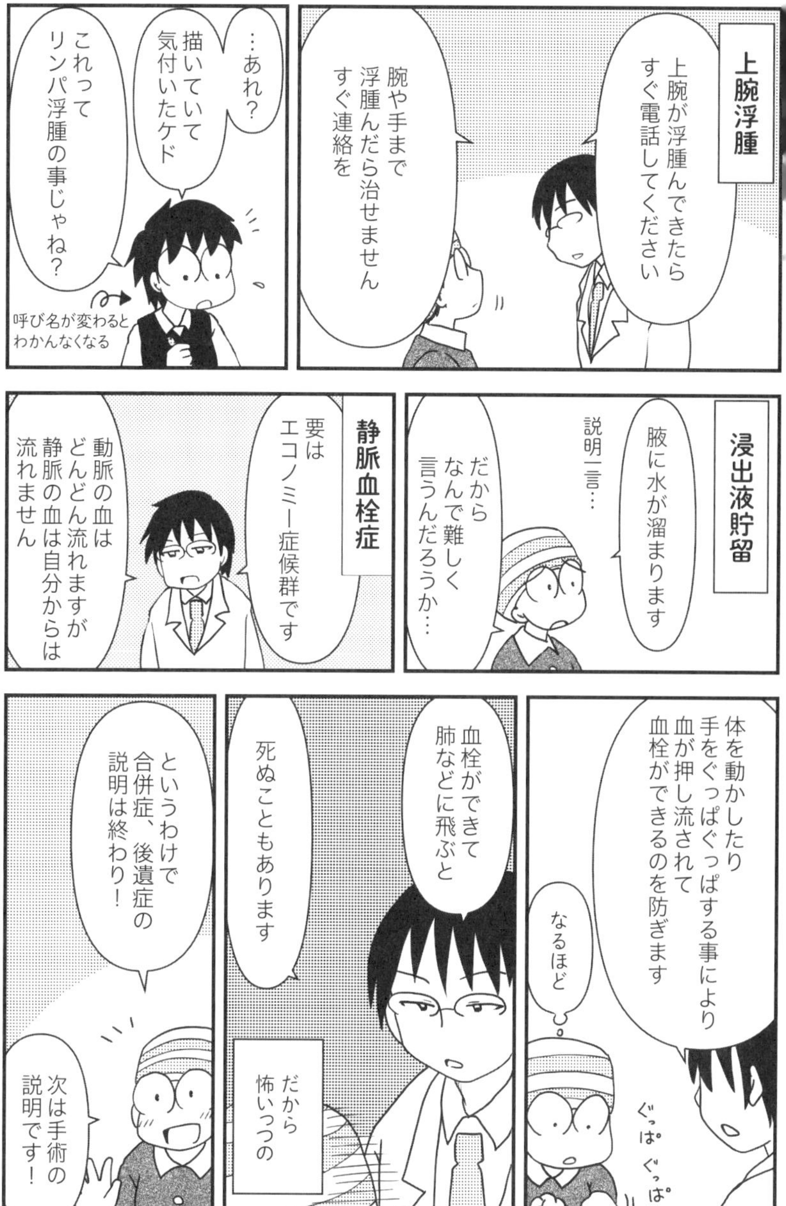
上腕浮腫
上腕が浮腫んできたらすぐ電話してください
腕や手まで浮腫んだら治せませんすぐ連絡を
…あれ？
描いていて気付いたケド
これってリンパ浮腫の事じゃね？
呼び名が変わるとわかんなくなる
浸出液貯留
腕に水が溜まります
説明一言…
だからなんで難しく言うんだろうか…
静脈血栓症
要はエコノミー症候群です
動脈の血はどんどん流れますが静脈の血は自分からは流れません
体を動かしたり手をぐっぱぐっぱする事により血が押し流されて血栓ができるのを防ぎます
なるほど
ぐっぱ ぐっぱ
血栓ができて肺などに飛ぶと
死ぬこともあります
だから怖いっつの
というわけで合併症、後遺症の説明は終わり！
次は手術の説明です！

某癌保険に電話した話

私は癌保険には、10代の若い頃に月1000円ちょいくらいのすごく安い保険料で最低限かけていたので、それをずっと続けていました。

そして、癌が発覚してから治療が始まるまでに取り寄せておいた保険金の請求書類をまんまと失くしたので、ドキドキしながら電話してみました。

そしたら普通に「また送りますね」って言ってくれた！　よかったー。ドキドキしたー。

その時に、何が貰えるのかをちょっと聞いてみたんです。

そしたら前回聞いたときには何も理解してないことが判明しました。

取り敢えず、一時金と入院給付金、手術給付金は貰えるみたい。

まぁ、30万円くらいだろうけど(掛金が安いので)。

で、通院給付金は、別請求になるんだって。

ん？　どういうこと？

『入院を5日間以上したあとの、1年以内のうちの通院に関して60日分まで支払います』みたいな話らしい。

入院は5日間以上してるからそこはクリアしてる。

1年後くらいに、通院給付金を請求することになるらしい。

うん……うん……ん？

いやいやいや、ちょっと待って？

すでに通院してるんですけど。手術前にもいっぱい通院してますけど。

そしたら、別の特約に抗癌剤治療などの特定治療で通院した場合の通院費は請求できるのがついてるらしい。

それは、別の請求書が必要だから、一緒にお送りしますねって。

はー、聞いてよかった……。

いや、多分1回癌保険の人に説明は受けてるはずなんだけど、実際に請求する段階にならないとわからないよね。また、請求するときに癌保険の支店へ相談しに行こう。

あとついでだから、死亡保険金受取人の名義変更の書類も送ってもらえるよう手配しました(父が亡くなったので、兄弟姉妹の名前に変更)。

良かった。再建手術も、ちゃんと後で50万円もらえるらしい。これで安心して再建できるね。

で、そのあと実際に癌保険の支店に相談に行ってみたんですが、すごく親身になってくれて、書類全部書くまでずっと付き添ってくれて、とても助かりました。

難しい事は、プロに任せるに限ります。

『手術説明：手術について』

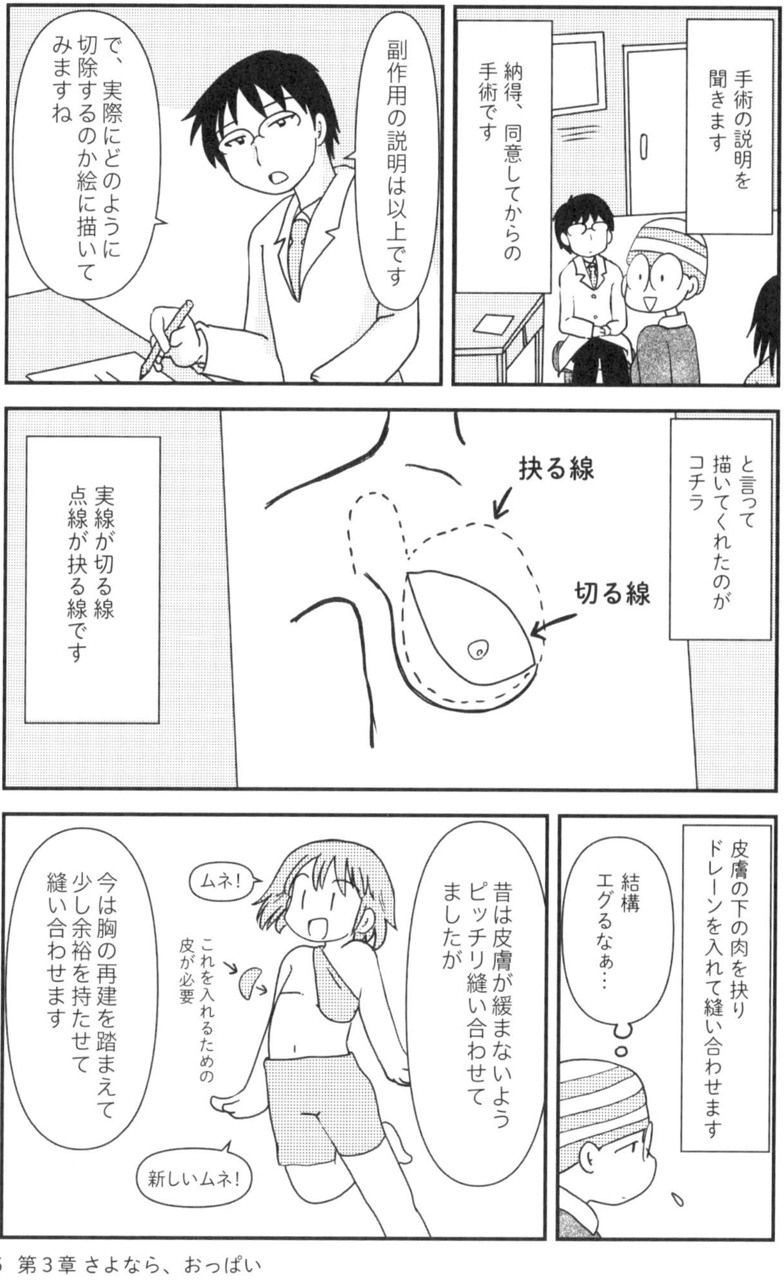

手術の説明を聞きます
納得、同意してからの手術です
副作用の説明は以上です
で、実際にどのように切除するのか絵に描いてみますね
と言って描いてくれたのがコチラ
抉る線
切る線
実線が切る線
点線が抉る線です
皮膚の下の肉を抉りドレーンを入れて縫い合わせます
結構エグるなぁ…
昔は皮膚が緩まないようピッチリ縫い合わせてましたが
今は胸の再建を踏まえて少し余裕を持たせて縫い合わせます
ムネ!
これを入れるための皮が必要
新しいムネ!

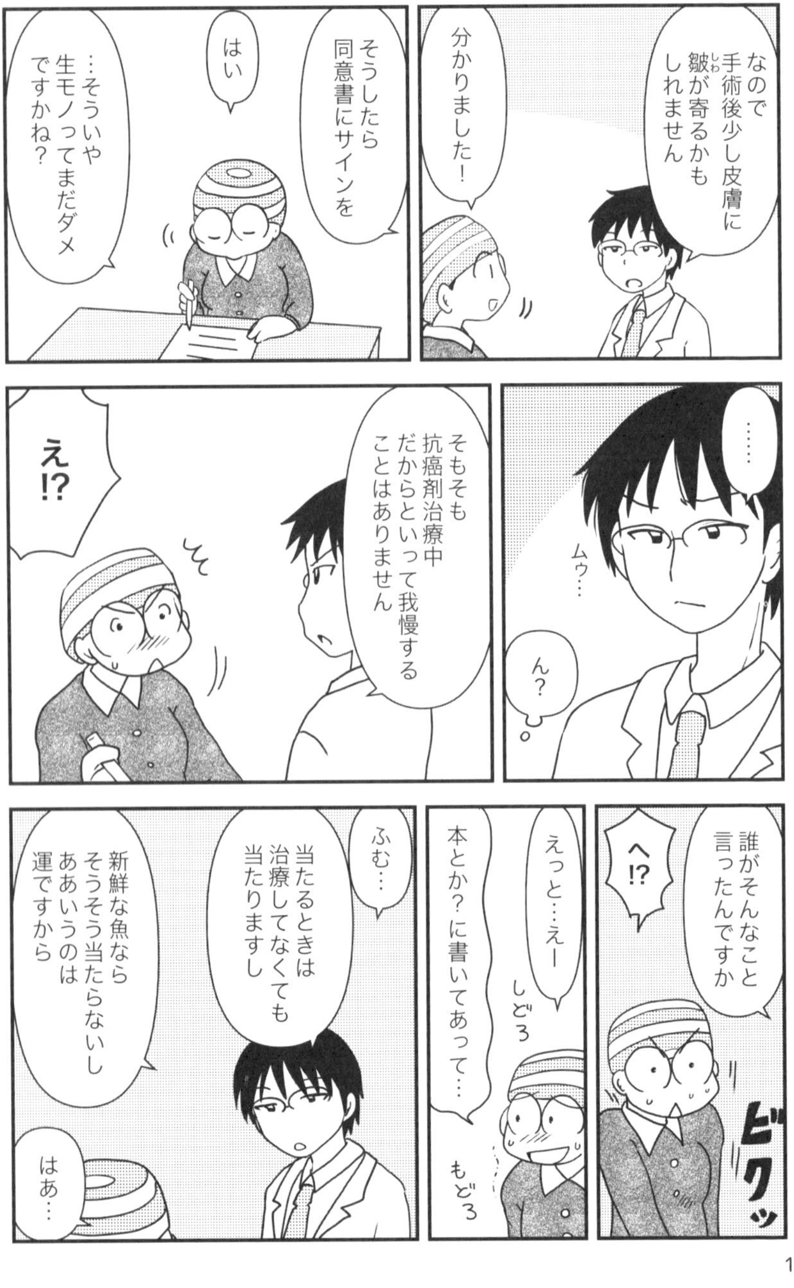
なので手術後少し皮膚に皺《しわ》が寄るかもしれません
分かりました!
そうしたら同意書にサインを
はい
…そういや生モノってまだダメですかね?
……
ムゥ…
ん?
そもそも抗癌剤治療中だからといって我慢することはありません
え!?
誰がそんなこと言ったんですか
へ!?
ビクッ
えっと…えー
しどろ
本とか?に書いてあって…
もどろ
ふむ…
当たるときは治療してなくても当たりますし
新鮮な魚ならそうそう当たらないしああいうのは運ですから
はあ…

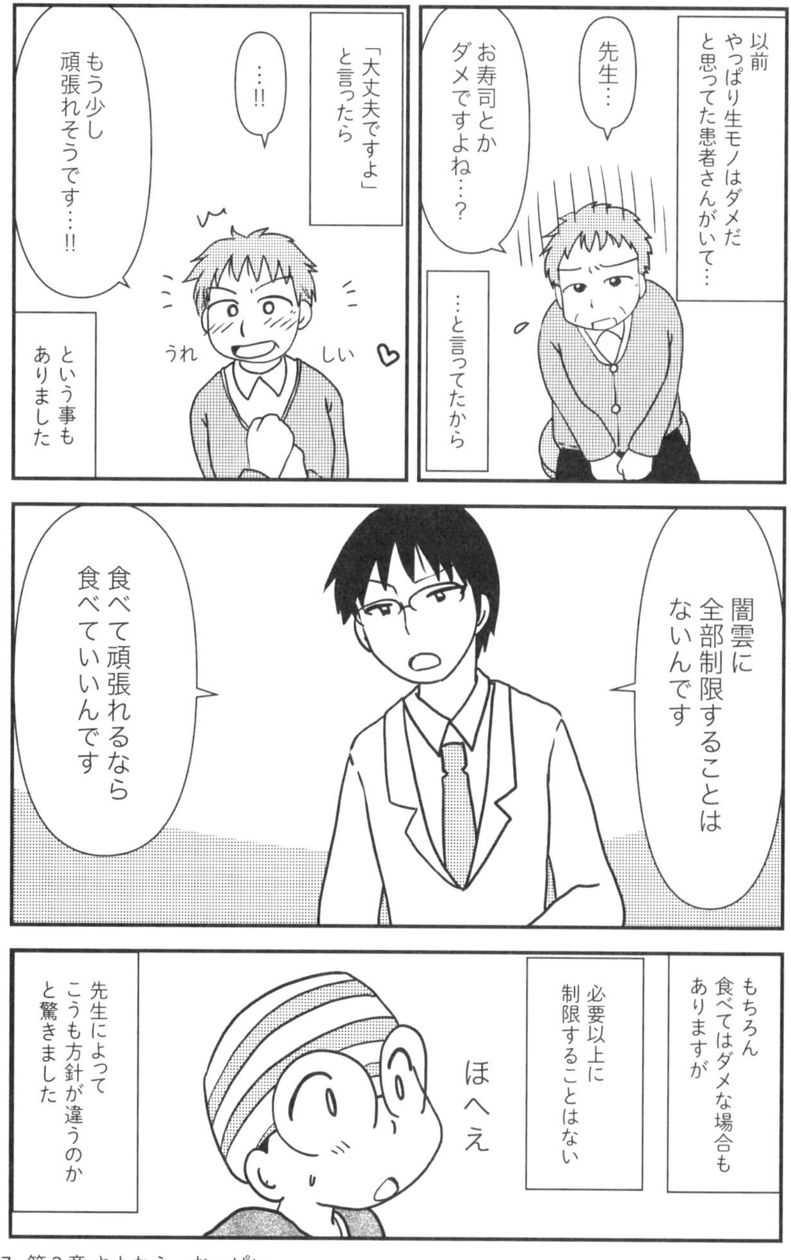
以前
やっぱり生モノはダメだ
と思ってた患者さんがいて…
先生…
お寿司とか
ダメですよね…？
…と言ってたから
「大丈夫ですよ」
と言ったら
…!!
もう少し
頑張れそうです…!!
うれ しい
という事も
ありました
闇雲に
全部制限することは
ないんです
食べて頑張れるなら
食べていいんです
もちろん
食べてはダメな場合も
ありますが
必要以上に
制限することはない
ほへぇ
先生によって
こうも方針が違うのか
と驚きました

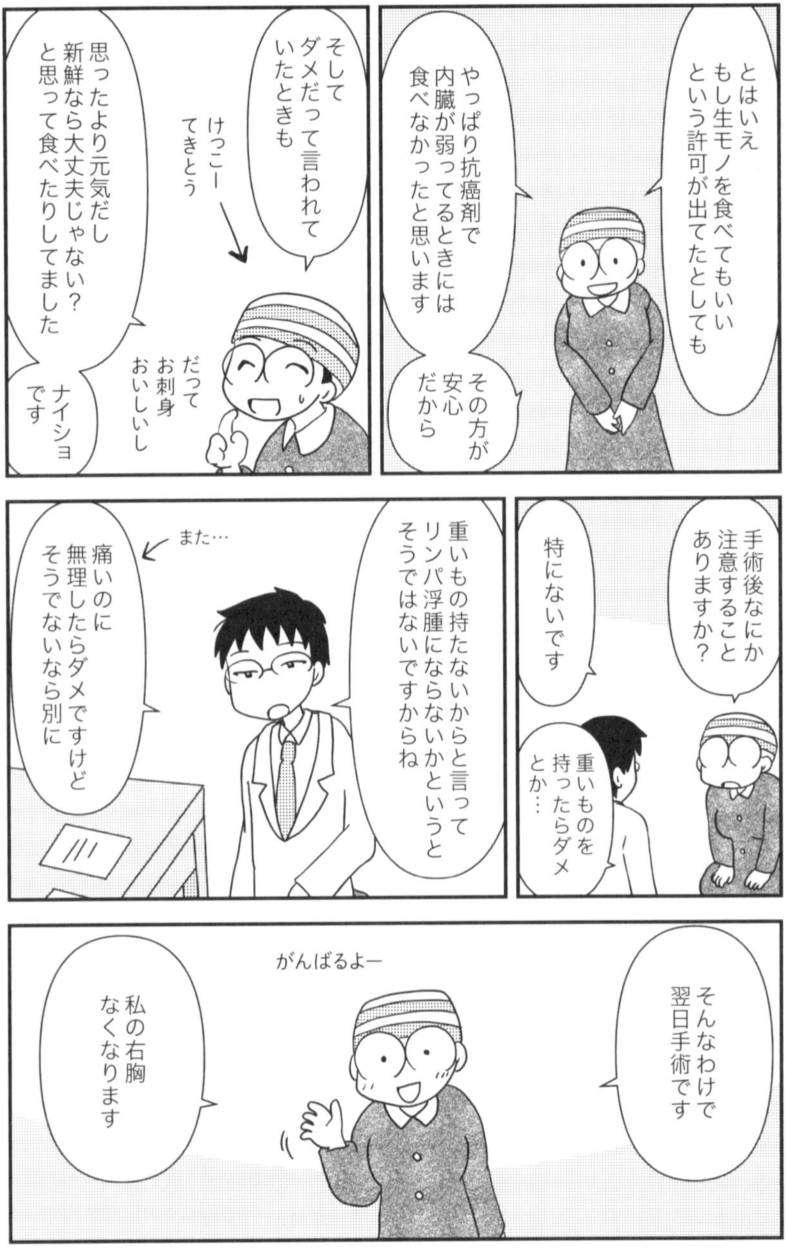
とはいえ もし生モノを食べてもいい という許可が出てたとしても
やっぱり抗癌剤で 内臓が弱ってるときには 食べなかったと思います
その方が 安心 だから
そして ダメだって言われて いたときも
けっこー てきとう
思ったより元気だし 新鮮なら大丈夫じゃない？ と思って食べたりしてました
だって お刺身 おいしいし
ナイショ です
手術後なにか 注意すること ありますか？
特にないです
重いものを 持ったらダメ とか…
重いもの持たないからと言って リンパ浮腫にならないかというと そうではないですからね
また…
痛いのに 無理したらダメですけど そうでないなら別に
そんなわけで 翌日手術です
がんばるよー
私の右胸 なくなります

『手術、しました』

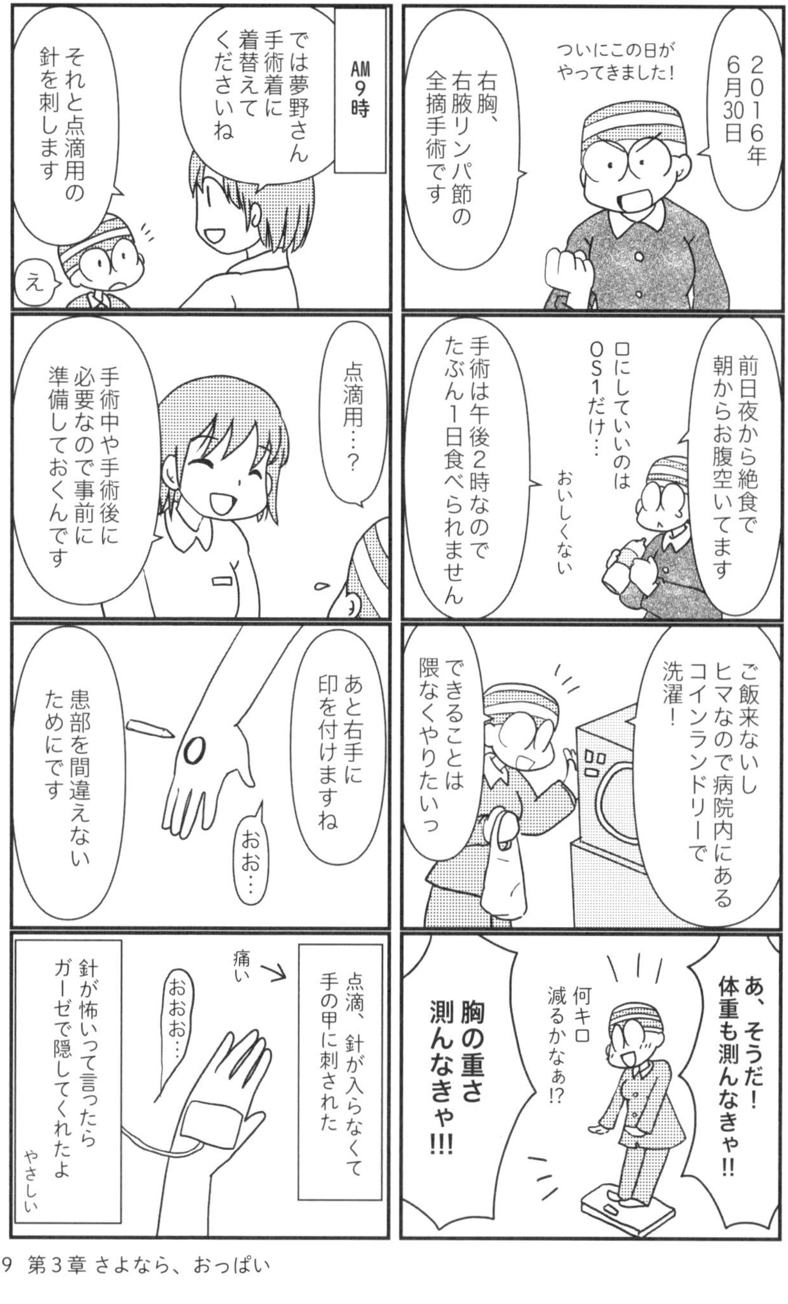
2016年
6月30日
ついにこの日がやってきました！
右胸、右腋リンパ節の全摘手術です
前日夜から絶食で朝からお腹空いてます
口にしていいのはOS1だけ…
おいしくない
手術は午後2時なのでたぶん1日食べられません
ご飯来ないしヒマなので病院内にあるコインランドリーで洗濯！
できることは隈なくやりたいっ
あ、そうだ！体重も測んなきゃ!!
何キロ減るかなぁ!?
胸の重さ測んなきゃ!!!
AM9時
では夢野さん手術着に着替えてくださいね
それと点滴用の針を刺します
え
点滴用…？
手術中や手術後に必要なので事前に準備しておくんです
あと右手に印を付けますね
おお…
患部を間違えないためにです
点滴、針が入らなくて手の甲に刺された
痛い
おおお…
針が怖いって言ったらガーゼで隠してくれたよ
やさしい

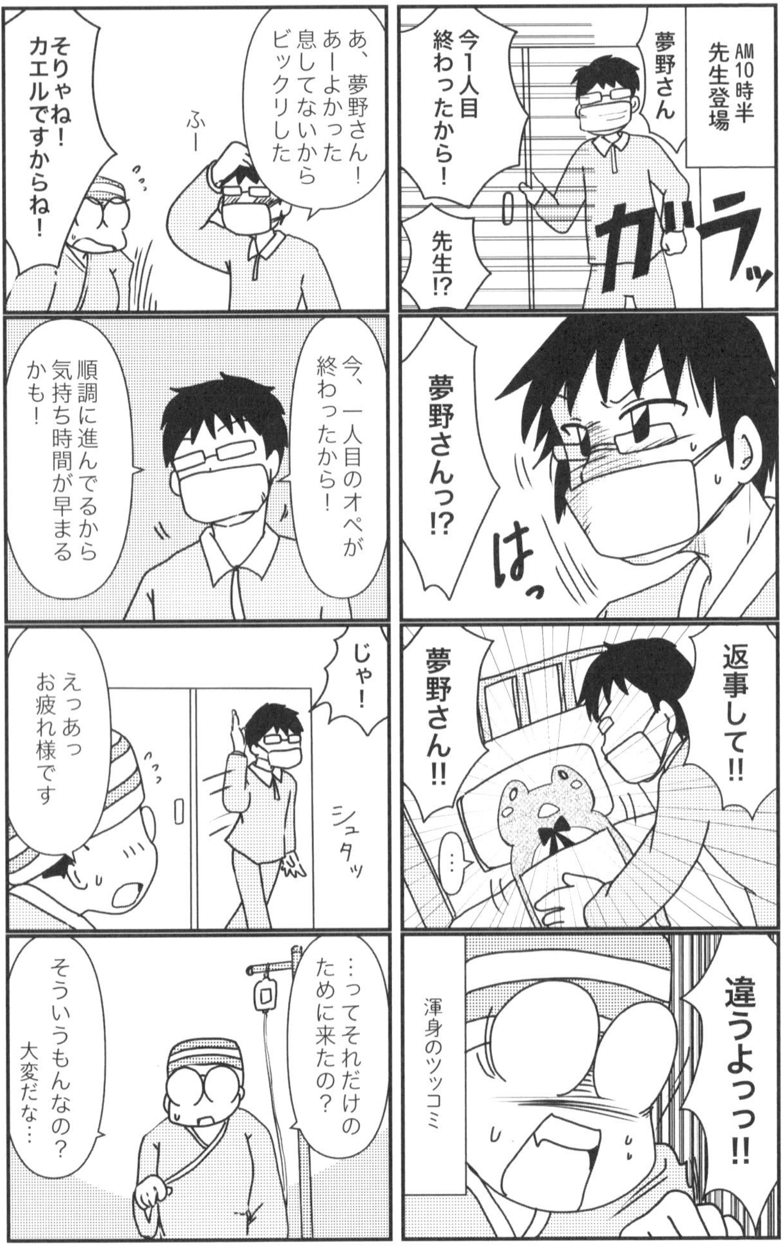
AM10時半 先生登場
ガラッ
夢野さん
今1人目終わったから！
先生!?
はっ
夢野さんっ!?
返事して!!
夢野さん!!
…
違うよっっ!!
渾身のツッコミ
あ、夢野さん！ あーよかった 息してないから ビックリした
ふー
そりゃね！ カエルですからね！
今、一人目のオペが終わったから！
順調に進んでるから気持ち時間が早まるかも！
じゃ！
シュタッ
えっあっ お疲れ様です
…ってそれだけのために来たの？
そういうもんなの？
大変だな…

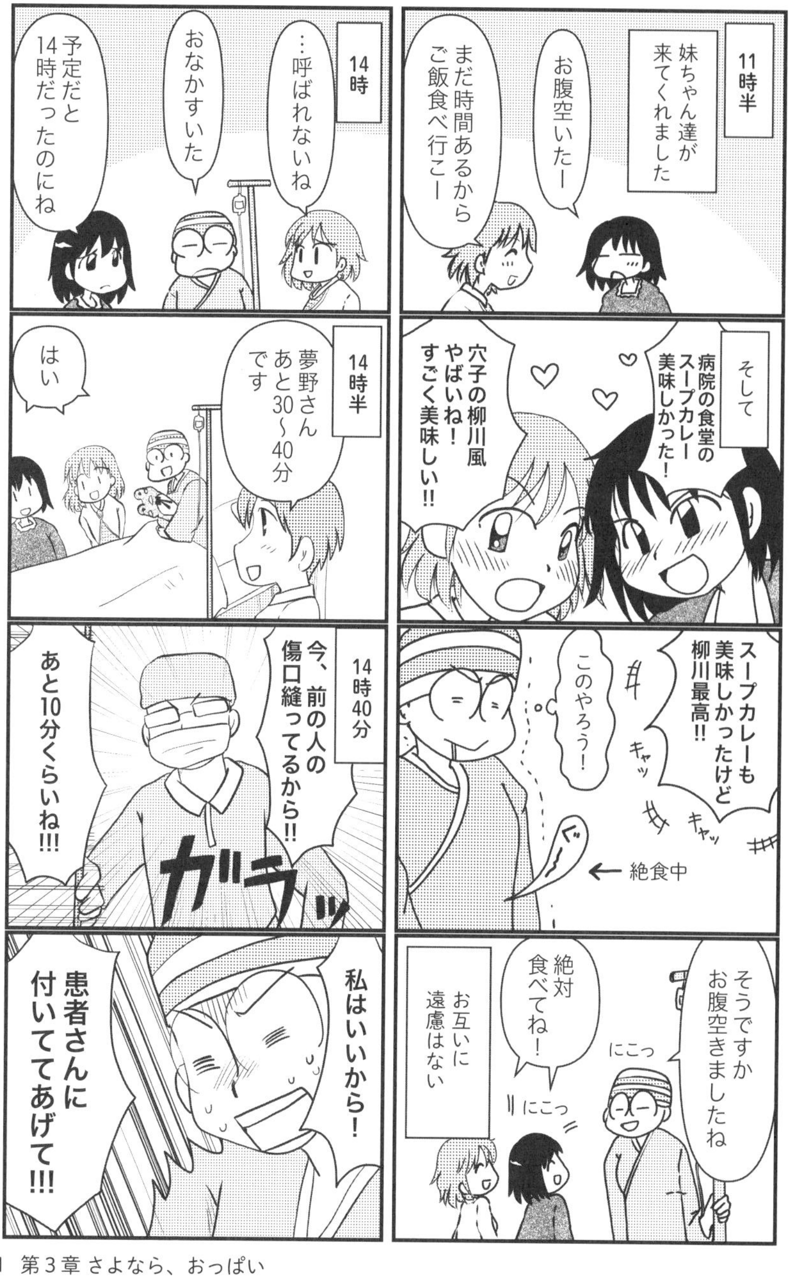
11時半
妹ちゃん達が来てくれました
お腹空いたー
まだ時間あるからご飯食べ行こー
そして
病院の食堂のスープカレー美味しかった!
穴子の柳川風やばいね!すごく美味しい!!
スープカレーも美味しかったけど柳川最高!!
キャッ
キャッ
このやろう!
ぐ〜
← 絶食中
そうですかお腹空きましたね
にこっ
絶対食べてね!
にこっ
お互いに遠慮はない
14時
…呼ばれないね
おなかすいた
予定だと14時だったのにね
14時半
夢野さんあと30〜40分です
はい
14時40分
今、前の人の傷口縫ってるから!!
あと10分くらいね!!!
ガラッ
私はいいから!
患者さんに付いててあげて!!!

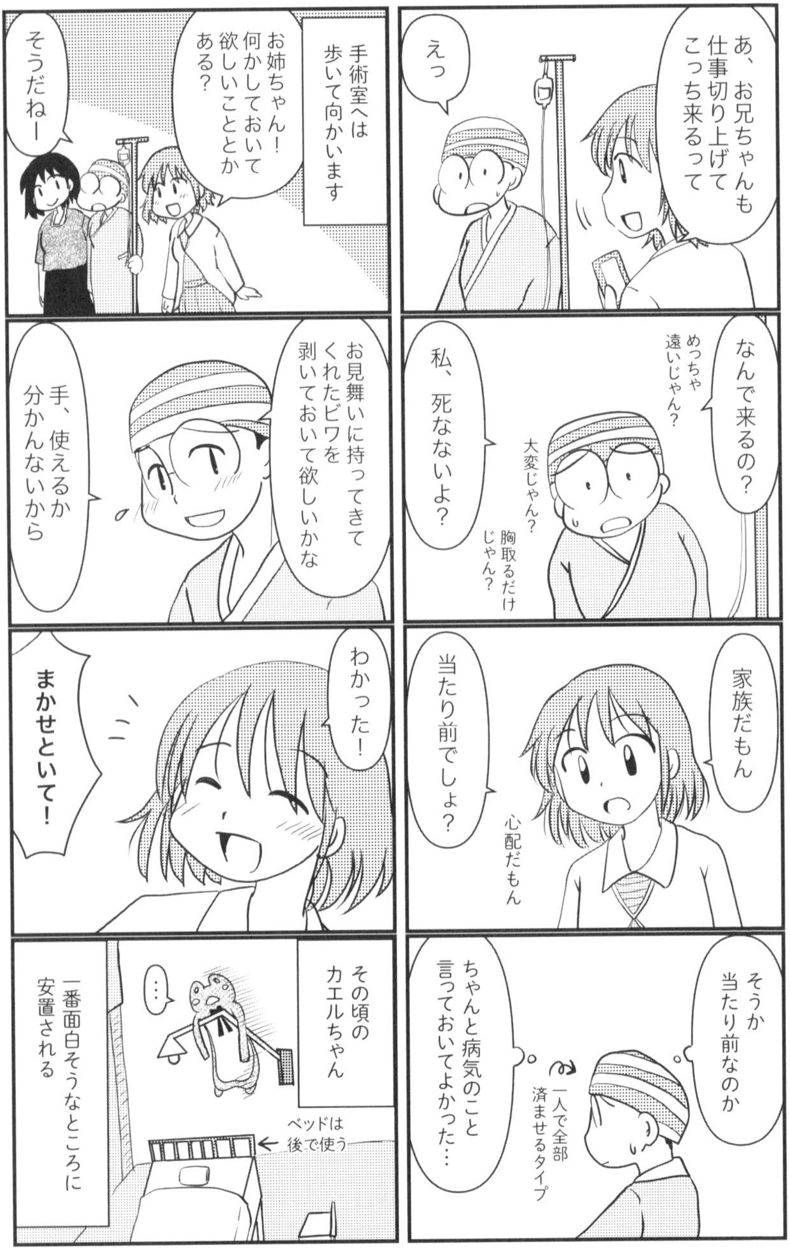
あ、お兄ちゃんも仕事切り上げてこっち来るって
えっ
なんで来るの?
めっちゃ遠いじゃん?
大変じゃん?
胸取るだけじゃん?
私、死なないよ?
家族だもん
当たり前でしょ?
心配だもん
そうか当たり前なのか
一人で全部済ませるタイプ
ちゃんと病気のこと言っておいてよかった…
手術室へは歩いて向かいます
お姉ちゃん!何かしておいて欲しいこととかある?
そうだねー
お見舞いに持ってきてくれたビワを剥いておいて欲しいかな
手、使えるか分かんないから
わかった!
まかせといて!
その頃のカエルちゃん
…
一番面白そうなところに安置される
ベッドは後で使う

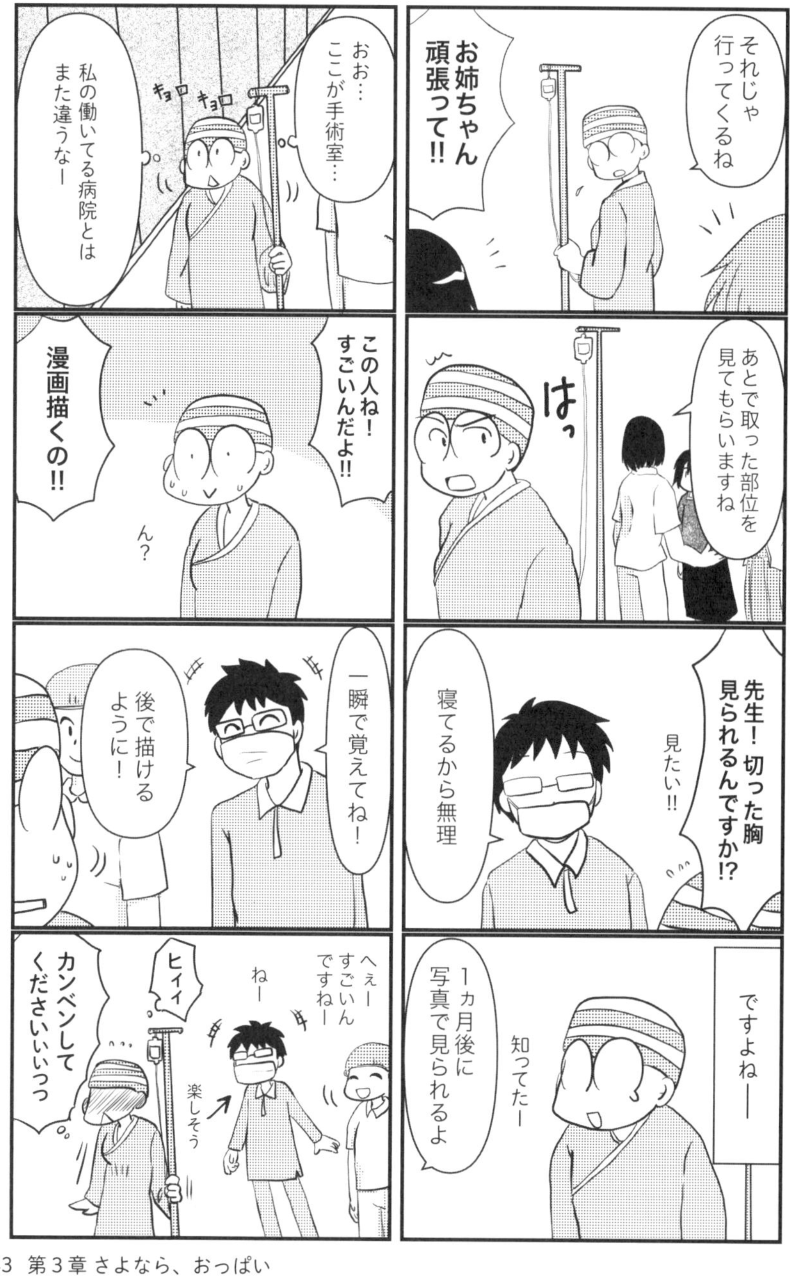

それじゃ行ってくるね
お姉ちゃん頑張って!!
あとで取った部位を見てもらいますね
はっ
先生！切った胸見られるんですか!?
見たい!!
寝てるから無理
ですよねーー
知ってたー
1カ月後に写真で見られるよ
おお…ここが手術室…
キョロ
キョロ
私の働いてる病院とはまた違うなー
この人ね！すごいんだよ!!
ん？
漫画描くの!!
一瞬で覚えてね！
後で描けるように！
へぇーすごいんですねー
ねー
ヒィィ
楽しそう
カンベンしてくださいぃぃいっっ

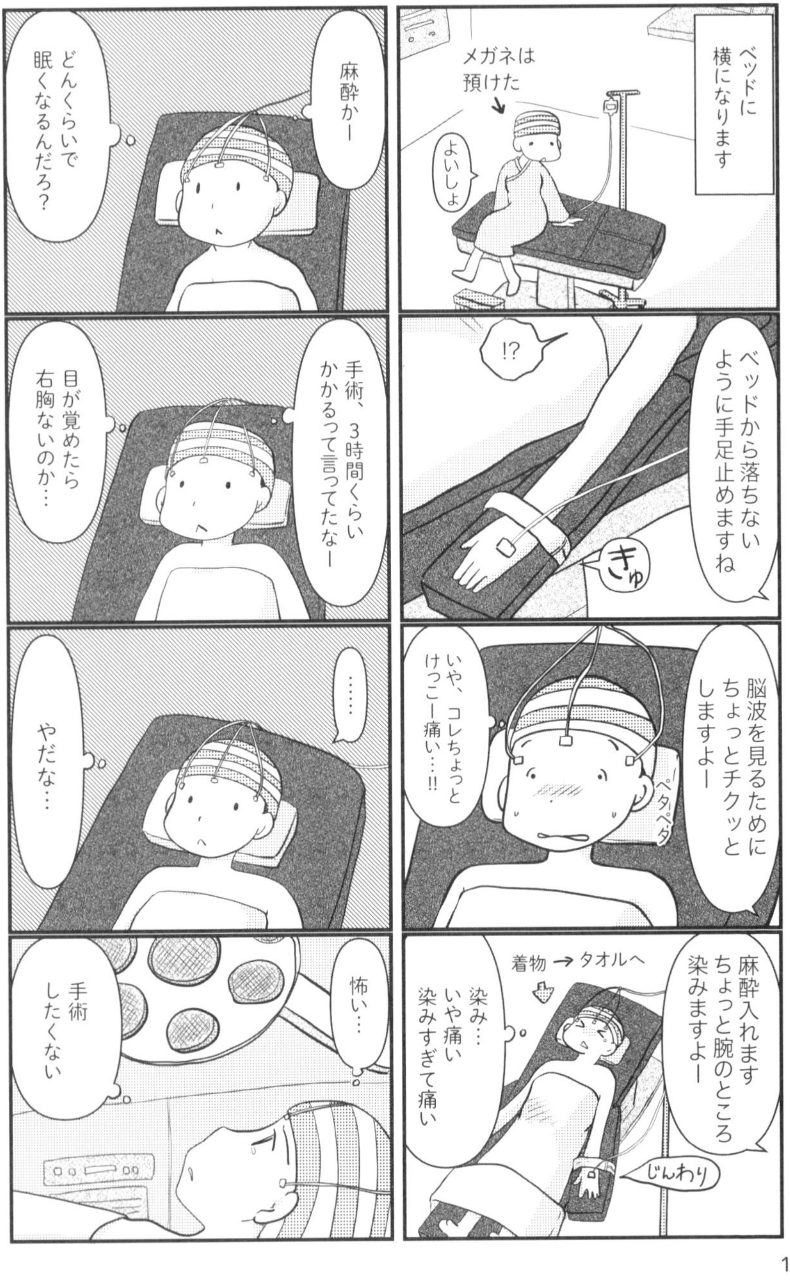
ベッドに横になります
メガネは預けた
よいしょ
麻酔かー
どんくらいで眠くなるんだろ？
ベッドから落ちないように手足止めますね
!?
きゅ
手術、3時間くらいかかるって言ってたなー
目が覚めたら右胸ないのか…
脳波を見るためにちょっとチクッとしますよー
ペタペタ
いや、コレちょっとけっこー痛い…!!
……
やだな…
麻酔入れますちょっと腕のところ染みますよー
着物→タオルへ
染み…いや痛い染みすぎて痛い
じんわり
怖い…
手術したくない

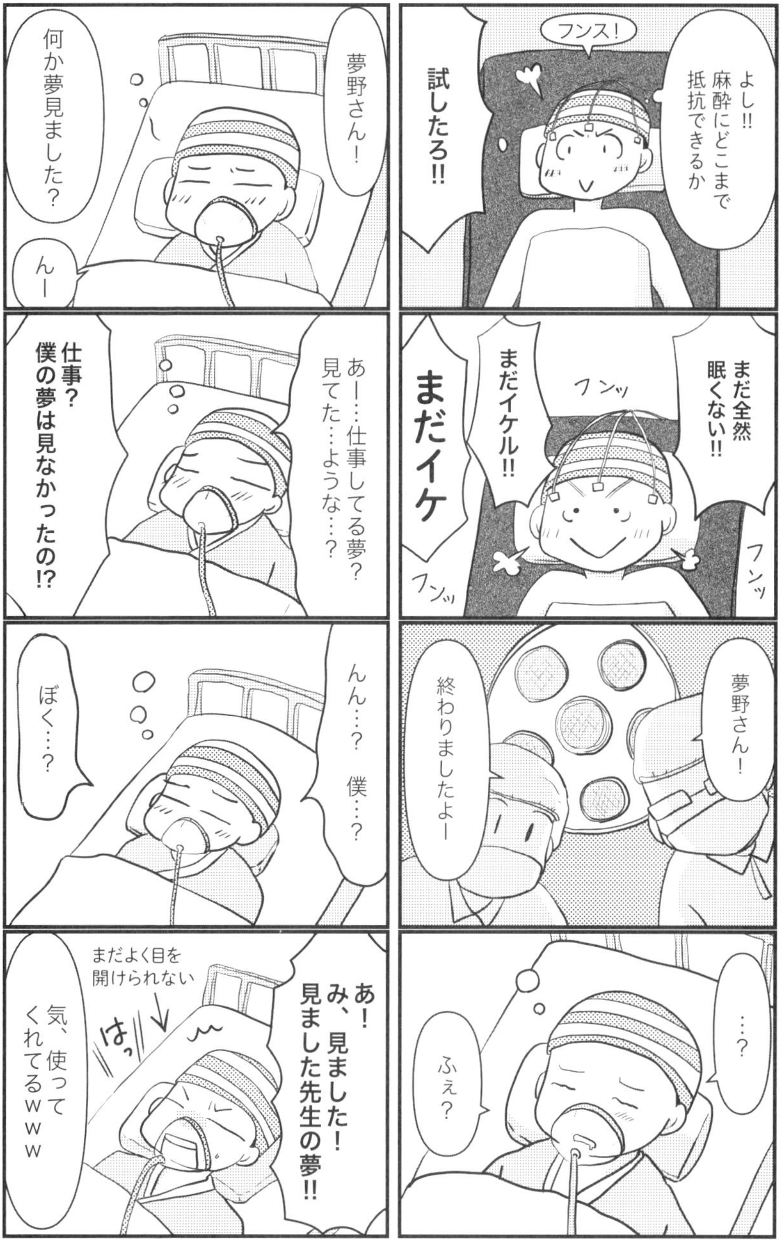

よし!! 麻酔にどこまで抵抗できるか
フンス!
試したろ!!
まだ全然眠くない!!
フンッ
まだイケル!!
まだイケ
フンッ
フンッ
夢野さん!
終わりましたよー
…?
ふぇ?
夢野さん!
何か夢見ました?
んー
あー…仕事してる夢? 見てた…ような…?
仕事? 僕の夢は見なかったの!?
んん…? 僕…?
ぼく…?
あ! み、見ました! 見ました先生の夢!!
まだよく目を開けられない
はっ
気、使ってくれてるwww

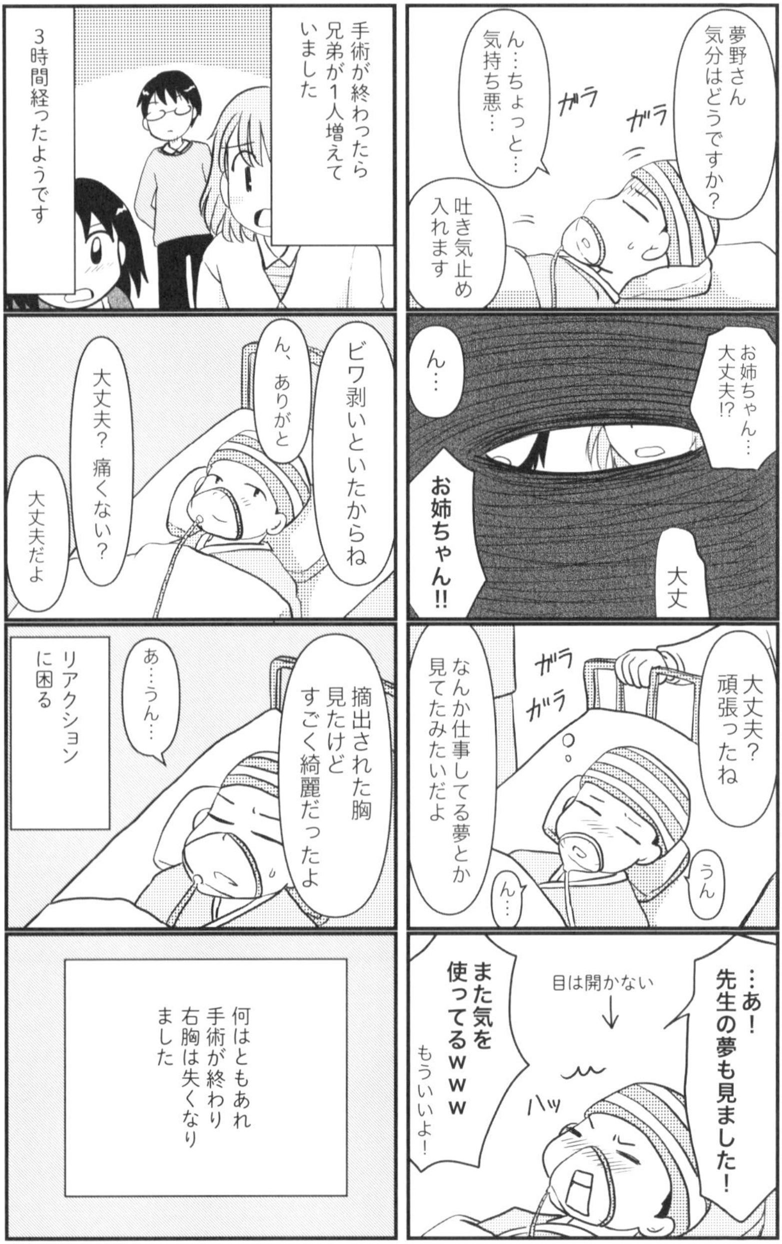
夢野さん 気分はどうですか？
ガラ
ガラ
ん…ちょっと…気持ち悪…
吐き気止め入れます
手術が終わったら兄弟が１人増えていました
３時間経ったようです
お姉ちゃん…大丈夫!?
ん…
お姉ちゃん!!
大丈
ビワ剥いといたからね
ん、ありがと
大丈夫？ 痛くない？
大丈夫だよ
大丈夫？ 頑張ったね
うん
ガラ
ガラ
なんか仕事してる夢とか見てたみたいだよ
ん…
摘出された胸見たけどすごく綺麗だったよ
あ…うん…
リアクションに困る
…あ！ 先生の夢も見ました！
目は開かない
ハッ
また気を使ってるｗｗｗ
もういいよ！
何はともあれ手術が終わり右胸は失くなりました

『手術直後～翌日』

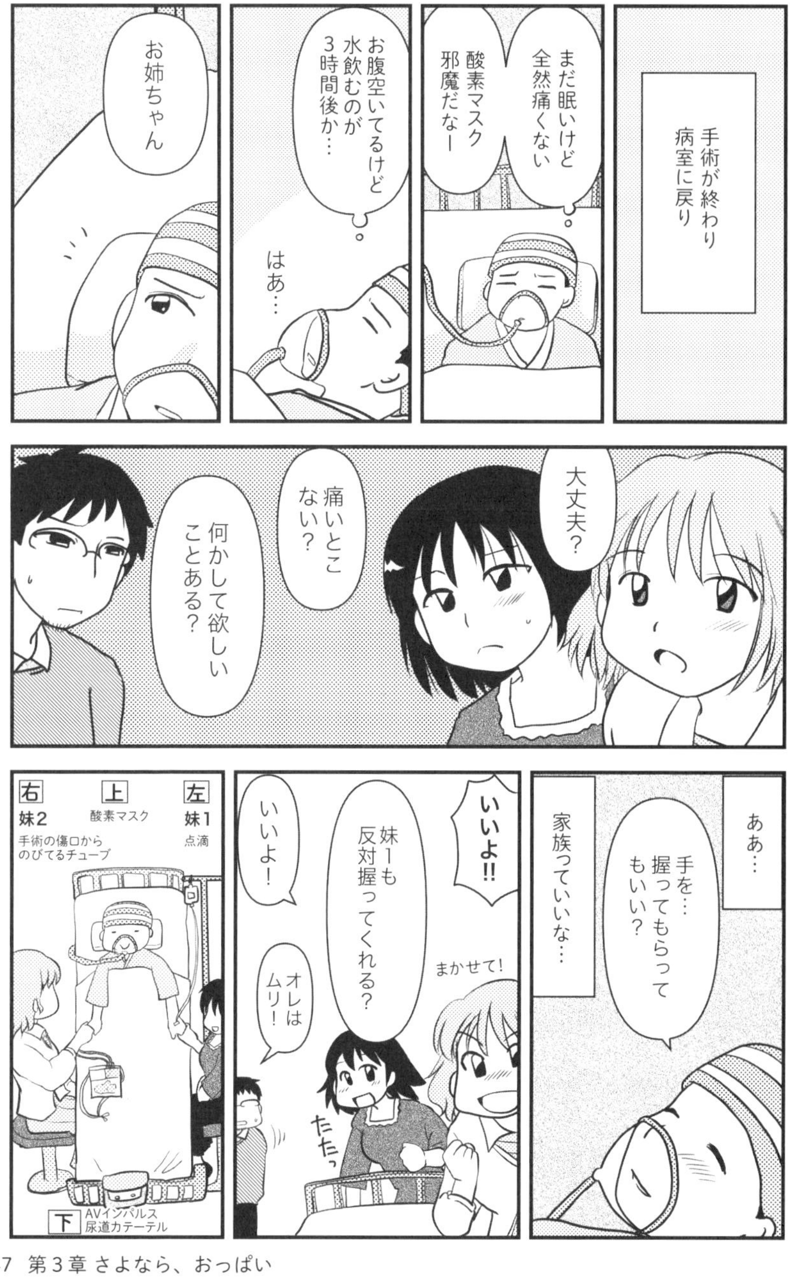
手術が終わり病室に戻り
まだ眠いけど全然痛くない
酸素マスク邪魔だなー
お腹空いてるけど水飲むのが3時間後か…
はあ…
お姉ちゃん
大丈夫？
痛いとこない？
何かして欲しいことある？
ああ…
手を…握ってもらってもいい？
家族っていいな…
いいよ!!
妹1も反対握ってくれる？
まかせて！
いいよ！
オレはムリ！
たたっ
右
上
左
妹2
酸素マスク
妹1
手術の傷口からのびてるチューブ
点滴
下
AVインパルス
尿道カテーテル

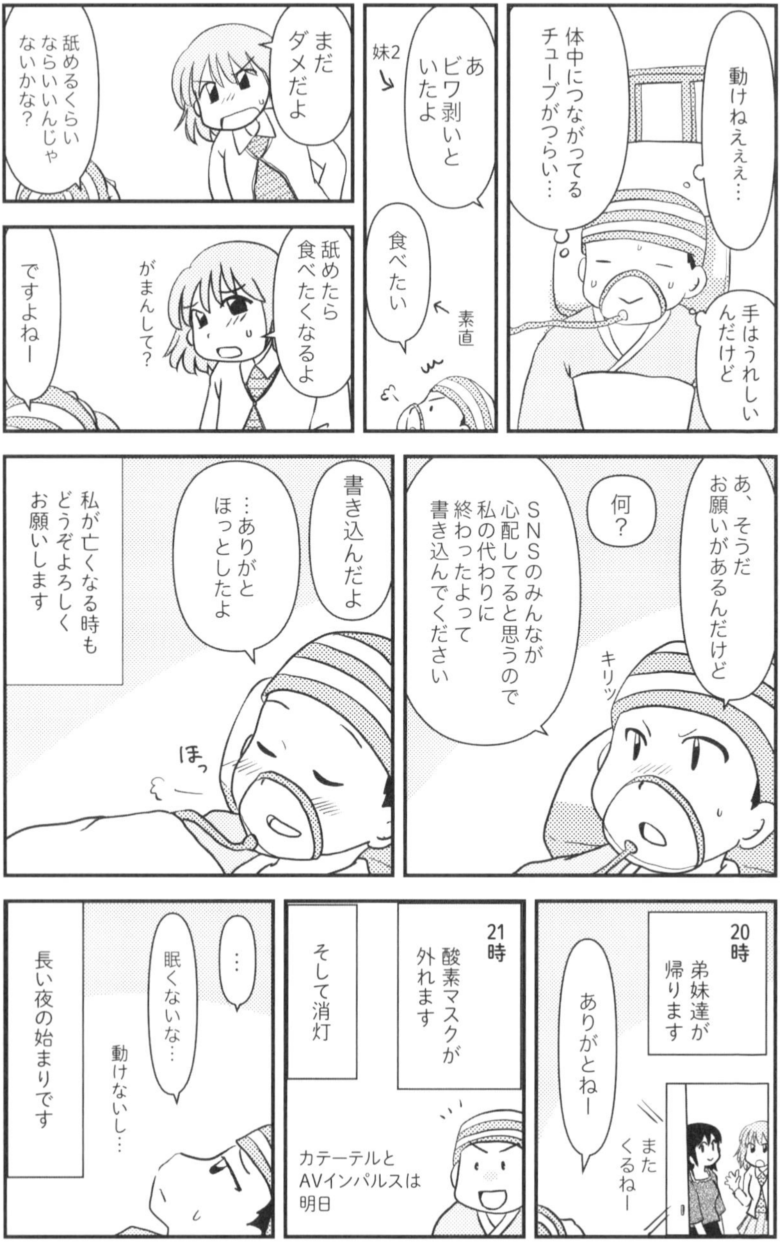

動けねえぇ…
体中につながってるチューブがつらい…
手はうれしいんだけど
妹2
あ ビワ剥いといたよ
食べたい
素直
まだダメだよ
舐めるくらいならいいんじゃないかな？
舐めたら食べたくなるよ
がまんして？
ですよねー
あ、そうだ お願いがあるんだけど
何？
キリッ
SNSのみんなが心配してると思うので私の代わりに終わったよって書き込んでください
書き込んだよ
…ありがと ほっとしたよ
ほっ
私が亡くなる時もどうぞよろしくお願いします
20時 弟妹達が帰ります
ありがとねー
またくるねー
21時 酸素マスクが外れます
そして消灯
カテーテルとAVインパルスは明日
…
眠くないな…
動けないし…
長い夜の始まりです

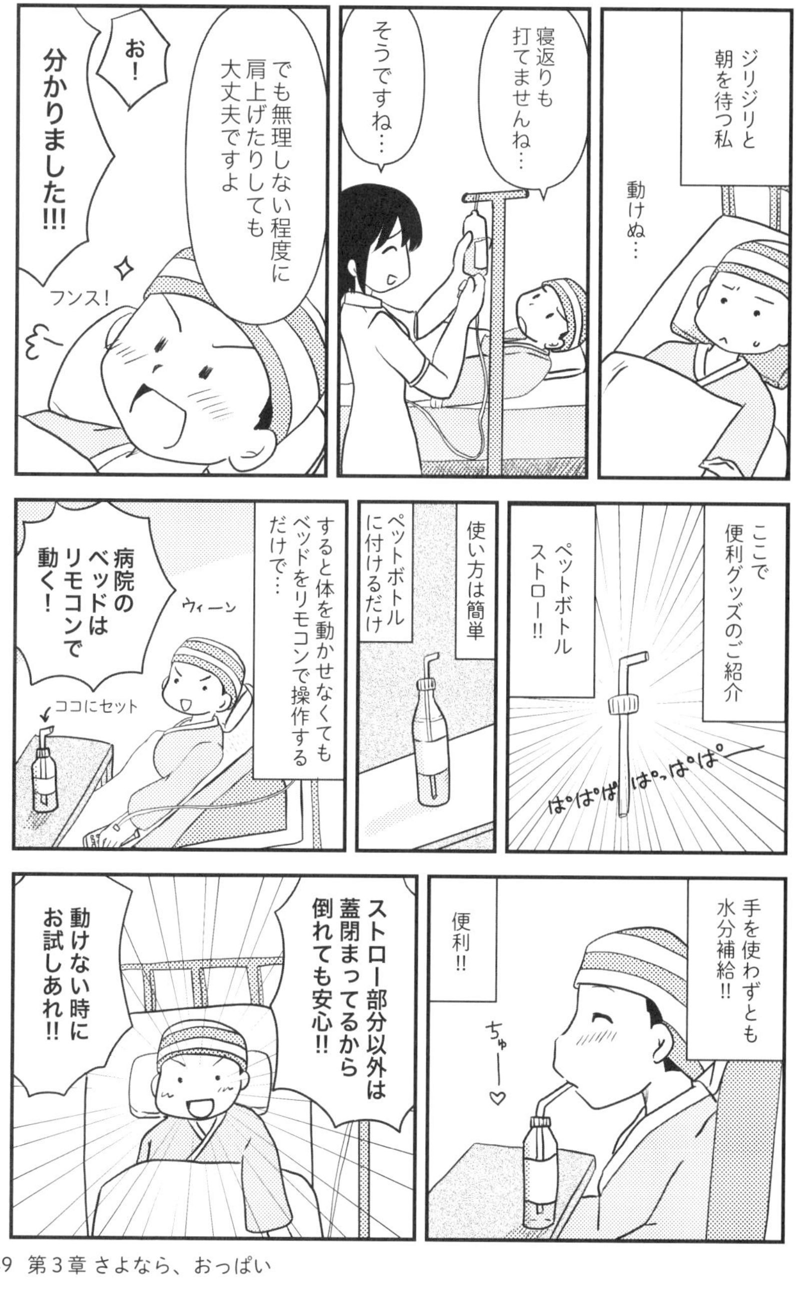
ジリジリと朝を待つ私
動けぬ…
寝返りも打てませんね…
そうですね…
でも無理しない程度に肩上げたりしても大丈夫ですよ
お!
分かりました!!!
フンス!
ここで便利グッズのご紹介
ペットボトルストロー!!
ぱぱぱ ぱっぱー
使い方は簡単
ペットボトルに付けるだけ
すると体を動かせなくてもベッドをリモコンで操作するだけで…
ウィーン
病院のベッドはリモコンで動く!
ココにセット
手を使わずとも水分補給!!
便利!!
ちゅー♡
ストロー部分以外は蓋閉まってるから倒れても安心!!
動けない時にお試しあれ!!

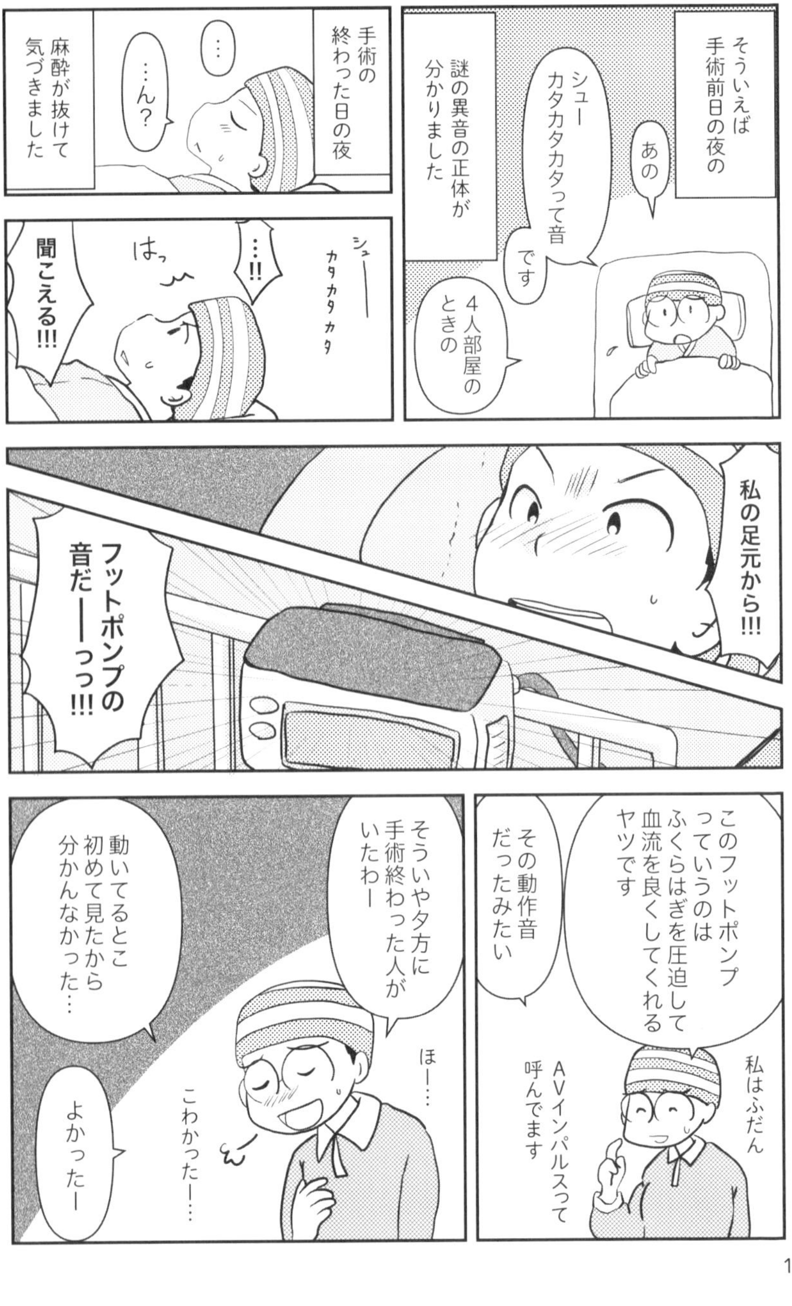
そういえば
手術前日の夜の
あの
シュー
カタカタカタって音
です
4人部屋の
ときの
謎の異音の正体が
分かりました
手術の
終わった日の夜
…
…ん？
麻酔が抜けて
気づきました
シュー——
カタカタカタ
…!!
はっ
聞こえる!!!
私の足元から!!!
フットポンプの
音だ——っっ!!!
このフットポンプ
っていうのは
ふくらはぎを圧迫して
血流を良くしてくれる
ヤツです
その動作音
だったみたい
私はふだん
AVインパルスって
呼んでます
そういや夕方に
手術終わった人が
いたわー
ほー…
動いてるとこ
初めて見たから
分かんなかった…
こわかったー…
よかったー

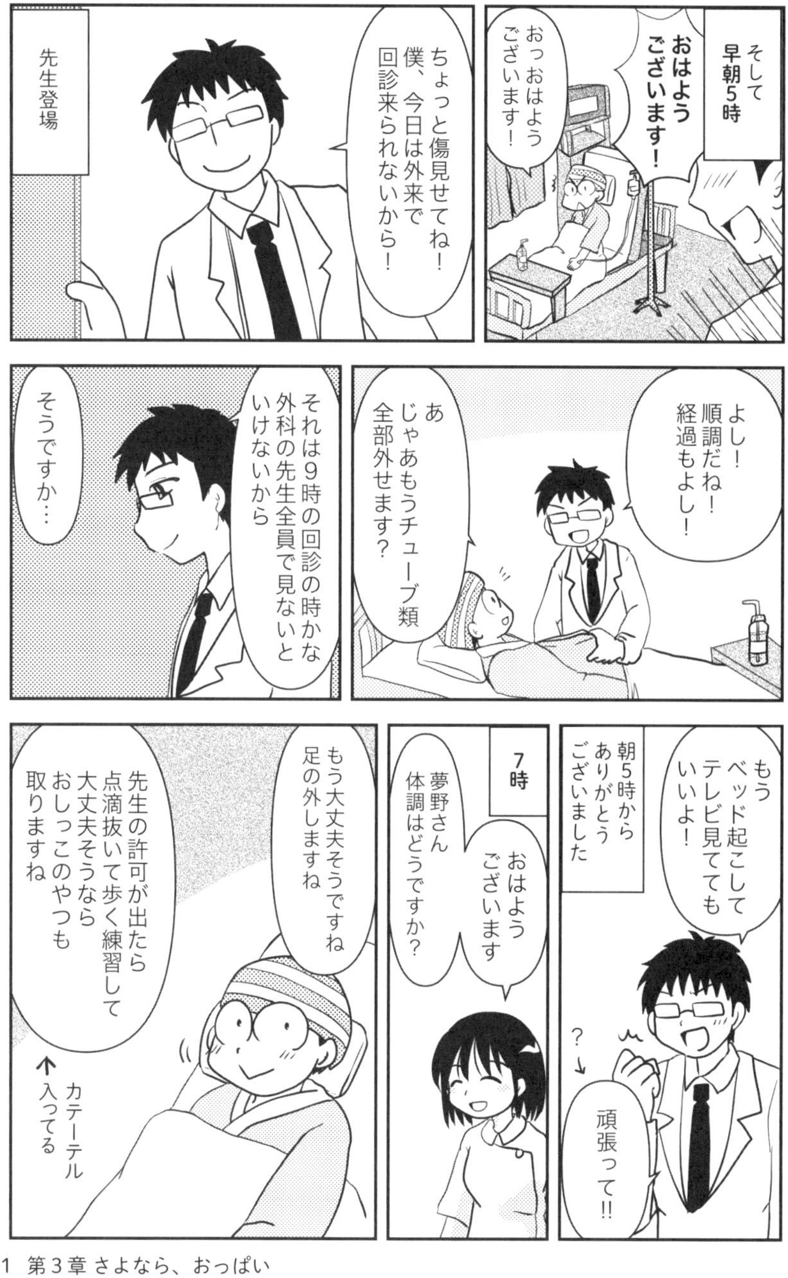

そして早朝5時
おはようございます！
おっおはようございます！
ちょっと傷見せてね！僕、今日は外来で回診来られないから！
先生登場
よし！順調だね！経過もよし！
あじゃあもうチューブ類全部外せます？
それは9時の回診の時かな外科の先生全員で見ないといけないから
そうですか…
もうベッド起こしてテレビ見てもいいよ！
朝5時からありがとうございました
?
頑張って!!
7時
おはようございます
夢野さん体調はどうですか?
もう大丈夫そうですね足の外しますね
先生の許可が出たら点滴抜いて歩く練習して大丈夫そうならおしっこのやつも取りますね
カテーテル入ってる

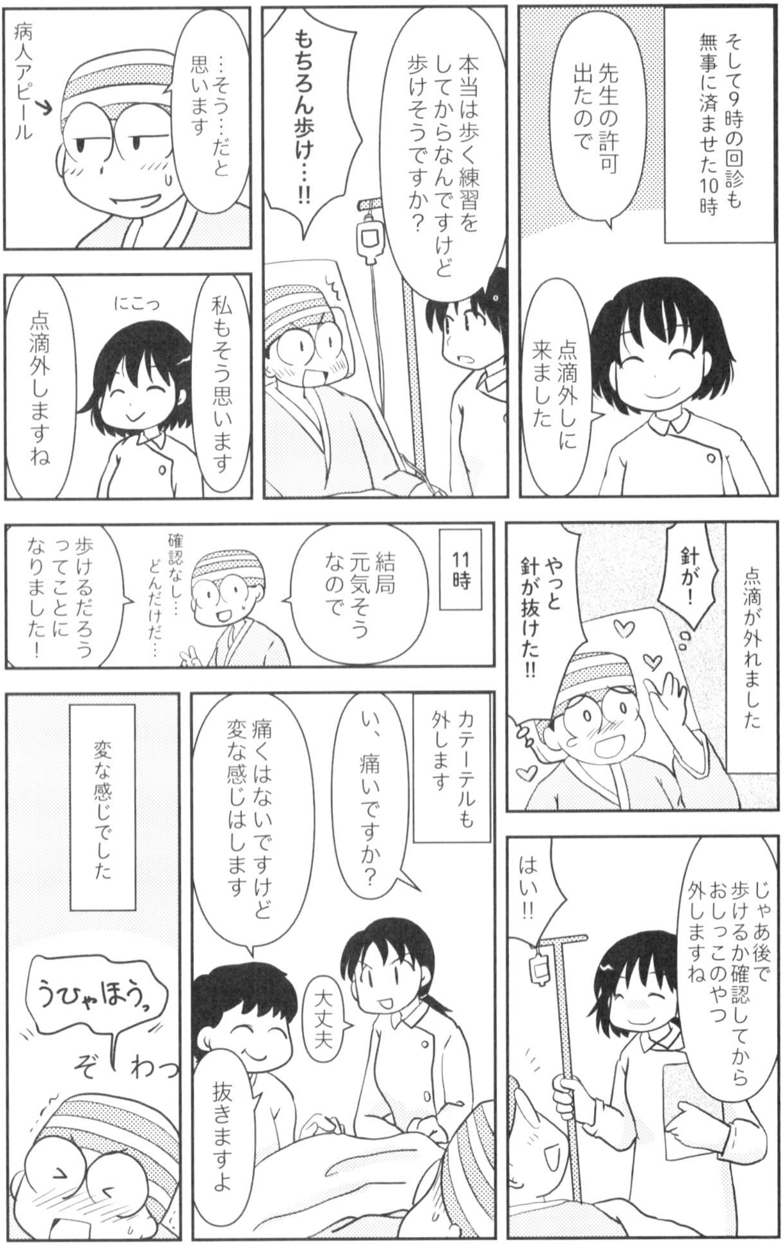
そして9時の回診も無事に済ませた10時
先生の許可出たので
点滴外しに来ました
本当は歩く練習をしてからなんですけど歩けそうですか？
もちろん歩け…!!
…そう…だと思います
病人アピール
私もそう思います
にこっ
点滴外しますね
点滴が外れました
針が！
やっと針が抜けた!!
11時
結局元気そうなので
確認なし…どんだけだ…
歩けるだろうってことになりました！
じゃあ後で歩けるか確認してからおしっこのやつ外しますね
はい!!
カテーテルも外します
い、痛いですか？
痛くはないですけど変な感じはします
大丈夫
抜きますよ
変な感じでした
うひゃほうっ
ぞわっ

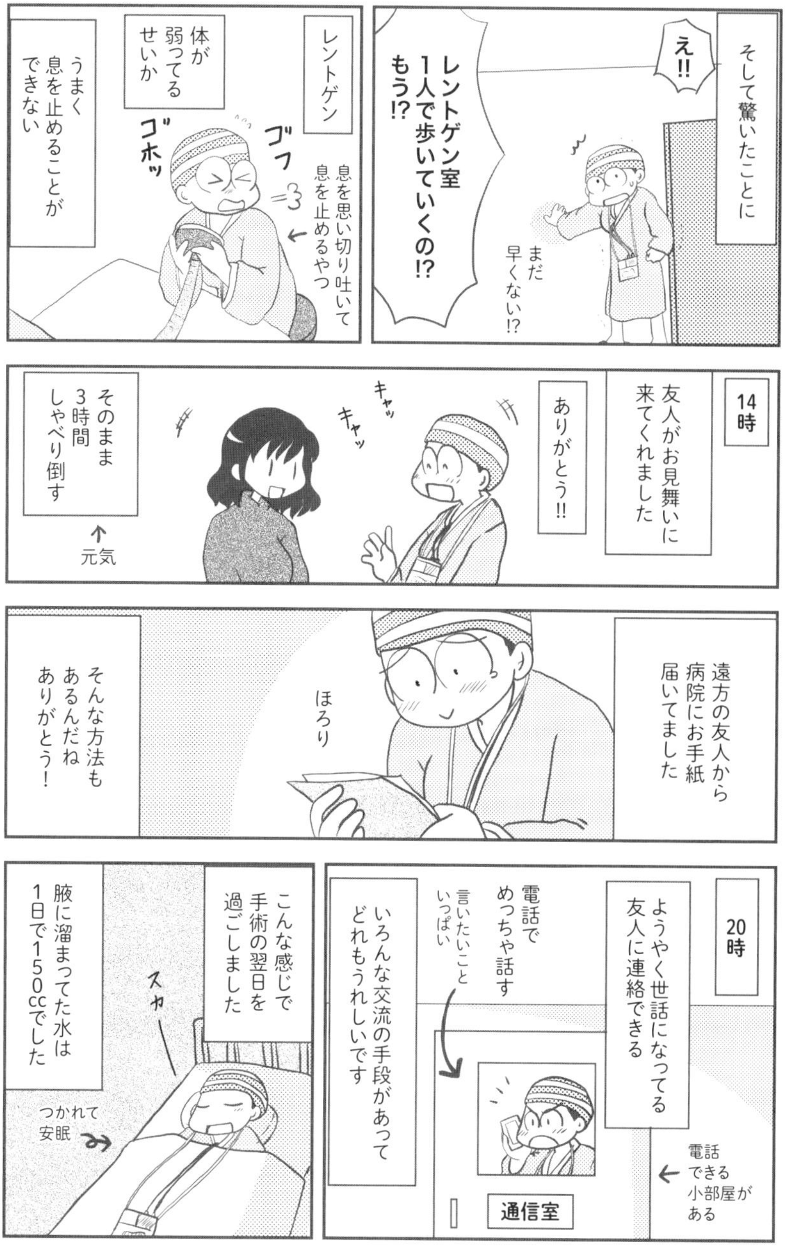
そして驚いたことに
え!!
レントゲン室
1人で歩いていくの!?
もう!?
まだ早くない!?
レントゲン
体が弱ってるせいか
うまく息を止めることができない
息を思い切り吐いて息を止めるやつ
ゴフ
ゴホッ
14時
友人がお見舞いに来てくれました
ありがとう!!
キャッ
キャッ
そのまま3時間しゃべり倒す
元気
遠方の友人から病院にお手紙届いてました
ほろり
そんな方法もあるんだね ありがとう!
20時
ようやく世話になってる友人に連絡できる
電話でめっちゃ話す
言いたいこといっぱい
いろんな交流の手段があってどれもうれしいです
電話できる小部屋がある
通信室
こんな感じで手術の翌日を過ごしました
腋に溜まってた水は1日で150ccでした
スカー
つかれて安眠

ウィッグや帽子は、どれくらい必要？

抗癌剤の影響で髪の毛が抜けるというので、いろいろ悩んだ末、医療用帽子を6枚くらい用意して臨みました。

ウィッグは、必要になったら買おうということで。

1月から抗癌剤治療が始まり髪の毛が全部抜け、6月に抗癌剤治療が終わって、10月にはベリーショートくらいに髪の毛も伸びて帽子も使わなくなったのですが、結局何をどれくらい追加で購入したのかといいますと、

【医療用帽子を全部で15枚くらい・フルウィッグ購入せず・毛付き帽子用ウィッグ　1つ】

こんな感じでした。

ウィッグに関しては、仕事中は仕事用の帽子着用なので、通勤のみ問題だったんですが、通勤も1時間程度なので、あまり気にせず医療用帽子で過ごしました。

周りにもカミングアウト済みなので、医療用帽子でも構わないだろうと思い、ウィッグは購入しませんでした。

毛付き帽子用ウィッグは、医療用帽子を被ると普通に見えるのでとても便利です。

これは妹ちゃんがプレゼントしてくれたので、お茶会とか同窓会とかそういう公の場に行くときに使わせてもらいました。

医療用帽子は、たくさん購入しました。

日中はもちろん、夜間も寝てる間も、本当に24時間着用していました。寝てる間は、頭部を守るため、冷えて風邪を引かないためなどの理由があります。

仕事では黒や紺などの地味な色のものを使い、出かけるときはもっと可愛いおしゃれな帽子を使い。と使い分けてると、どんどん増えていきました。

とはいえ、可愛い帽子は探さないとなかなかありません。

nikoというネット通販の医療用帽子のサイトがオススメです。かわいい。

地元で委託販売されてるウィッグ屋さんもありました。

個人的には、どうせすぐ髪の毛も生えてくるし、何十万も出してウィッグを用意する必要はないなと感じました。しかしこれは、業種や個人の事情などで優先度は変わってくると思いますので、参考程度に留めて置いてください。

あと、高いウィッグを買っても、頭に馴染まなくて使えなかったとか、逆にすごく良かった、重宝したという話も聞きます。

脱毛した髪の毛が生えてきてからの美容院ですが、普通の美容院の美容師さんもプロなので、気軽に相談してくださいと言ってました。

『傷跡って痛くないの?』

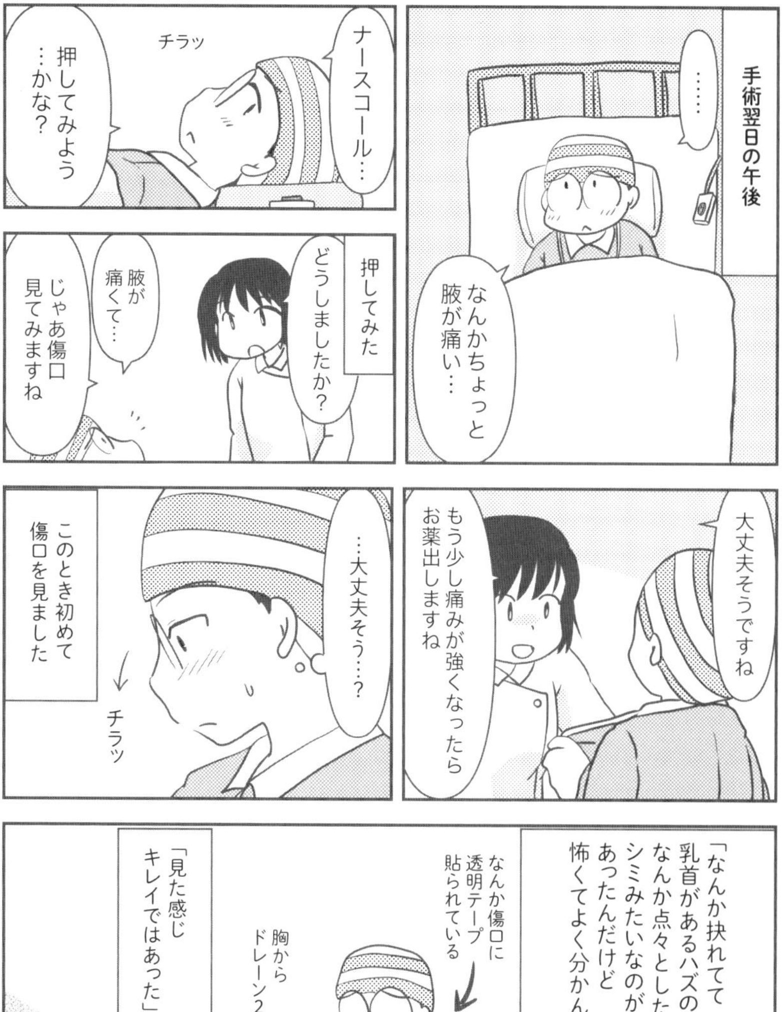
手術翌日の午後
……
なんかちょっと腋が痛い…
ナースコール…
チラッ
押してみよう…かな?
押してみた
どうしましたか?
腋が痛くて…
じゃあ傷口見てみますね
大丈夫そうですね
もう少し痛みが強くなったらお薬出しますね
…大丈夫そう…?
このとき初めて傷口を見ました
チラッ
「なんか抉れてて乳首があるハズの辺りになんか点々としたシミみたいなのがあったんだけど怖くてよく分かんなかった」
なんか傷口に透明テープ貼られている
胸からドレーン2本
「見た感じキレイではあった」
日記にはこう書かれていました

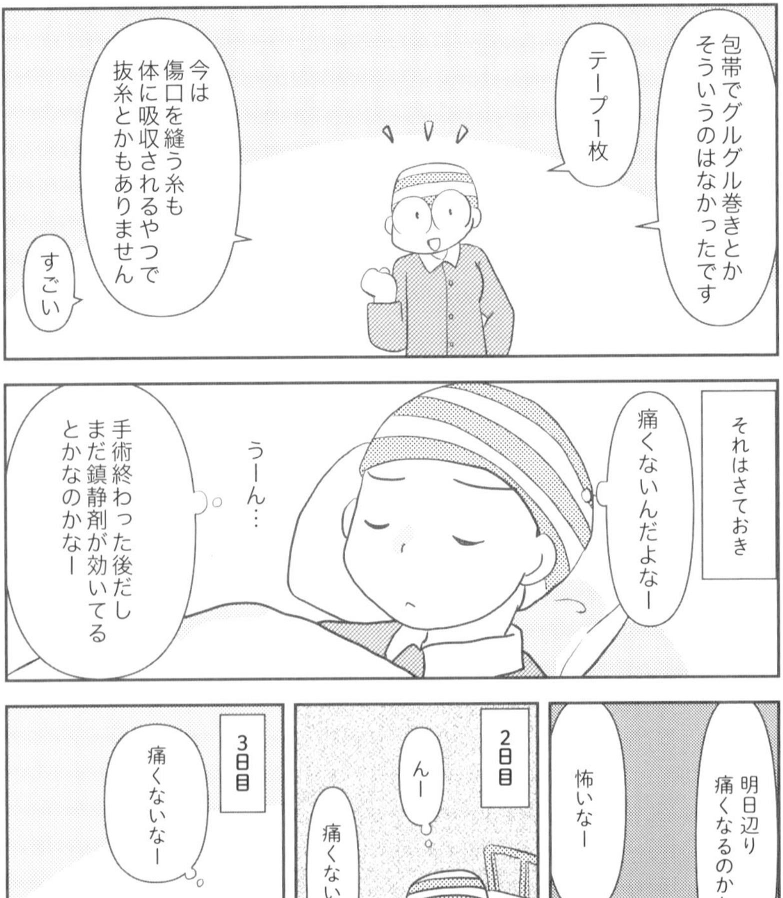
包帯でグルグル巻きとかそういうのはなかったです
テープ1枚
今は傷口を縫う糸も体に吸収されるやつで抜糸とかもありません
すごい
それはさておき
痛くないんだよなー
うーん…
手術終わった後だしまだ鎮静剤が効いてるとかなのかなー
明日辺り痛くなるのかなー
怖いなー
2日目
んー
痛くないなー
3日目
痛くないなー

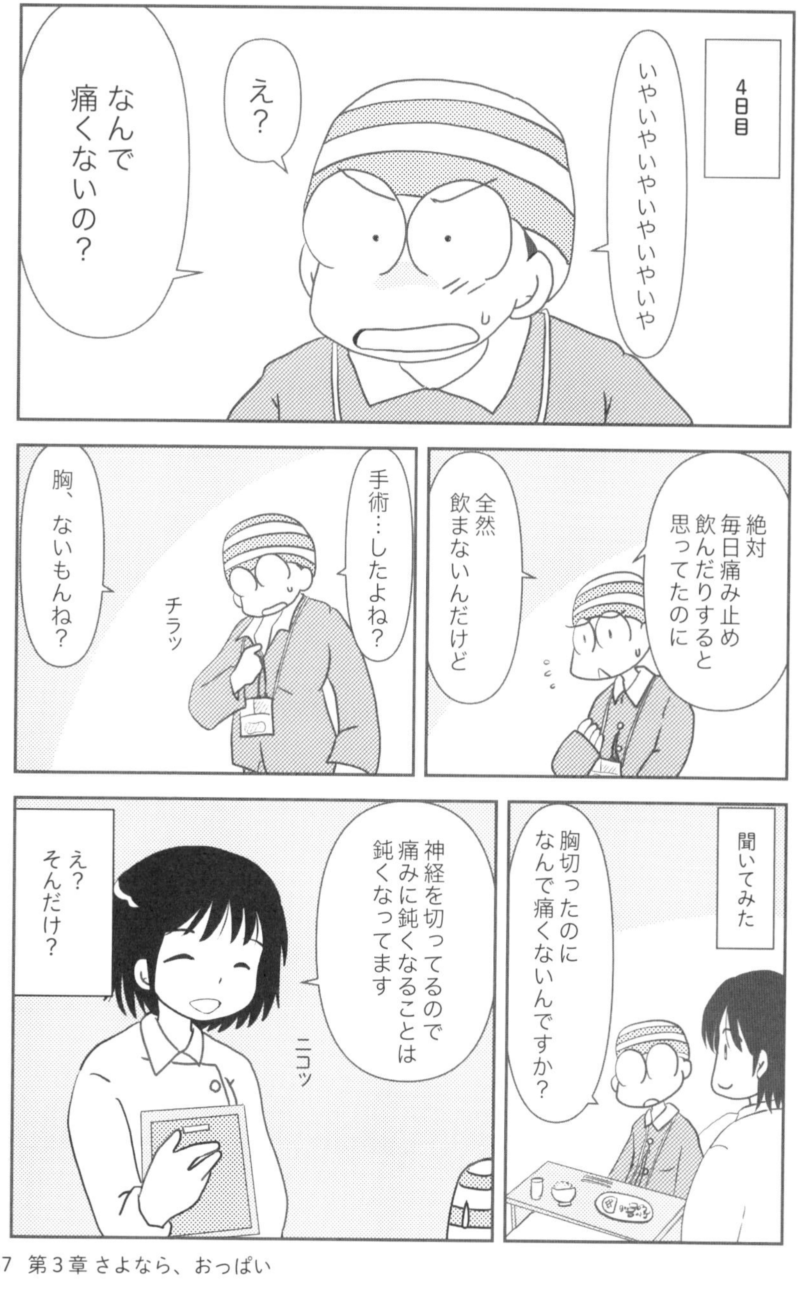
4日目
いやいやいやいやいやいや
え?
なんで痛くないの?
絶対毎日痛み止め飲んだりすると思ってたのに
全然飲まないんだけど
手術…したよね?
チラッ
胸、ないもんね?
聞いてみた
胸切ったのになんで痛くないんですか?
神経を切ってるので痛みに鈍くなることは鈍くなってます
ニコッ
え?そんだけ?

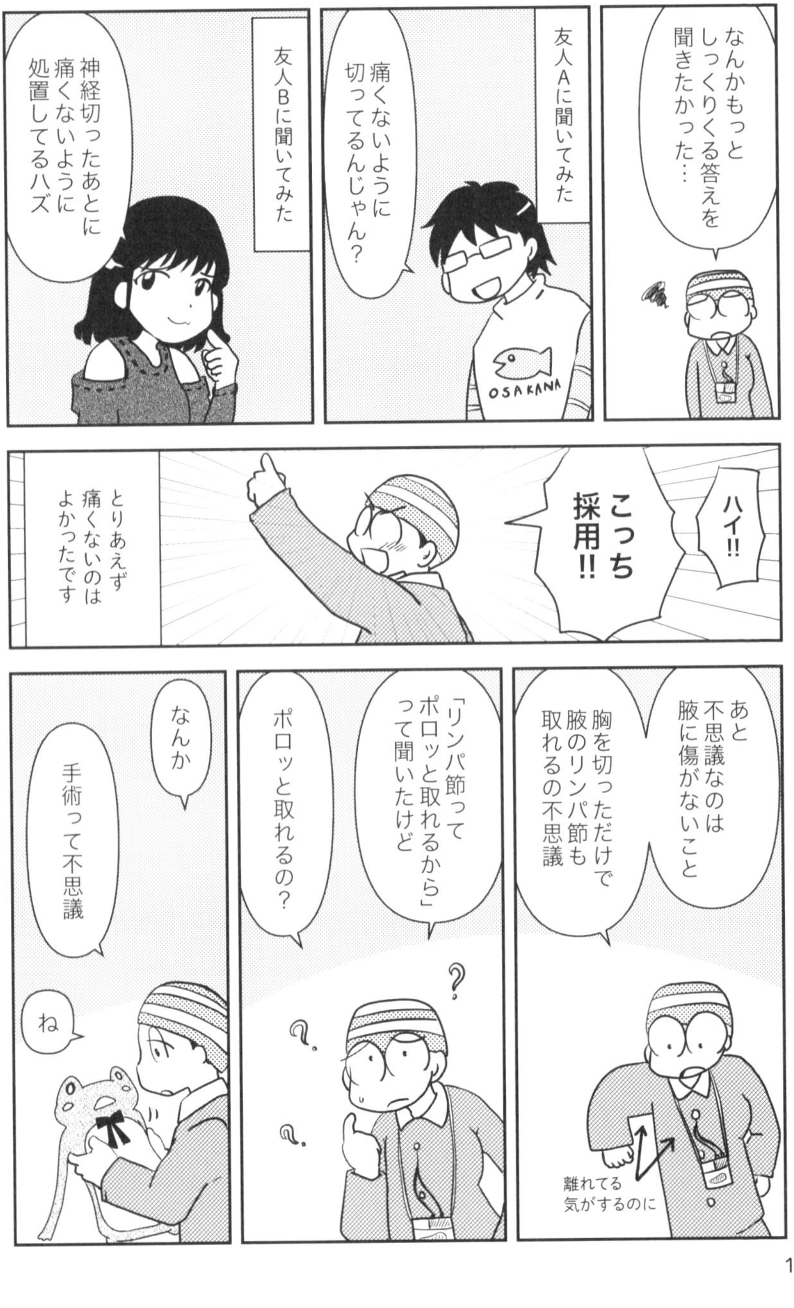
なんかもっと
しっくりくる答えを
聞きたかった…
友人Aに聞いてみた
痛くないように
切ってるんじゃん？
OSAKANA
友人Bに聞いてみた
神経切ったあとに
痛くないように
処置してるハズ
ハイ!!
こっち
採用!!
とりあえず
痛くないのは
よかったです
あと
不思議なのは
腋に傷がないこと
胸を切っただけで
腋のリンパ節も
取れるの不思議
離れてる
気がするのに
「リンパ節って
ポロッと取れるから」
って聞いたけど
ポロッと取れるの？
なんか
手術って不思議
ね

『リンパ浮腫のケアについて』

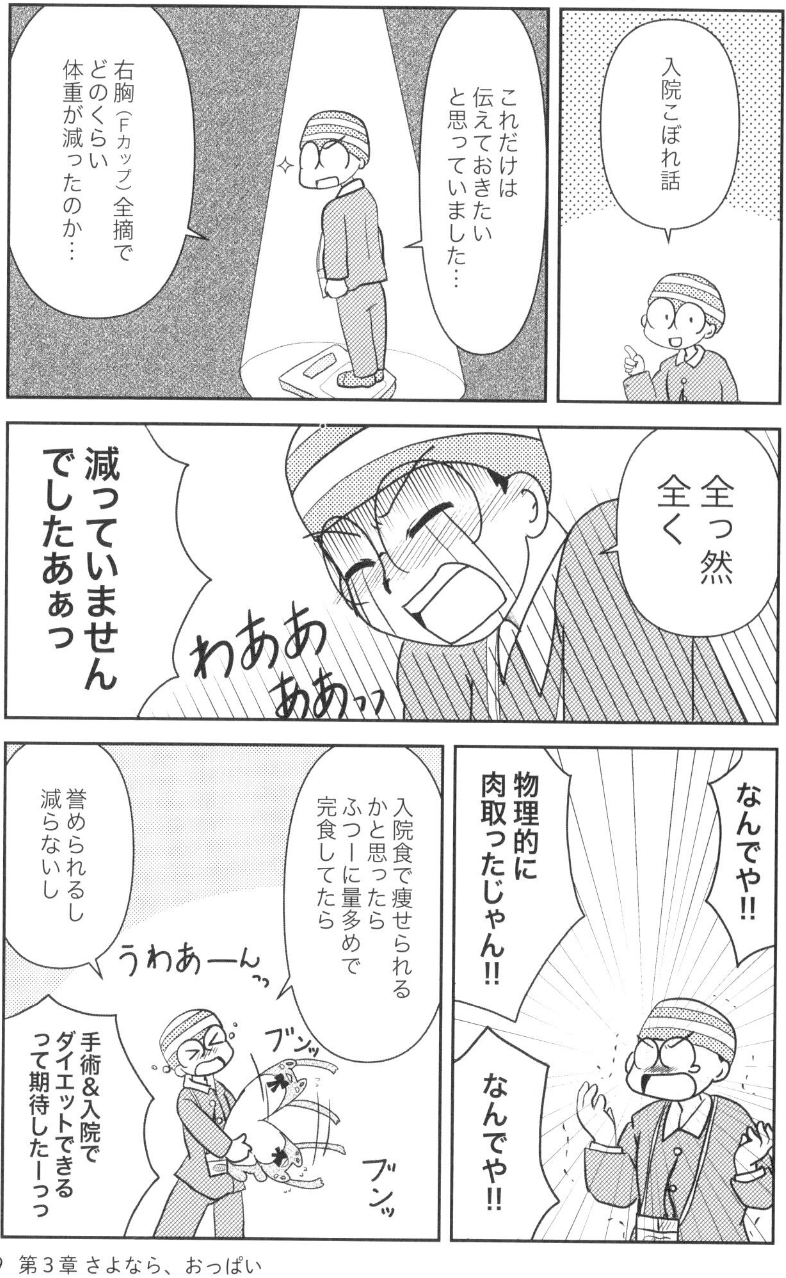
入院こぼれ話
これだけは伝えておきたいと思っていました…
右胸（Fカップ）全摘でどのくらい体重が減ったのか…
全っ然全く
減っていませんでしたあぁっ
わあああああっっ
なんでや!!
物理的に肉取ったじゃん!!
なんでや!!
入院食で痩せられるかと思ったらふつーに量多めで完食してたら
誉められるし減らないし
うわあーんっっ
ブンッ
ブンッ
手術&入院でダイエットできるって期待したーっっ

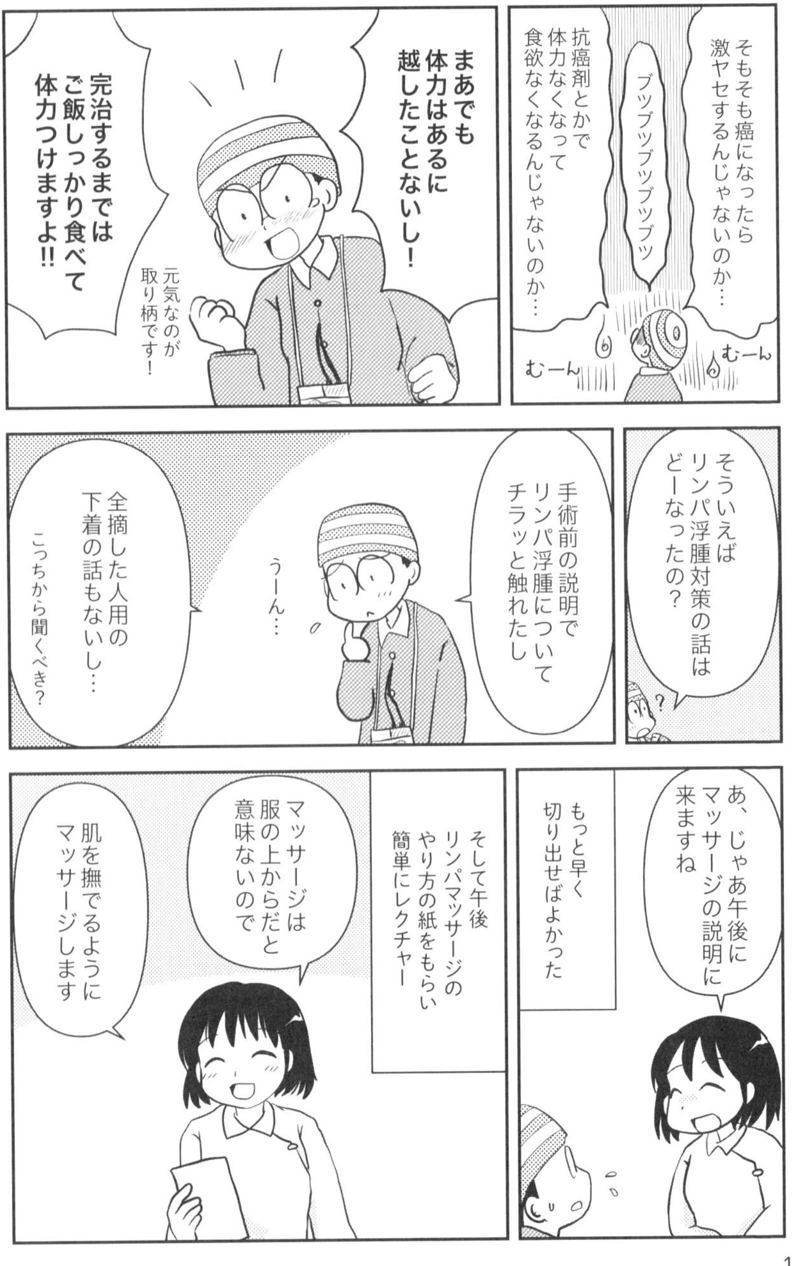
そもそも癌になったら激ヤセするんじゃないのか…
ブツブツブツブツブツ
抗癌剤とかで体力なくなって食欲なくなるんじゃないのか…
むーん
むーん
まあでも体力はあるに越したことないし！
完治するまではご飯しっかり食べて体力つけますよ!!
元気なのが取り柄です！
そういえばリンパ浮腫対策の話はどーなったの？
？
手術前の説明でリンパ浮腫についてチラッと触れたし
うーん…
全摘した人用の下着の話もないし…
こっちから聞くべき？
あ、じゃあ午後にマッサージの説明に来ますね
もっと早く切り出せばよかった
そして午後リンパマッサージのやり方の紙をもらい簡単にレクチャー
マッサージは服の上からだと意味ないので
肌を撫でるようにマッサージします

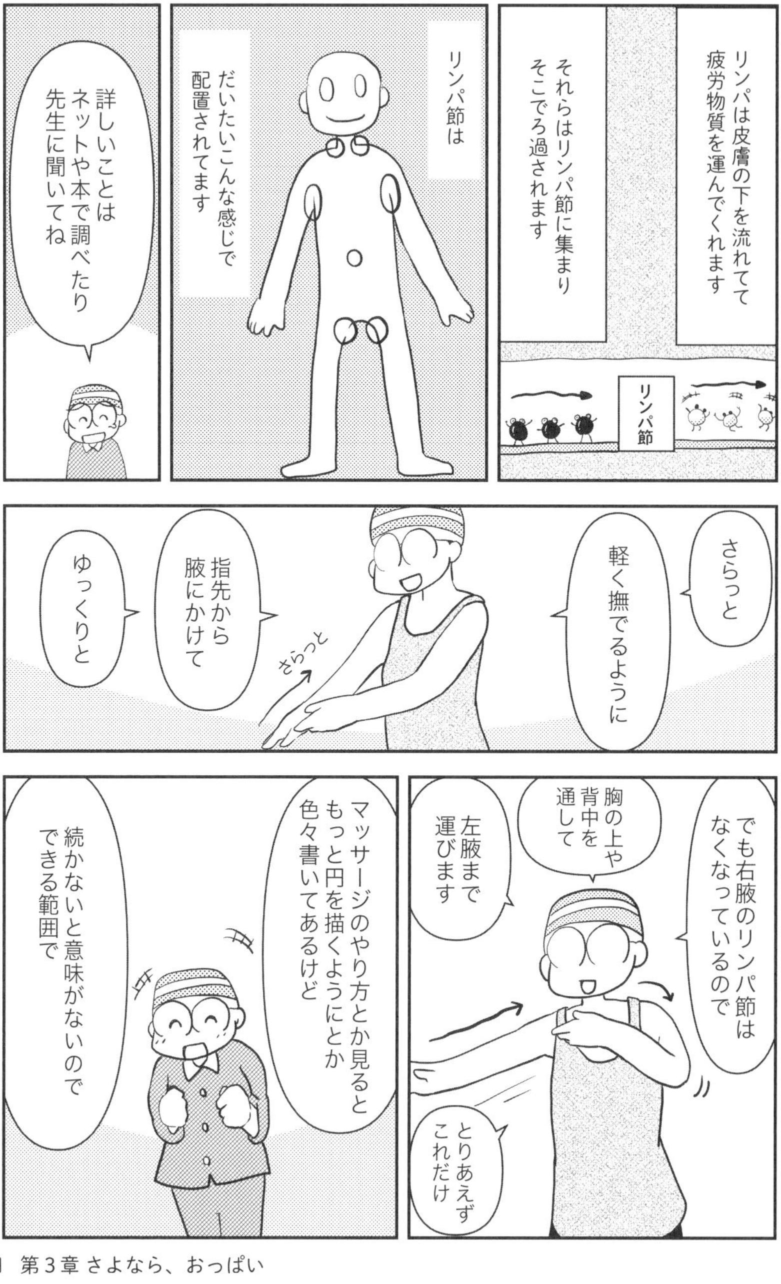
リンパは皮膚の下を流れてて疲労物質を運んでくれます
それらはリンパ節に集まりそこでろ過されます
リンパ節
リンパ節は
だいたいこんな感じで配置されてます
詳しいことはネットや本で調べたり先生に聞いててね
さらっと
軽く撫でるように
指先から腋にかけて
ゆっくりと
さらっと
でも右腋のリンパ節はなくなっているので
胸の上や背中を通して
左腋まで運びます
とりあえずこれだけ
マッサージのやり方とか見るともっと円を描くようにとか色々書いてあるけど
続かないと意味がないのでできる範囲で

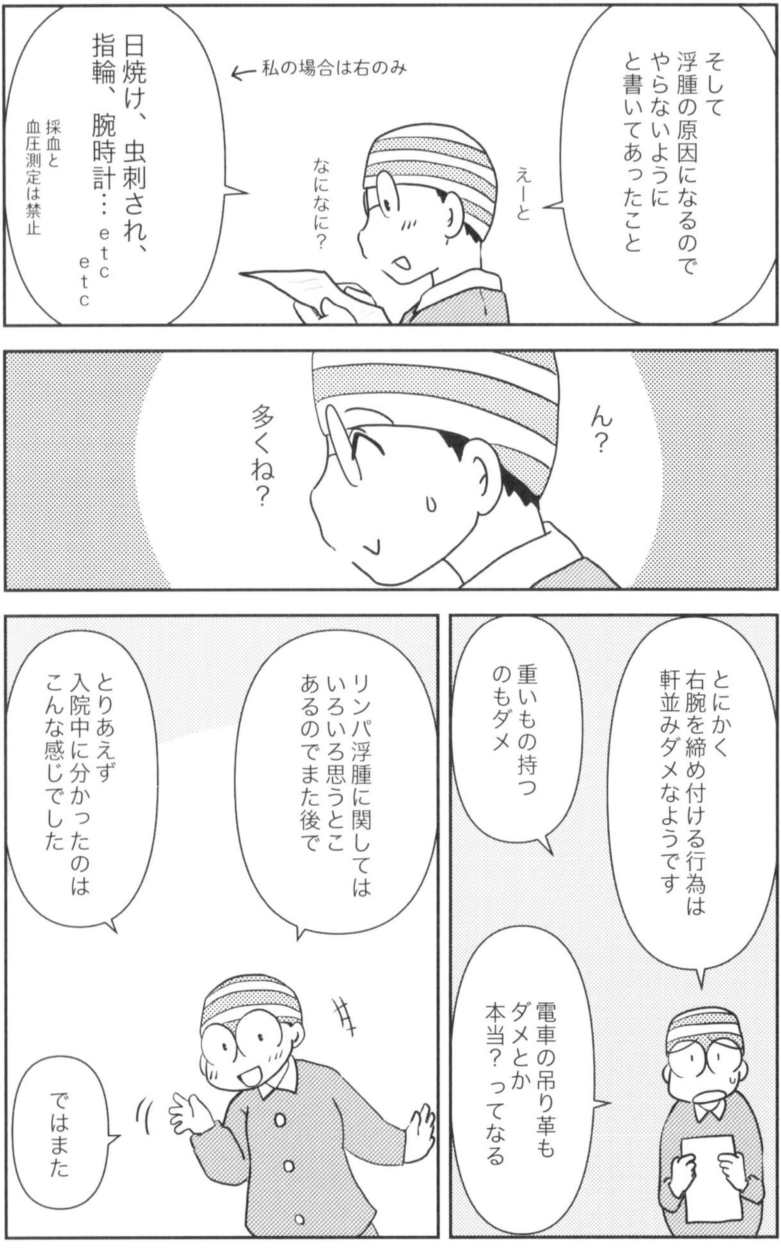
そして浮腫の原因になるのでやらないようにと書いてあったこと
えーと
なになに？
私の場合は右のみ
日焼け、虫刺され、指輪、腕時計…etc etc
採血と血圧測定は禁止
ん？
多くね？
とにかく右腕を締め付ける行為は軒並みダメなようです
重いもの持つのもダメ
電車の吊り革もダメとか本当？ってなる
リンパ浮腫に関してはいろいろ思うところあるのでまた後で
とりあえず入院中に分かったのはこんな感じでした
ではまた

『そして退院へ』

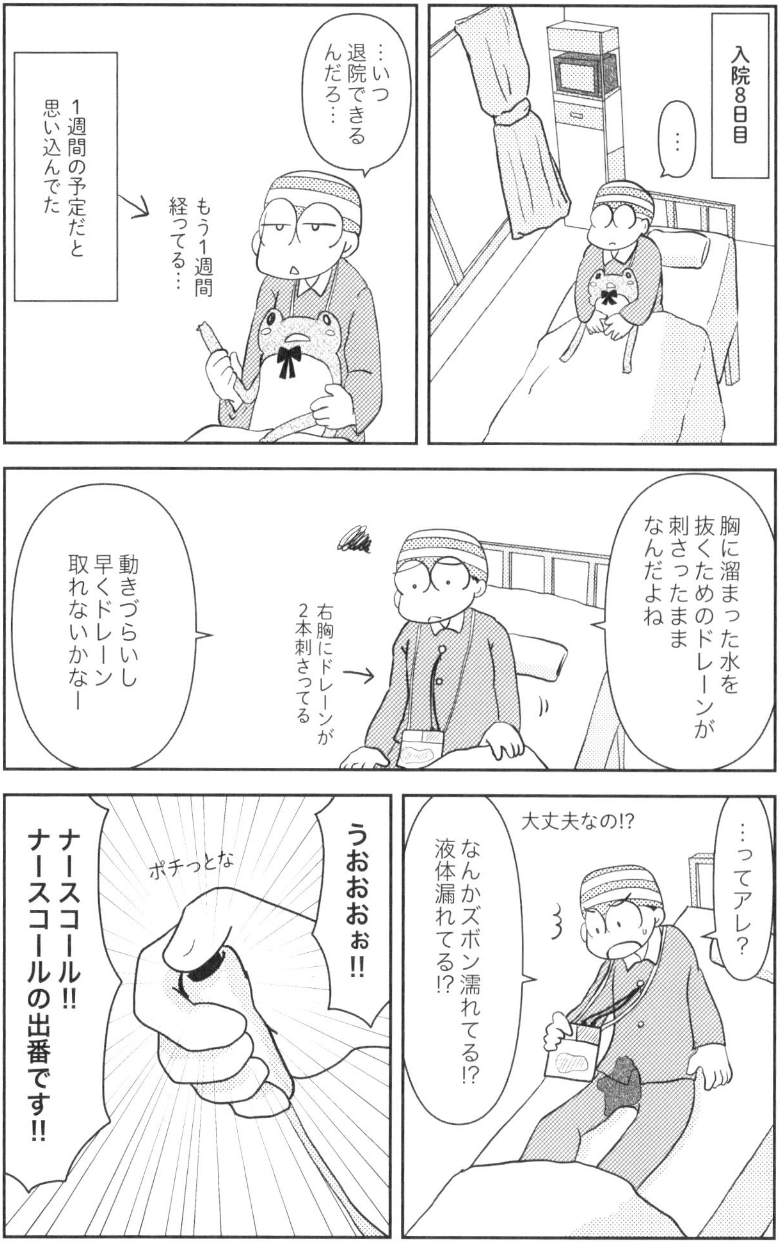
入院8日目
…
…いつ退院できるんだろ…
1週間の予定だと思い込んでた
もう1週間経ってる…
胸に溜まった水を抜くためのドレーンが刺さったままなんだよね
右胸にドレーンが2本刺さってる
動きづらいし早くドレーン取れないかなー
…ってアレ?
大丈夫なの!?
なんかズボン濡れてる!? 液体漏れてる!?
うおおおぉ!!
ポチっとな
ナースコール!! ナースコールの出番です!!

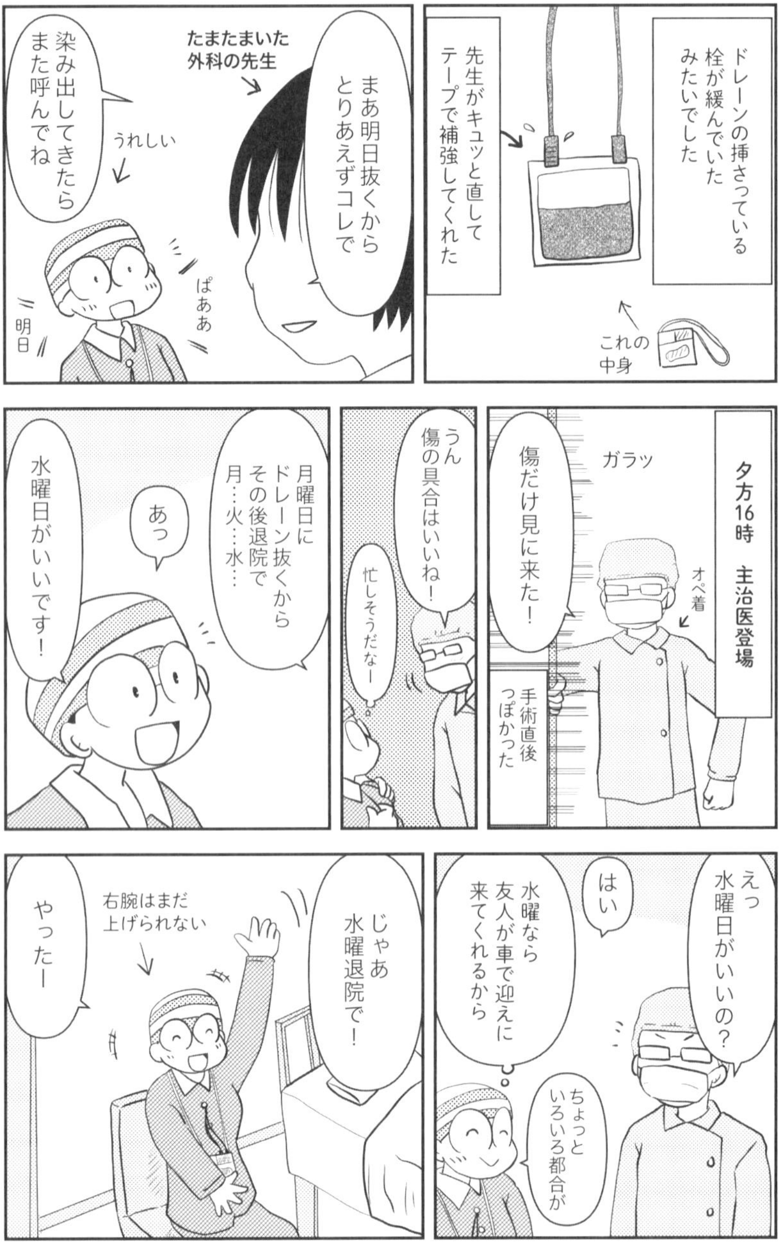

ドレーンの挿さっている栓が緩んでいたみたいでした
先生がキュッと直してテープで補強してくれた
これの中身
たまたまいた外科の先生
まあ明日抜くからとりあえずコレで
ぱああ
明日
うれしい
染み出してきたらまた呼んでね
夕方16時　主治医登場
ガラッ
オペ着
傷だけ見に来た！
手術直後っぽかった
うん傷の具合はいいね！
忙しそうだなー
月曜日にドレーン抜くからその後退院で月…火…水…
あっ
水曜日がいいです！
えっ水曜日がいいの？
はい
水曜なら友人が車で迎えに来てくれるから
ちょっといろいろ都合が
じゃあ水曜退院で！
右腕はまだ上げられない
やったー

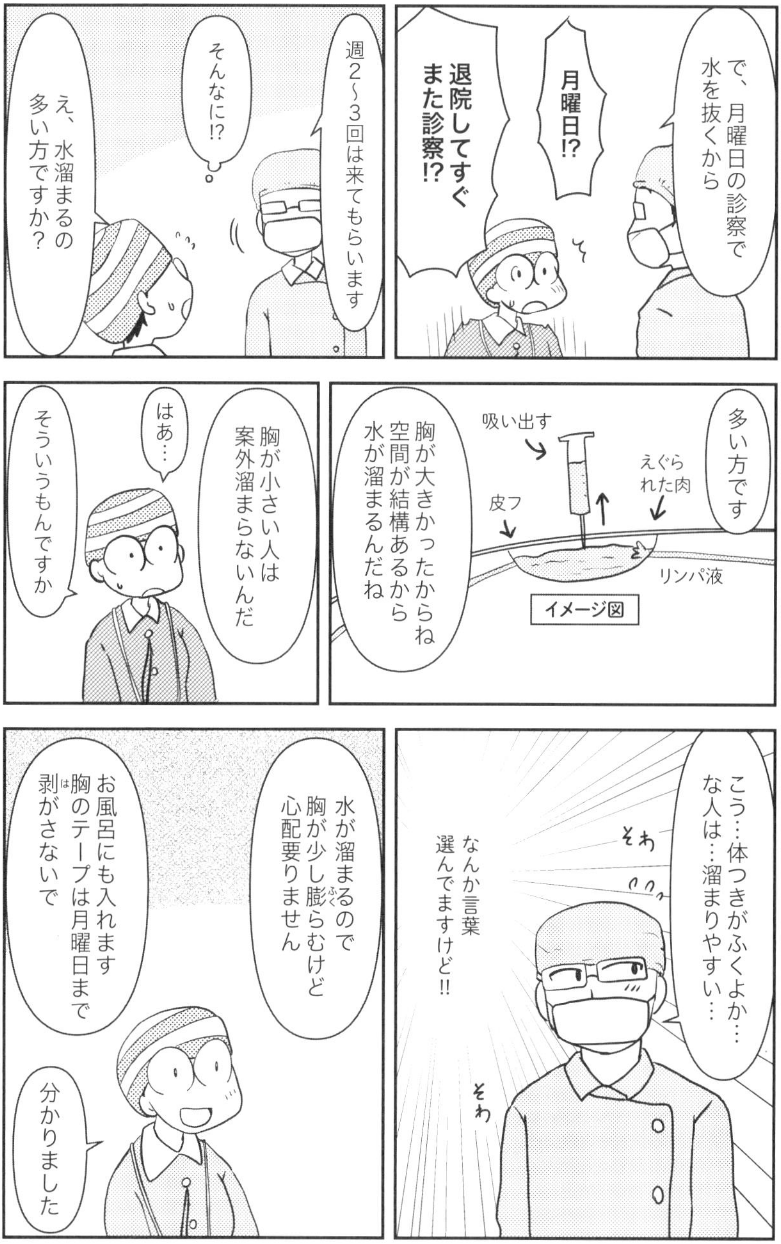
で、月曜日の診察で水を抜くから
月曜日!?
退院してすぐまた診察!?
週2〜3回は来てもらいます
そんなに!?
え、水溜まるの多い方ですか?
多い方です
吸い出す
えぐられた肉
皮フ
リンパ液
イメージ図
胸が大きかったからね空間が結構あるから水が溜まるんだね
胸が小さい人は案外溜まらないんだ
はあ…
そういうもんですか
こう…体つきがふくよか…な人は…溜まりやすい…
そわ
なんか言葉選んでますけど!!
そわ
水が溜まるので胸が少し膨《ふく》らむけど心配要りません
お風呂にも入れます胸のテープは月曜日まで剥《は》がさないで
分かりました

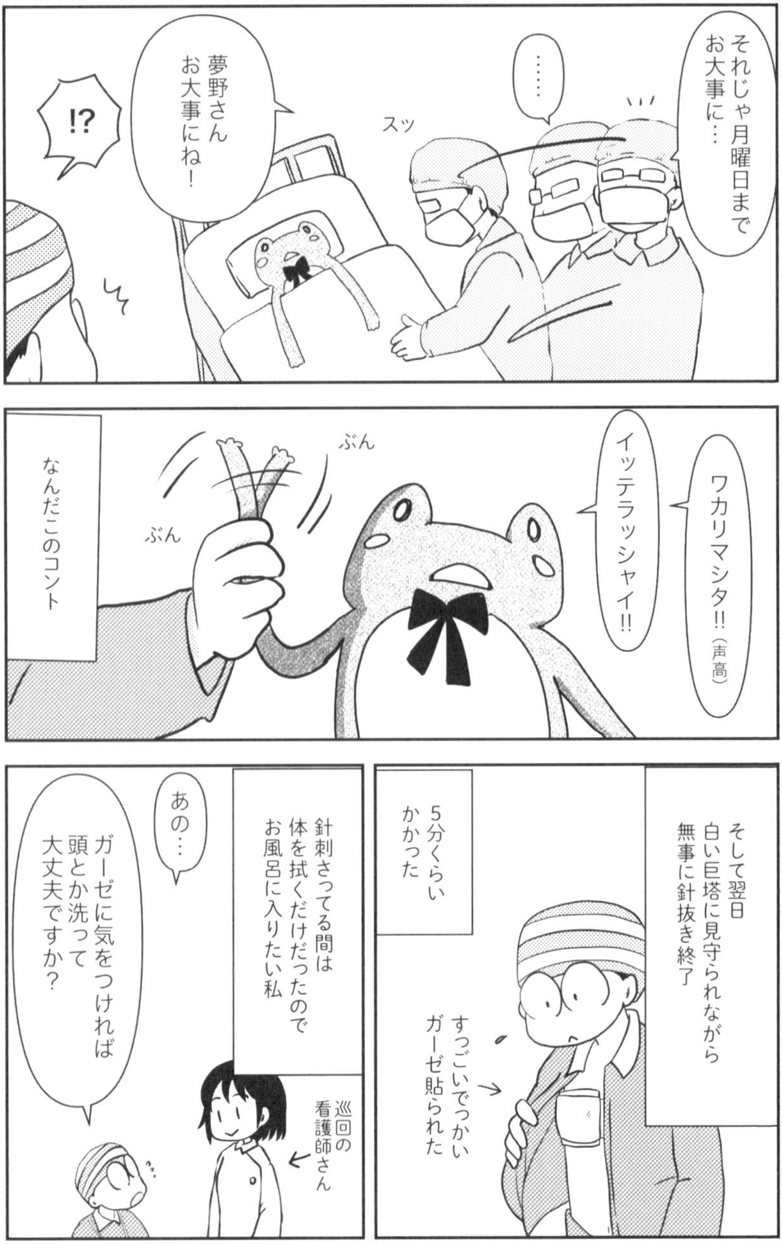
それじゃ月曜日までお大事に…
……
スッ
夢野さんお大事にね！
!?
ワカリマシタ!!（声高）
イッテラッシャイ!!
ぶん
ぶん
なんだこのコント
そして翌日白い巨塔に見守られながら無事に針抜き終了
5分くらいかかった
すっごいでっかいガーゼ貼られた
針刺さってる間は体を拭くだけだったのでお風呂に入りたい私
あの…
ガーゼに気をつければ頭とか洗って大丈夫ですか？
巡回の看護師さん

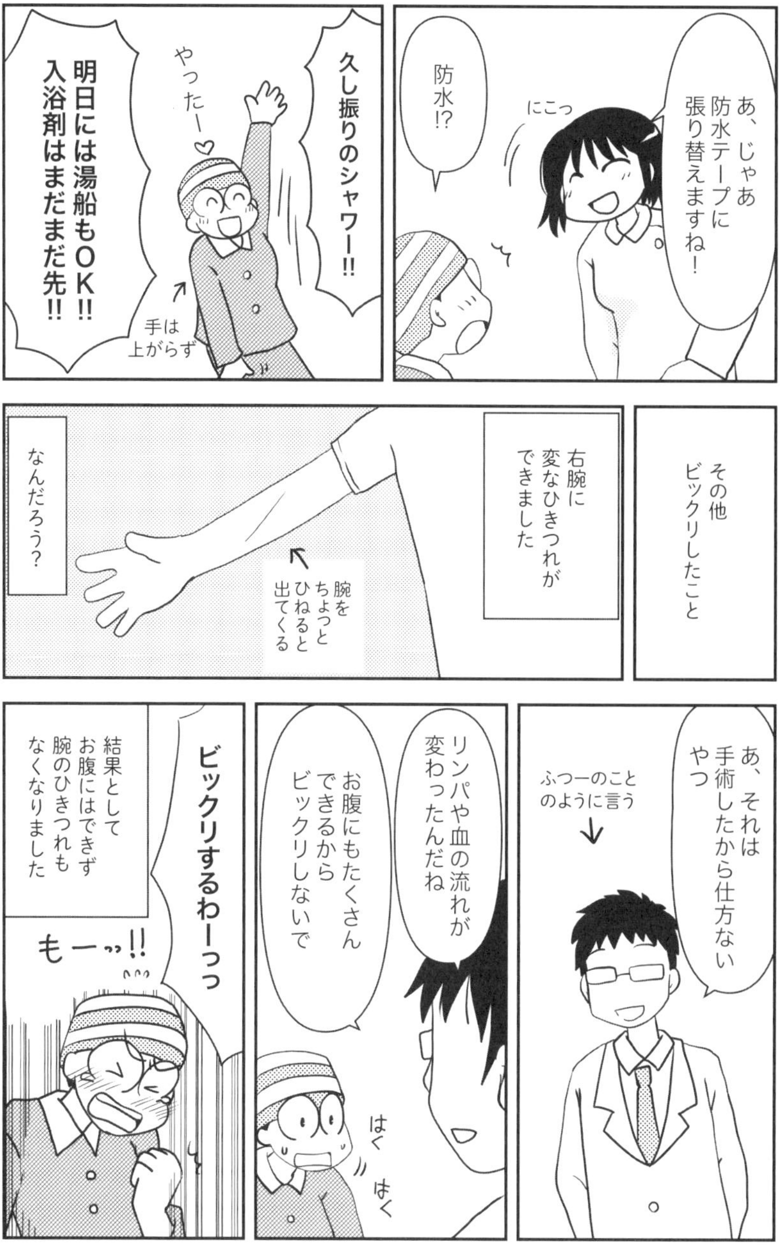
あ、じゃあ防水テープに張り替えますね！
にこっ
防水!?
久し振りのシャワー!!
やったー♡
明日には湯船もＯＫ!!入浴剤はまだまだ先!!
手は上がらず
その他ビックリしたこと
右腕に変なひきつれができました
腕をちょっとひねると出てくる
なんだろう?
あ、それは手術したから仕方ないやつ
ふつーのことのように言う
リンパや血の流れが変わったんだね
お腹にもたくさんできるからビックリしないで
はく はく
ビックリするわーっっ
もーっ!!
結果としてお腹にはできず腕のひきつれもなくなりました

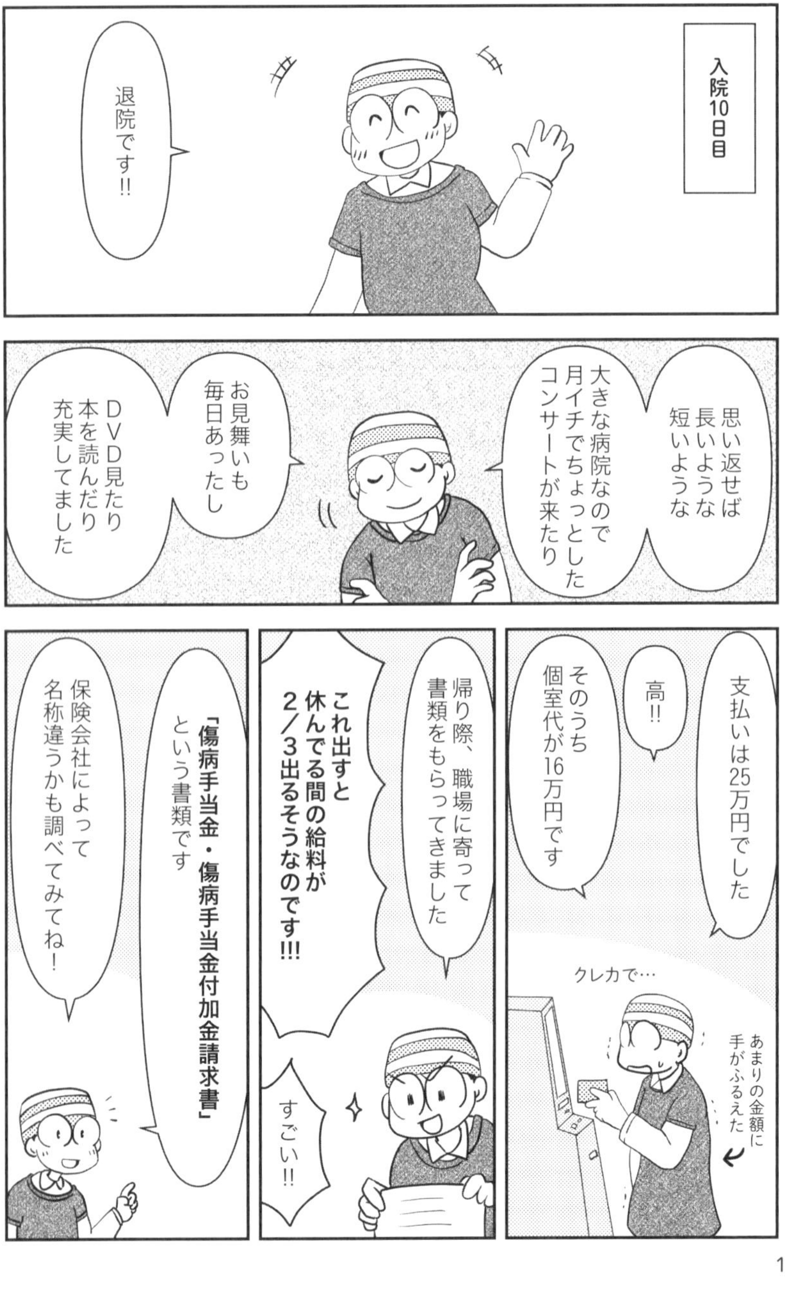
入院10日目
退院です!!
思い返せば長いような短いような
大きな病院なので月イチでちょっとしたコンサートが来たり
お見舞いも毎日あったし
DVD見たり本を読んだり充実してました
支払いは25万円でした
高!!
そのうち個室代が16万円です
クレカで…
あまりの金額に手がふるえた
帰り際、職場に寄って書類をもらってきました
これ出すと休んでる間の給料が2/3出るそうなのです!!!
すごい!!
「傷病手当金・傷病手当金付加金請求書」という書類です
保険会社によって名称違うかも調べてみてね!

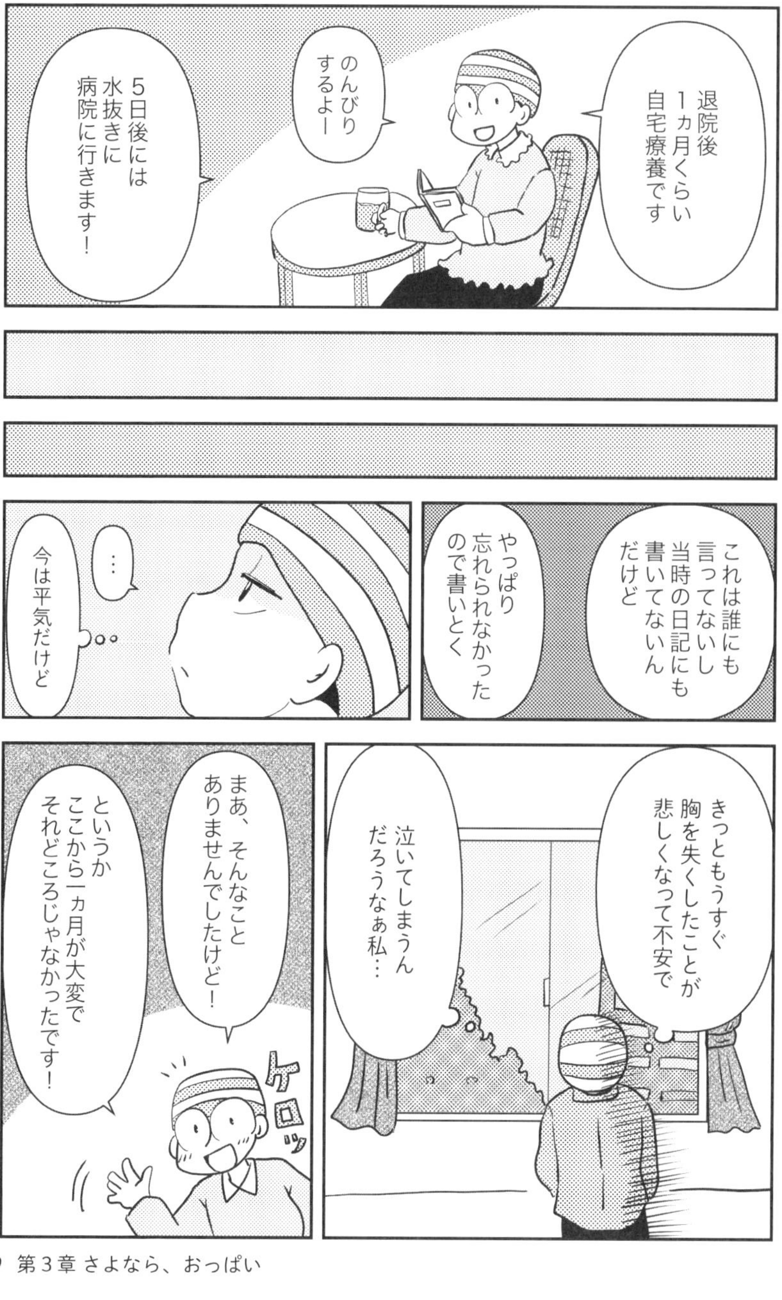
退院後
1ヵ月くらい
自宅療養です
のんびり
するよー
5日後には
水抜きに
病院に行きます！
これは誰にも
言ってないし
当時の日記にも
書いてないいん
だけど
やっぱり
忘れられなかった
ので書いとく
…
今は平気だけど
きっともうすぐ
胸を失くしたことが
悲しくなって不安で
泣いてしまうん
だろうなぁ私…
まあ、そんなこと
ありませんでしたけど！
というか
ここから一ヵ月が大変で
それどころじゃなかったです！
ケロッ

胸パッドを買いに行った話1

全摘して胸がなくなると、左右のバランスが悪くなって腰が悪くなると聞いたので、ワコールリマンマへの予約を取り、満を持して胸パッドを買いに行った！……はずでした。「まだ時期早々です！　売れません！」と言われて買えませんでした……。

《何故買えなかったのか》

この時は手術して間もないので、胸の傷は腫れ、胸の空洞に水が溜まっているこの状態で胸パッドを買ってしまうと、傷が落ち着いたあとで、サイズが合わなくなってしまう可能性があるので、数ヵ月は様子を見て落ち着いてから買うモノだったようです。

そしてシリコン製の胸パッドは結構重量があり、傷がまだ落ち着いていないと、傷に負担になってしまうものなので、良くないということでした。

《シリコンパッド》

シリコンパッドは結構高価なもので、1個数万円もします。そして重量もあるので、リマンマ用の下着も用意します。でも、絶対必要というものではないので、自分には必要と思った時に、購入を考えるといいと思います。

それでいざ測ってみると、カップがワンサイズ小さくなっていて、地味にショックだったのですが、よくよく聞くとワコールの下着は全体的に大きく出来ているらしくて、いつもよりワンサイズ下の下着で、ちょうどいい感じなんだそうです。普通の下着屋さんで買う時は、いつものサイズでいいと聞いてちょっと安心……。

そして、シリコンパッドなんですが、サイズが0～10までありました。種類も8種類くらいあって、温度調節もしてくれる高機能なパッドもありましたが、それはサイズが8までしかなくて、私のサイズは10だったので選べませんでした……。

結局、8種類もあるのに、サイズや形の関係で、私が選べたのは1種類だけ……。

リマンマ用の下着も、サイズがなくて選べなかったのだけど、可愛いのとかあったりするのかなぁ。

下着屋さんで、A～Cのブラは安くて可愛いのがいっぱいあっていいなぁ～って思ってたけど、まさかここに来てまで選ぶことができないなんてと、ちょっと残念に思ったりしました。

『リンパ浮腫、予防したい話』

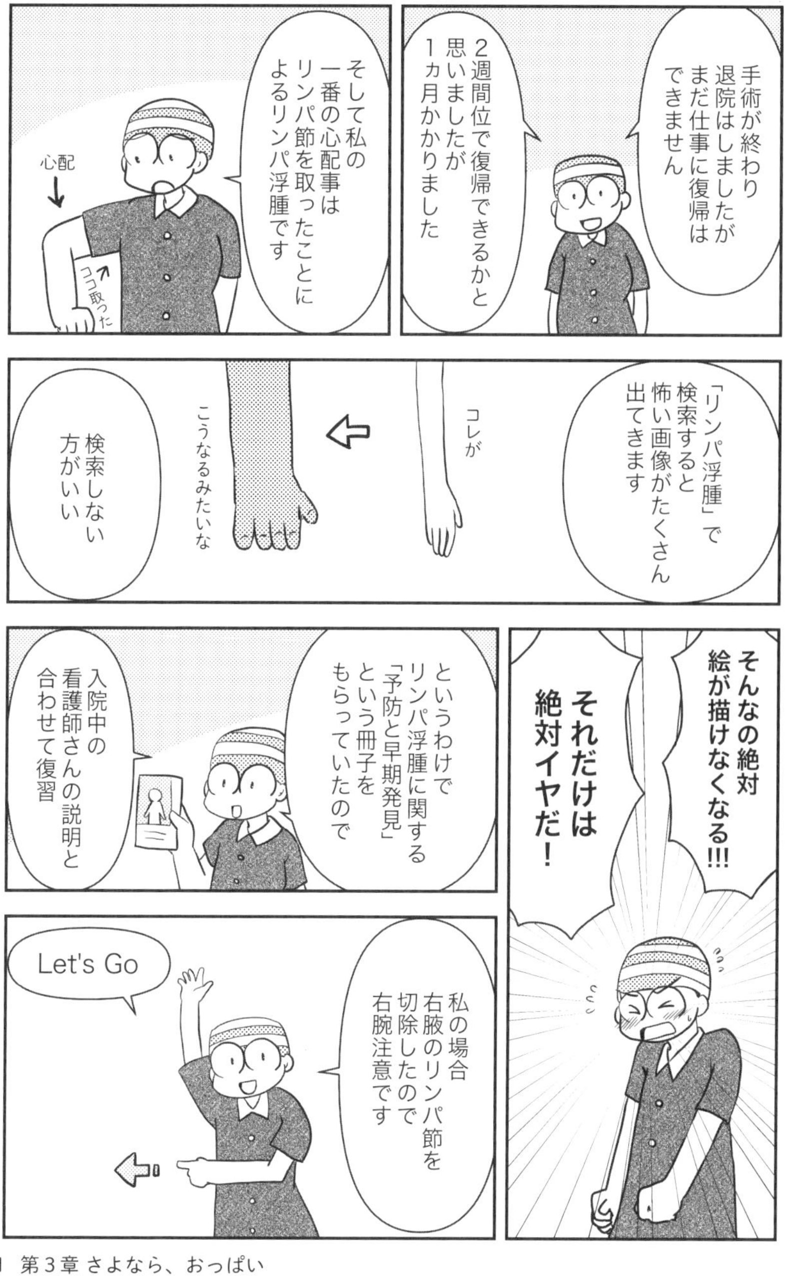
手術が終わり退院はしましたがまだ仕事に復帰はできません
2週間位で復帰できるかと思いましたが1ヵ月かかりました
そして私の一番の心配事はリンパ節を取ったことによるリンパ浮腫です
心配
ココ取った
「リンパ浮腫」で検索すると怖い画像がたくさん出てきます
コレが
こうなるみたいな
検索しない方がいい
そんなの絶対絵が描けなくなる!!!
それだけは絶対イヤだ!
というわけでリンパ浮腫に関する「予防と早期発見」という冊子をもらっていたので
入院中の看護師さんの説明と合わせて復習
私の場合右腋のリンパ節を切除したので右腕注意です
Let's Go

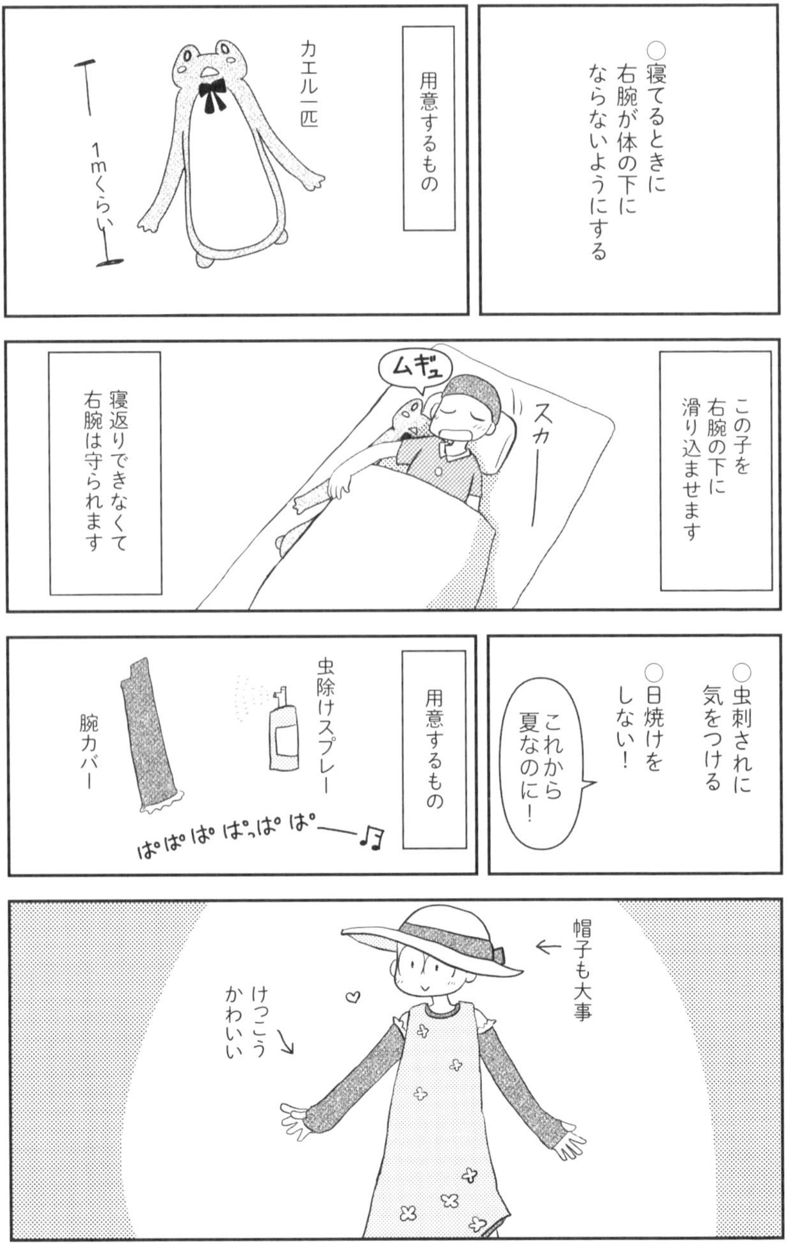
○寝てるときに右腕が体の下にならないようにする
用意するもの
カエル一匹
1mくらい
この子を右腕の下に滑り込ませます
ムギュ
スカー
寝返りできなくて右腕は守られます
○虫刺されに気をつける
○日焼けをしない!
これから夏なのに!
用意するもの
虫除けスプレー
腕カバー
ぱぱぱ ぱっぱぱー♫
帽子も大事
けっこうかわいい

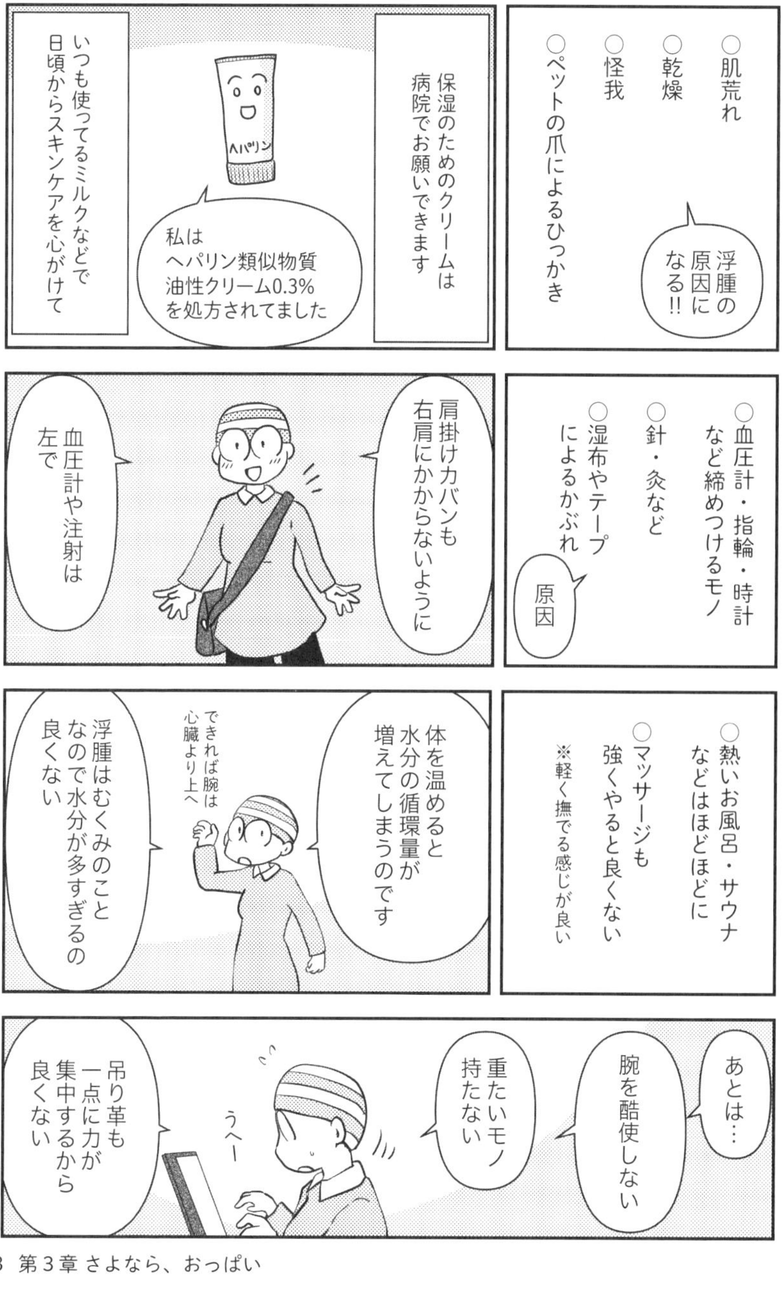

○肌荒れ
○乾燥
○怪我
○ペットの爪によるひっかき
浮腫の原因になる!!
保湿のためのクリームは病院でお願いできます
ヘパリン
私はヘパリン類似物質油性クリーム0.3%を処方されてました
いつも使ってるミルクなどで日頃からスキンケアを心がけて
○血圧計・指輪・時計など締めつけるモノ
○針・灸など
○湿布やテープによるかぶれ
原因
肩掛けカバンも右肩にかからないように
血圧計や注射は左で
○熱いお風呂・サウナなどはほどほどに
○マッサージも強くやると良くない
※軽く撫でる感じが良い
体を温めると水分の循環量が増えてしまうのです
できれば腕は心臓より上へ
浮腫はむくみのことなので水分が多すぎるのは良くない
あとは…
腕を酷使しない
重たいモノ持たない
うへー
吊り革も一点に力が集中するから良くない

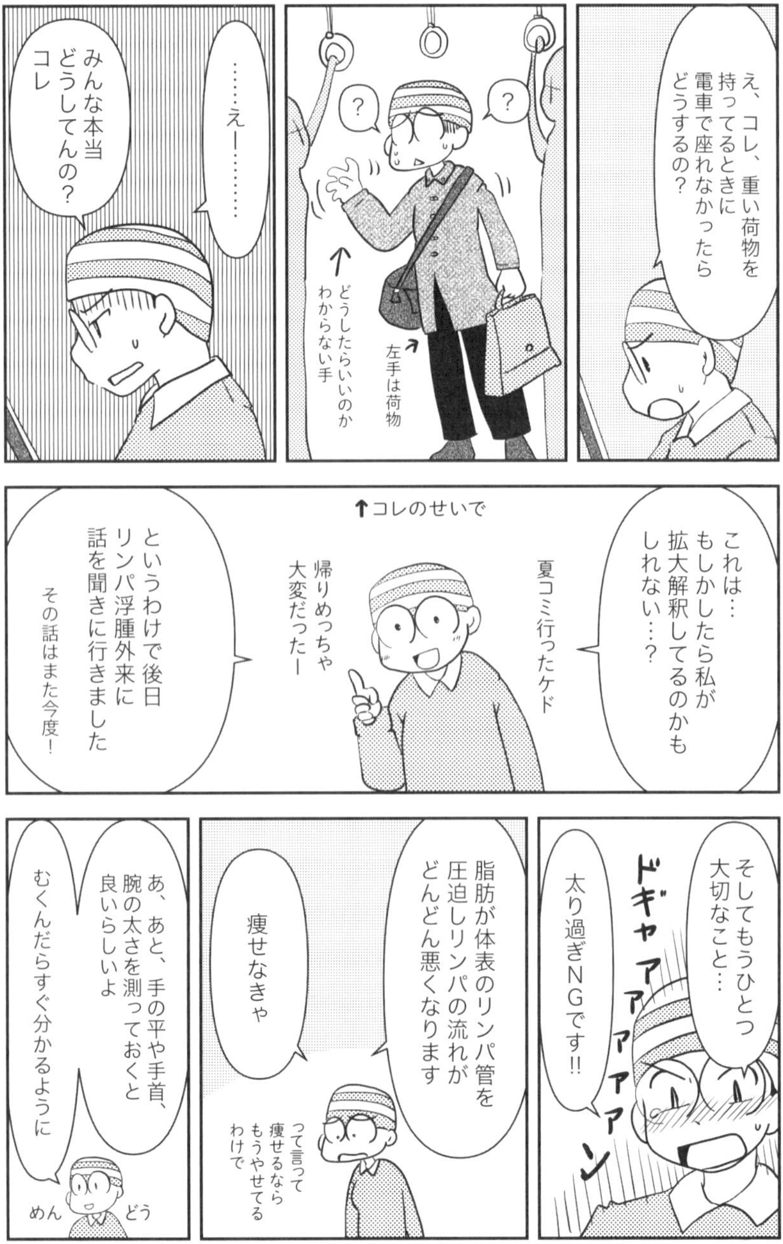

え、コレ、重い荷物を持ってるときに電車で座れなかったらどうするの？
？
？
どうしたらいいのかわからない手
左手は荷物
……えー………
みんな本当どうしてんの？コレ
これは…もしかしたら私が拡大解釈してるのかもしれない…？
夏コミ行ったケド
↑コレのせいで
帰りめっちゃ大変だったー
というわけで後日リンパ浮腫外来に話を聞きに行きました
その話はまた今度！
そしてもうひとつ大切なこと…
ドギャアアアアアン
太り過ぎNGです!!
脂肪が体表のリンパ管を圧迫しリンパの流れがどんどん悪くなります
痩せなきゃ
って言って痩せるならもうやせてるわけで
あ、あと、手の平や手首、腕の太さを測っておくと良いらしいよ
むくんだらすぐ分かるように
めんどう

『術後、水抜きの一ヵ月1』

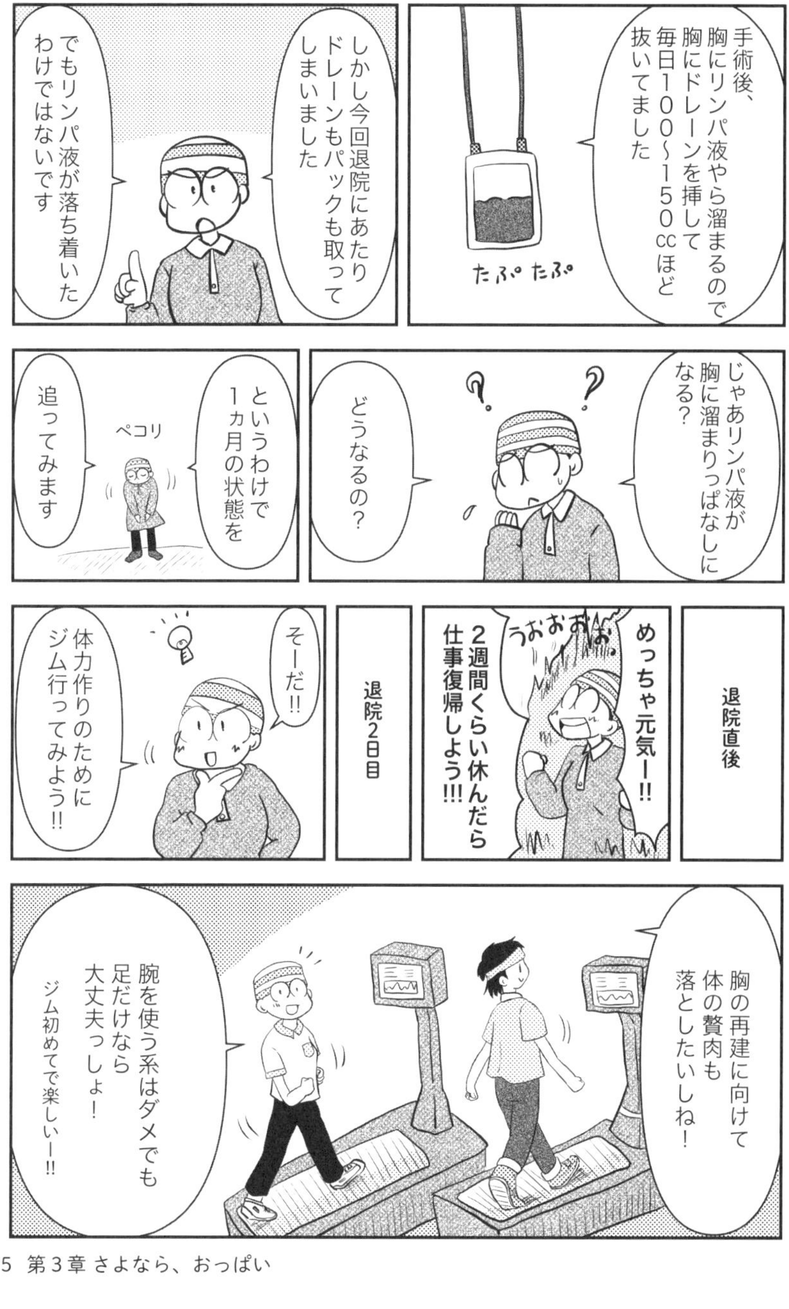
手術後、胸にリンパ液やら溜まるので胸にドレーンを挿して毎日100～150ccほど抜いてました
たぷ たぷ
しかし今回退院にあたりドレーンもパックも取ってしまいました
でもリンパ液が落ち着いたわけではないです
じゃあリンパ液が胸に溜まりっぱなしになる？
どうなるの？
というわけで1ヵ月の状態を
ペコリ
追ってみます
退院直後
めっちゃ元気ー!!
うおおおお
2週間くらい休んだら仕事復帰しよう!!!
退院2日目
そーだ!!
体力作りのためにジム行ってみよう!!
胸の再建に向けて体の贅肉も落としたいしね！
腕を使う系はダメでも足だけなら大丈夫っしょ！
ジム初めてで楽しいー!!

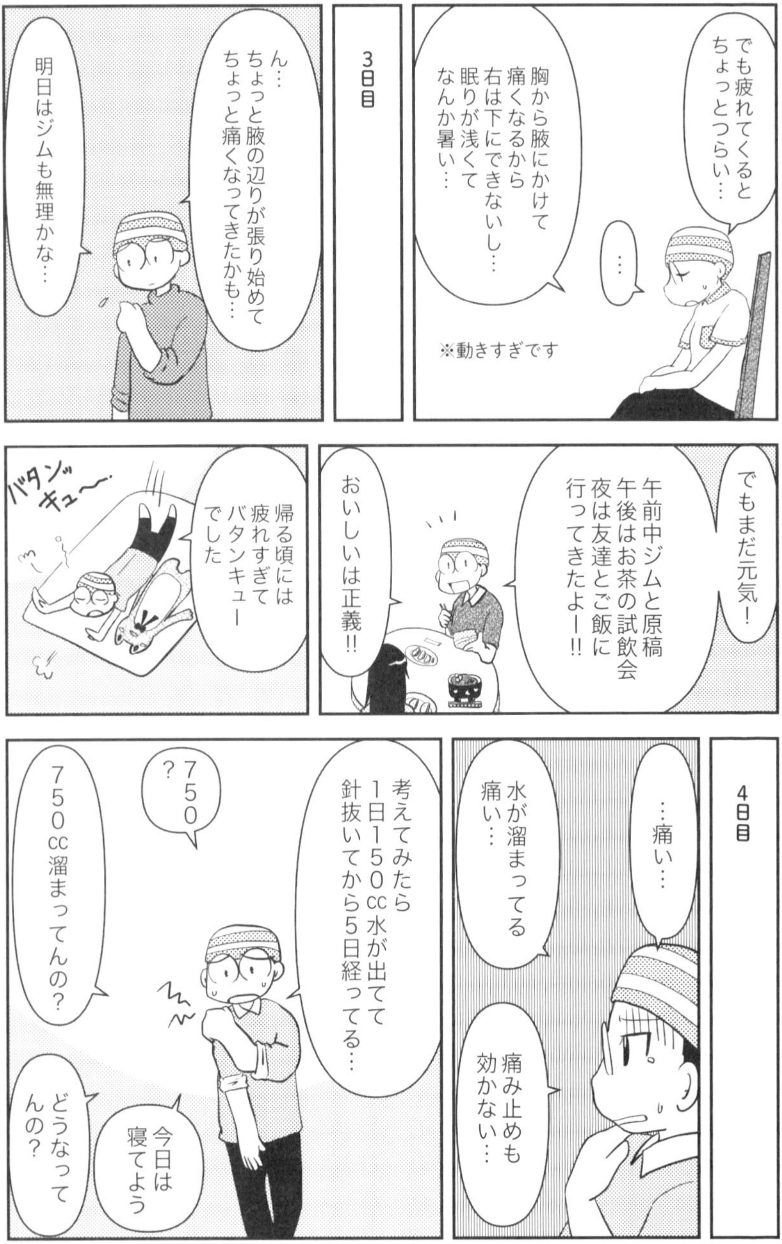
でも疲れてくると
ちょっとつらい…
…
胸から腋にかけて痛くなるから右は下にできないし…眠りが浅くてなんか暑い…
※動きすぎです
3日目
ん…ちょっと腋の辺りが張り始めてちょっと痛くなってきたかも…
明日はジムも無理かな…
でもまだ元気!
午前中ジムと原稿
午後はお茶の試飲会
夜は友達とご飯に行ってきたよー!!
おいしいは正義!!
帰る頃には疲れすぎてバタンキューでした
バタンッ
キュ〜〜
4日目
…痛い…
水が溜まってる痛い…
痛み止めも効かない…
考えてみたら1日150cc水が出てて針抜いてから5日経ってる…
750?
750cc溜まってんの?
今日は寝てよう
どうなってんの?

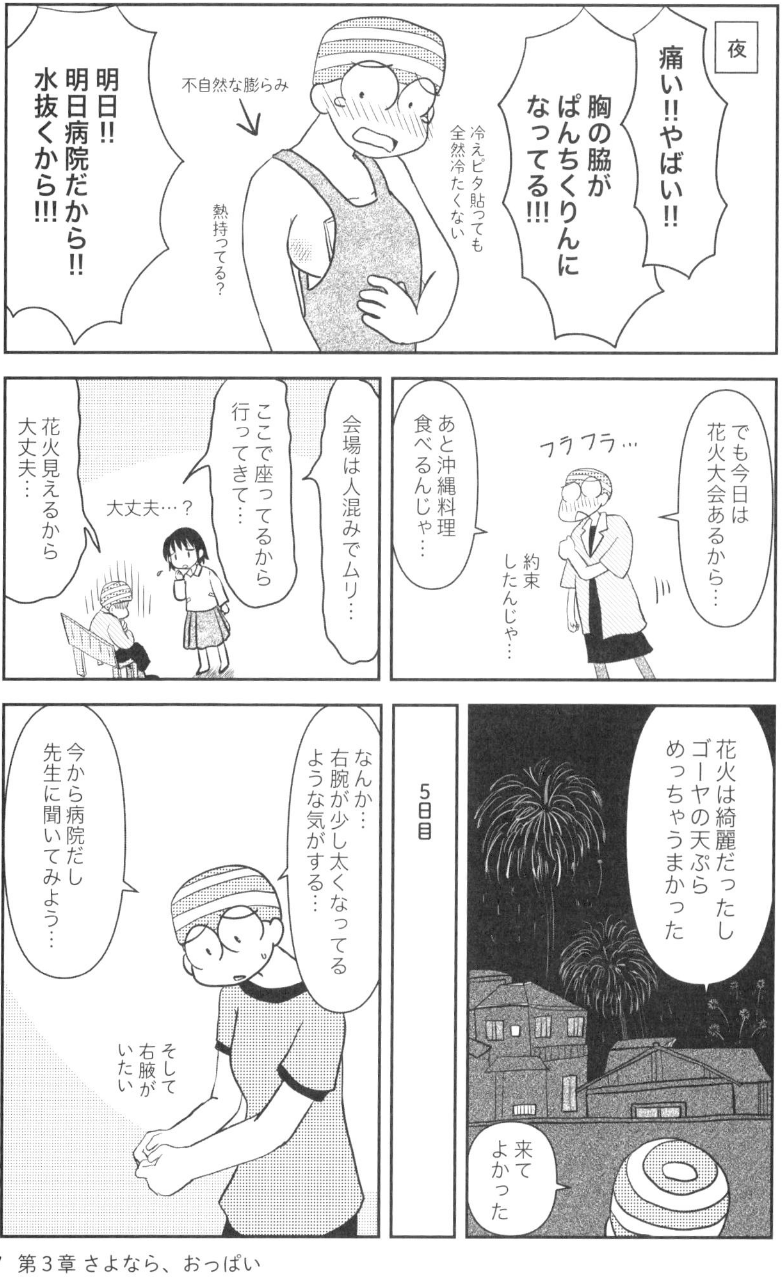
夜
痛い!!やばい!!
胸の脇がぱんちくりんになってる!!!
冷えピタ貼っても全然冷たくない
不自然な膨らみ
熱持ってる?
明日!!
明日病院だから!!
水抜くから!!!
でも今日は花火大会あるから…
フラフラ…
約束したんじゃ…
あと沖縄料理食べるんじゃ…
会場は人混みでムリ…
ここで座ってるから行ってきて…
大丈夫…?
花火見えるから大丈夫…
花火は綺麗だったしゴーヤの天ぷらめっちゃうまかった
来てよかった
5日目
なんか…右腕が少し太くなってるような気がする…
そして右腕がいたい
今から病院だし先生に聞いてみよう…

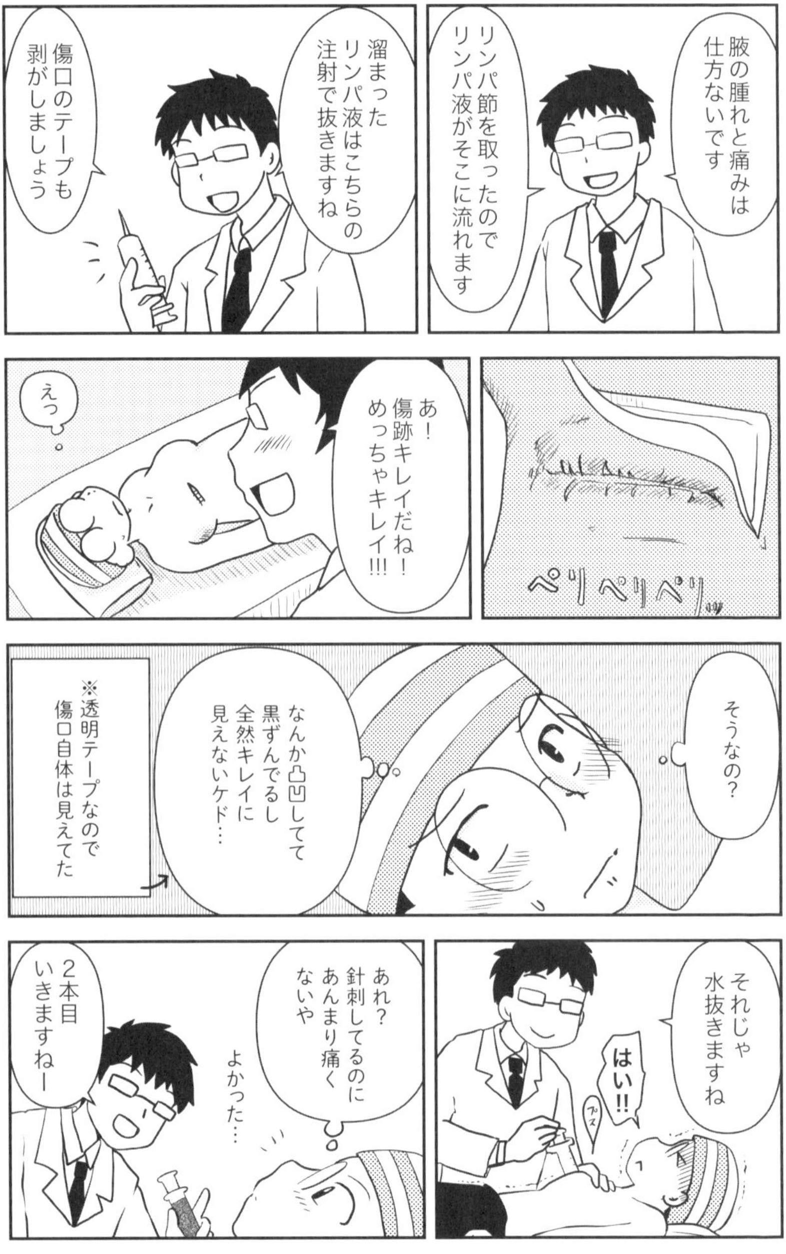
腋の腫れと痛みは仕方ないです
リンパ節を取ったのでリンパ液がそこに流れます
溜まったリンパ液はこちらの注射で抜きますね
傷口のテープも剥がしましょう
ペリペリペリッ
あ!傷跡キレイだね!めっちゃキレイ!!!
えっ。
そうなの?
なんか凸凹してて黒ずんでるし全然キレイに見えないケド…
※透明テープなので傷口自体は見えてた
それじゃ水抜きますね
はい!!
プス
あれ?針刺してるのにあんまり痛くないや
よかった…
2本目いきますねー

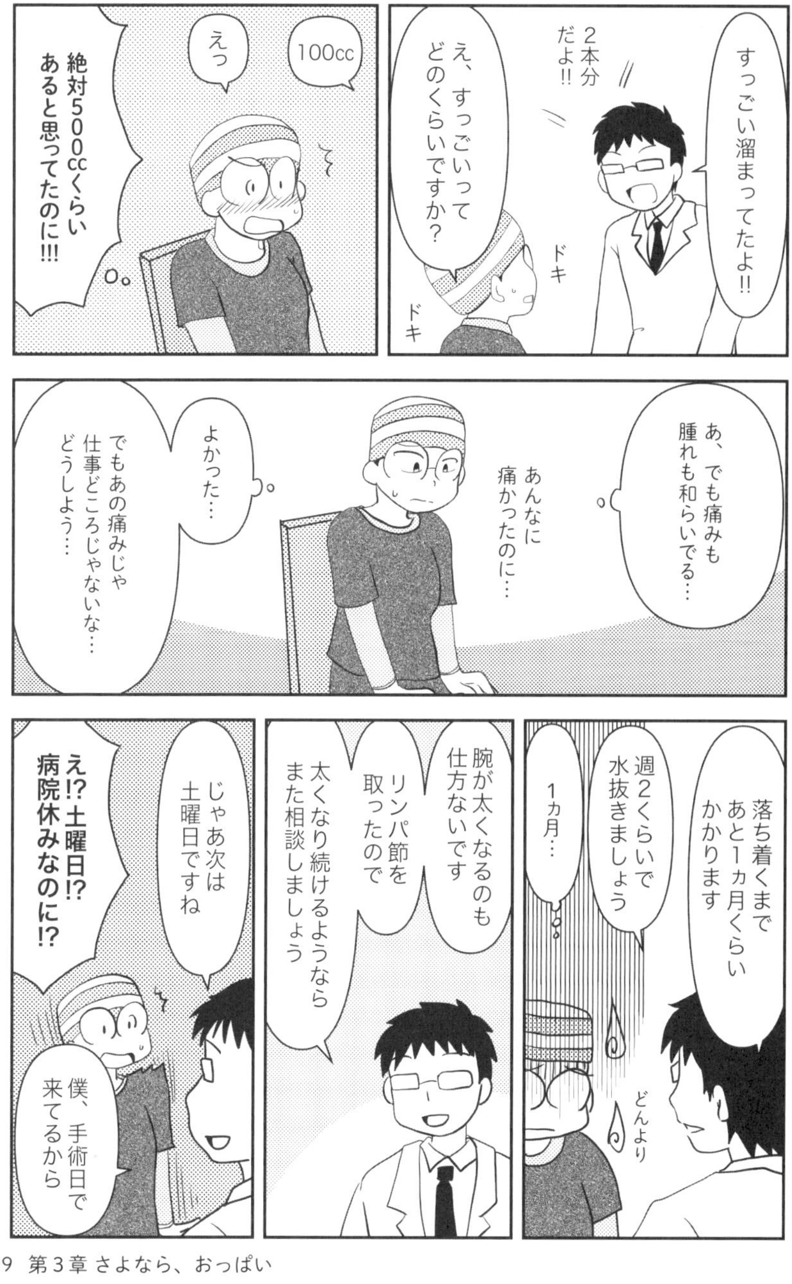
すっごい溜まってたよ!!
2本分だよ!!
え、すっごいってどのくらいですか?
ドキ
ドキ
100cc
えっ
絶対500ccくらいあると思ってたのに!!!
あ、でも痛みも腫れも和らいでる…
あんなに痛かったのに…
よかった…
でもあの痛みじゃ仕事どころじゃないな…どうしよう…
落ち着くまであと1ヵ月くらいかかります
週2くらいで水抜きましょう
1ヵ月…
どんより
腕が太くなるのも仕方ないです
リンパ節を取ったので
太くなり続けるようならまた相談しましょう
じゃあ次は土曜日ですね
え!? 土曜日!? 病院休みなのに!?
僕、手術日で来てるから

胸パッドを買いに行った話2

パッドを選び、次は、リマンマ用の下着です。

リマンマ用の下着というのは、シリコンパッドを入れておくための袋のついた下着のことです。袋に入れちゃうから、重量のあるパッドでもズレたり落ちたりしません。

手持ちの下着にパッドを入れるための袋をつければ、使えなくもないと思うのですが、大前提としてワイヤー入りは傷に障るので避けたほうがいいというのがあります。

今回はサイズ10を買いましたが、汗をかいたりした時のために、あえてひとつ小さいサイズにして、胸とシリコンの間に三角に折ったタオルを1枚噛ませるという手もあるそうです。工夫は色々出来そうですね。

シリコンパッドは、基本的に用意するのは1つで、2年くらいで破けたり劣化したりするそうで、そしたら新しいのを作るというのがセオリーだそうです。

あれから4年経ちますが、大切に使ってるおかげか今のところ、最初に買ったシリコンパッドを使い続けられています。ちょっと劣化してる感じはしますが、穴は空いてないので大丈夫みたいです。

そういえば、シリコンパッドって結構重いって書きましたが、種類によって重さも違うみたいでした。

胸とほぼ同じ重さのものから2／3の重さ、1／3の重さといろいろあって、多かったのが2／3の重さのシリコンパッドみたいでした。

で、私の10号が、４６０ｇくらいらしいので……胸の重さって７００ｇくらい……？

シリコンパッドの乳首部分には、ささやかにぽっちりがついてるだけなんですが、シールみたいなつけ乳首はあるみたいです。

術後すぐに使うソフトパッドには、サイズがL、LL、3Lがあり、私の場合、3Lでも小さくて左右のバランスがちょっと悪かったんですが、そんな時は綿を買ってきて詰めて大きくしたりしてもいいんですって！　あと、このソフトパッド、海やプールに行くときにも使えそうな気がします！

「胸に直接つけて温泉に入れるようなのはないんですか？」と聞いてみたのですが、ワコールからは「下着にしまうタイプしかありません」って言われました。

他のブランドなら、あったりしないかなぁ。

両面テープで胸に貼り付けるみたいなの、あったりしてもいいと思うんだけど。

ヌーブラ的な…重さの問題かな…？

『術後、水抜きの一ヵ月 2』

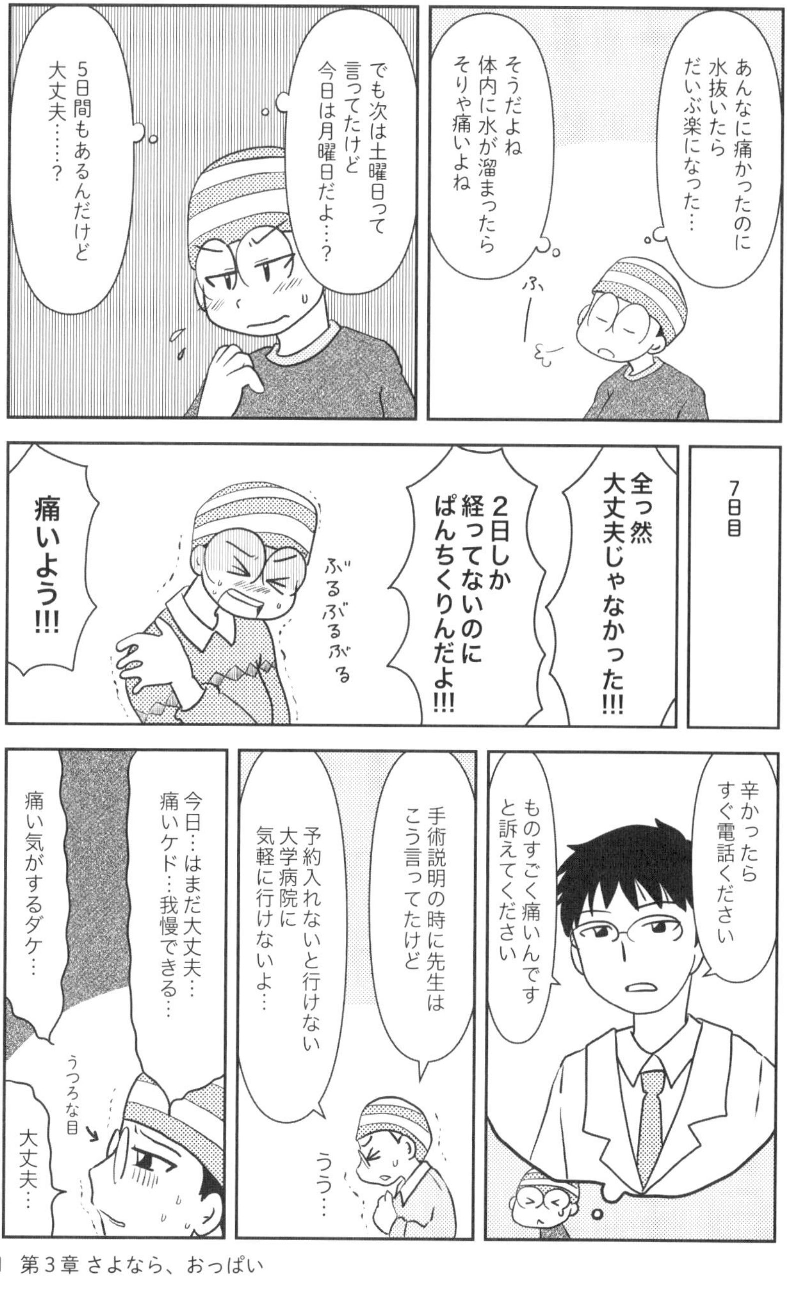
あんなに痛かったのに 水抜いたら だいぶ楽になった…
そうだよね 体内に水が溜まったら そりゃ痛いよね
ふー
でも次は土曜日って 言ってたけど 今日は月曜日だよ…？
5日間もあるんだけど 大丈夫……？
7日目
全っ然 大丈夫じゃなかった!!!
2日しか 経ってないのに ぱんちくりんだよ!!!
ぶるぶるぶる
痛いよう!!!
辛かったら すぐ電話ください
ものすごく痛いんです と訴えてください
手術説明の時に先生は こう言ってたけど
予約入れないと行けない 大学病院に 気軽に行けないよ…
うう…
今日…はまだ大丈夫… 痛いケド…我慢できる…
痛い気がするダケ…
うつろな目
大丈夫…

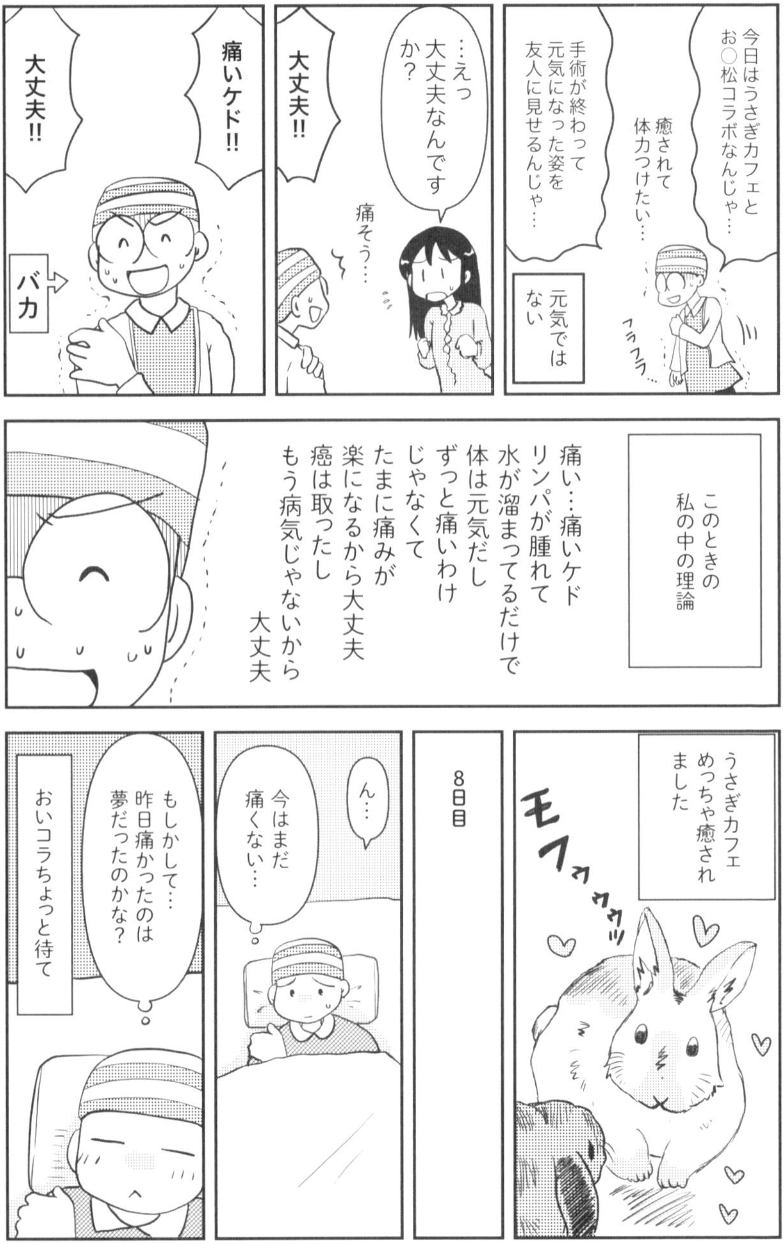
今日はうさぎカフェとお◯松コラボなんじゃ…
癒されて体力つけたい…
手術が終わって元気になった姿を友人に見せるんじゃ…
元気ではない
フラフラ…
…えっ大丈夫なんですか？
大丈夫!!
痛そう…
痛いケド!!
大丈夫!!
バカ
このとき私の中の理論
痛い…痛いケド
リンパが腫れて
水が溜まってるだけで
体は元気だし
ずっと痛いわけ
じゃなくて
たまに痛みが
楽になるから大丈夫
癌は取ったし
もう病気じゃないから
大丈夫
うさぎカフェめっちゃ癒されました
モフゥゥゥッ
8日目
ん…
今はまだ痛くない…
もしかして…昨日痛かったのは夢だったのかな？
おいコラちょっと待て

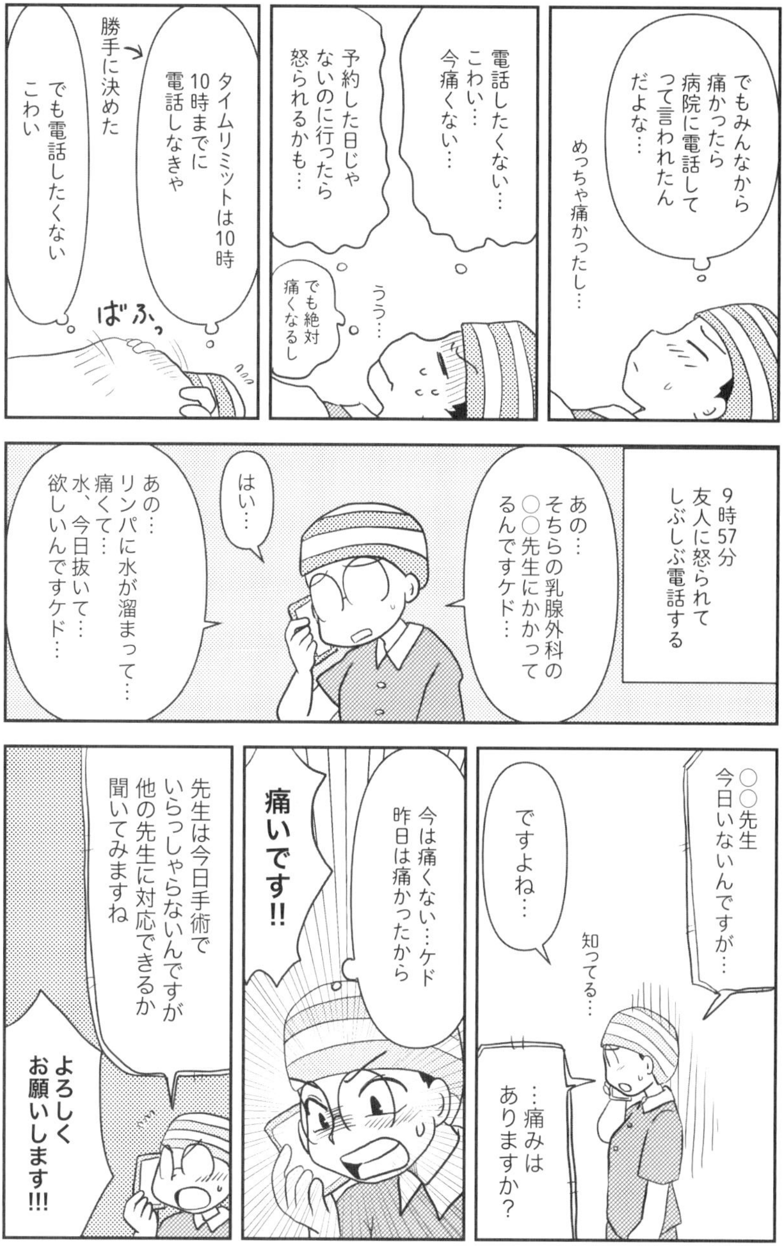
でもみんなから痛かったら病院に電話してって言われたんだよな…
めっちゃ痛かったし…
電話したくない…こわい…今痛くない…
予約した日じゃないのに行ったら怒られるかも…
うう…
でも絶対痛くなるし
タイムリミットは10時10時までに電話しなきゃ
勝手に決めた
でも電話したくないこわい
ばふっ
9時57分友人に怒られてしぶしぶ電話する
あの…そちらの乳腺外科の○○先生にかかってるんですケド…
はい…
あの…リンパに水が溜まって…痛くて…水、今日抜いて…欲しいんですケド…
○○先生今日いないんですが…
ですよね…
知ってる…
…痛みはありますか？
今は痛くない…ケド昨日は痛かったから
痛いです!!
先生は今日手術でいらっしゃらないんですが他の先生に対応できるか聞いてみますね
よろしくお願いします!!!

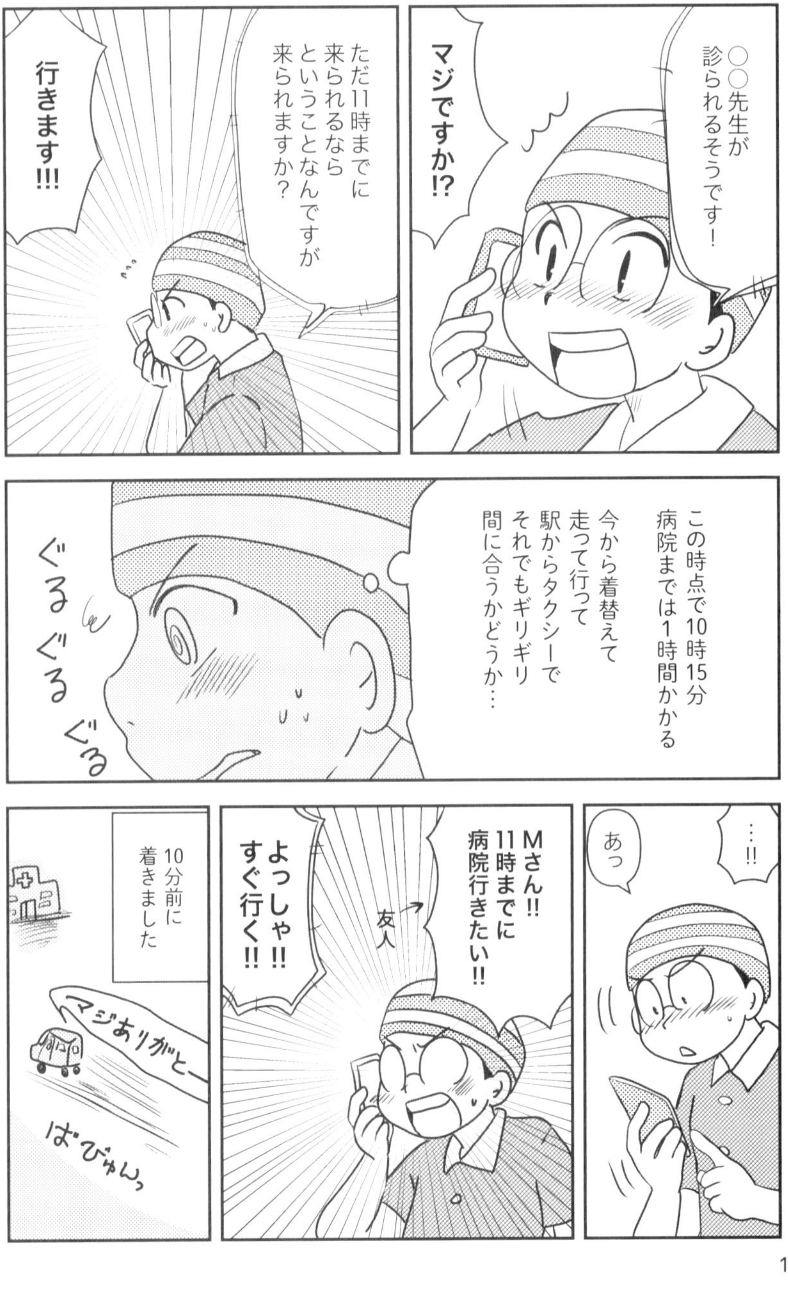
○○先生が診られるそうです！
マジですか!?
ただ11時までに来られるならということなんですが来られますか？
行きます!!!
この時点で10時15分病院までは1時間かかる今から着替えて走って行って駅からタクシーでそれでもギリギリ間に合うかどうか…
ぐるぐるぐる
…!!
あっ
Mさん!! 11時までに病院行きたい!!
友人→
よっしゃ!! すぐ行く!!
10分前に着きました
マジありがとー
ばびゅんっ

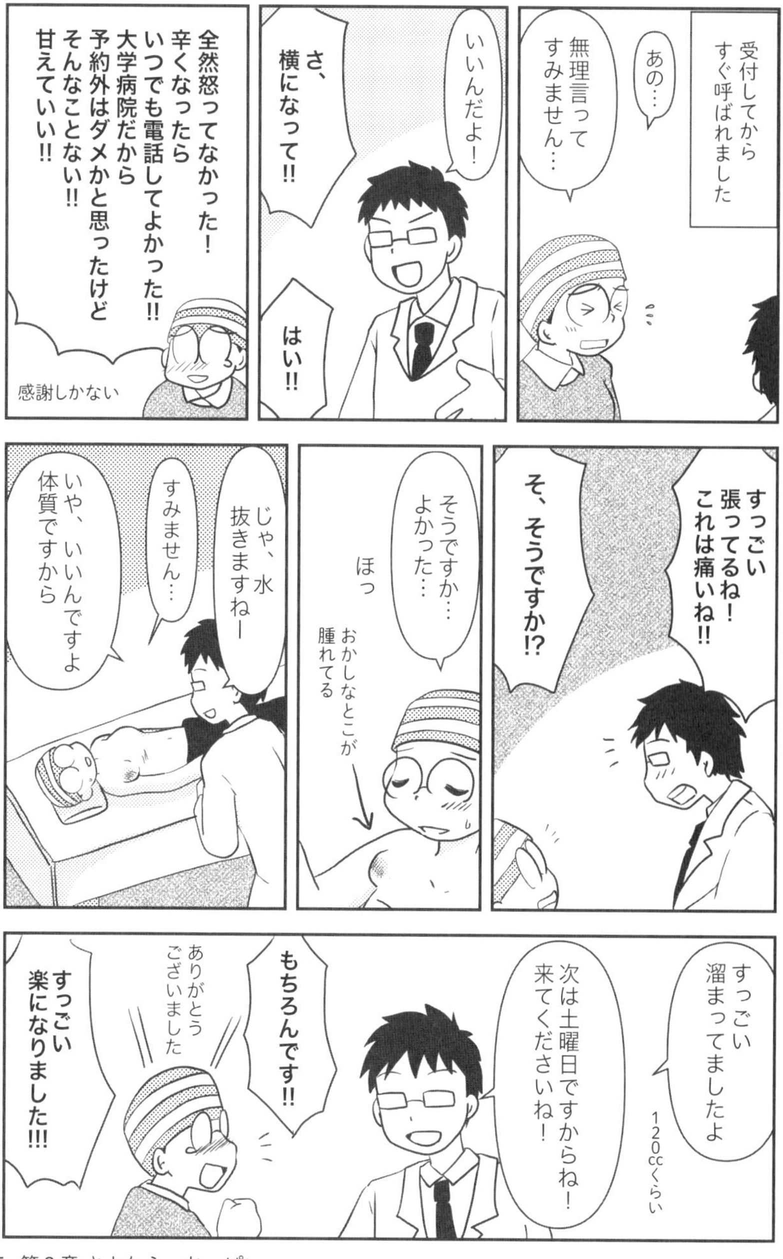
受付してから
すぐ呼ばれました
あの…
無理言って
すみません…
いいんだよ!
さ、
横になって!!
はい!!
全然怒ってなかった!
辛くなったら
いつでも電話してよかった!!
大学病院だから
予約外はダメかと思ったけど
そんなことない!!
甘えていい!!
感謝しかない
すっごい
張ってるね!
これは痛いね!!
そ、そうですか!?
そうですか…
よかった…
ほっ
おかしなとこが
腫れてる
じゃ、水
抜きますねー
すみません…
いや、いいんですよ
体質ですから
すっごい
溜まってましたよ
120ccくらい
次は土曜日ですからね!
来てくださいね!
もちろんです!!
ありがとう
ございました
すっごい
楽になりました!!!

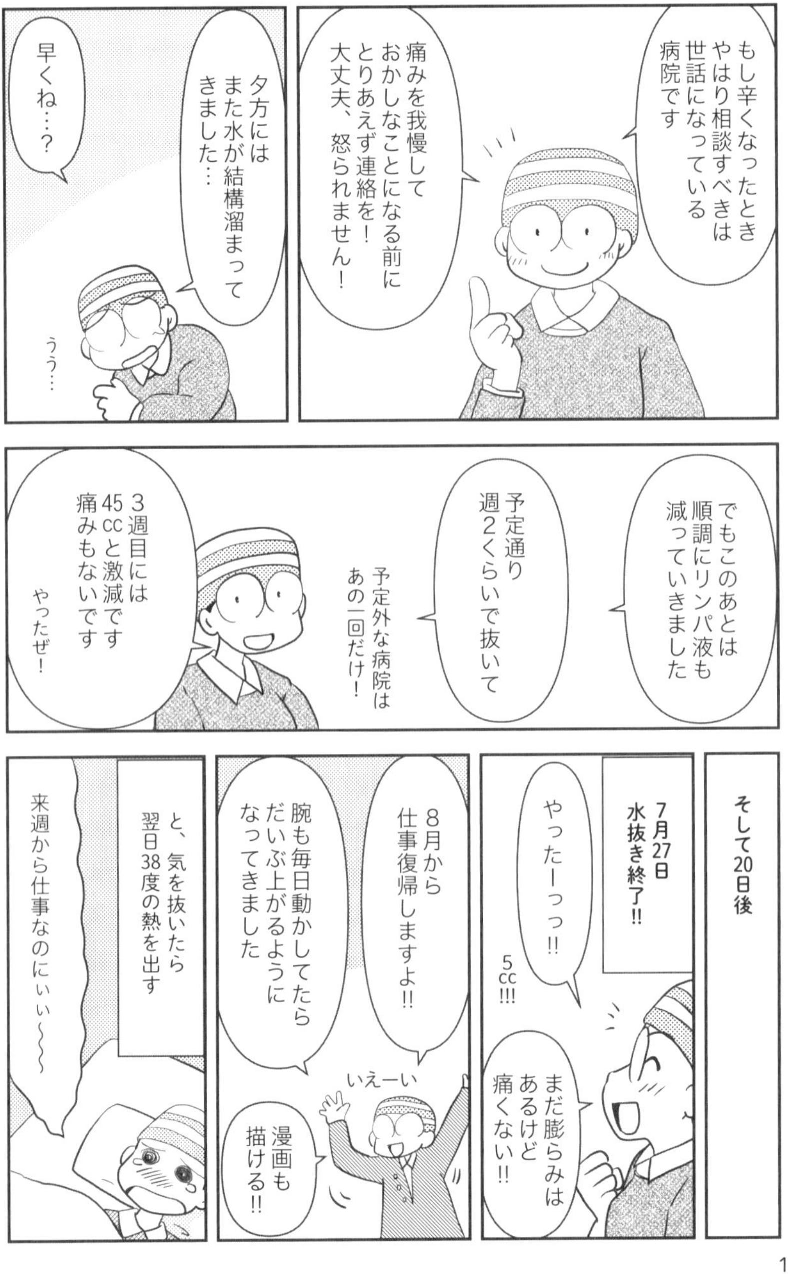
もし辛くなったとき やはり相談すべきは 世話になっている 病院です
痛みを我慢して おかしなことになる前に とりあえず連絡を! 大丈夫、怒られません!
夕方には また水が結構溜まって きました…
うう…
早くね…?
でもこのあとは 順調にリンパ液も 減っていきました
予定通り 週2くらいで抜いて
予定外な病院は あの一回だけ!
3週目には 45ccと激減です 痛みもないです
やったぜ!
そして20日後
7月27日 水抜き終了!!
やったーっっ!!
5cc!!!
まだ膨らみは あるけど 痛くない!!
8月から 仕事復帰しますよ!!
腕も毎日動かしてたら だいぶ上がるように なってきました
いえーい
漫画も 描ける!!
と、気を抜いたら 翌日38度の熱を出す
来週から仕事なのにぃぃ〜〜〜

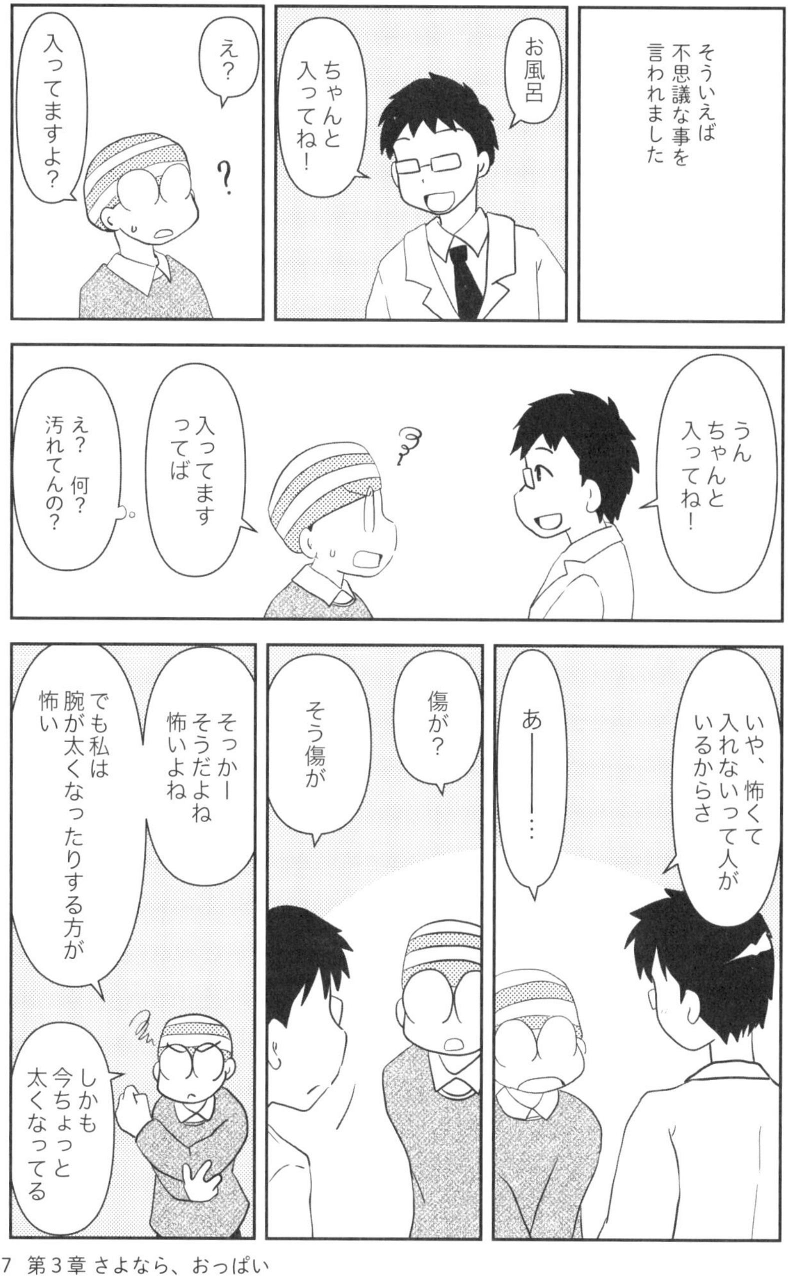
そういえば不思議な事を言われました
お風呂
ちゃんと入ってね！
え？
入ってますよ？
うんちゃんと入ってね！
入ってますってば
え？ 何？ 汚れてんの？
いや、怖くて入れないって人がいるからさ
あーーー…
傷が？
そう傷が
そっかーそうだよね怖いよね
でも私は腕が太くなったりする方が怖い
しかも今ちょっと太くなってる

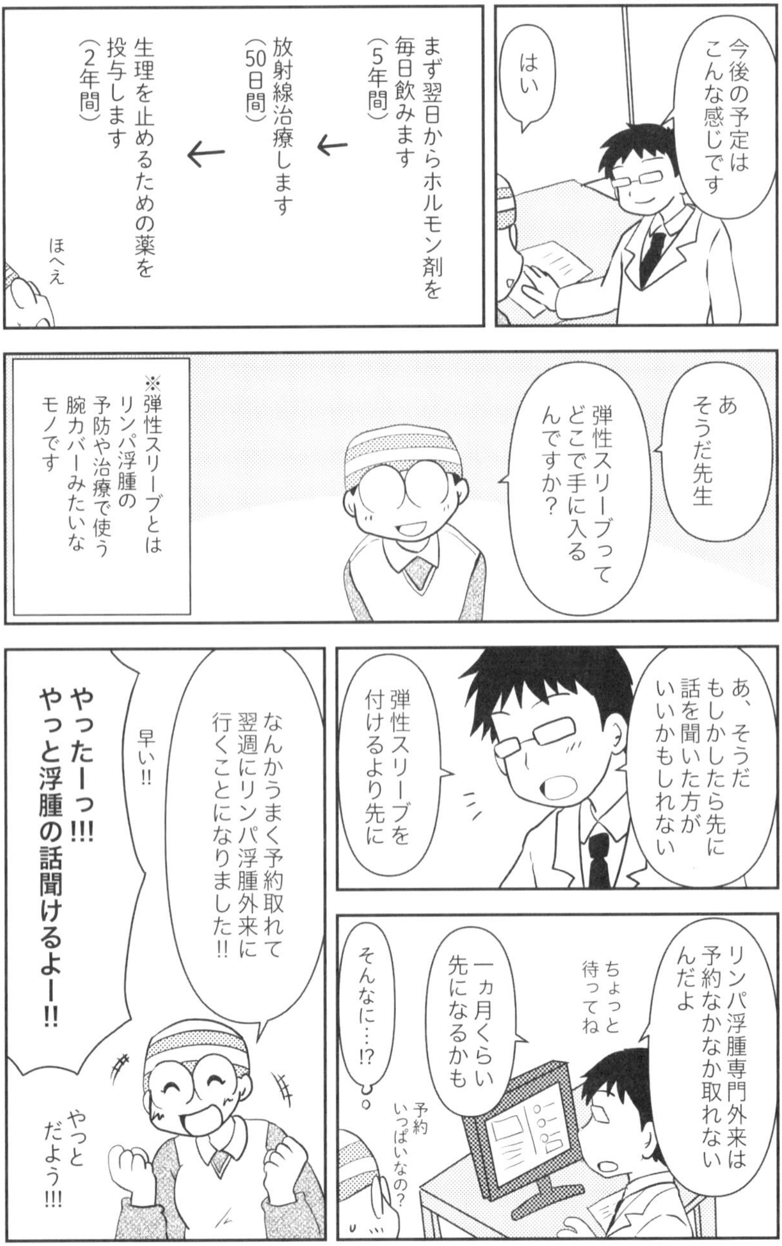
今後の予定はこんな感じです
はい
まず翌日からホルモン剤を毎日飲みます（5年間）
←
放射線治療します（50日間）
←
生理を止めるための薬を投与します（2年間）
ほへえ
あ そうだ先生
弾性スリーブってどこで手に入るんですか？
※弾性スリーブとはリンパ浮腫の予防や治療で使う腕カバーみたいなモノです
あ、そうだ もしかしたら先に話を聞いた方がいいかもしれない
弾性スリーブを付けるより先に
リンパ浮腫専門外来は予約なかなか取れないんだよ
ちょっと待ってね
一ヵ月くらい先になるかも
そんなに…!?
予約いっぱいなの？
なんかうまく予約取れて翌週にリンパ浮腫外来に行くことになりました!!
早い!!
やったーっ!!!
やっと浮腫の話聞けるよー!!
やっとだよう!!!

『切除した胸を確認』

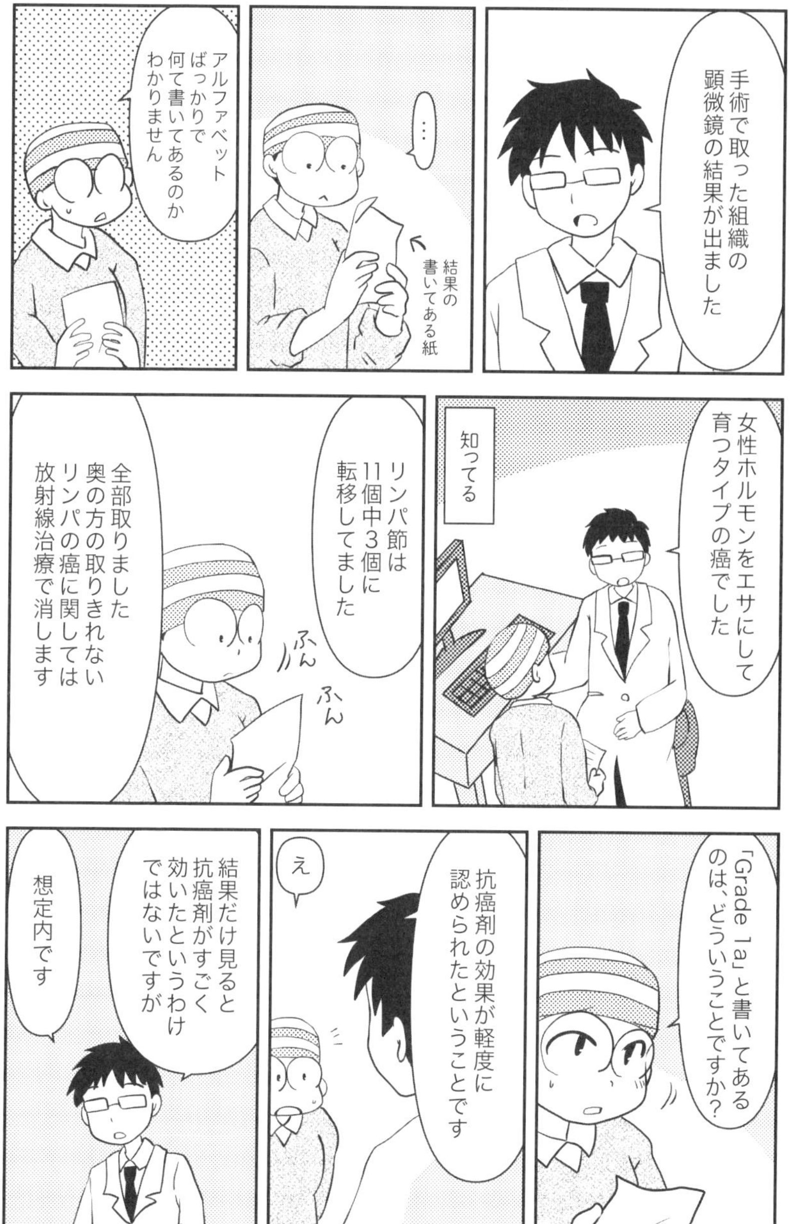

手術で取った組織の顕微鏡の結果が出ました
…
結果の書いてある紙
アルファベットばっかりで何て書いてあるのかわかりません
女性ホルモンをエサにして育つタイプの癌でした
知ってる
リンパ節は11個中3個に転移してました
ふん
ふん
全部取りました 奥の方の取りきれないリンパの癌に関しては放射線治療で消します
「Grade 1a」と書いてあるのは、どういうことですか?
抗癌剤の効果が軽度に認められたということです
え
結果だけ見ると抗癌剤がすごく効いたというわけではないですが
想定内です

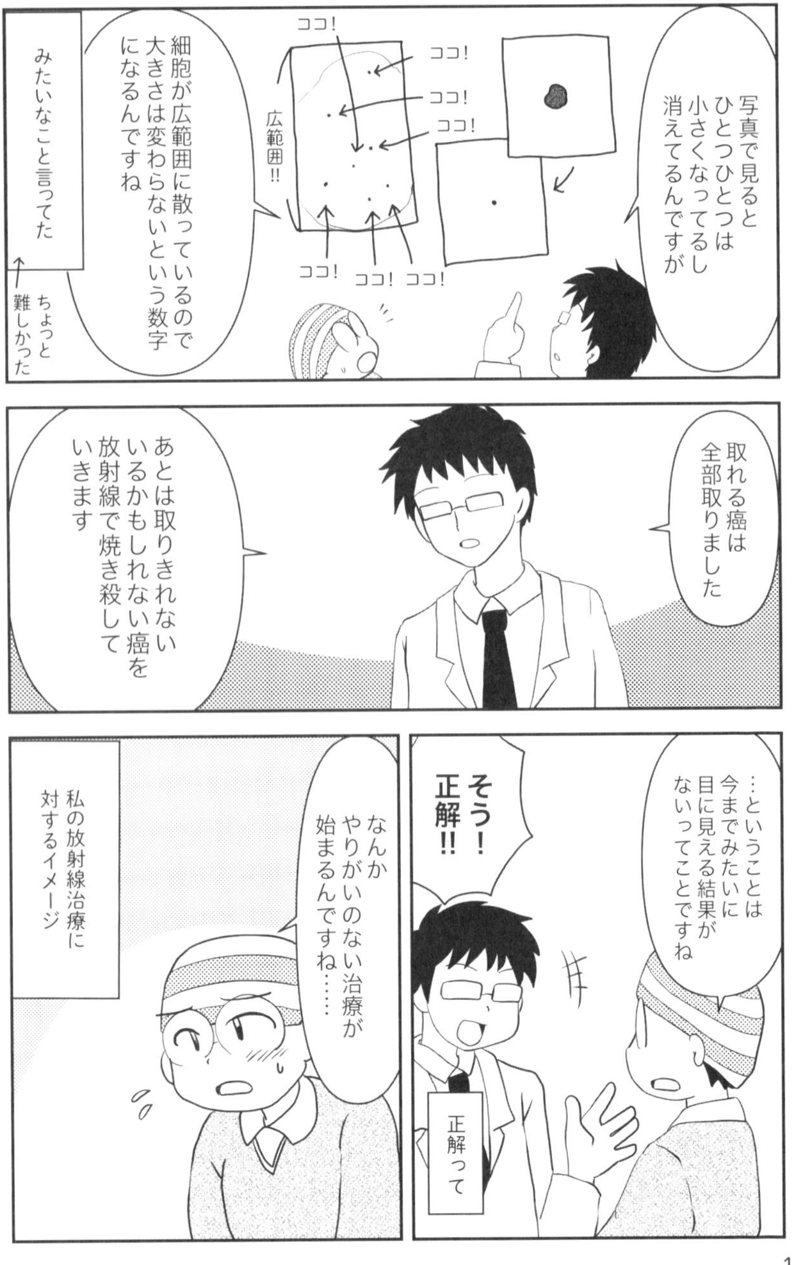
写真で見ると
ひとつひとつは
小さくなってるし
消えてるんですが
ココ!
ココ!
ココ!
ココ!
広範囲!!
ココ!
ココ!
ココ!
細胞が広範囲に散っているので
大きさは変わらないという数字
になるんですね
みたいなこと言ってた
ちょっと
難しかった
取れる癌は
全部取りました
あとは取りきれない
いるかもしれない癌を
放射線で焼き殺して
いきます
…ということは
今までみたいに
目に見える結果が
ないってことですね
そう!
正解!!
正解って
なんか
やりがいのない治療が
始まるんですね……
私の放射線治療に
対するイメージ

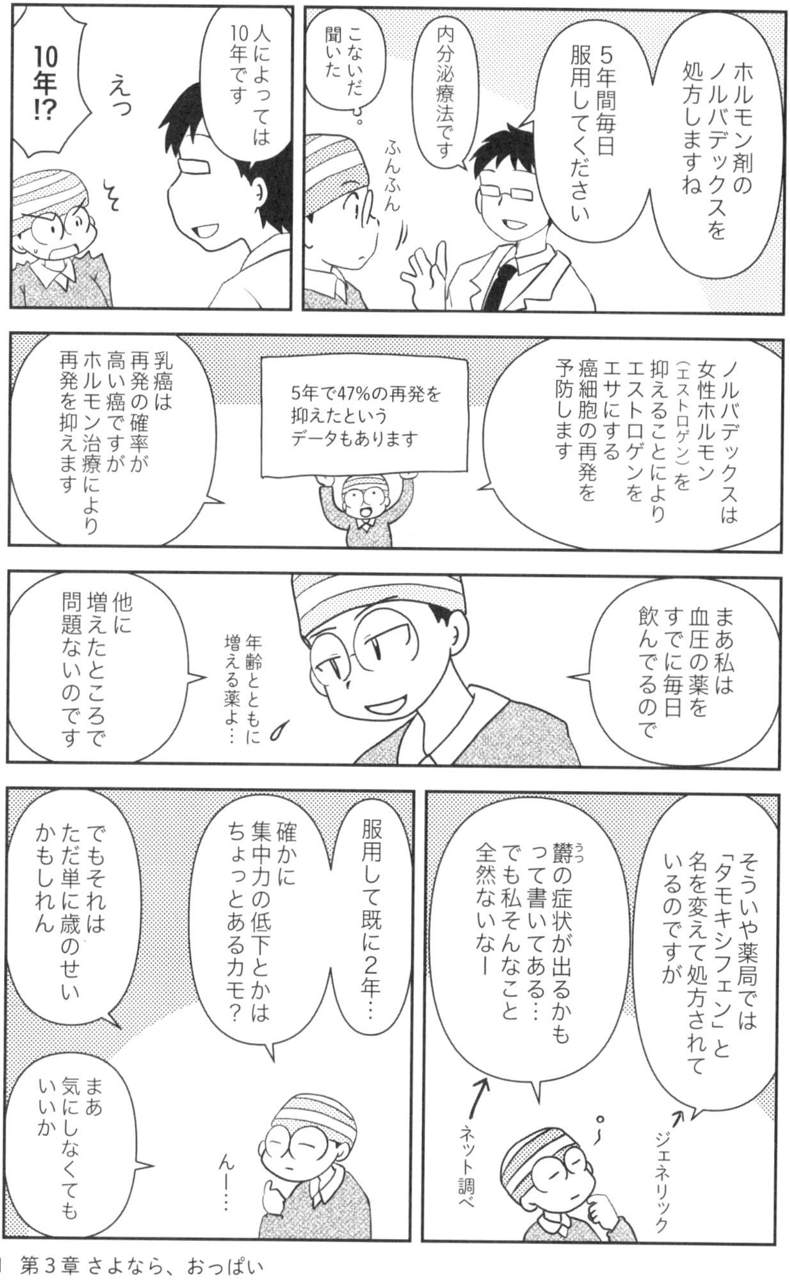
ホルモン剤のノルバデックスを処方しますね
5年間毎日服用してください
内分泌療法です
ふんふん
こないだ聞いた
人によっては10年です
えっ
10年!?
ノルバデックスは女性ホルモン(エストロゲン)を抑えることによりエストロゲンをエサにする癌細胞の再発を予防します
5年で47%の再発を抑えたというデータもあります
乳癌は再発の確率が高い癌ですがホルモン治療により再発を抑えます
まあ私は血圧の薬をすでに毎日飲んでるので
年齢とともに増える薬よ…
他に増えたところで問題ないのです
そういや薬局では「タモキシフェン」と名を変えて処方されているのですが
ジェネリック
鬱《うつ》の症状が出るかもって書いてある…でも私そんなこと全然ないなー
ネット調べ
服用して既に2年…
確かに集中力の低下とかはちょっとあるカモ?
んー…
でもそれはただ単に歳のせいかもしれん
まあ気にしなくてもいいか

切除した部位の写真も見ました

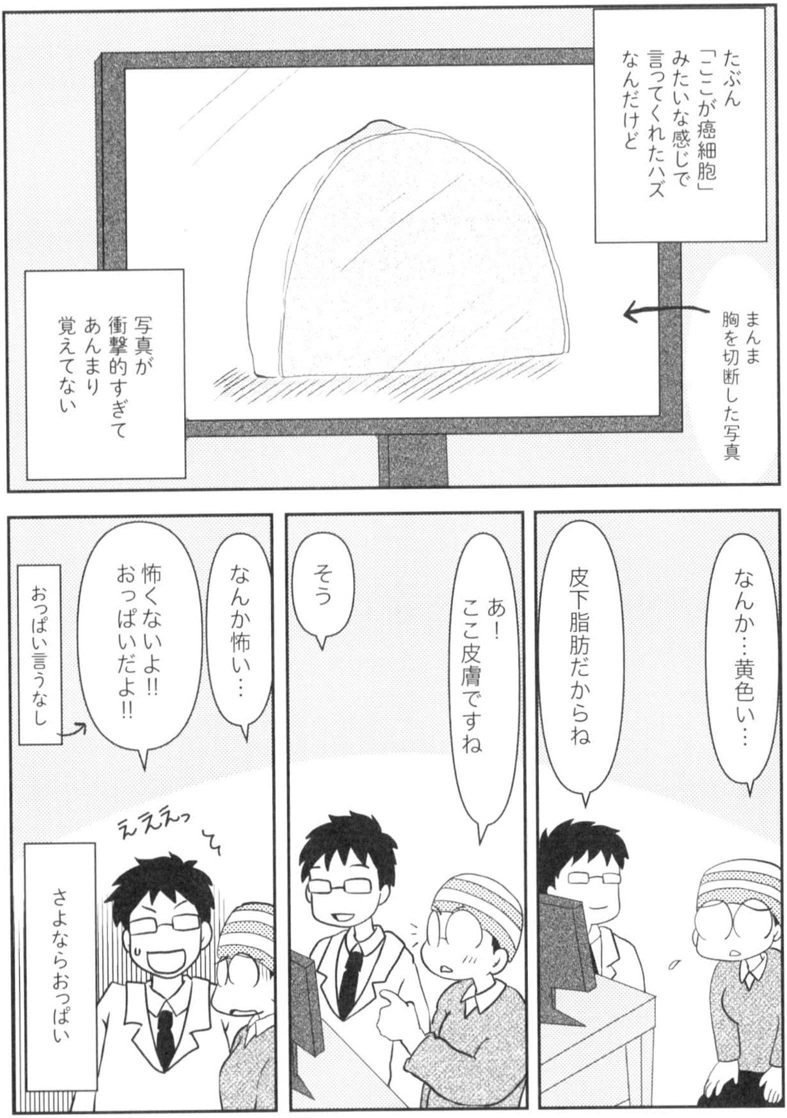

たぶん「ここが癌細胞」みたいな感じで言ってくれたハズなんだけど
まんま胸を切断した写真
写真が衝撃的すぎてあんまり覚えてない
なんか…黄色い…
皮下脂肪だからね
あ！ここ皮膚ですね
そう
なんか怖い…
怖くないよ!! おっぱいだよ!!
おっぱい言うなし
ええええっ
さよならおっぱい

『不謹慎ですみません!』

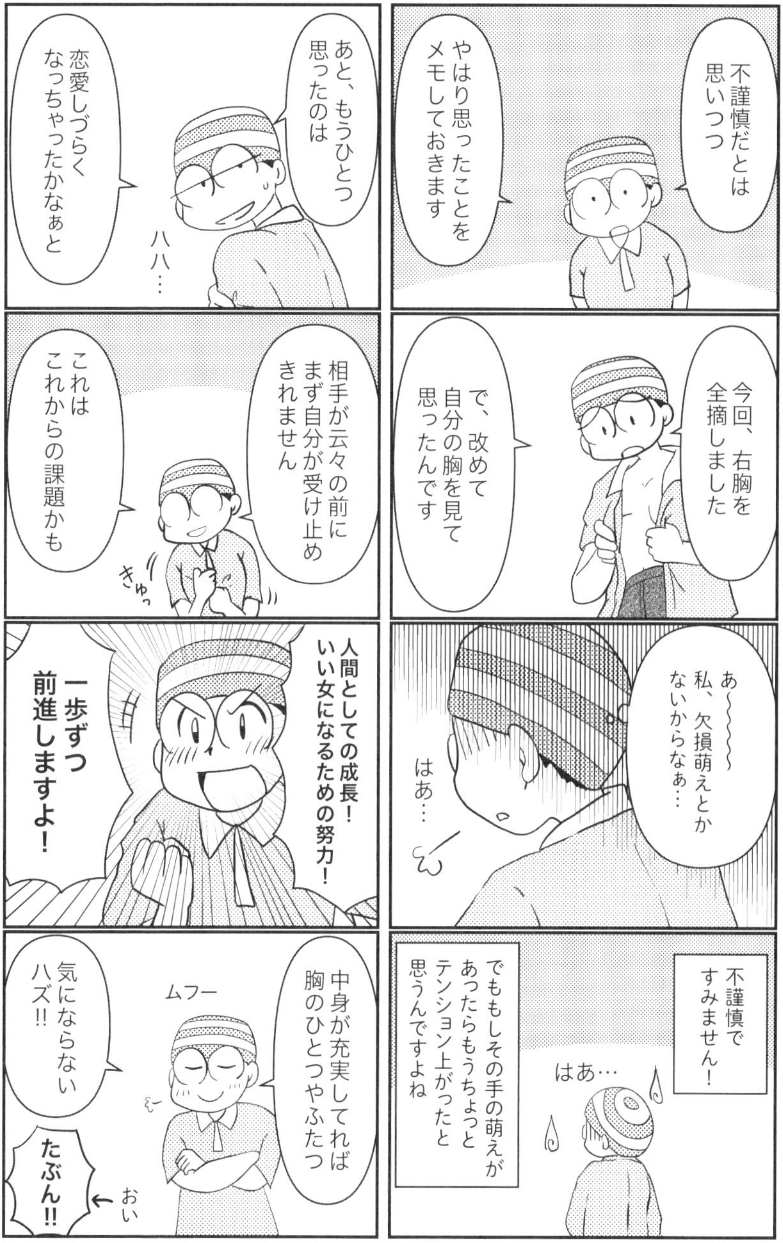
不謹慎だとは思いつつ
やはり思ったことをメモしておきます
今回、右胸を全摘しました
で、改めて自分の胸を見て思ったんです
あ〜〜〜私、欠損萌えとかないからなぁ…
はあ…
不謹慎ですみません!
でももしその手の萌えがあったらもうちょっとテンション上がったと思うんですよね
はあ…
あと、もうひとつ思ったのは
恋愛しづらくなっちゃったかなぁと
ハハ…
相手が云々の前にまず自分が受け止めきれません
これはこれからの課題かも
きゅっ
人間としての成長!いい女になるための努力!
一歩ずつ前進しますよ!
中身が充実してれば胸のひとつやふたつ
気にならないハズ!!
ムフー
たぶん!!
←おい

主治医に聞く③　最先端の画像診断

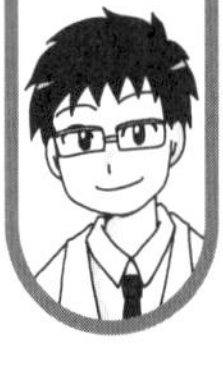

乳癌の画像診断について

榊原　あまりにも今、薬が良くなっているので、手術の前に乳癌が消えてしまうんです。そのため、どこを切っていいのかわからなくなる事があります。。

——えっ!?

榊原　たぶん近い将来、ある症例は手術しなくて、MRIで見て癌が消えていたら、放射線照射だけでいいという時代が来るかもしれませんが、現状では手術がすぐなくなることはないと思うんです。ただやっぱり手術で、しこりがあった部分を取りに行かないといけないんですね。

——ふんふん。

榊原　通常は治療開始前に、しこりの真ん中に金属のマーカーを入れています。抗癌剤を投与すると、病変が不明瞭になるので、どこを切っていいのかわからなくなるので、再現性とか客観性を担保するためにクリップを入れているのですね。どの病院も大体そうです。組織を取ると、悪性度が高いか低いかが、乳癌の診断時にわかるのと、悪性度が高い乳癌は、術後に抗癌剤をやる事になるので、だったら術前に前倒しして抗癌剤を投与しましょうと。

——ふ〜ん。

榊原　手術の前に抗癌剤をやることによって、この薬を投与してる時に、これだけ小さくなったとか情報がわかるので、もし再発した時に、同じような薬で行けば、また効くのではないかとか、事前に情報を得ることができるので、術前化学療法になる症例が増えているんです。例えば、全摘だった症例が抗癌剤を投与することにより、しこりが小さくなって、乳房を温存できることもある。そういうメリットもあります。例えば超音波で、しこりが7㎝くらいあるHER2陽性乳癌に抗癌剤をやると、しこりがほとんど消えてしまいます。超音波で見れば、瘢痕部《はんこんぶ》が残っていて誰が見ても、この部分に病気があったとわかるのですが、手術で取ったら癌細胞が消えています。代わりに抗癌剤によって癌細胞が攻撃されると線維化が起こります。水分や線維の量で超音波の見方が違うと思うんですけど、こういった症例は、別に手術するときに困らないんですよ、超音波で見えるから。でも、人によっては、皮下脂肪と一体化して、どこがどこだかわからなくなってしまいます。そうすると診断に苦労するので、マーカーを入れてることが多いんですよ。「ここに癌がありましたよ」という目印になるでしょ。

――はい。

榊原　今、いろんなメーカーが、超音波で見えるような視認性良好な金属マーカーを発売しています。わざと形を凹凸にすると、超音波のビームを反射して、超音波でよく見えるんですよ。

――いろんな形があるんですね。

榊原　でもこれって、患者さんをわざわざ病院に呼んで、検査室で服を脱いでもらって、局所麻酔してクリップを入れると20～30分かかります。でも患者さんの数が凄く多いので、少しでも手技に費やす時間を減らしたいんですよ、実は。クリップを入れるのは、海外のガイドラインで推奨されていますけれども、皮膚に刺青を入れたり(スペインの論文ですけどね)、あと、千葉大が考案した、しこりが元々あった部分を影絵みたいに投影する方法だったり、方法は各施設に任せているんですね。千葉大にある日立製の超音波機器(RVS)なんですけど、磁場発生装置を用いて、しこりの情報をボリュームデータとして保存することが出来ます。

――それは見やすそうですね。

榊原　それでは今、抗癌剤が入る前のしこりの元々の生データと見比べてみます。プローブでスキャンして数値のデータとして保存して、さらにそのデータを再構築したもの。これは、作られた画像です。リアルタイムの画像と擬似画像の2枚を見比べてみてください。

――ほとんど一緒ですね……。

榊原　結局、抗癌剤が入る前のしこりと入った後のしこりの画像を見ると、治療後はしこりの部分が不明瞭だとわかるのですが、これでは主観的でしかないんですね。それなら、ここを切りに行くかといったら、主治医以外にはわからない。何が重要かと言いますと、周りの解剖学的構造物は、化学療法前後で全然変わらないので、こういったところで位置合わせを行うことによって、「ああ、やっぱりここにあるね」って、わかるんですよ。なおかつ、動画で撮れるんですよ！　だから、クリップは必要ないんです。周りの脂肪とか靭帯が化学療法前後で、全く同一で同期していることが見て取れるわけです。

――なるほど。

榊原　ステージがどうとか、今までに作られてきた概念なんですよね。もちろん、そこは重要なんですよ。そこを外したらいけないことは十分承知の上で、さらにその先に行かないと今はダメだと思います。例えば、オンコタイプＤＸもそうですしね。患者さんに説明しないのは簡単でいいんですよ。抗癌剤やってください、ホルモン療法やってください、と指示するだけ。でもそれでは、患者さんのために実はなってないこともあります。

医療技術の進歩で変わりつつある認識

榊原　さあ、これが最後ですよ、最後にこれだけは聞いてください。乳癌の領域よりも、ものすごく進んでる領域がありまして、それは肝臓なんですよ。ＰＨＩＬＩＰＳ社製（ＥＰＩＱ　Ｅｌｉｔｅ）の磁場発生装置があるんですけど、指紋認証技術を応用していまして、超音波で読み込んだ肝臓の血管構築と、あらかじめＣＴに入れてあるデータを自動的にフュージョンさせるんですよ。

——ふんふん。

榊原　超音波で患者さんの肝臓を読み込みました。次に患者さんのＣＴ画像を読み込みました。すると、指紋認証技術をを応用して、血管の構築を自動的に読み込んで同期してくれるんです。例えば、患者さんの肝臓を描出《びょうしゅつ》してボタンをポチッと押すと、それと同じ断面のＣＴがパッと出てくるんです。その後、検査を開始すると、ＣＴと超音波の画像が血管で位置合わせしてくれるのでズレないんです。どんなにプローブを早く動かしてもズレません。もう技術は、ここまで来ているんですね。

——へぇ～。

榊原　超音波で見えない病変なんていくらでもあるんですよ。例えば、お腹の大きい人は、超音波が奥まで届かなくて、本当は奥の深いところに病気があって治療をしたい、針を刺したいと思っても、超音波だけだと不明瞭で、太い血管などに間違って刺してしまわないだろうかと憂慮している時に、こういったＣＴの画像がアシストしてくれると、安全に手技ができる可能性があるんですよ。肝細胞癌の現場では、すでにこれが用いられています。肝癌の治療でＲＦＡという癌を焼く治療があるのですが、針を刺して高熱を流すと、その癌が焼き切れるんです。このような最先端の画像診断も今、次々と出てきていますから。

——はぁー、凄いですね。

榊原　自動同期によって画像のズレがなくなったことで、より正確な位置合わせが可能になり、今まで見えなかった病変が見えてくる。このように医療技術は、どんどん進んでいますので、それに伴いステージの話もそうですが、医師や患者の認識も、これから変わっていくんだと思います。

第4章

【治療は終了したけれど】

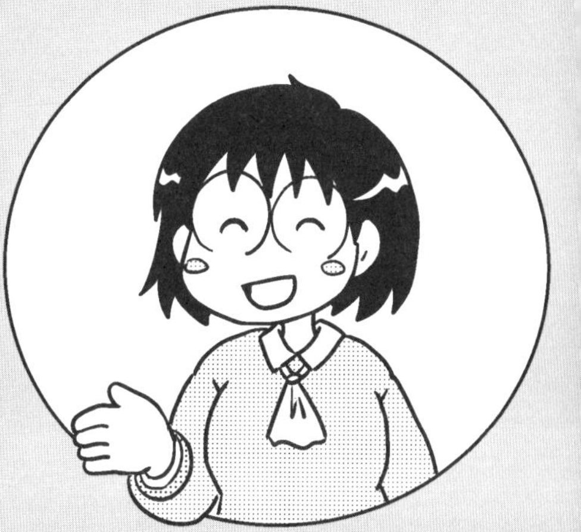

手術は終わりましたが、
まだまだ治療は終わりません。
放射線治療の始まりです。

抗癌剤とは全然違う治療で、
戸惑うことも多かったです。
最後にホルモン治療を10年。
先は長いです。

そして、私の最も恐れていた
リンパ浮腫に関する話も出てきますし、
全摘した事による些事が意外と多く、
それに対する創意工夫も紹介しています。

乳癌あるあるで、
くすりと笑ってください。

2016年

8月1日　仕事復帰。
4日　放射線科初診察。
5日　リンパ浮腫専門外来の看護師さんと面談。
8日　放射線治療場所特定のCT。
17日　放射線治療開始（平日毎日25日間）。
25日　給料日。1ヵ月仕事休んでたので無給（なお、保険代は請求される）。
病院で診断書をもらい、職場に傷病手当の書類を送る。
31日　1ヵ月振りの乳腺外科診察。

9月7日　だいぶ髪の毛生え揃ってきた（いがぐりくらい？）。
12日　放射線治療の後遺症で皮膚がズルむけてきた（制服の生地のせい）。
16日　放射線治療終了。
21日　放射線焼けがひどくてツライ。
29日　放射線焼けがよくなってくる。

10月3日　髪がベリーショートくらいに。自宅での帽子生活をやめる。
13日　放射線科受診。放射線科の診断書請求。

11月11日　胸のシリコンパッド届く。
25日　癌発覚から1周年!!　そして誕生日！

2017年

1月25日　主治医の先生が異動のため最後の診察。
26日　1年1ヵ月振りの美容院。

3月16日　腕が浮腫んでたので急遽病院へ。
25日　リンパ浮腫専門外来、再び。

4月20日　新しい主治医の診察。「弾性着衣装着指示書」書いてもらう。
ノルバデックス投与、5年の予定が10年に変更。

6月26日　リュープリン開始、まず様子見で1ヵ月分（だいたい5年）。
手術から1年経過の定期検診。

7月27日　リュープリン本格開始。今後半年ごとに投与。

『仕事復帰』

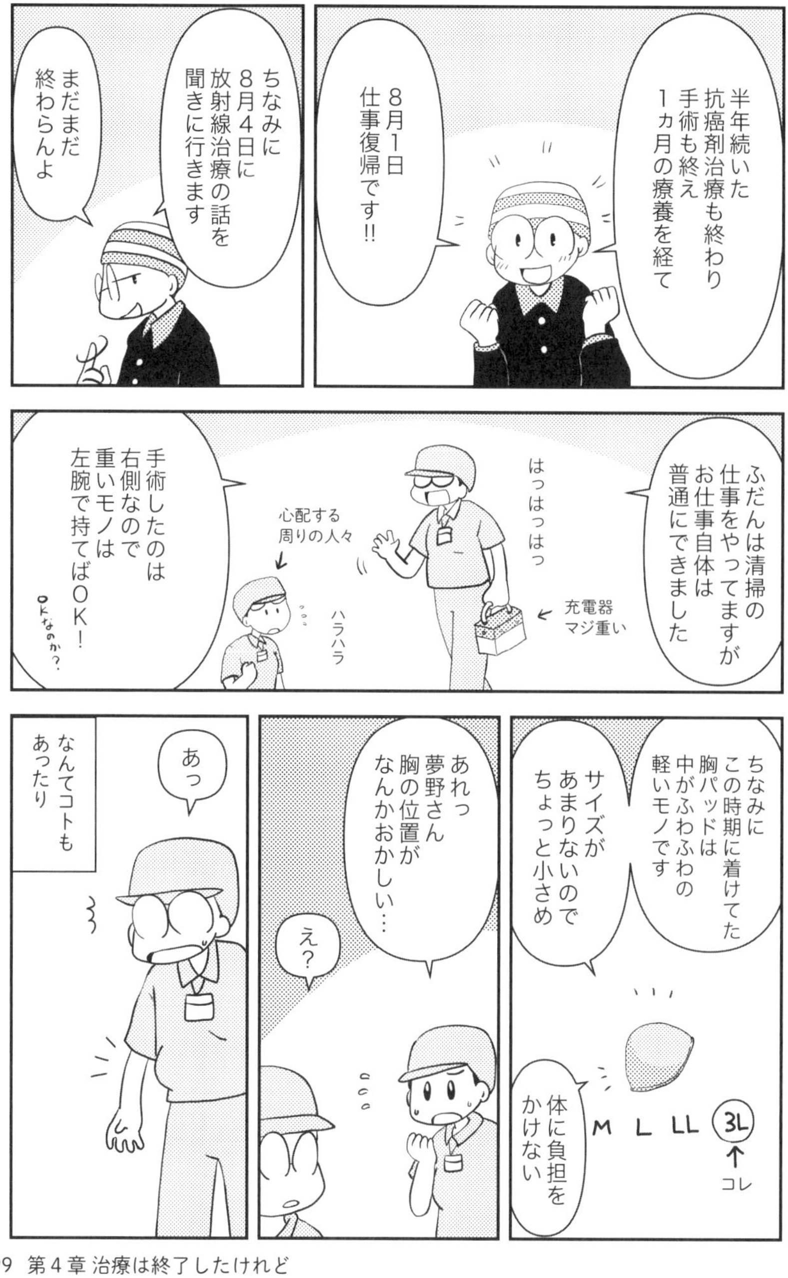
半年続いた抗癌剤治療も終わり手術も終え1ヵ月の療養を経て
8月1日仕事復帰です!!
ちなみに8月4日に放射線治療の話を聞きに行きます
まだまだ終わらんよ
ふだんは清掃の仕事をやってますがお仕事自体は普通にできました
はっはっはっ
充電器マジ重い
ハラハラ
心配する周りの人々
手術したのは右側なので重いモノは左腕で持てばOK!
OKなのか?
ちなみにこの時期に着けてた胸パッドは中がふわふわの軽いモノです
サイズがあまりないのでちょっと小さめ
M L LL 3L
コレ
体に負担をかけない
あれっ夢野さん胸の位置がなんかおかしい…
え?
なんてコトもあったり
あっ

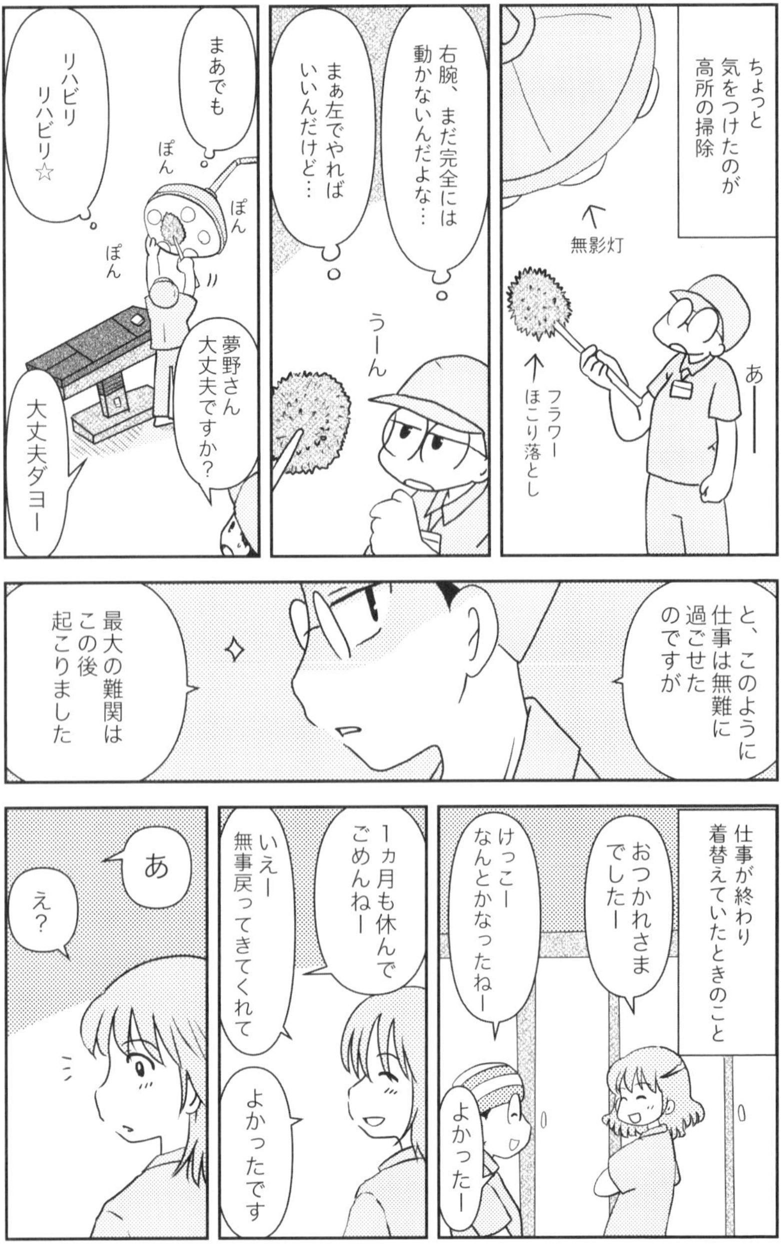

ちょっと気をつけたのが高所の掃除
無影灯
フラワーほこり落とし
あーーー
右腕、まだ完全には動かないんだよな…
まぁ左でやればいいんだけど…
うーん
まあでも
ぽん
ぽん
ぽん
リハビリリハビリ☆
夢野さん大丈夫ですか？
大丈夫ダヨー
と、このように仕事は無難に過ごせたのですが
最大の難関はこの後起こりました
仕事が終わり着替えていたときのこと
おつかれさまでしたー
けっこーなんとかなったねー
よかったー
1カ月も休んでごめんねー
いえー無事戻ってきてくれて
よかったです
あ
え？

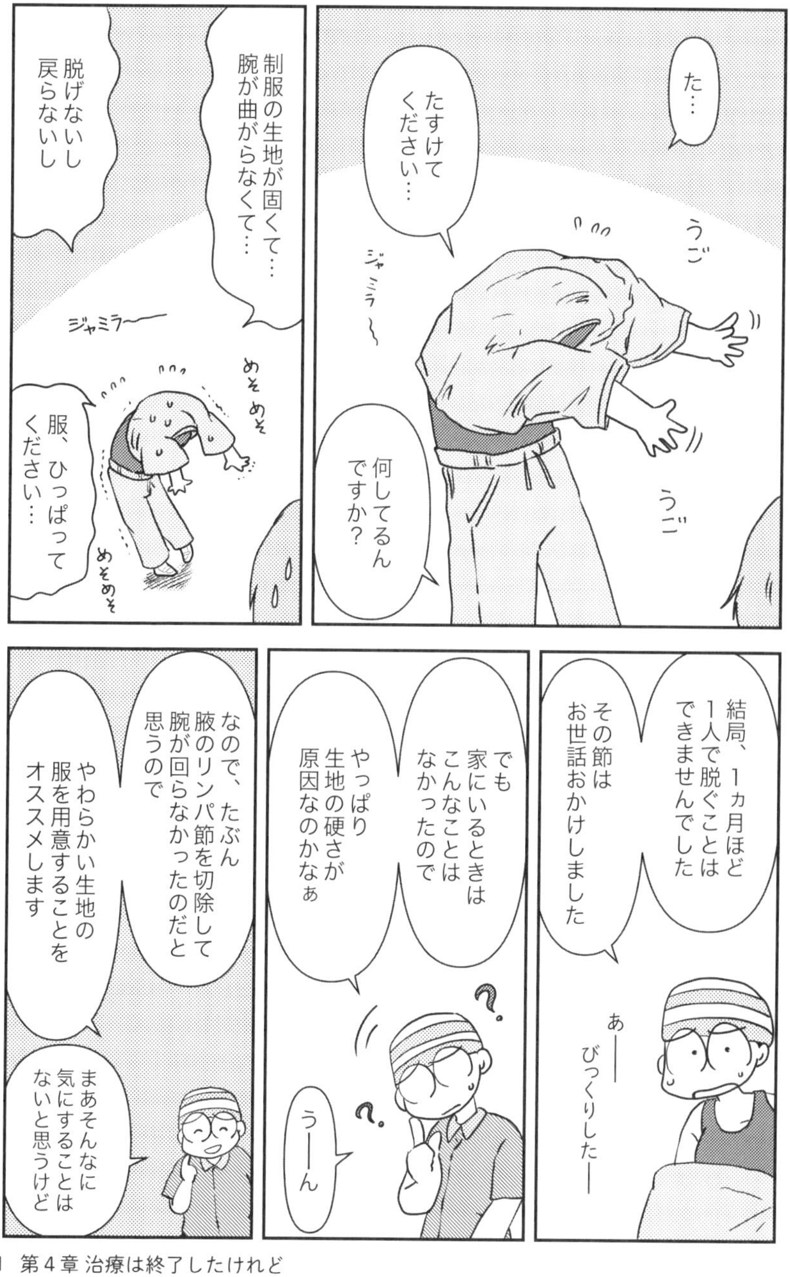
た…
たすけて
ください…
うご
ジャミラ〜
何してる
ん
ですか?
うご
制服の生地が固くて…
腕が曲がらなくて…
脱げないし
戻らないし
ジャミラ〜〜
めそめそ
服、ひっぱって
ください…
めそめそ
結局、1ヵ月ほど
1人で脱ぐことは
できませんでした
その節は
お世話おかけしました
あー
びっくりしたー
でも
家にいるときは
こんなことは
なかったので
やっぱり
生地の硬さが
原因なのかなぁ
うーーん
なので、たぶん
腋のリンパ節を切除して
腕が回らなかったのだと
思うので
やわらかい生地の
服を用意することを
オススメします
まあそんなに
気にすることは
ないと思うけど

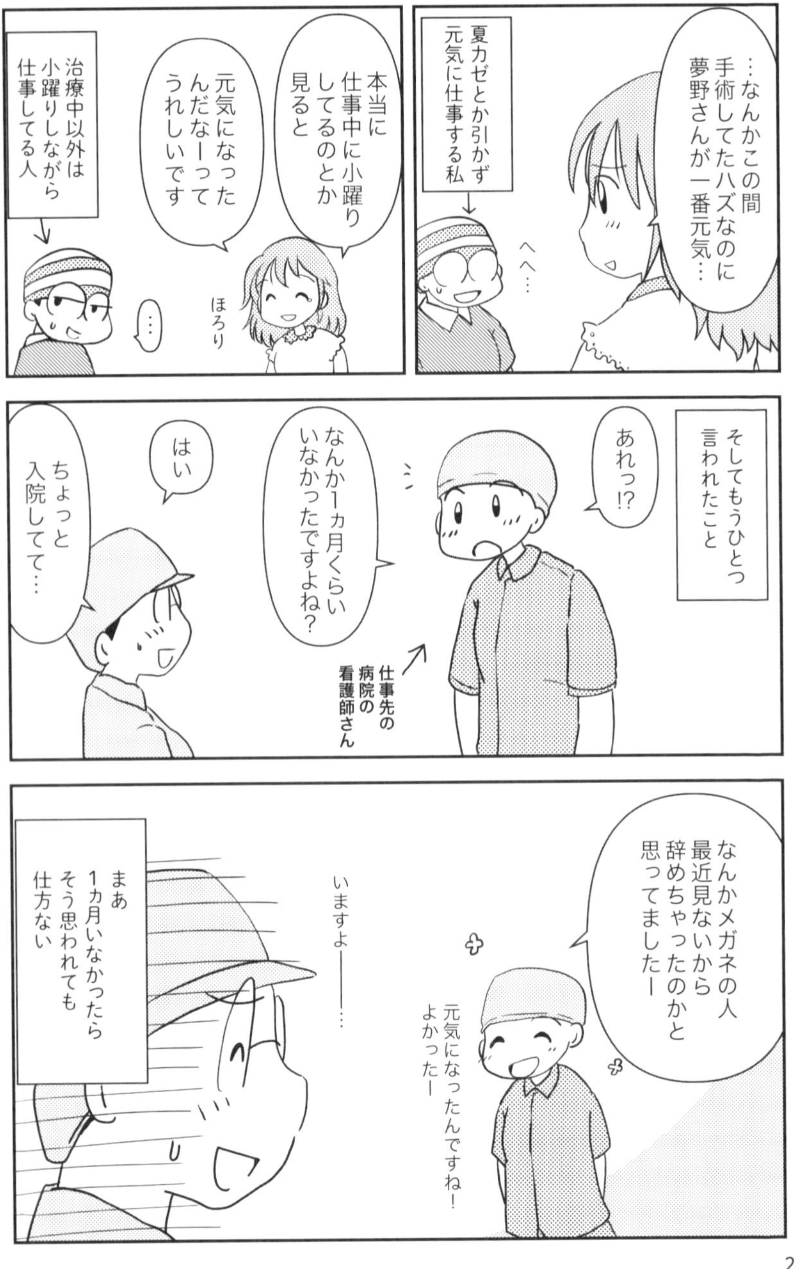

…なんかこの間手術してたハズなのに夢野さんが一番元気…
夏カゼとか引かず元気に仕事する私
へへ…
本当に仕事中に小躍りしてるのとか見ると
元気になったんだなーってうれしいです
ほろり
…
治療中以外は小躍りしながら仕事してる人
そしてもうひとつ言われたこと
あれっ!?
なんか1ヵ月くらいいなかったですよね?
仕事先の病院の看護師さん
はい
ちょっと入院してて…
なんかメガネの人最近見ないから辞めちゃったのかと思ってましたー
元気になったんですね!よかったー
いますよ———…
まぁ1カ月いなかったらそう思われても仕方ない

『放射線治療』

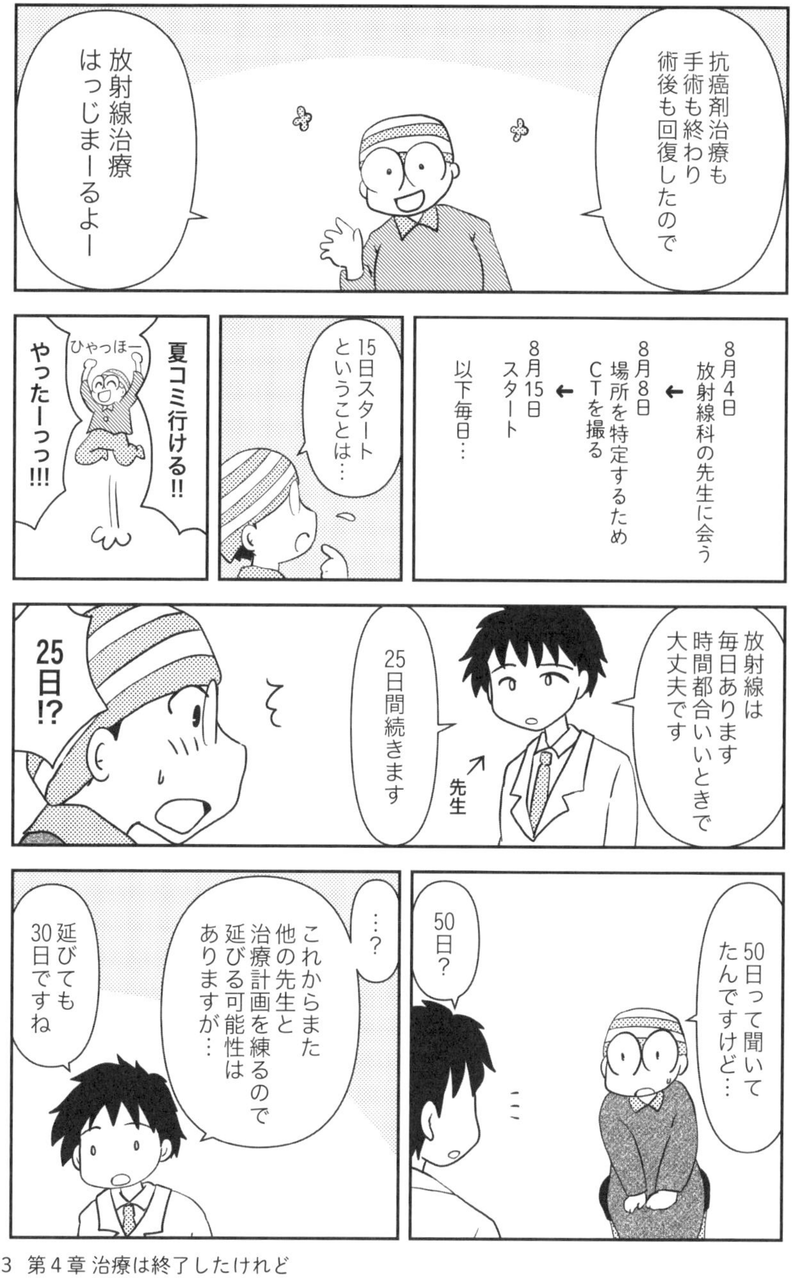

抗癌剤治療も手術も終わり術後も回復したので
放射線治療はっじまーるよー
8月4日 放射線科の先生に会う
←
8月8日 場所を特定するため CTを撮る
←
8月15日 スタート
以下毎日…
15日スタートということは…
ひゃっほー
夏コミ行ける!!
やったーっっ!!!
放射線は毎日あります 時間都合いいときで大丈夫です
25日間続きます
先生
25日!?
50日って聞いてたんですけど…
50日?
…?
これからまた他の先生と治療計画を練るので延びる可能性はありますが…
延びても30日ですね

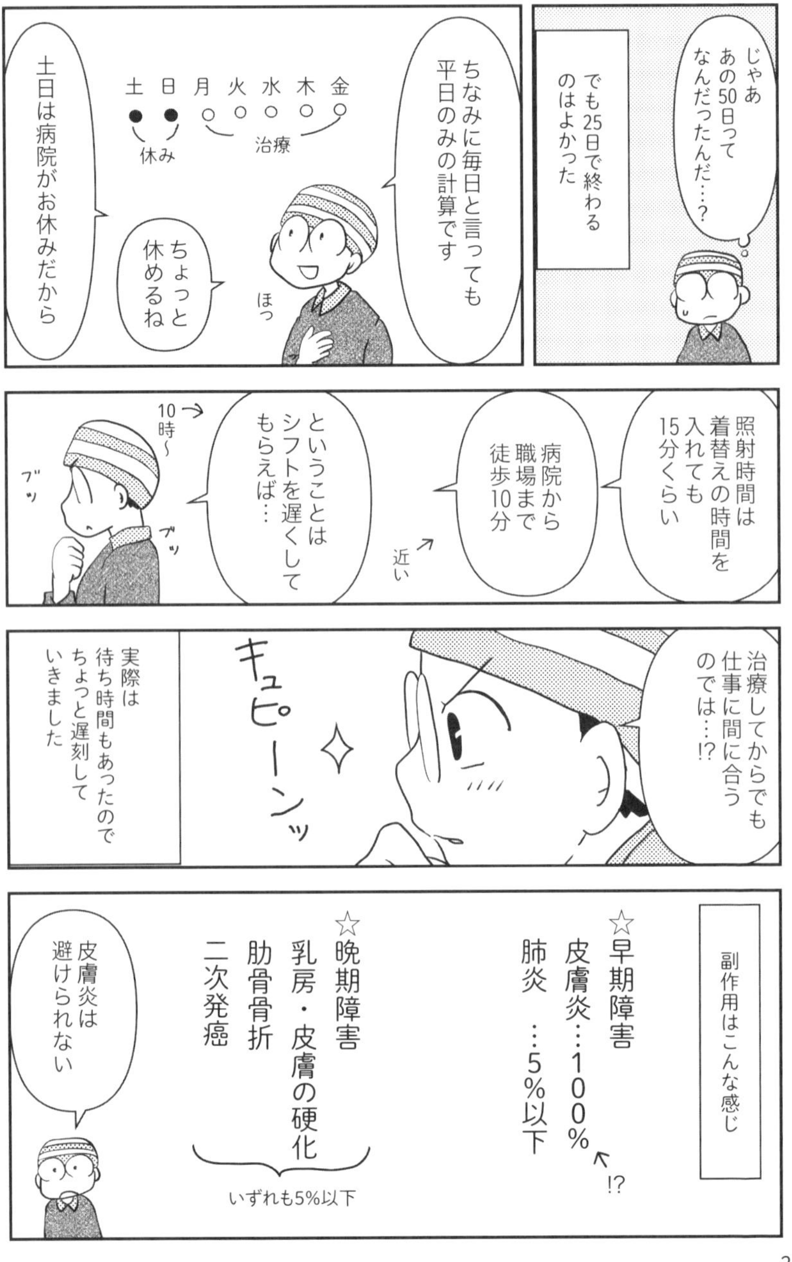
じゃああの50日ってなんだったんだ…？
でも25日で終わるのはよかった
ちなみに毎日と言っても平日のみの計算です
土 日 月 火 水 木 金
休み
治療
ほっ
ちょっと休めるね
土日は病院がお休みだから
照射時間は着替えの時間を入れても15分くらい
病院から職場まで徒歩10分
近い
ということはシフトを遅くしてもらえば…
10時～
ブツ
ブツ
治療してからでも仕事に間に合うのでは…!?
キュピーンッ
実際は待ち時間もあったのでちょっと遅刻していきました
副作用はこんな感じ
☆早期障害
皮膚炎…100%
肺炎 …5%以下
!?
☆晩期障害
乳房・皮膚の硬化
肋骨骨折
二次発癌
いずれも5%以下
皮膚炎は避けられない

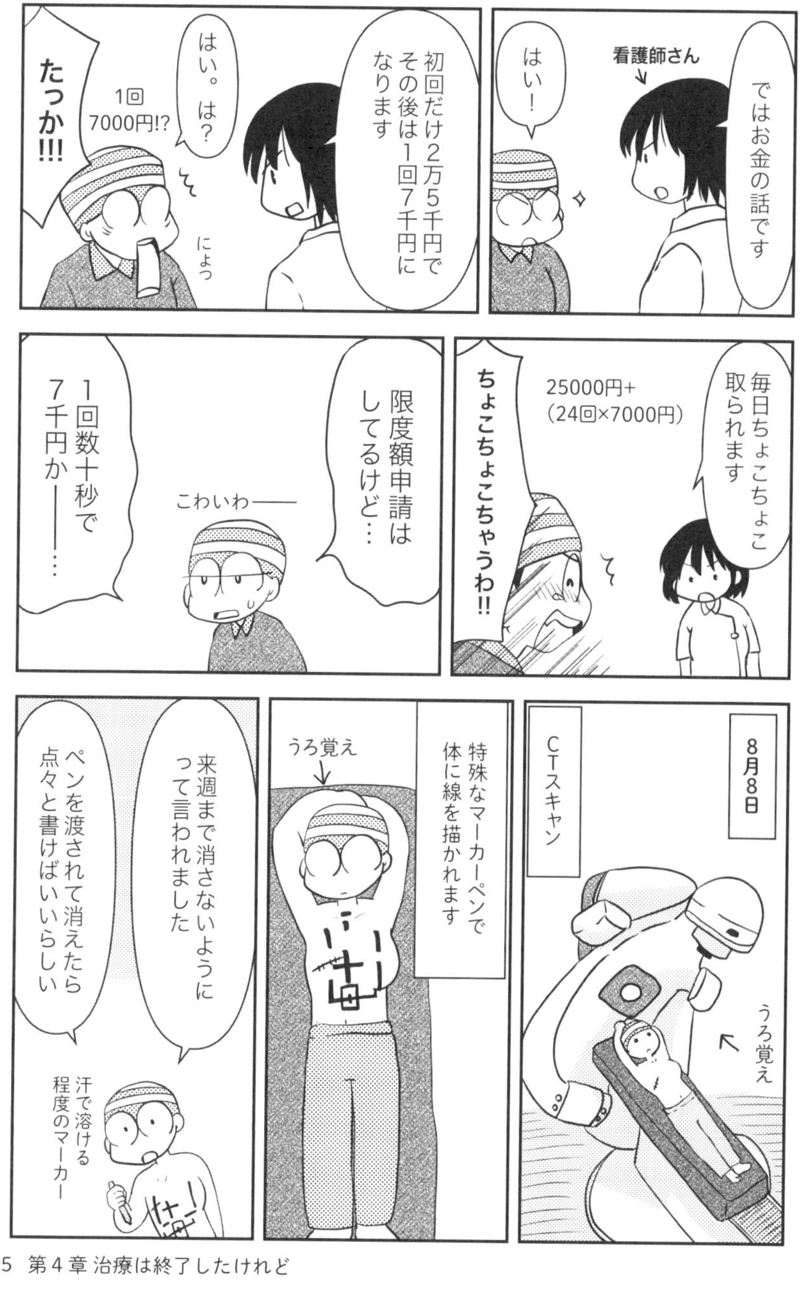
看護師さん
ではお金の話です
はい！
初回だけ2万5千円でその後は1回7千円になります
はい。は？
にょっ
1回7000円!?
たっか!!!
毎日ちょこちょこ取られます
25000円+
（24回×7000円）
ちょこちょこちゃうわ!!
限度額申請はしてるけど…
こわいわ——
1回数十秒で7千円か———…
8月8日
CTスキャン
うろ覚え
特殊なマーカーペンで体に線を描かれます
うろ覚え
来週まで消さないようにって言われました
ペンを渡されて消えたら点々と書けばいいらしい
汗で溶ける程度のマーカー

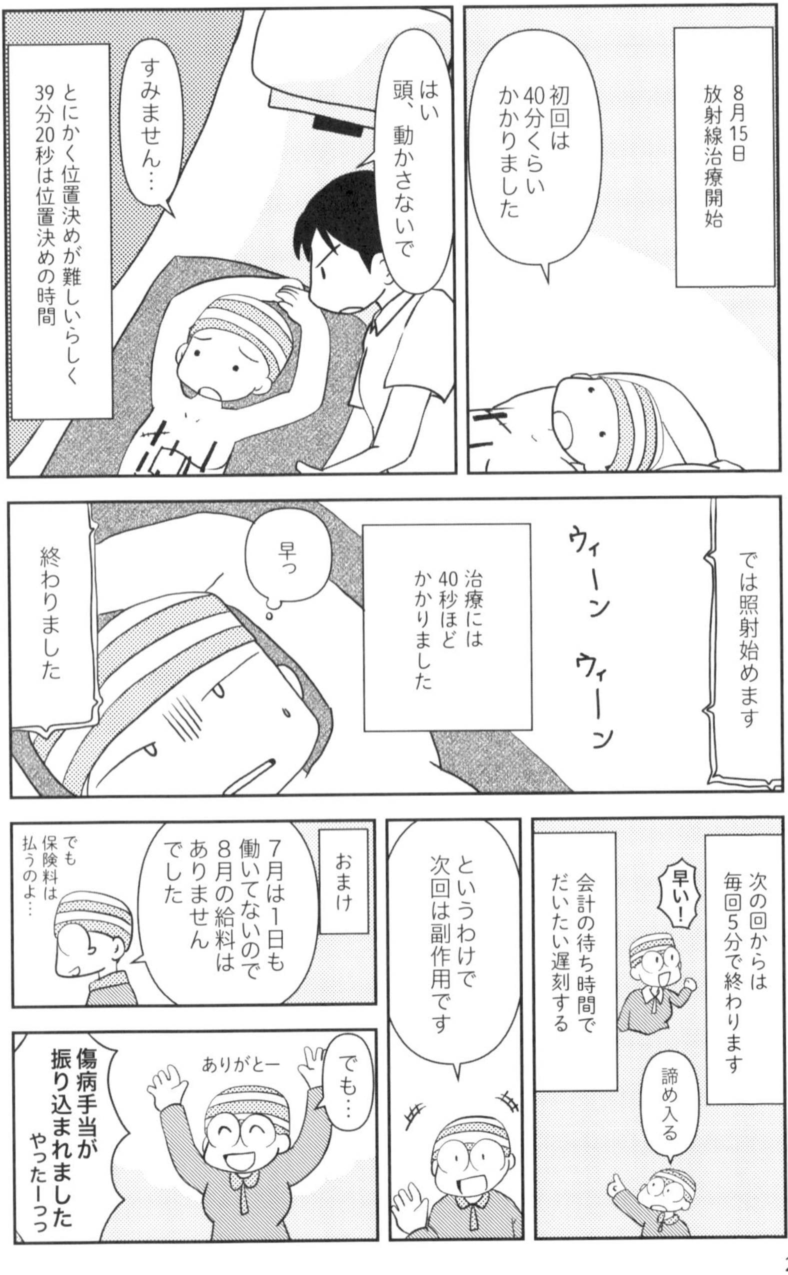
8月15日 放射線治療開始
初回は40分くらいかかりました
はい 頭、動かさないで
すみません…
とにかく位置決めが難しいらしく 39分20秒は位置決めの時間
では照射始めます
ウィーン
ウィーン
治療には40秒ほどかかりました
早っ
終わりました
次の回からは毎回5分で終わります
早い！
会計の待ち時間でだいたい遅刻する
諦め入る
というわけで次回は副作用です
おまけ
7月は1日も働いてないので8月の給料はありませんでした
でも保険料は払うのよ…
でも…
ありがとー
傷病手当が振り込まれました やったーっっ

『放射線治療の副作用』

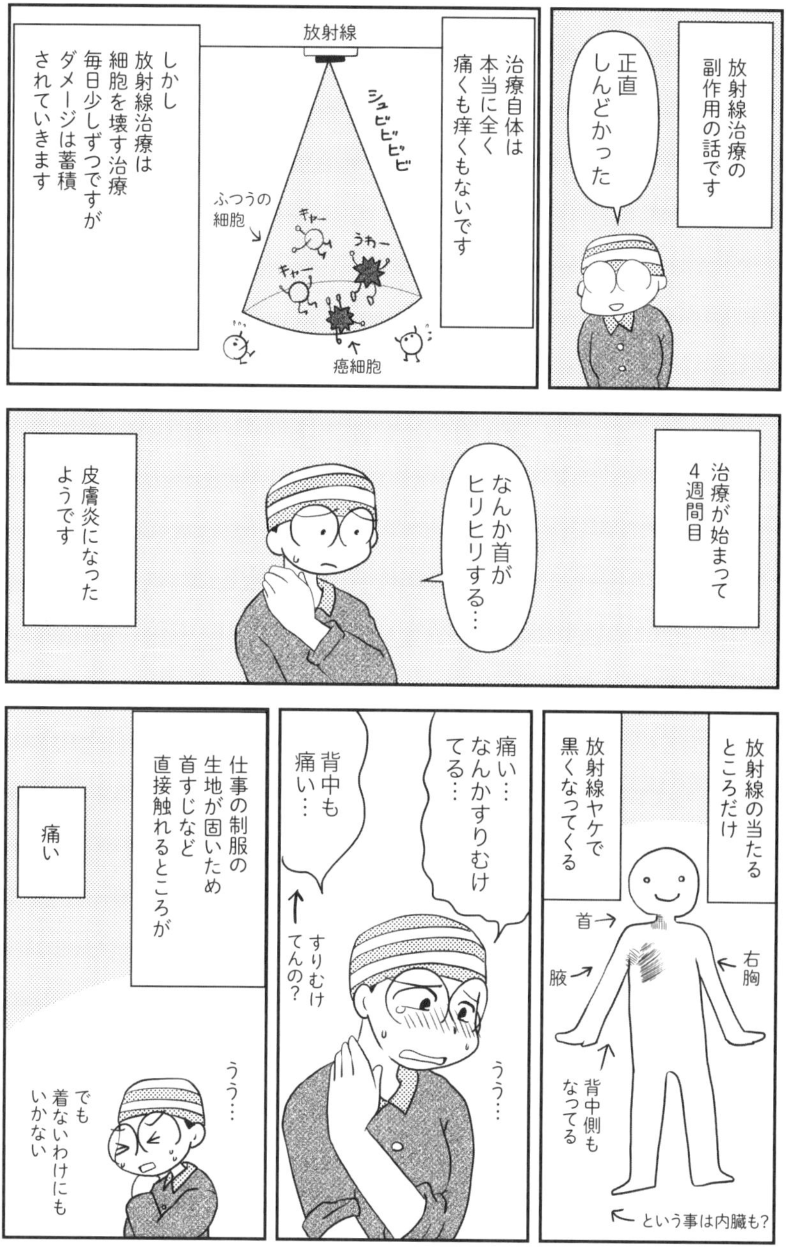

放射線治療の副作用の話です
正直しんどかった
治療自体は本当に全く痛くも痒くもないです
放射線
シュビビビビビ
ふつうの細胞
キャー
うわー
キャー
癌細胞
しかし放射線治療は細胞を壊す治療毎日少しずつですがダメージは蓄積されていきます
治療が始まって4週間目
なんか首がヒリヒリする…
皮膚炎になったようです
放射線の当たるところだけ
放射線ヤケで黒くなってくる
首
右胸
腋
背中側もなってる
という事は内臓も?
痛い…なんかすりむけてる…
背中も痛い…
すりむけてんの?
うう…
仕事の制服の生地が固いため首すじなど直接触れるところが
痛い
うう…
でも着ないわけにもいかない

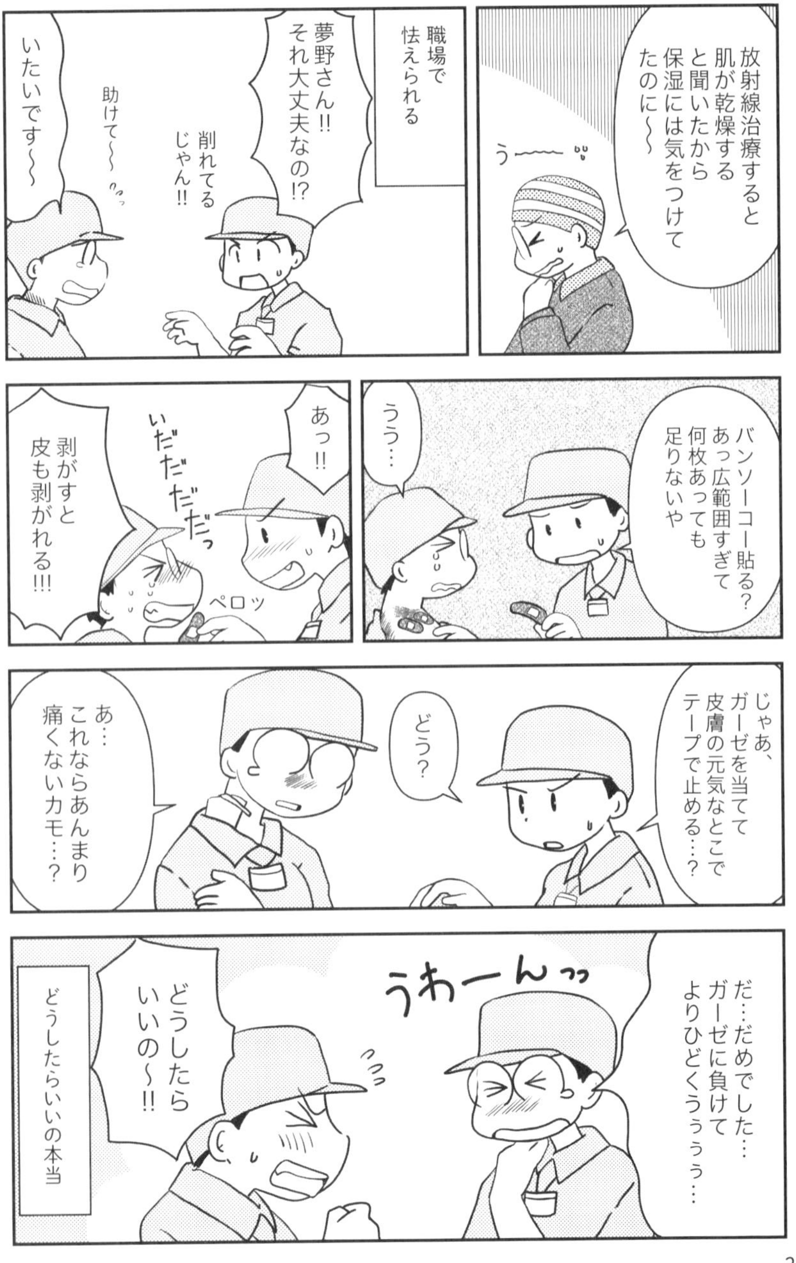
放射線治療すると肌が乾燥すると聞いたから保湿には気をつけてたのに〜〜
う〜〜
職場で怯えられる
夢野さん!! それ大丈夫なの!?
削れてるじゃん!!
助けて〜〜
いたいです〜〜
バンソーコー貼る? あっ広範囲すぎて何枚あっても足りないや
うう…
あっ!!
いだだだだっ
ペロッ
剥がすと皮も剥がれる!!!
じゃあ、ガーゼを当てて皮膚の元気なとこでテープで止める…?
どう?
あ… これならあんまり痛くないカモ…?
だ…だめでした… ガーゼに負けてよりひどくぅぅぅ…
うわーんっ
どうしたらいいの〜!!
どうしたらいいの本当

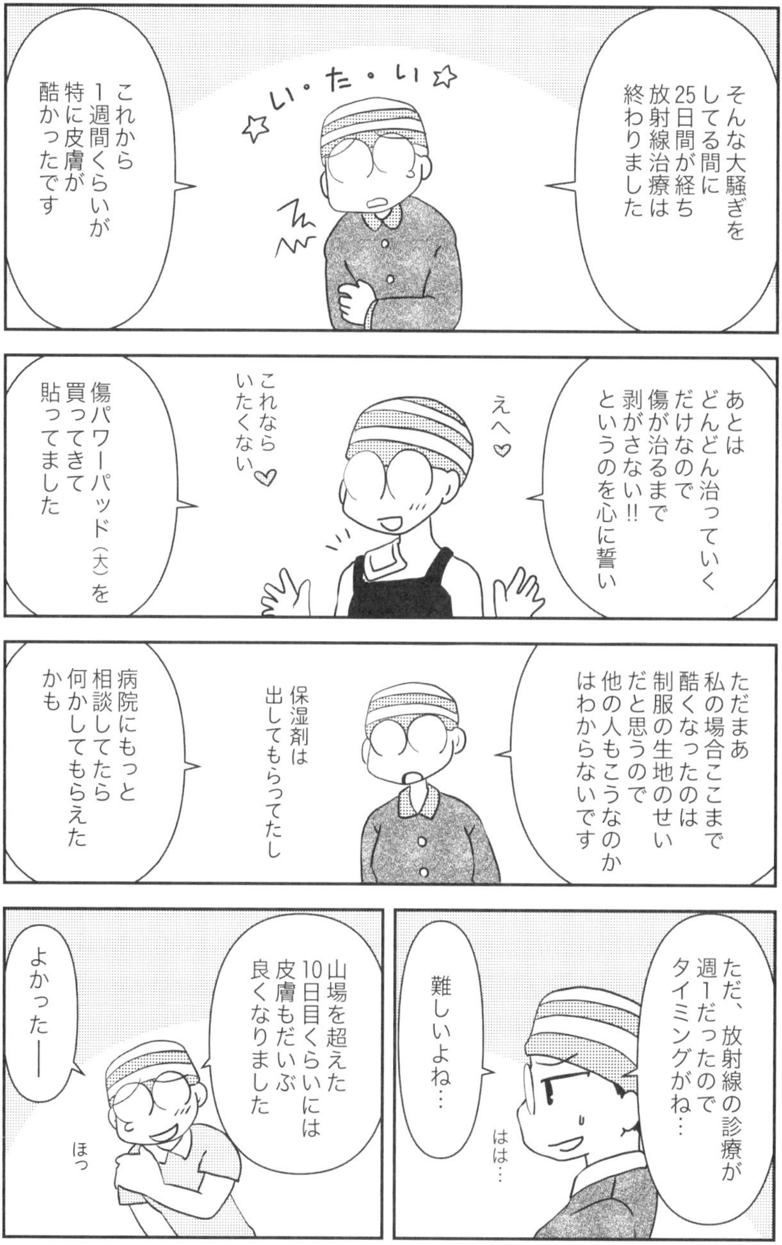
そんな大騒ぎをしてる間に25日間が経ち放射線治療は終わりました
い・た・い
これから1週間くらいが特に皮膚が酷かったです
あとはどんどん治っていくだけなので傷が治るまで剥がさない!!というのを心に誓い
えへ♡
これならいたくない♡
傷パワーパッド(大)を買ってきて貼ってました
ただまあ私の場合ここまで酷くなったのは制服の生地のせいだと思うので他の人もこうなのかはわからないです
保湿剤は出してもらってたし
病院にもっと相談してたら何かしてもらえたかも
ただ、放射線の診療が週1だったのでタイミングがね…
はは…
難しいよね…
山場を超えた10日目くらいには皮膚もだいぶ良くなりました
ほっ
よかったー

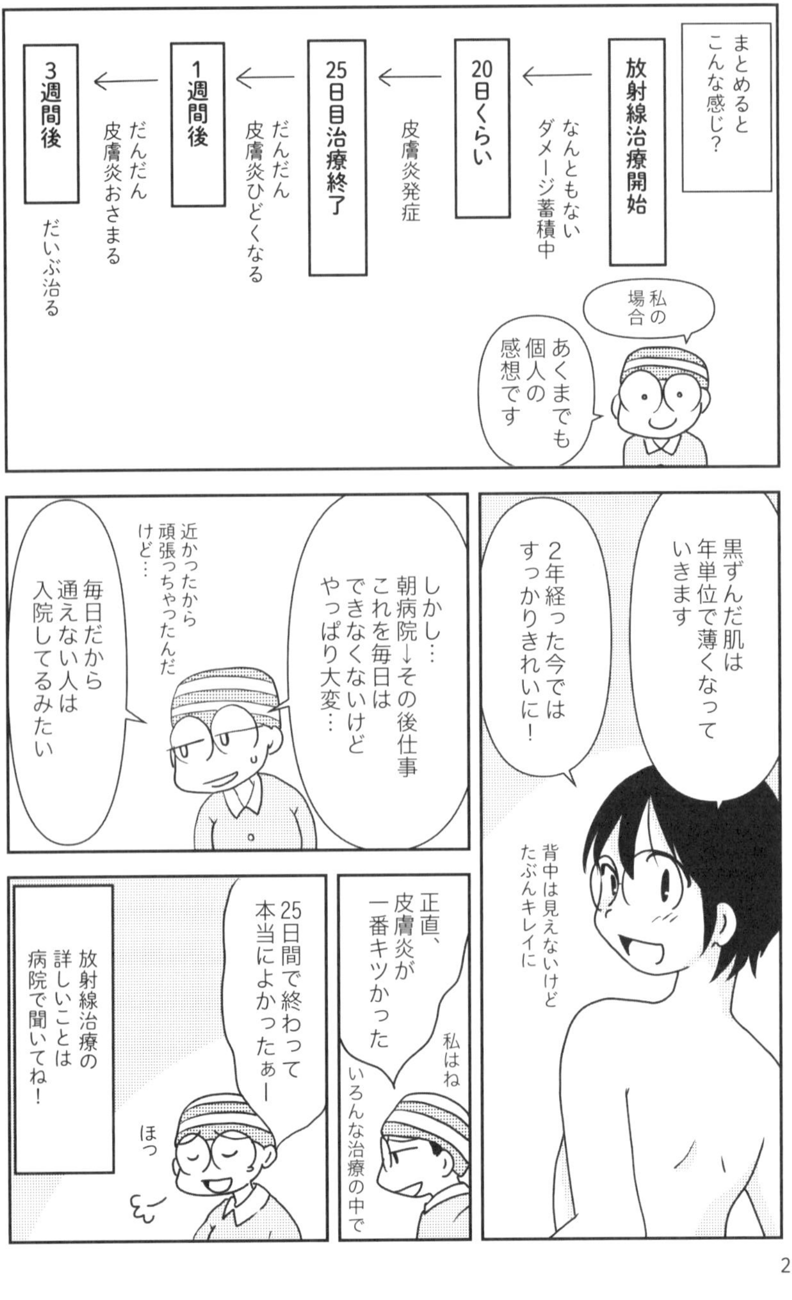
まとめると
こんな感じ？
放射線治療開始
なんともない
ダメージ蓄積中
20日くらい
皮膚炎発症
25日目治療終了
だんだん
皮膚炎ひどくなる
1週間後
だんだん
皮膚炎おさまる
3週間後
だいぶ治る
私の場合
あくまでも個人の感想です
黒ずんだ肌は年単位で薄くなっていきます
2年経った今ではすっかりきれいに！
背中は見えないけどたぶんキレイに
しかし…朝病院↓その後仕事これを毎日はできなくないけどやっぱり大変…
近かったから頑張っちゃったんだけど…
毎日だから通えない人は入院してるみたい
私はね
正直、皮膚炎が一番キツかった
いろんな治療の中で
25日間で終わって本当によかったぁー
ほっ
放射線治療の詳しいことは病院で聞いてね！

原稿が終わってから起きた大事な話

私が現在、半年に1度投与しているリュープリンが、製造停止になって欠品状態になりました。

製造過程でちょっと問題があることを指摘されて製造停止、改善策なども出してるんだけど、供給計画に遅れが生じて一時的に欠品……ということなのかな?

リュープリンがなくても、タモキシフェンを投与していればとりあえず問題はないからと、先生からは言われたのだけど、投与する予定のものが急に欠品と言われると、不安になります……。供給再開したら、また投与してもらえるようなので、それを待つしかないみたいです。

今年に入って、大変な騒ぎになっているのが、新型コロナウイルス、ｃｏｖｉｄ-19です。感染力の強いウイルスのおかげで、治療や手術をしたいけど、延期になったり、熱が出たら病院に行く前に保健所に電話して指示を仰がないといけなかったりと、ひと苦労です。

ご高齢の方や持病のある方が感染すると、肺炎になったりする例もあり……私たち癌患者にとっては、本当に人ごとではない問題です。ウィッグなどの出張相談所も癌患者の集いなども開催が危ぶまれ、実際、集まることを避けないといけないので、中止になっていると思います。

そんな中、癌サロン運営側も一生懸命模索してくださって、ZOOM会議アプリなどで、ネット上でサロンが開催されたりもしました。もちろん参加出来そうな会に、1度参加してみました。実際に会うのとはまた違う良さがありました。

ｃｏｖｉｄ-19に対しては、本当に不安だと思います。いろいろ気をつけないといけないようですが、とりあえず、

○抗癌剤治療中は、食べられなかったり水も飲めなかったりで脱水症状になりやすいため、できるだけ少量の水分を頻繁に飲むようにし、それも無理な場合は、脱水症状を起こす前に病院に相談しましょう。

○マスクは常時つけてると体の負担にもなりますが、感染対策では重要なので、密にならないように気をつけながら時々外して休んだりもしてください。

昨年生まれた甥っ子ちゃんにも会いに行けず、軒並みイベントも中止になってる中、密になるのを控え、手洗いうがいを徹底しつつ、1日も早くワクチンが出来て、事態が落ち着くことを祈るばかりです。

『リンパ浮腫外来へ行った話 1』

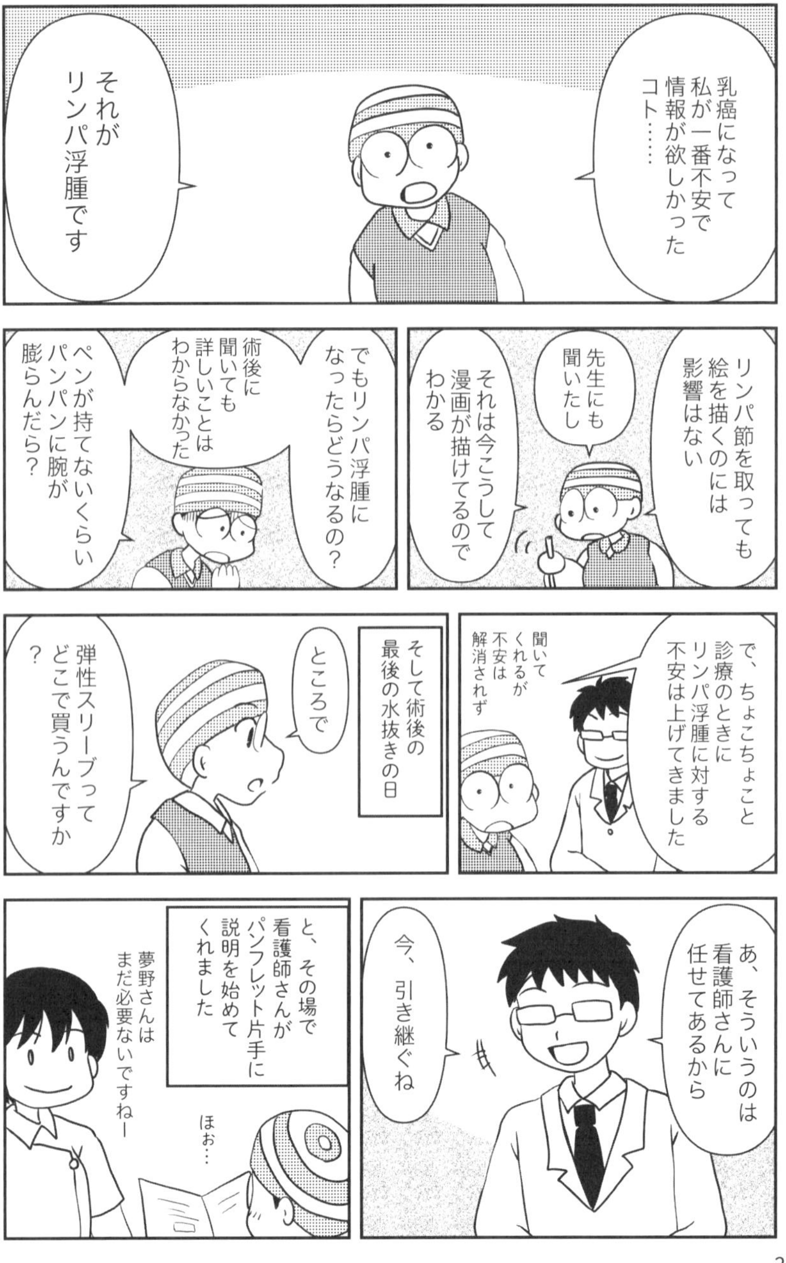
乳癌になって私が一番不安で情報が欲しかったコト……
それがリンパ浮腫です
リンパ節を取っても絵を描くのには影響はない
先生にも聞いたし
それは今こうして漫画が描けてるのでわかる
でもリンパ浮腫になったらどうなるの?
術後に聞いても詳しいことはわからなかった
ペンが持てないくらいパンパンに腕が膨らんだら?
で、ちょこちょこと診療のときにリンパ浮腫に対する不安は上げてきました
聞いてくれるが不安は解消されず
そして術後の最後の水抜きの日
ところで
弾性スリーブってどこで買うんですか?
あ、そういうのは看護師さんに任せてあるから
今、引き継ぐね
と、その場で看護師さんがパンフレット片手に説明を始めてくれました
夢野さんはまだ必要ないですねー
ほお…

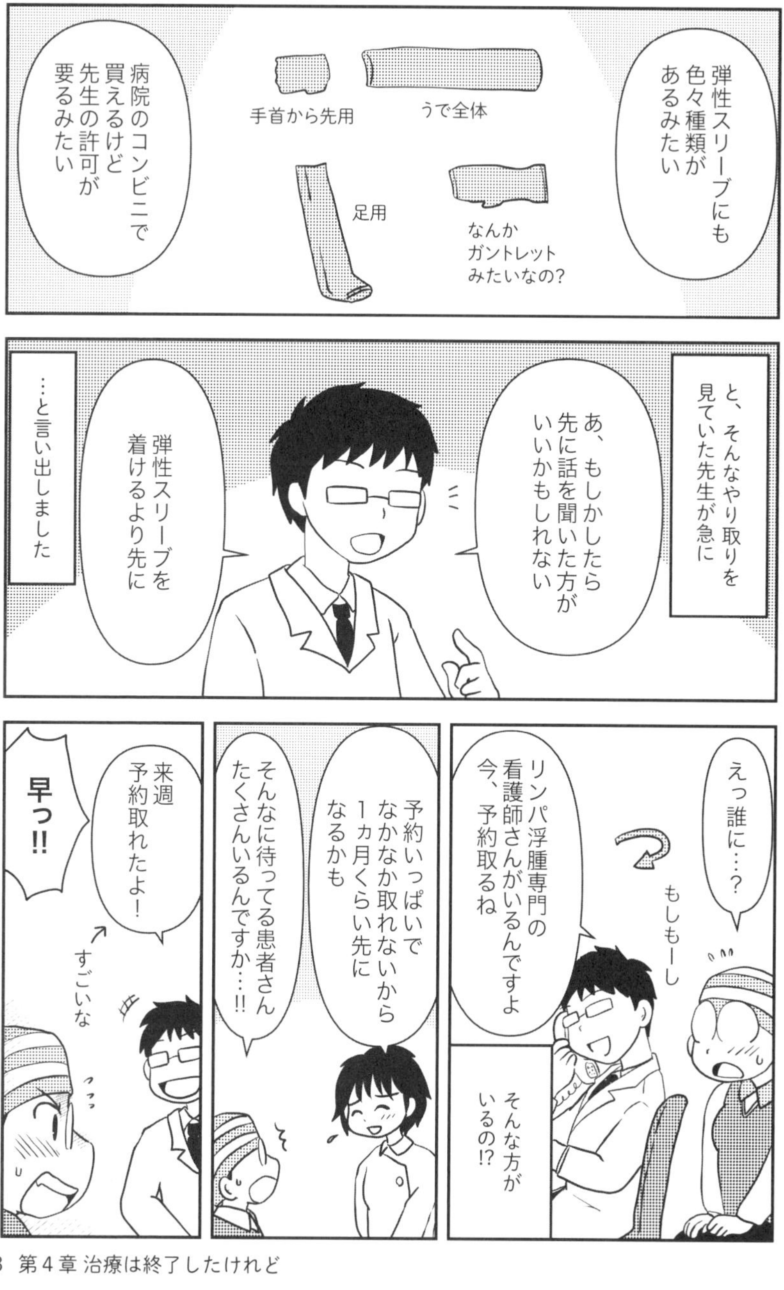
弾性スリーブにも色々種類があるみたい
うで全体
手首から先用
なんかガントレットみたいなの?
足用
病院のコンビニで買えるけど先生の許可が要るみたい
と、そんなやり取りを見ていた先生が急に
あ、もしかしたら先に話を聞いた方がいいかもしれない
弾性スリーブを着けるより先に
…と言い出しました
えっ誰に…?
もしもーし
リンパ浮腫専門の看護師さんがいるんですよ今、予約取るね
そんな方がいるの!?
予約いっぱいでなかなか取れないから1ヵ月くらい先になるかも
そんなに待ってる患者さんたくさんいるんですか…!!
来週予約取れたよ!
すごいな
早っ!!

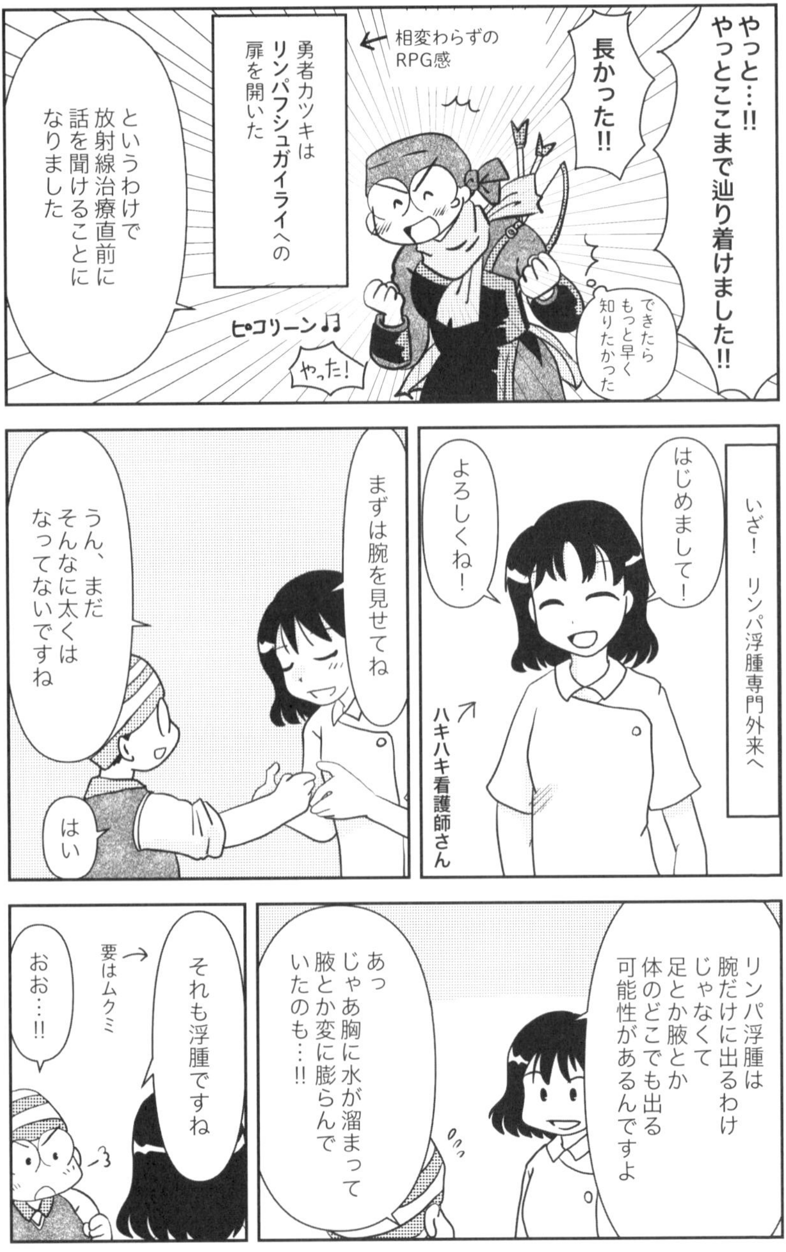
やっと…!!
やっとここまで辿り着けました!!
長かった!!
相変わらずのRPG感
勇者カツキはリンパフシュガイライへの扉を開いた
できたらもっと早く知りたかった
ピコリーン♪♫
やった!
というわけで放射線治療直前に話を聞けることになりました
いざ! リンパ浮腫専門外来へ
はじめまして!
よろしくね!
ハキハキ看護師さん
まずは腕を見せてね
うん、まだそんなに太くはなってないですね
はい
リンパ浮腫は腕だけに出るわけじゃなくて足とか腋とか体のどこでも出る可能性があるんですよ
あっじゃあ胸に水が溜まって腋とか変に膨らんでいたのも…!!
それも浮腫ですね
要はムクミ
おお…!!

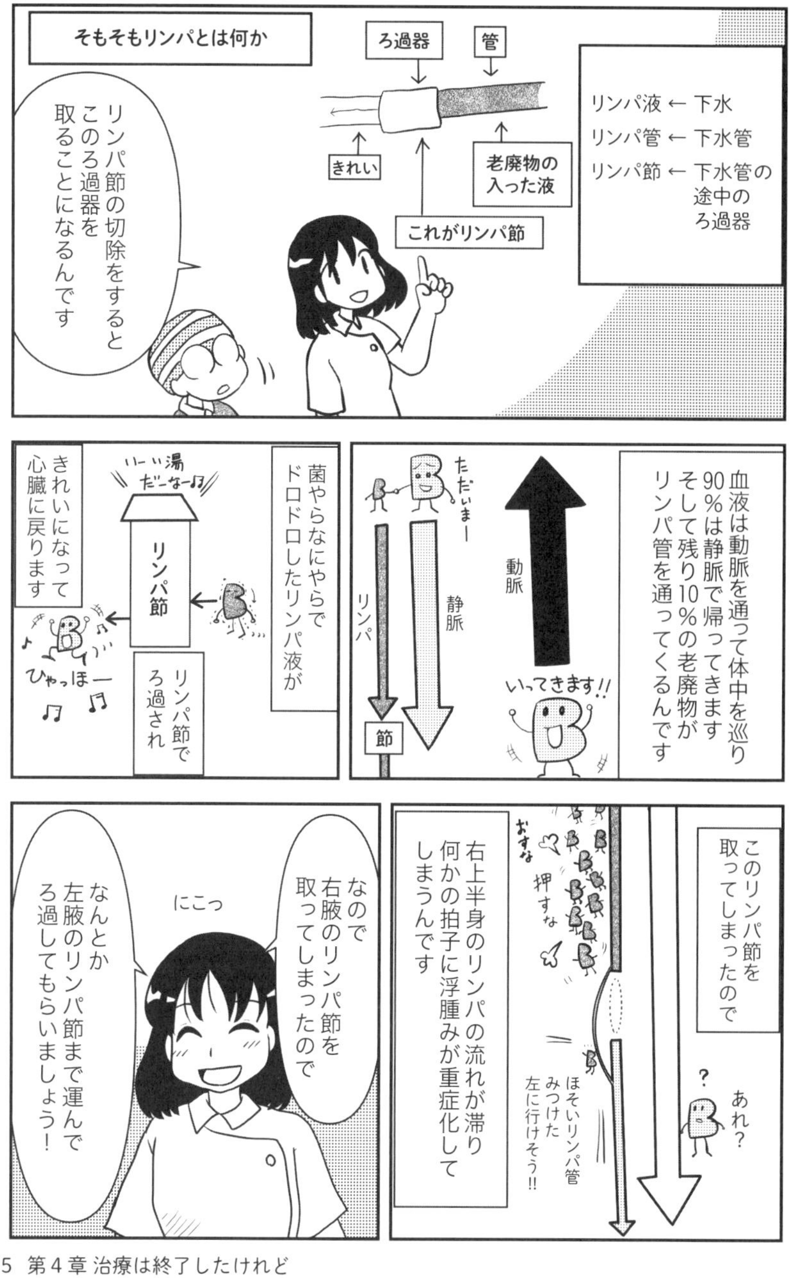
そもそもリンパとは何か
リンパ液 ← 下水
リンパ管 ← 下水管
リンパ節 ← 下水管の途中のろ過器
ろ過器
管
きれい
老廃物の入った液
これがリンパ節
リンパ節の切除をするとこのろ過器を取ることになるんです
血液は動脈を通って体中を巡り90％は静脈で帰ってきますそして残り10％の老廃物がリンパ管を通ってくるんです
動脈
いってきます!!
ただいまー
静脈
リンパ
節
菌やらなにやらでドロドロしたリンパ液が
いーい湯だーなー
リンパ節
リンパ節でろ過され
きれいになって心臓に戻ります
ひゃっほー
このリンパ節を取ってしまったので
あれ?
ほそいリンパ管みつけた
左に行けそう!!
おすな
押すな
右上半身のリンパの流れが滞り何かの拍子に浮腫みが重症化してしまうんです
なので右腕のリンパ節を取ってしまったので
にこっ
なんとか左腕のリンパ節まで運んでろ過してもらいましょう!

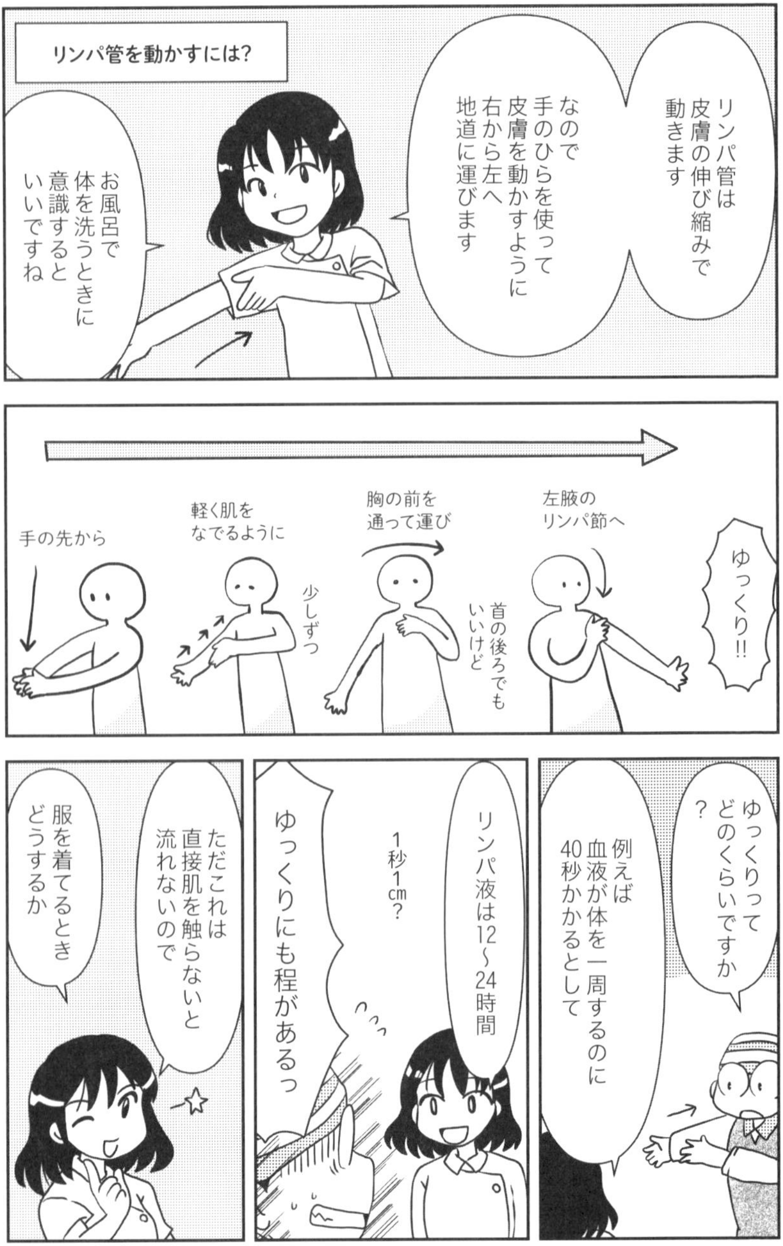
リンパ管を動かすには?
リンパ管は皮膚の伸び縮みで動きます
なので手のひらを使って皮膚を動かすように右から左へ地道に運びます
お風呂で体を洗うときに意識するといいですね
手の先から
軽く肌をなでるように
少しずつ
胸の前を通って運び
首の後ろでもいいけど
左腋のリンパ節へ
ゆっくり!!
ゆっくりってどのくらいですか?
例えば血液が体を一周するのに40秒かかるとして
リンパ液は12~24時間
1秒1㎝?
ゆっくりにも程があるっ
ただこれは直接肌を触らないと流れないので
服を着てるときどうするか

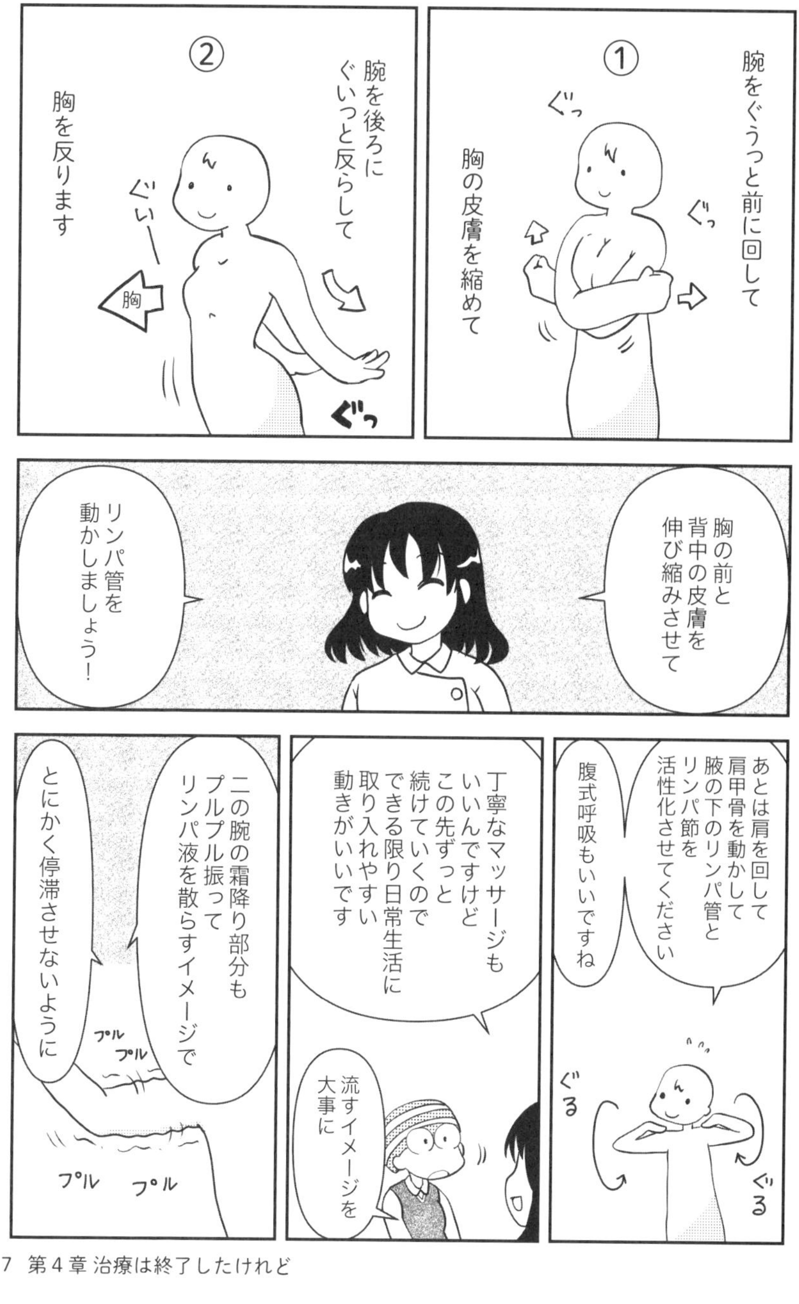
①
腕をぐうっと前に回して
胸の皮膚を縮めて
ぐっ
ぐっ
②
腕を後ろにぐいっと反らして
胸を反ります
ぐいー
胸
ぐっ
胸の前と背中の皮膚を伸び縮みさせて
リンパ管を動かしましょう！
あとは肩を回して肩甲骨を動かして腋の下のリンパ節とリンパ管を活性化させてください
腹式呼吸もいいですね
ぐる
ぐる
丁寧なマッサージもいいんですけどこの先ずっと続けていくのでできる限り日常生活に取り入れやすい動きがいいです
流すイメージを大事に
二の腕の霜降り部分もプルプル振ってリンパ液を散らすイメージで
とにかく停滞させないように
プル
プル
プル
プル

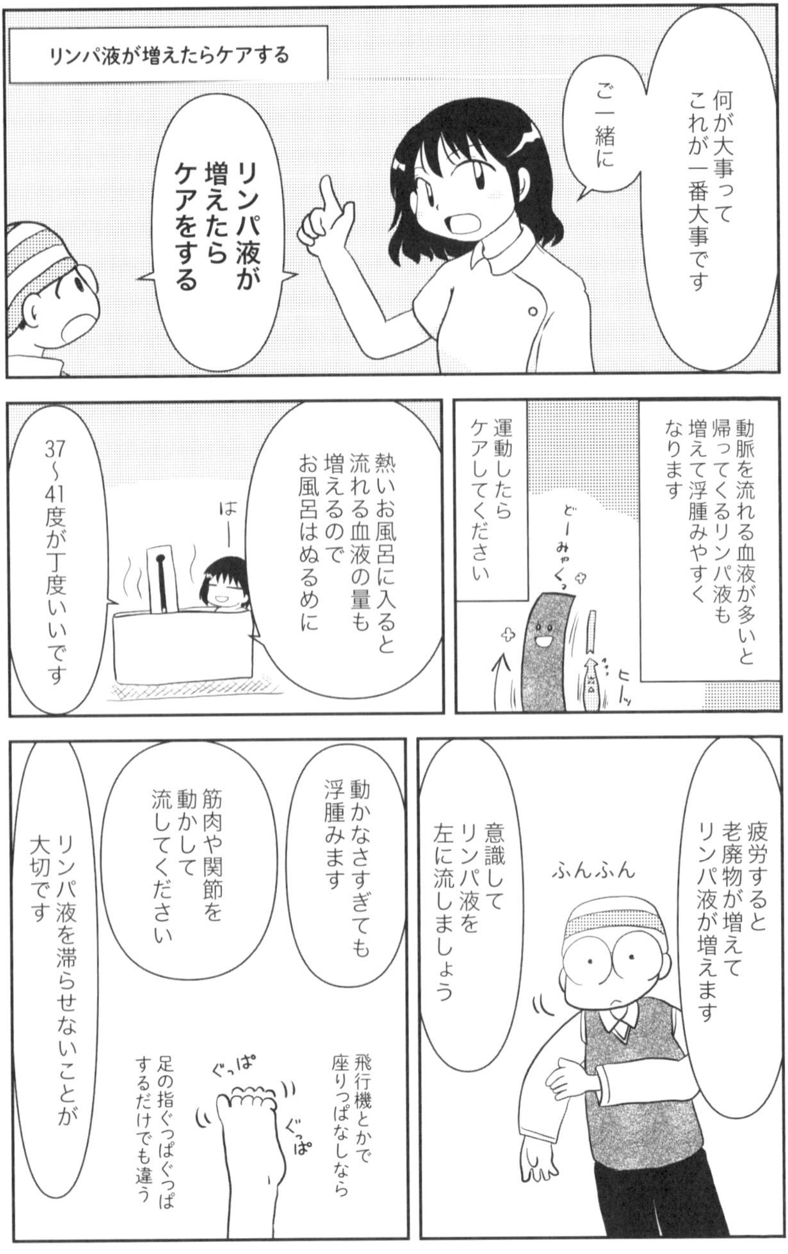
リンパ液が増えたらケアする
何が大事ってこれが一番大事です
ご一緒に
リンパ液が増えたらケアをする
動脈を流れる血液が多いと帰ってくるリンパ液も増えて浮腫みやすくなります
運動したらケアしてください
どーみゃくっ
ヒーッ
熱いお風呂に入ると流れる血液の量も増えるのでお風呂はぬるめに
はー
37～41度が丁度いいです
疲労すると老廃物が増えてリンパ液が増えます
意識してリンパ液を左に流しましょう
ふんふん
動かなさすぎても浮腫みます
筋肉や関節を動かして流してください
リンパ液を滞らせないことが大切です
飛行機とかで座りっぱなしなら
ぐっぱ
ぐっぱ
足の指ぐっぱぐっぱするだけでも違う

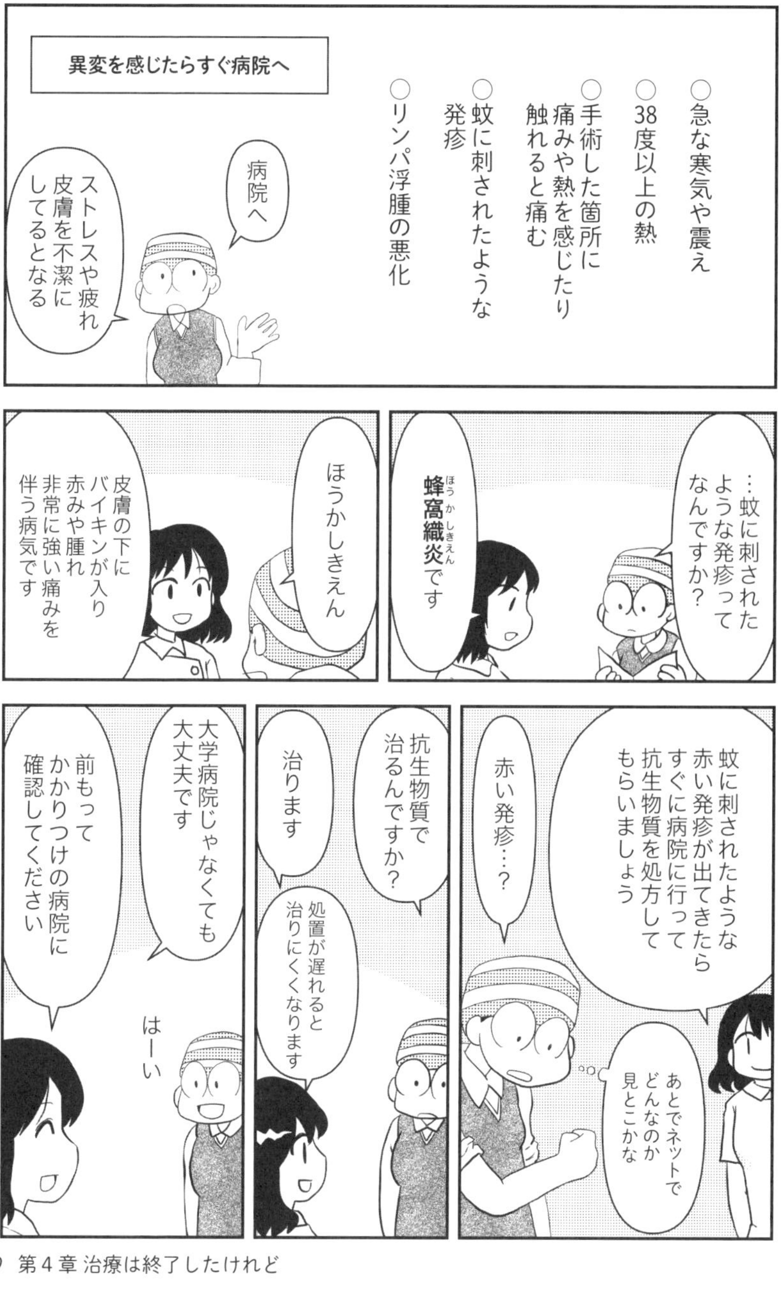
異変を感じたらすぐ病院へ
○急な寒気や震え
○38度以上の熱
○手術した箇所に痛みや熱を感じたり触れると痛む
○蚊に刺されたような発疹
○リンパ浮腫の悪化
病院へ
ストレスや疲れ皮膚を不潔にしてるとなる
…蚊に刺されたような発疹ってなんですか？
蜂《ほう》窩《か》織《しき》炎《えん》です
ほうかしきえん
皮膚の下にバイキンが入り赤みや腫れ非常に強い痛みを伴う病気です
蚊に刺されたような赤い発疹が出てきたらすぐに病院に行って抗生物質を処方してもらいましょう
赤い発疹…？
あとでネットでどんなのか見とこかな
抗生物質で治るんですか？
治ります
処置が遅れると治りにくくなります
大学病院じゃなくても大丈夫です
はーい
前もってかかりつけの病院に確認してください

『リンパ浮腫外来へ行った話 2』

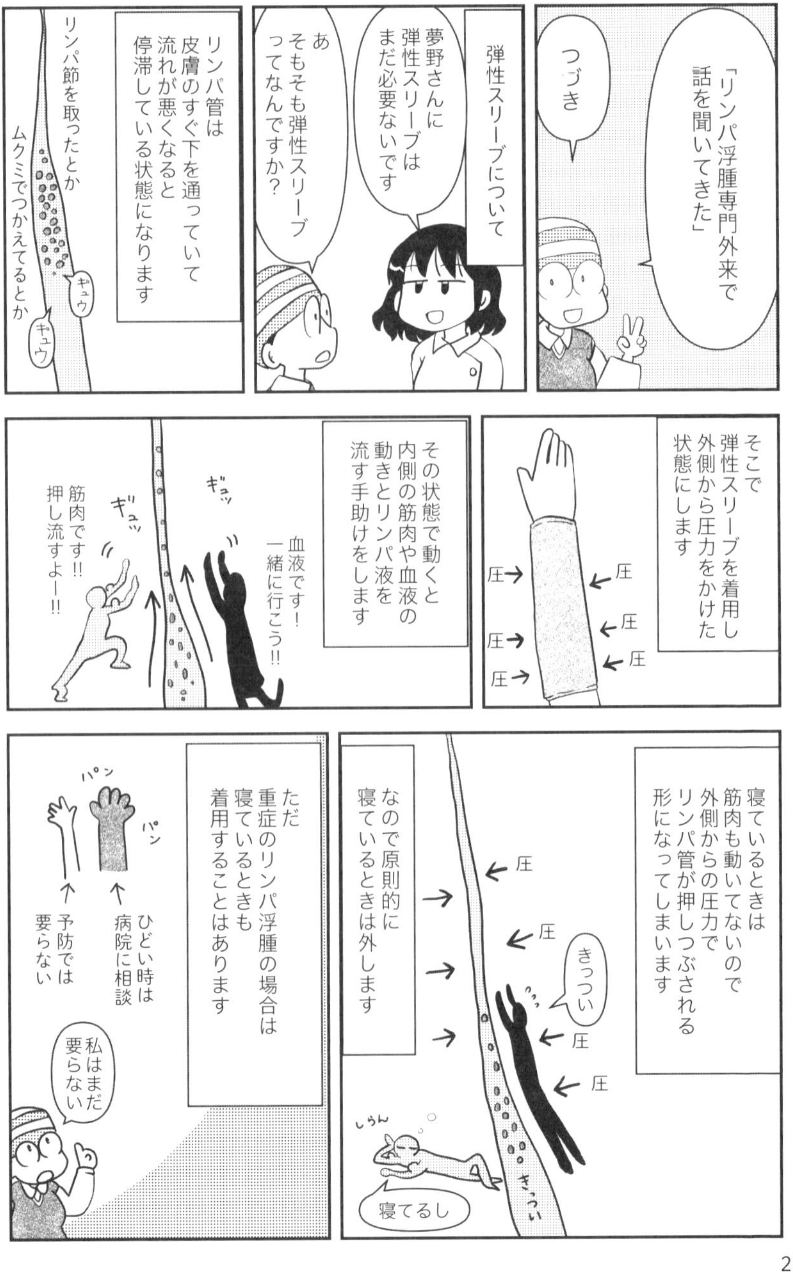

「リンパ浮腫専門外来で話を聞いてきた」
つづき
弾性スリーブについて
夢野さんに弾性スリーブはまだ必要ないです
あ そもそも弾性スリーブってなんですか?
リンパ管は皮膚のすぐ下を通っていて流れが悪くなると停滞している状態になります
リンパ節を取ったとか
ムクミでつかえてるとか
ギュウ
ギュウ
そこで弾性スリーブを着用し外側から圧力をかけた状態にします
圧
圧
圧
圧
圧
圧
その状態で動くと内側の筋肉や血液の動きとリンパ液を流す手助けをします
ギュッ
血液です! 一緒に行こう!!
ギュッ
筋肉です!! 押し流すよー!!
寝ているときは筋肉も動いてないので外側からの圧力でリンパ管が押しつぶされる形になってしまいます
なので原則的に寝ているときは外します
圧
圧
きっつい
圧
圧
きっつい
しらん
寝てるし
ただ重症のリンパ浮腫の場合は寝ているときも着用することはあります
パン
パン
ひどい時は病院に相談
予防では要らない
私はまだ要らない

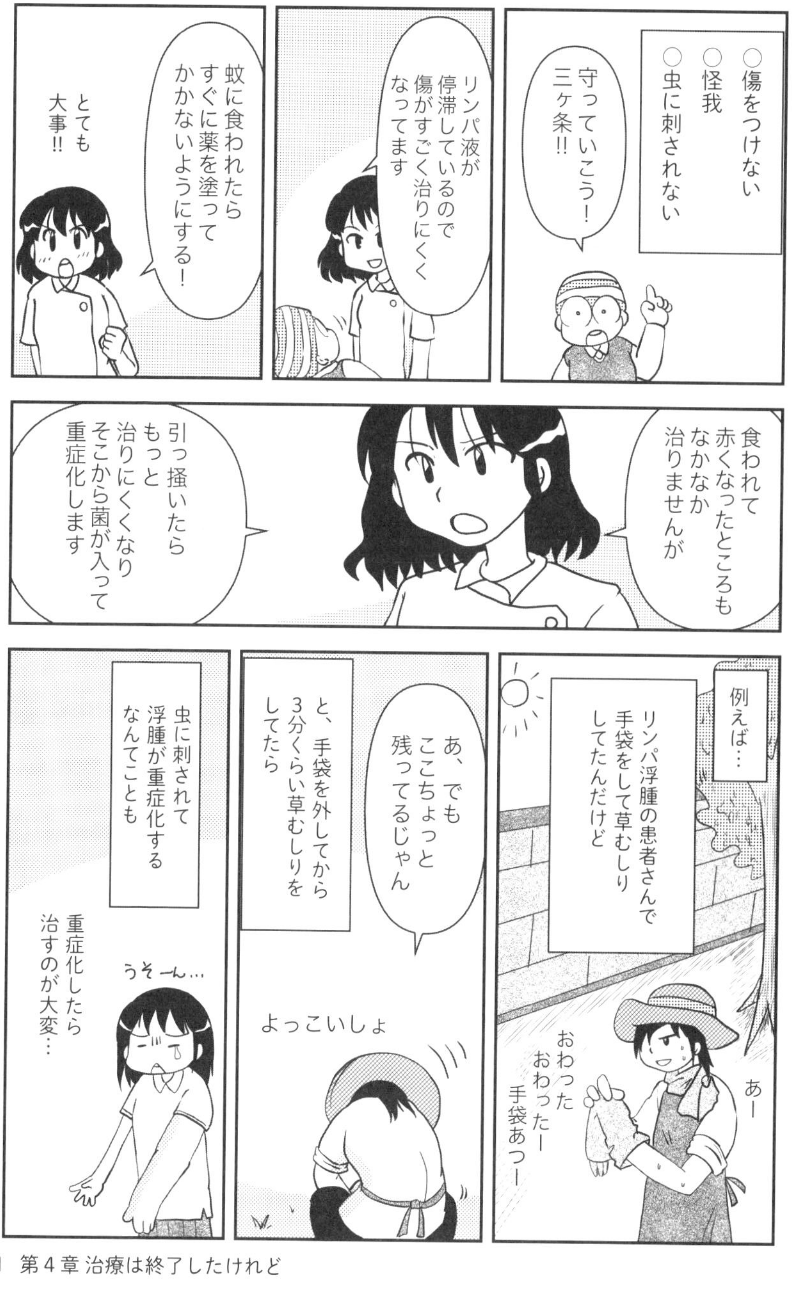
○傷をつけない
○怪我
○虫に刺されない
守っていこう！三ヶ条!!
リンパ液が停滞しているので傷がすごく治りにくくなってます
蚊に食われたらすぐに薬を塗ってかかないようにする！
とても大事!!
食われて赤くなったところもなかなか治りませんが
引っ掻いたらもっと治りにくくなりそこから菌が入って重症化します
例えば…
リンパ浮腫の患者さんで手袋をして草むしりしてたんだけど
あー
おわったおわったー
手袋あつー
あ、でもここちょっと残ってるじゃん
と、手袋を外してから3分くらい草むしりをしてたら
よっこいしょ
虫に刺されて浮腫が重症化するなんてことも
うそーん…
重症化したら治すのが大変…

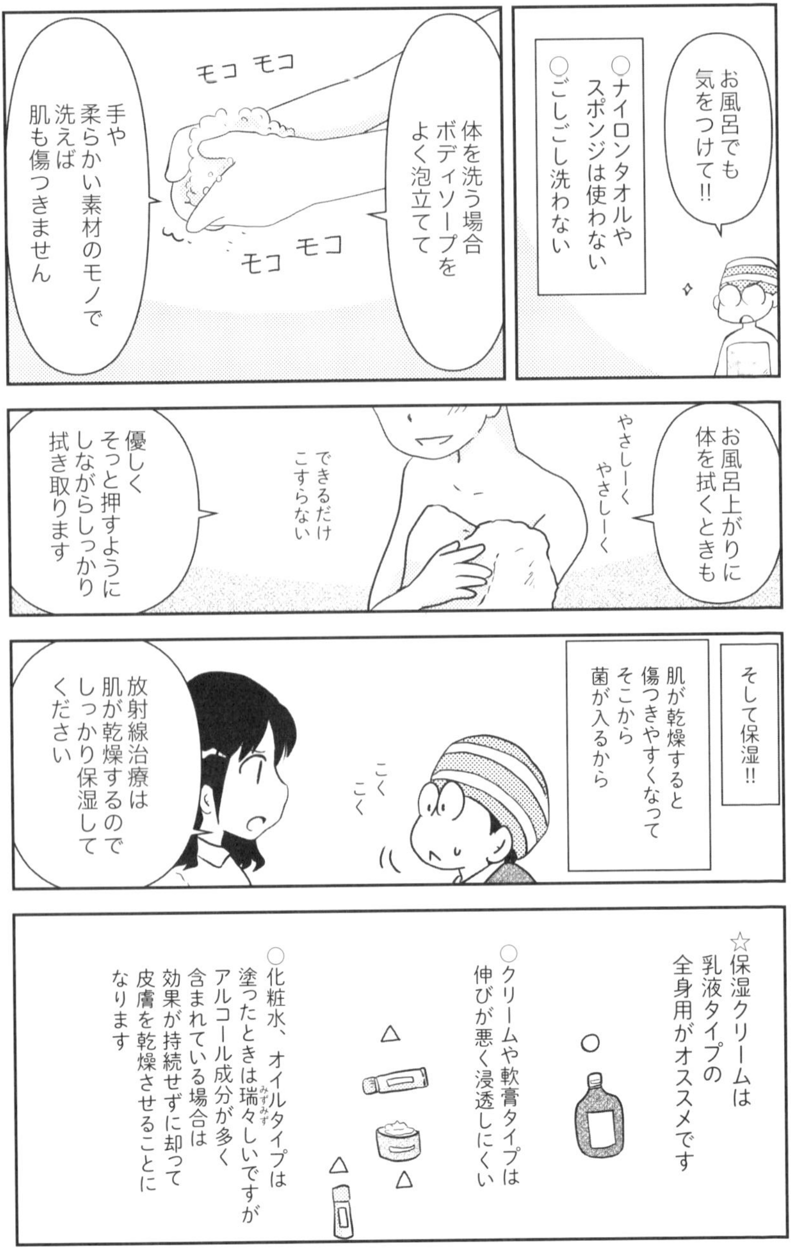
お風呂でも気をつけて!!
○ナイロンタオルやスポンジは使わない
○ごしごし洗わない
体を洗う場合ボディソープをよく泡立てて
モコ モコ
モコ モコ
手や柔らかい素材のモノで洗えば肌も傷つきません
お風呂上がりに体を拭くときも
やさしーく やさしーく
できるだけこすらない
優しくそっと押すようにしながらしっかり拭き取ります
そして保湿!!
肌が乾燥すると傷つきやすくなってそこから菌が入るから
こく こく
放射線治療は肌が乾燥するのでしっかり保湿してください
☆保湿クリームは乳液タイプの全身用がオススメです
○
○クリームや軟膏タイプは伸びが悪く浸透しにくい
△
△
△
○化粧水、オイルタイプは塗ったときは瑞々《みずみず》しいですがアルコール成分が多く含まれている場合は効果が持続せずに却って皮膚を乾燥させることになります

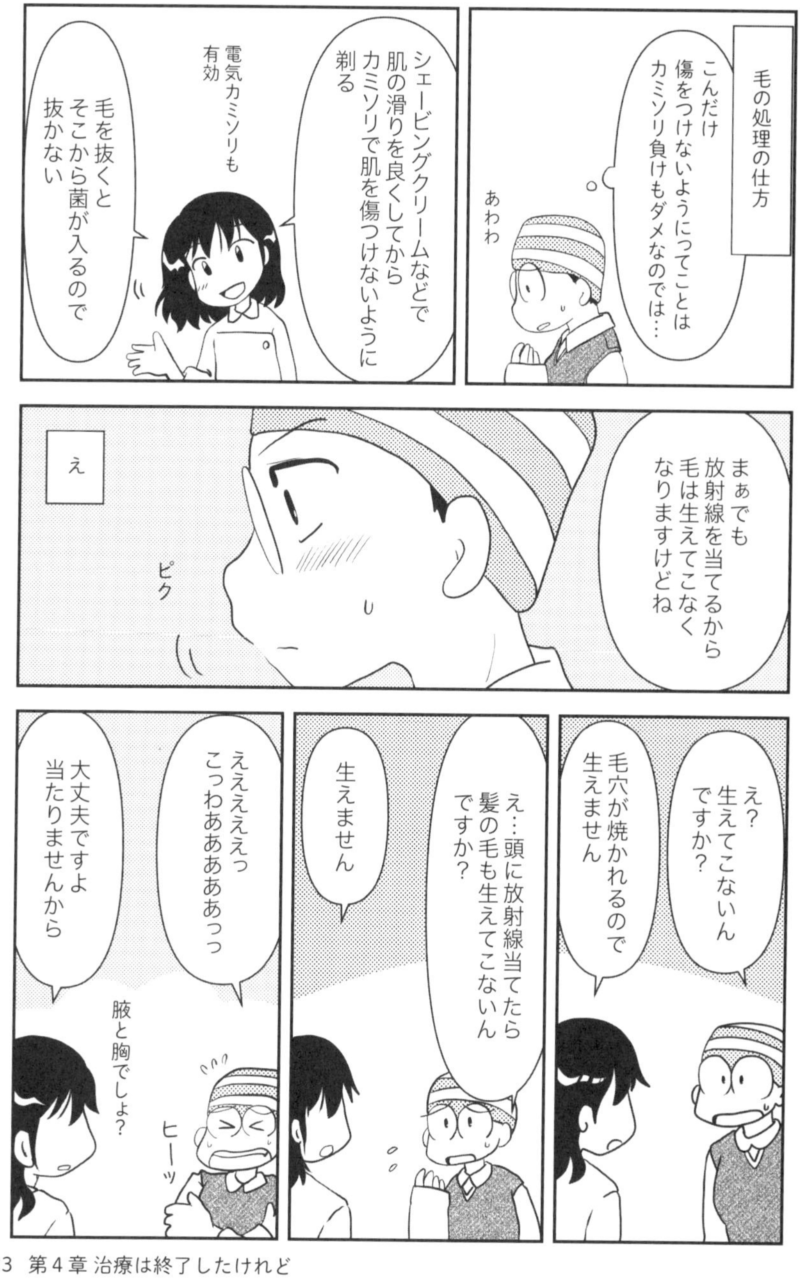
毛の処理の仕方
こんだけ傷をつけないようにってことはカミソリ負けもダメなのでは…
あわわ
シェービングクリームなどで肌の滑りを良くしてからカミソリで肌を傷つけないように剃る
電気カミソリも有効
毛を抜くとそこから菌が入るので抜かない
まぁでも放射線を当てるから毛は生えてこなくなりますけどね
え
ピク
え？生えてこないんですか？
毛穴が焼かれるので生えません
え…頭に放射線当てたら髪の毛も生えてこないんですか？
生えません
えええええっこっわああああっっ
大丈夫ですよ当たりませんから
腋と胸でしょ？
ヒーッ

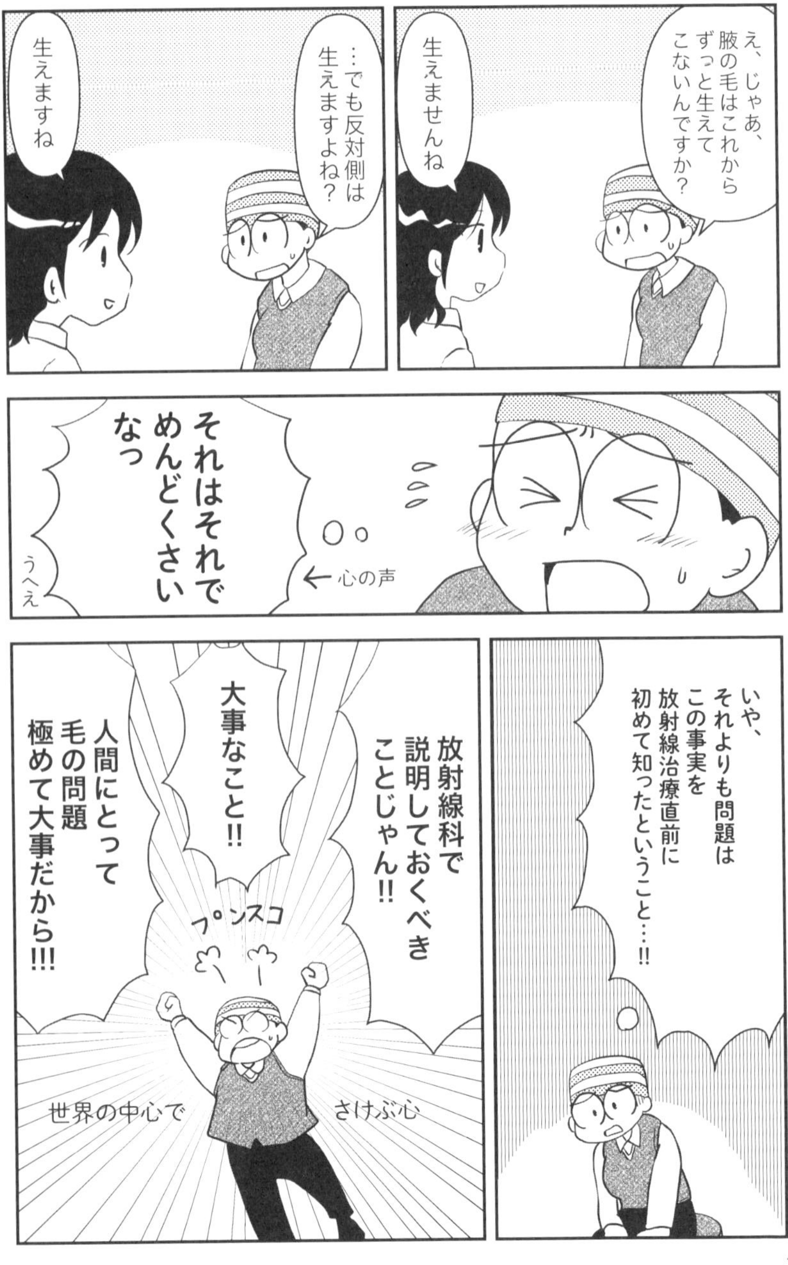

え、じゃあ、腋の毛はこれからずっと生えてこないんですか？
生えませんね
…でも反対側は生えますよね？
生えますね
それはそれでめんどくさいなっ
心の声
うへえ
いや、それよりも問題はこの事実を放射線治療直前に初めて知ったということ…!!
放射線科で説明しておくべきことじゃん!!
大事なこと!!
人間にとって毛の問題極めて大事だから!!!
プンスコ
世界の中心で
さけぶ心

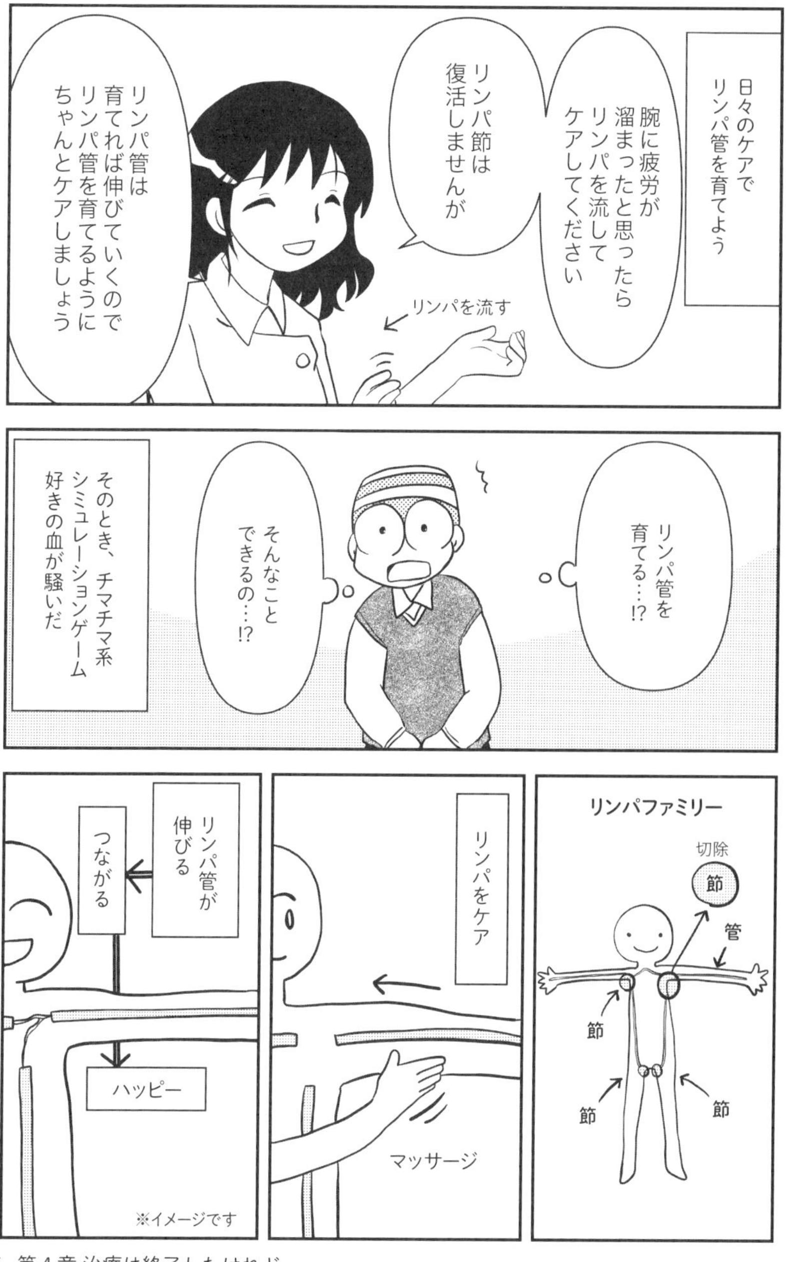
日々のケアで
リンパ管を育てよう
腕に疲労が溜まったと思ったらリンパを流してケアしてください
リンパ節は復活しませんが
リンパ管は育てれば伸びていくのでリンパ管を育てるようにちゃんとケアしましょう
リンパを流す
リンパ管を育てる…!?
そんなことできるの…!?
そのとき、チマチマ系シミュレーションゲーム好きの血が騒いだ
リンパファミリー
切除
節
管
節
節
節
リンパをケア
マッサージ
リンパ管が伸びる
つながる
ハッピー
※イメージです

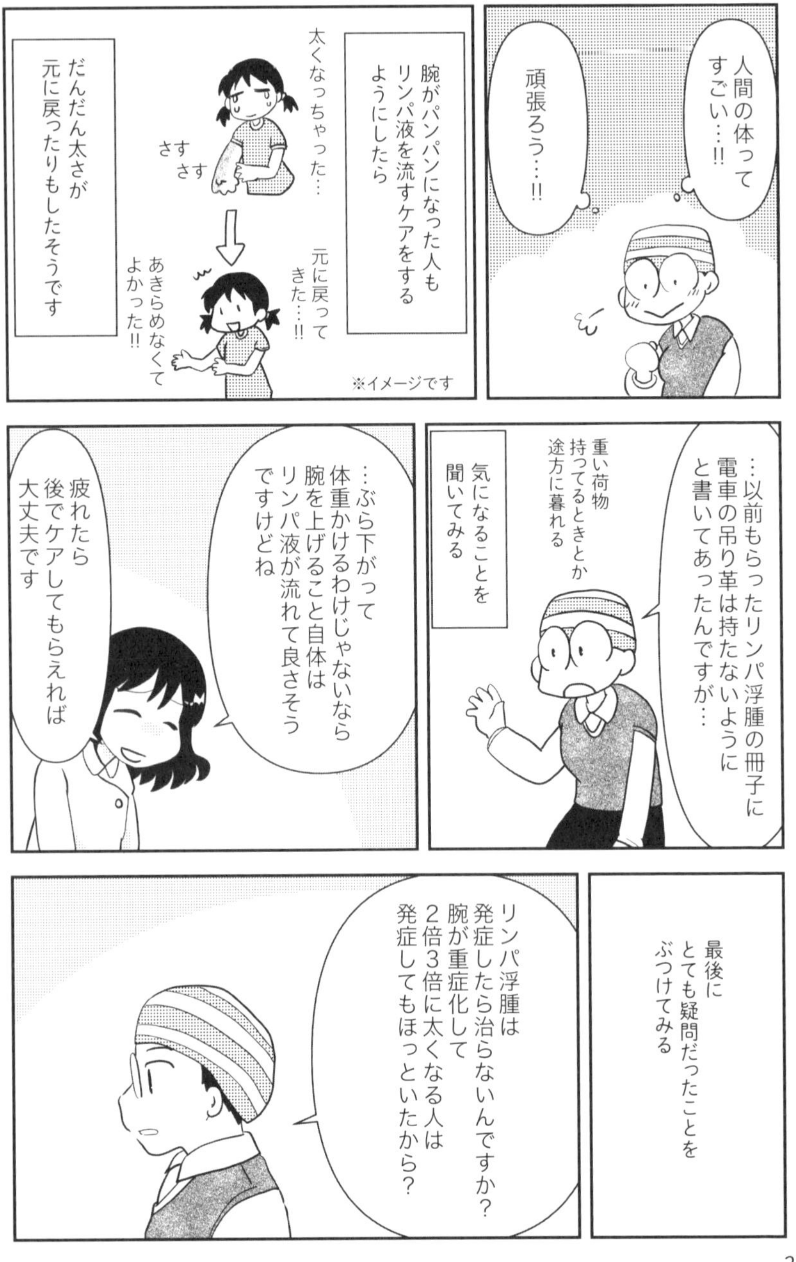
人間の体って すごい…!!
頑張ろう…!!
腕がパンパンになった人も リンパ液を流すケアをする ようにしたら
太くなっちゃった…
さす さす
元に戻ってきた…!!
あきらめなくて よかった!!
※イメージです
だんだん太さが 元に戻ったりもしたそうです
…以前もらったリンパ浮腫の冊子に 電車の吊り革は持たないように と書いてあったんですが…
重い荷物 持ってるときとか 途方に暮れる
気になることを 聞いてみる
…ぶら下がって 体重かけるわけじゃないなら 腕を上げること自体は リンパ液が流れて良さそう ですけどね
疲れたら 後でケアしてもらえれば 大丈夫です
最後に とても疑問だったことを ぶつけてみる
リンパ浮腫は 発症したら治らないんですか? 腕が重症化して 2倍3倍に太くなる人は 発症してもほっといたから?

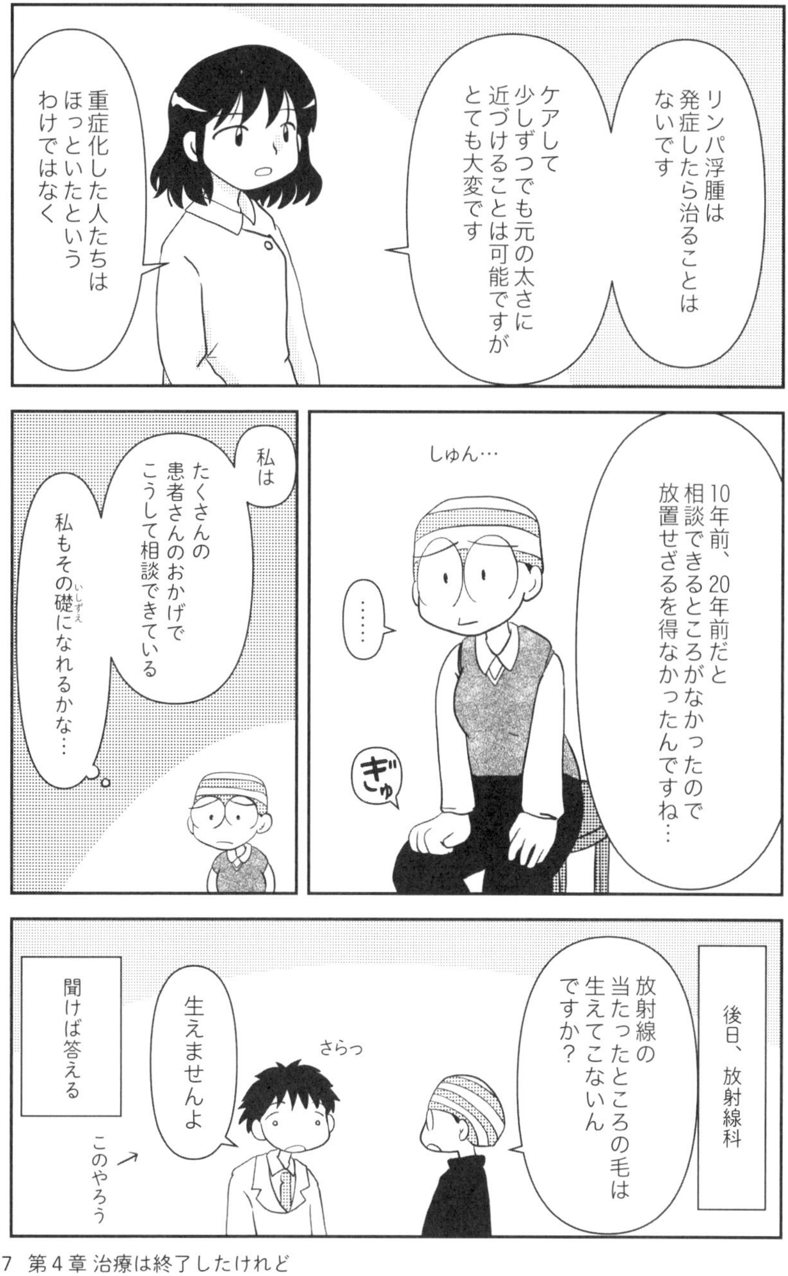
リンパ浮腫は発症したら治ることはないです
ケアして少しずつでも元の太さに近づけることは可能ですがとても大変です
重症化した人たちはほっといたというわけではなく
10年前、20年前だと相談できるところがなかったので放置せざるを得なかったんですね…
しゅん…
……
ぎゅ
私は
たくさんの患者さんのおかげでこうして相談できている
私もその礎《いしずえ》になれるかな…
後日、放射線科
放射線の当たったところの毛は生えてこないんですか？
さらっ
生えませんよ
聞けば答える
このやろう

『髪の毛はいつ頃生えるの?』

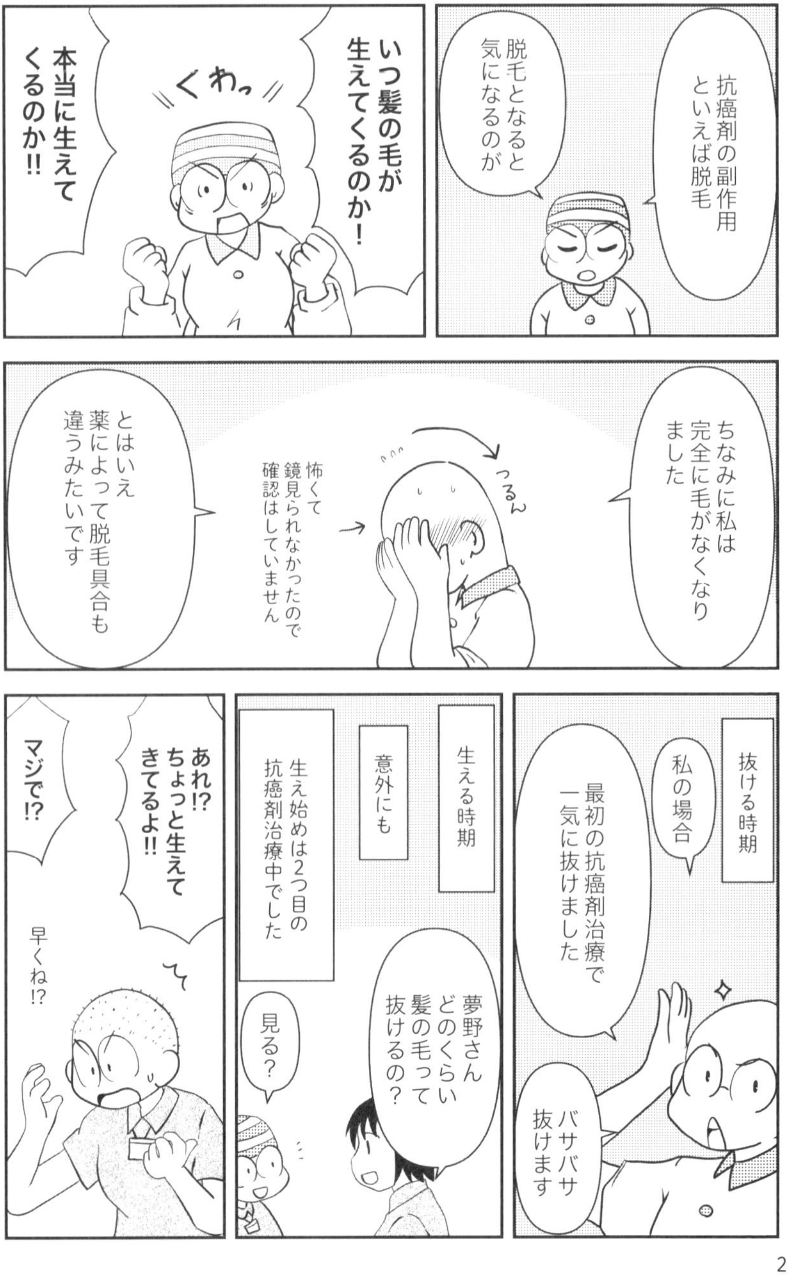

抗癌剤の副作用といえば脱毛
脱毛となると気になるのが
いつ髪の毛が生えてくるのか!
くわっ
本当に生えてくるのか!!
ちなみに私は完全に毛がなくなりました
つるん
怖くて鏡見られなかったので確認はしていません
とはいえ薬によって脱毛具合も違うみたいです
抜ける時期
私の場合
最初の抗癌剤治療で一気に抜けました
バサバサ抜けます
生える時期
意外にも
生え始めは2つ目の抗癌剤治療中でした
夢野さんどのくらい髪の毛って抜けるの?
見る?
あれ!? ちょっと生えてきてるよ!!
マジで!?
早くね!?

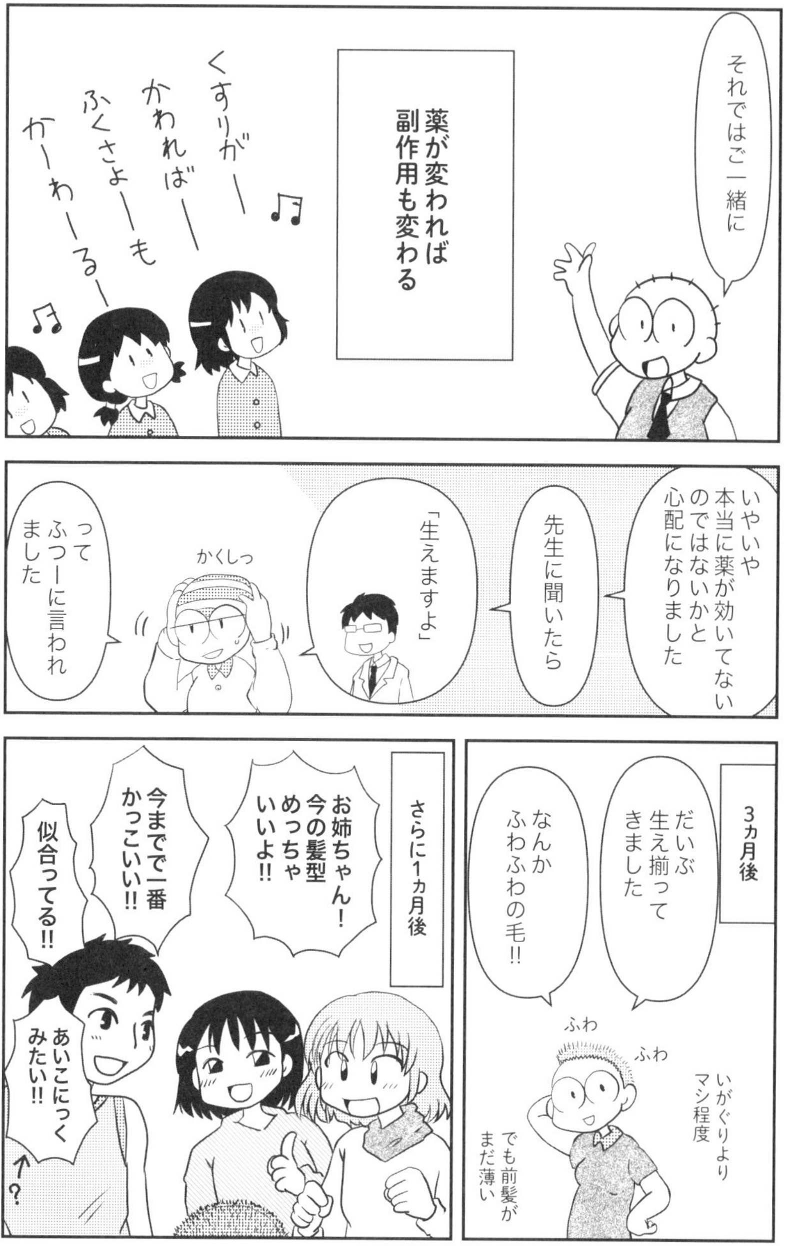
それではご一緒に
薬が変われば
副作用も変わる
くすりがー
かわればーー
ふくさよーーも
かーわーるー
いやいや
本当に薬が効いてない
のではないかと
心配になりました
先生に聞いたら
「生えますよ」
かくしっ
って
ふつーに言われ
ました
3ヵ月後
だいぶ
生え揃って
きました
なんか
ふわふわの毛!!
ふわ
ふわ
いがぐりより
マシ程度
でも前髪が
まだ薄い
さらに1ヵ月後
お姉ちゃん!
今の髪型
めっちゃ
いいよ!!
今までで一番
かっこいい!!
似合ってる!!
あいこにっく
みたい!!
?

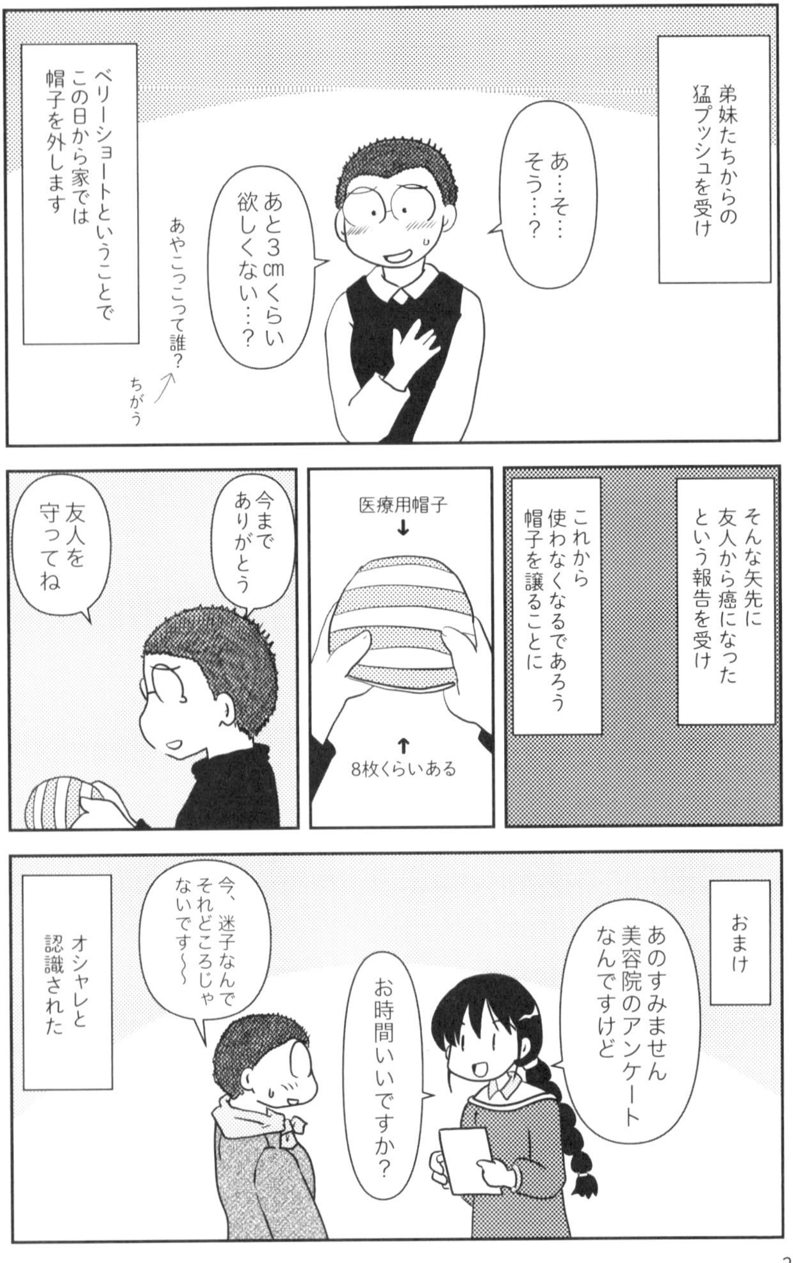
弟妹たちからの猛プッシュを受け
あ…そ…そう…？
あと３㎝くらい欲しくない…？
あやこっこって誰？
ちがう
ベリーショートということでこの日から家では帽子を外します
そんな矢先に友人から癌になったという報告を受け
これから使わなくなるであろう帽子を譲ることに
医療用帽子↓
↑8枚くらいある
今までありがとう
友人を守ってね
おまけ
あのすみません美容院のアンケートなんですけど
お時間いいですか？
今、迷子なんでそれどころじゃないです〜
オシャレと認識された

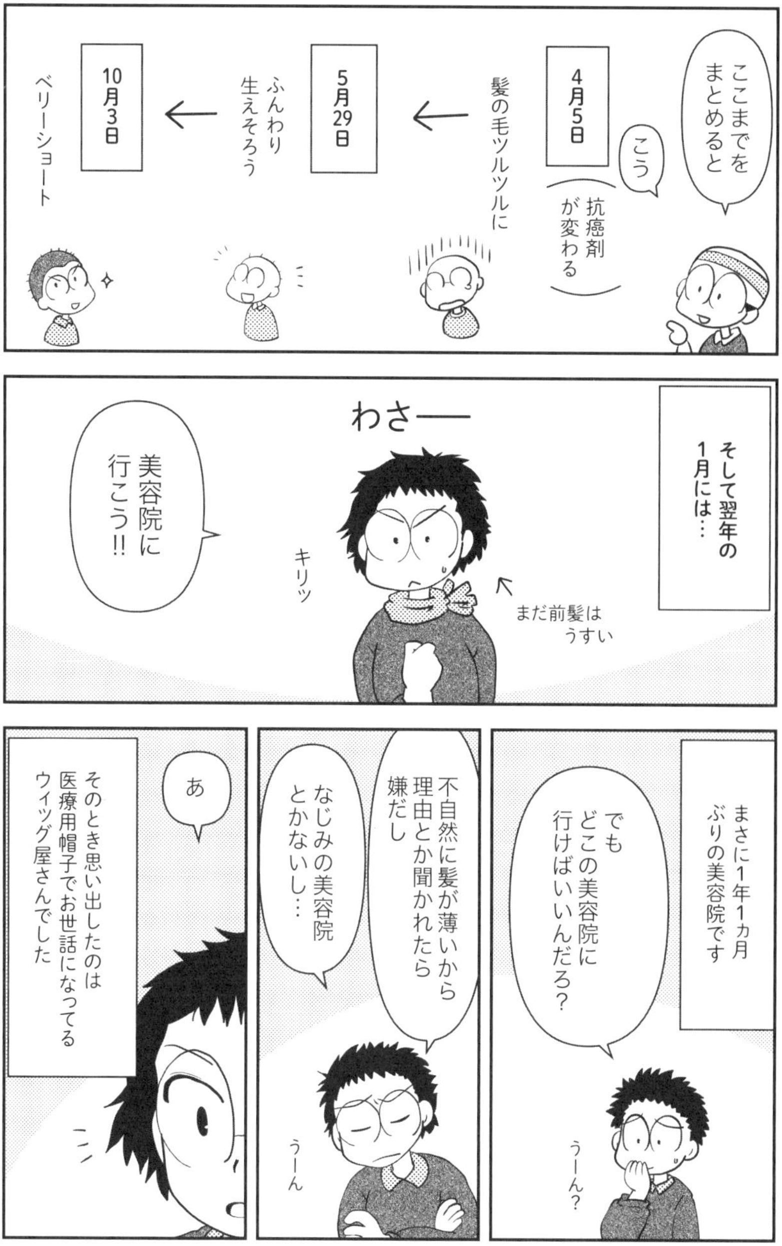
ここまでをまとめると
こう
抗癌剤が変わる
4月5日
髪の毛ツルツルに
5月29日
ふんわり生えそろう
10月3日
ベリーショート
そして翌年の1月には…
わさーー
まだ前髪はうすい
キリッ
美容院に行こう!!
まさに1年1ヵ月ぶりの美容院です
でもどこの美容院に行けばいいんだろ?
うーん?
不自然に髪が薄いから理由とか聞かれたら嫌だし
なじみの美容院とかないし…
うーん
あ
そのとき思い出したのは医療用帽子でお世話になってるウィッグ屋さんでした

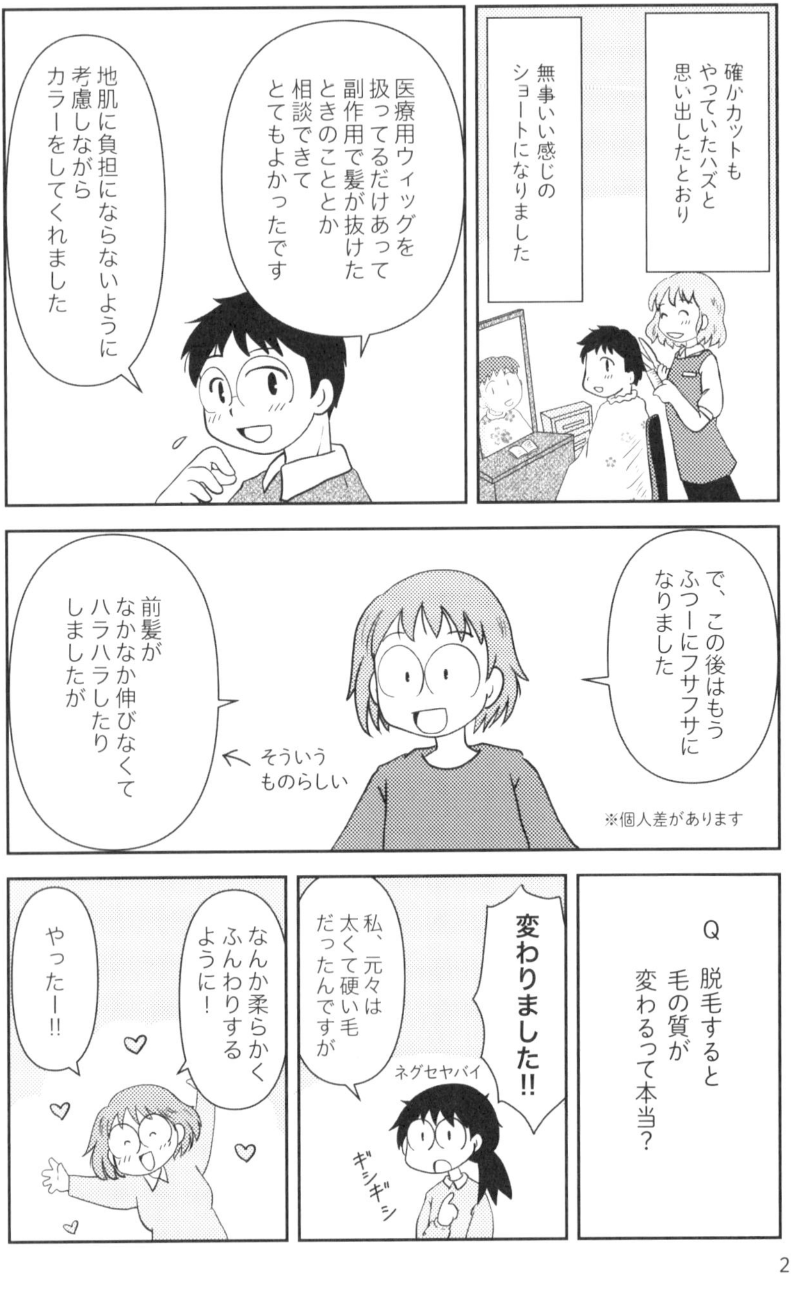
確かカットもやっていたハズと思い出したとおり
無事いい感じのショートになりました
医療用ウィッグを扱ってるだけあって副作用で髪が抜けたときのこととか相談できてとてもよかったです
地肌に負担にならないように考慮しながらカラーをしてくれました
で、この後はもうふつーにフサフサになりました
※個人差があります
前髪がなかなか伸びなくてハラハラしたりしましたが
そういうものらしい
Q 脱毛すると毛の質が変わるって本当？
変わりました!!
私、元々太くて硬い毛だったんですが
ネグセヤバイ
ギシギシ
なんか柔らかくふんわりするように！
やったー!!

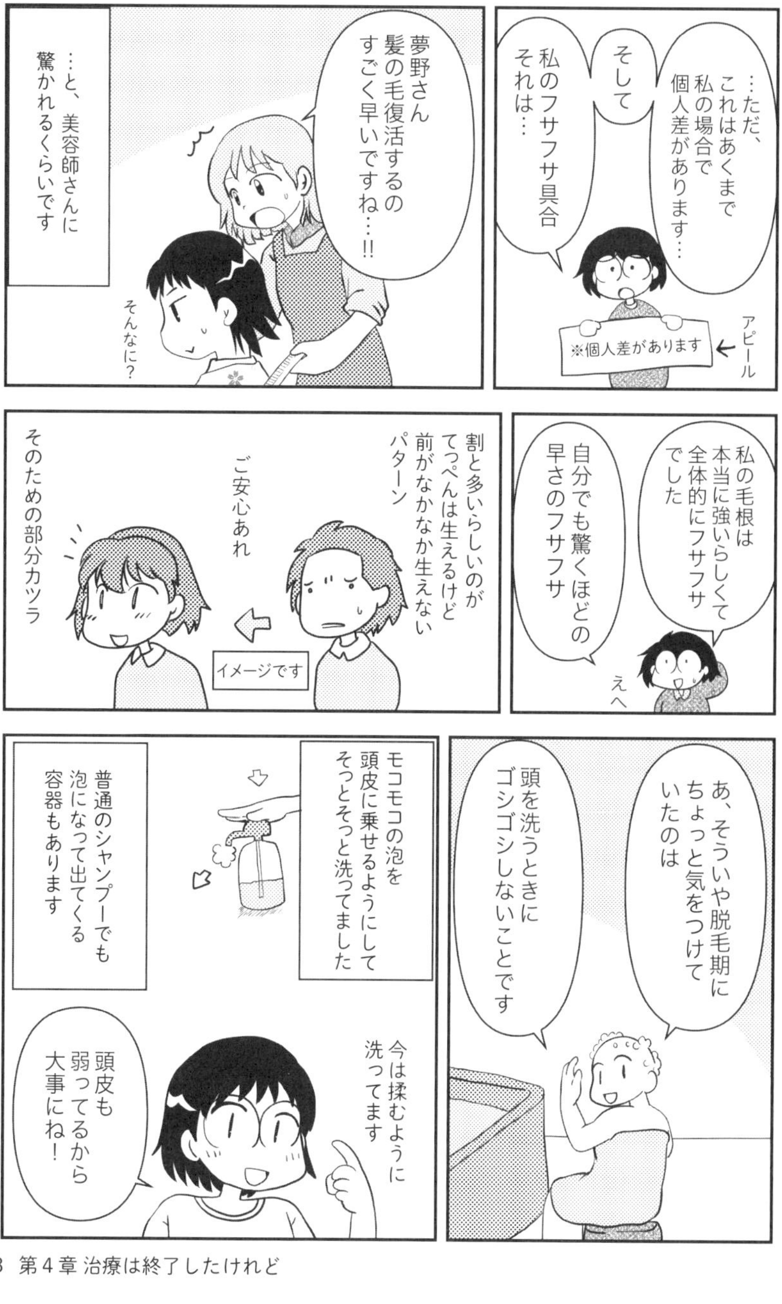
…ただ、これはあくまで私の場合で個人差があります…
そして
私のフサフサ具合それは…
※個人差があります
アピール
夢野さん髪の毛復活するのすごく早いですね…!!
そんなに？
…と、美容師さんに驚かれるくらいです
私の毛根は本当に強いらしくて全体的にフサフサでした
自分でも驚くほどの早さのフサフサ
えへ
割と多いらしいのがてっぺんは生えるけど前がなかなか生えないパターン
ご安心あれ
イメージです
そのための部分カツラ
あ、そういや脱毛期にちょっと気をつけていたのは
頭を洗うときにゴシゴシしないことです
モコモコの泡を頭皮に乗せるようにしてそっとそっと洗ってました
普通のシャンプーでも泡になって出てくる容器もあります
今は揉むように洗ってます
頭皮も弱ってるから大事にね！

閑話休題

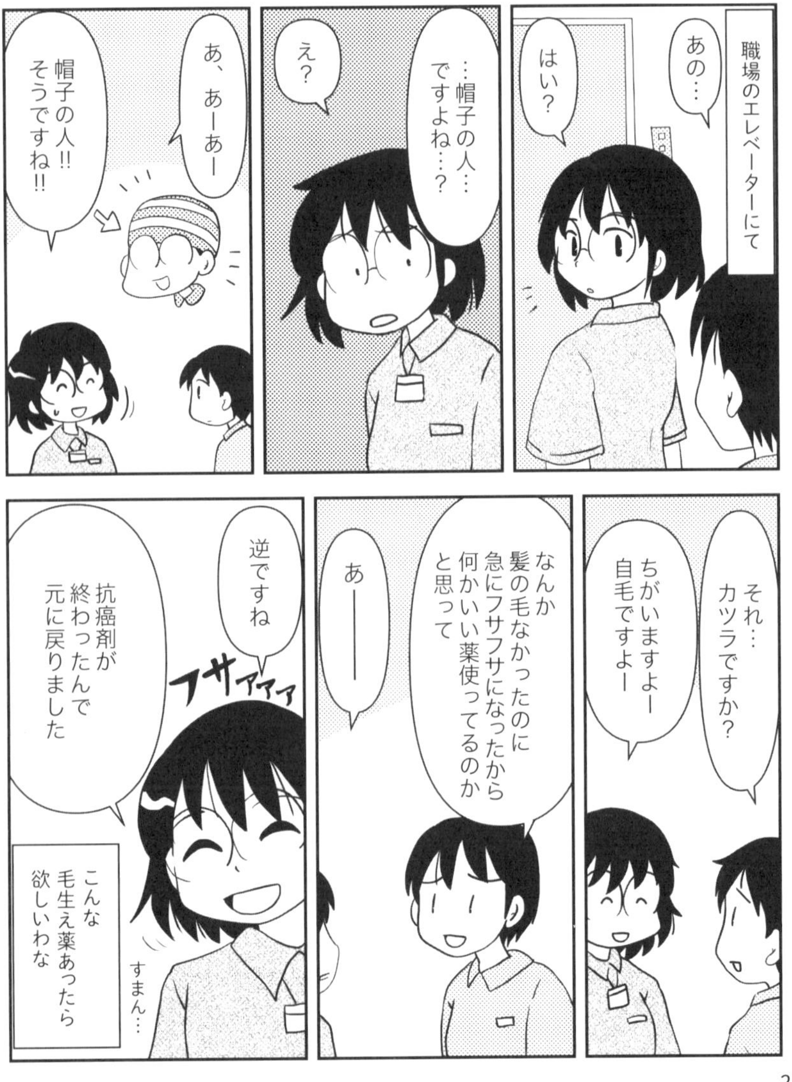
職場のエレベーターにて
あの…
はい?
…帽子の人…ですよね…?
え?
あ、あーあー
帽子の人!! そうですね!!
それ…カツラですか?
ちがいますよー 自毛ですよー
なんか髪の毛なかったのに急にフサフサになったから何かいい薬使ってるのかと思って
あーーー
逆ですね
フサァァァ
抗癌剤が終わったんで元に戻りました
すまん…
こんな毛生え薬あったら欲しいわな

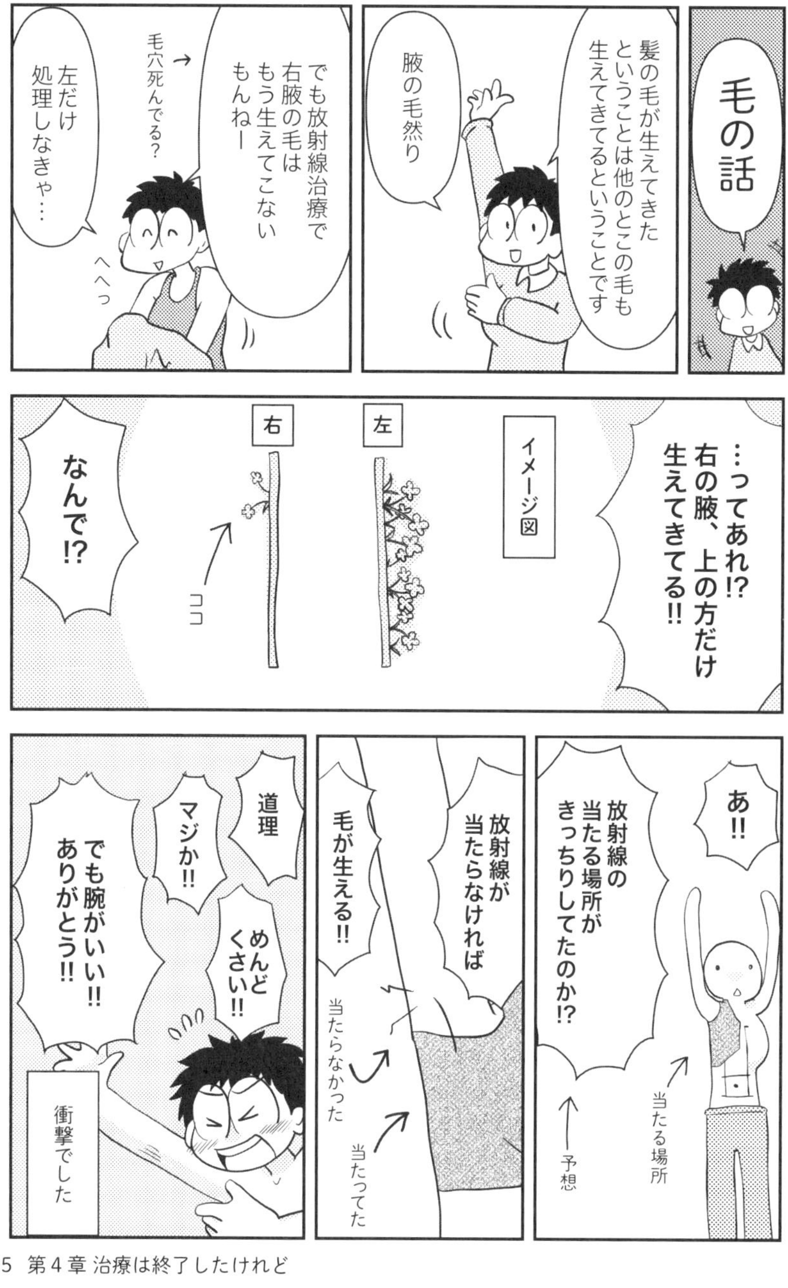
毛の話
髪の毛が生えてきたということは他のとこの毛も生えてきてるということです
腋の毛然り
でも放射線治療で右腋の毛はもう生えてこないもんねー
毛穴死んでる？
左だけ処理しなきゃ…
へへっ
…ってあれ!? 右の腋、上の方だけ生えてきてる!!
イメージ図
左
右
ココ
なんで!?
あ!!
放射線の当たる場所がきっちりしてたのか!?
予想
当たる場所
放射線が当たらなければ
毛が生える!!
当たらなかった
当たってた
道理
マジか!!
めんどくさい!!
でも腕がいい!! ありがとう!!
衝撃でした

『乳癌治療終了』

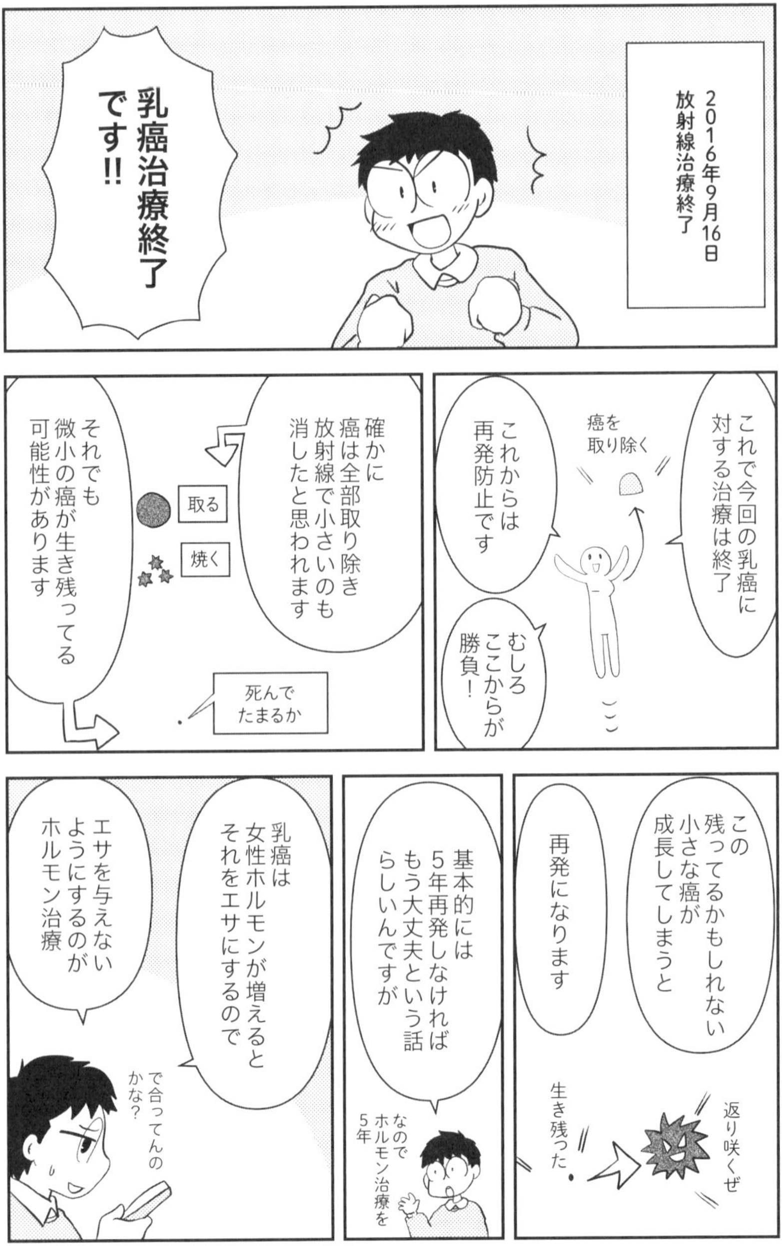
2016年9月16日
放射線治療終了
乳癌治療終了です!!
これで今回の乳癌に対する治療は終了
癌を取り除く
これからは再発防止です
むしろここからが勝負！
確かに癌は全部取り除き放射線で小さいのも消したと思われます
取る
焼く
それでも微小の癌が生き残ってる可能性があります
死んでたまるか
この残ってるかもしれない小さな癌が成長してしまうと
再発になります
生き残った
返り咲くぜ
基本的には5年再発しなければもう大丈夫という話らしいんですが
なので5年ホルモン治療を
乳癌は女性ホルモンが増えるとそれをエサにするので
エサを与えないようにするのがホルモン治療
で合ってんのかな？

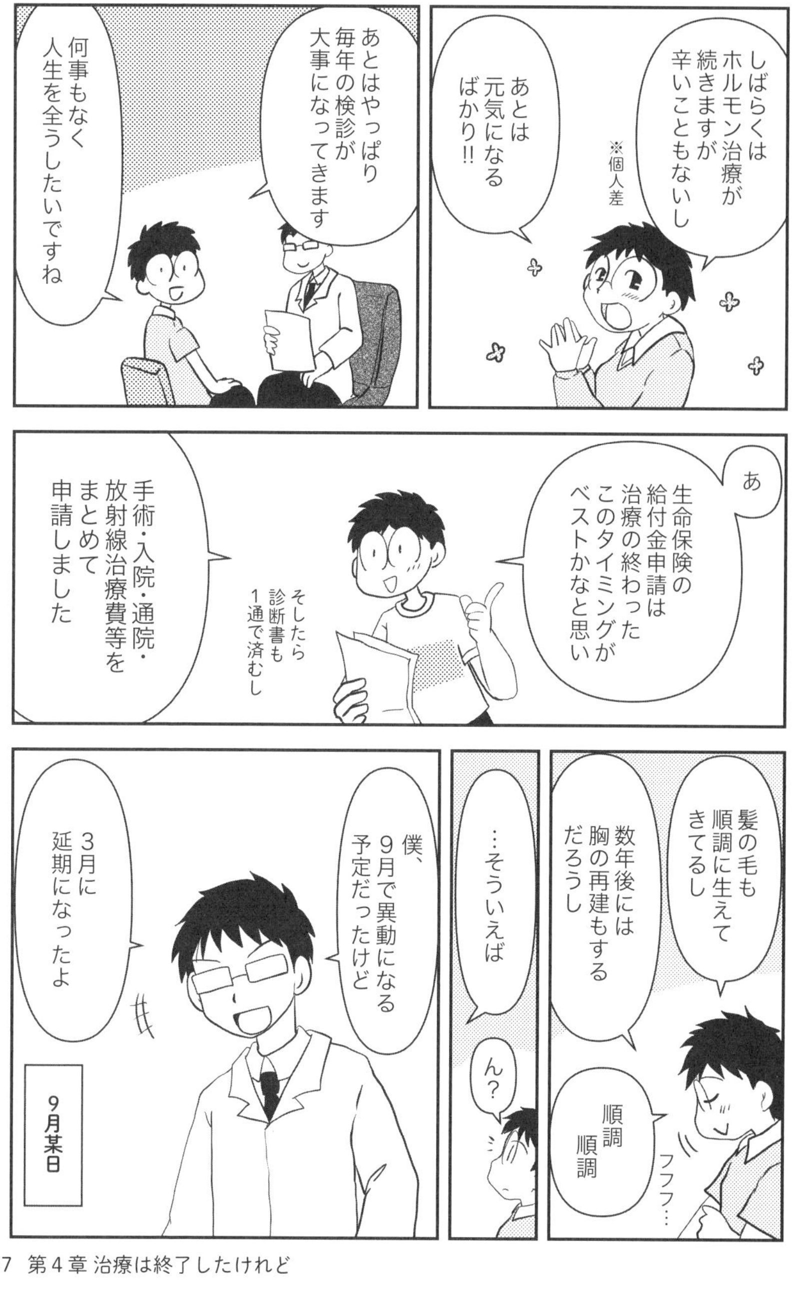
しばらくはホルモン治療が続きますが辛いこともないし
※個人差
あとは元気になるばかり!!
あとはやっぱり毎年の検診が大事になってきます
何事もなく人生を全うしたいですね
あ
生命保険の給付金申請は治療の終わったこのタイミングがベストかなと思い
そしたら診断書も1通で済むし
手術・入院・通院・放射線治療費等をまとめて申請しました
髪の毛も順調に生えてきてるし
数年後には胸の再建もするだろうし
順調順調
フフフ…
…そういえば
ん?
9月某日
僕、9月で異動になる予定だったけど
3月に延期になったよ

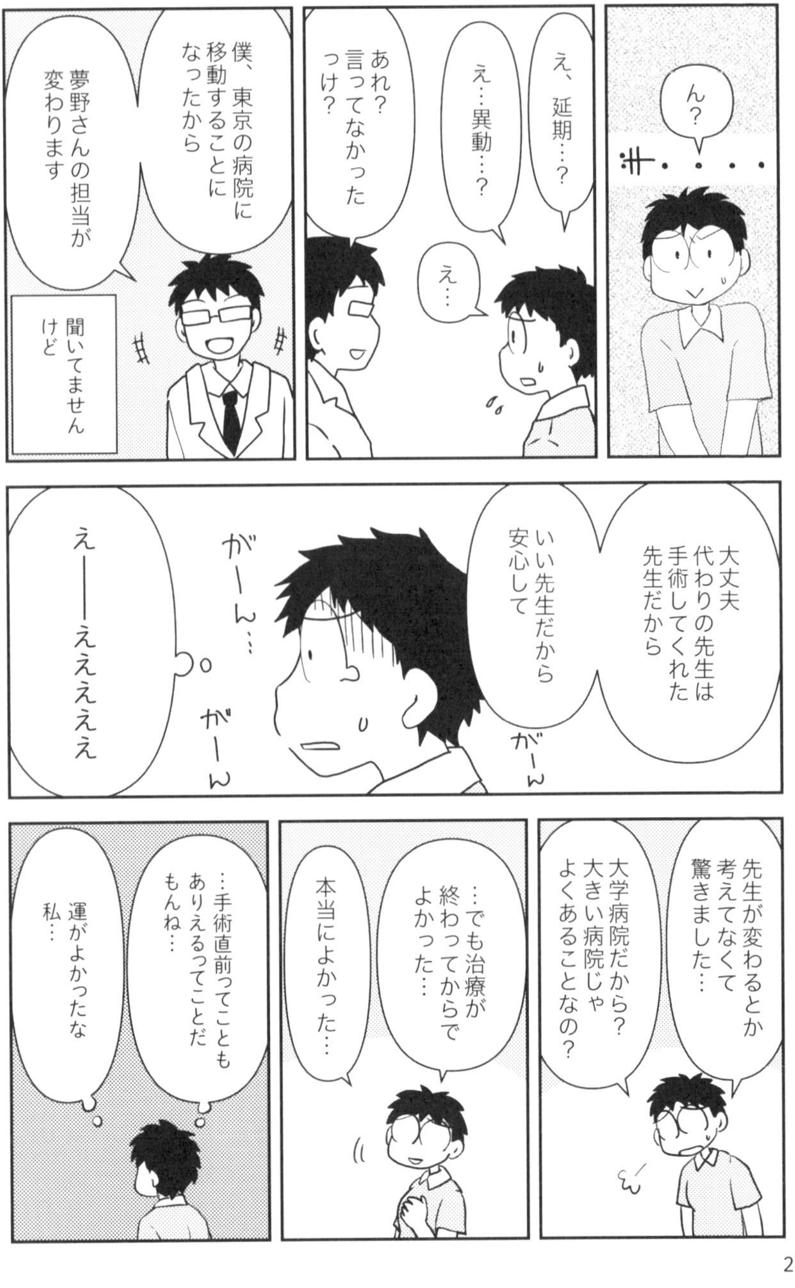

ん？
ギ・・・・
え、延期…？
え…異動…？
え…
あれ？言ってなかったっけ？
僕、東京の病院に移動することになったから
夢野さんの担当が変わります
聞いてませんけど
大丈夫 代わりの先生は手術してくれた先生だから
いい先生だから安心して
が〜ん
が〜ん…
が〜ん
え――ええええ
先生が変わるとか考えてなくて驚きました…
大学病院だから？大きい病院じゃよくあることなの？
…でも治療が終わってからでよかった…
本当によかった…
…手術直前ってこともありえるってことだもんね…
運がよかったな私…

『リンパ浮腫発症 1』

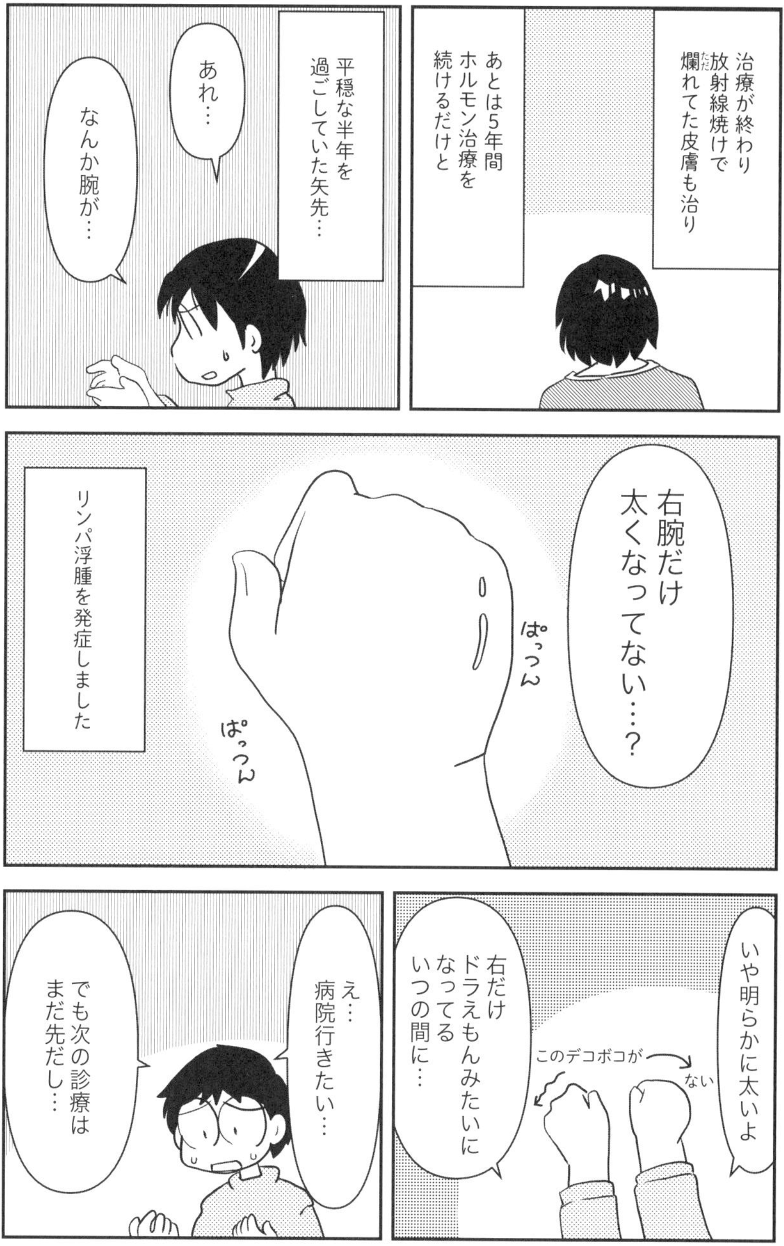

治療が終わり放射線焼けで爛《ただ》れてた皮膚も治り
あとは5年間ホルモン治療を続けるだけと
平穏な半年を過ごしていた矢先…
あれ…
なんか腕が…
右腕だけ太くなってない…？
ぱっつん
ぱっつん
リンパ浮腫を発症しました
いや明らかに太いよ
右だけドラえもんみたいになってるいつの間に…
このデコボコが
ない
え…病院行きたい…
でも次の診療はまだ先だし…

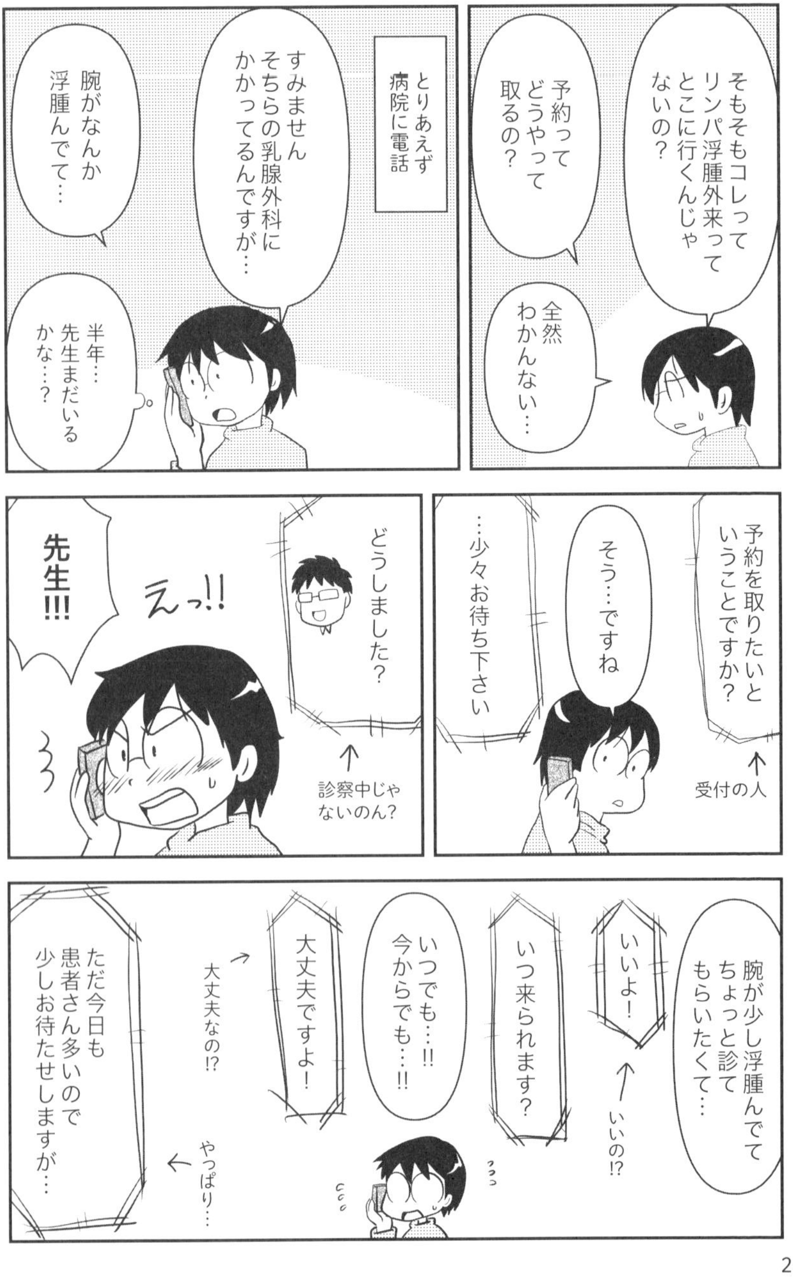
そもそもコレって リンパ浮腫外来って とこに行くんじゃ ないの？
予約って どうやって 取るの？
全然 わかんない…
とりあえず 病院に電話
すみません そちらの乳腺外科に かかってるんですが…
腕がなんか 浮腫んでて…
半年… 先生まだいる かな…？
予約を取りたいと いうことですか？
受付の人
そう…ですね
…少々お待ち下さい
どうしました？
診察中じゃ ないのん？
えっ!!
先生!!!
腕が少し浮腫んでて ちょっと診て もらいたくて…
いいよ！
いいの!?
いつ来られます？
いつでも…!! 今からでも…!!
大丈夫ですよ！
大丈夫なの!?
やっぱり…
ただ今日も 患者さん多いので 少しお待たせしますが…

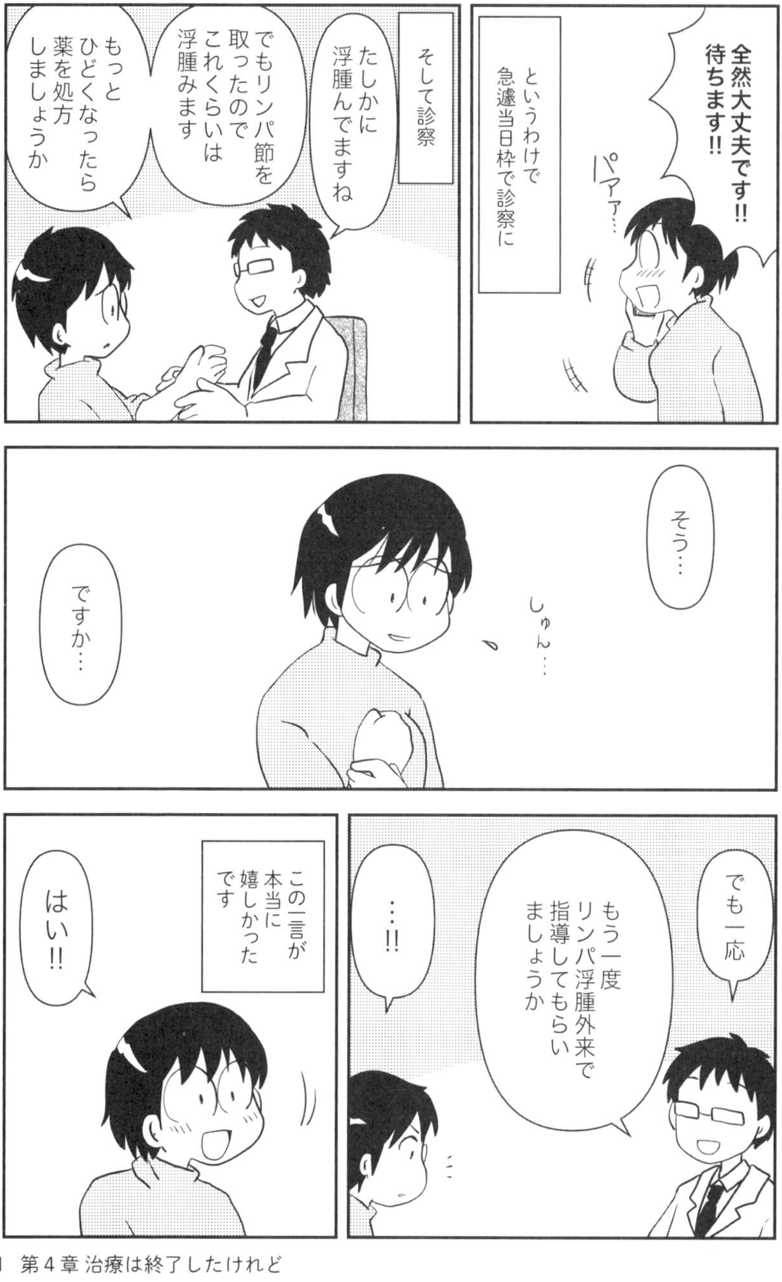
全然大丈夫です!!
待ちます!!
パアァ…
というわけで
急遽当日枠で診察に
そして診察
たしかに浮腫んでますね
でもリンパ節を取ったのでこれくらいは浮腫みます
もっとひどくなったら薬を処方しましょうか
そう…
しゅん…
ですか…
でも一応
もう一度リンパ浮腫外来で指導してもらいましょうか
…!!
この一言が本当に嬉しかったです
はい!!

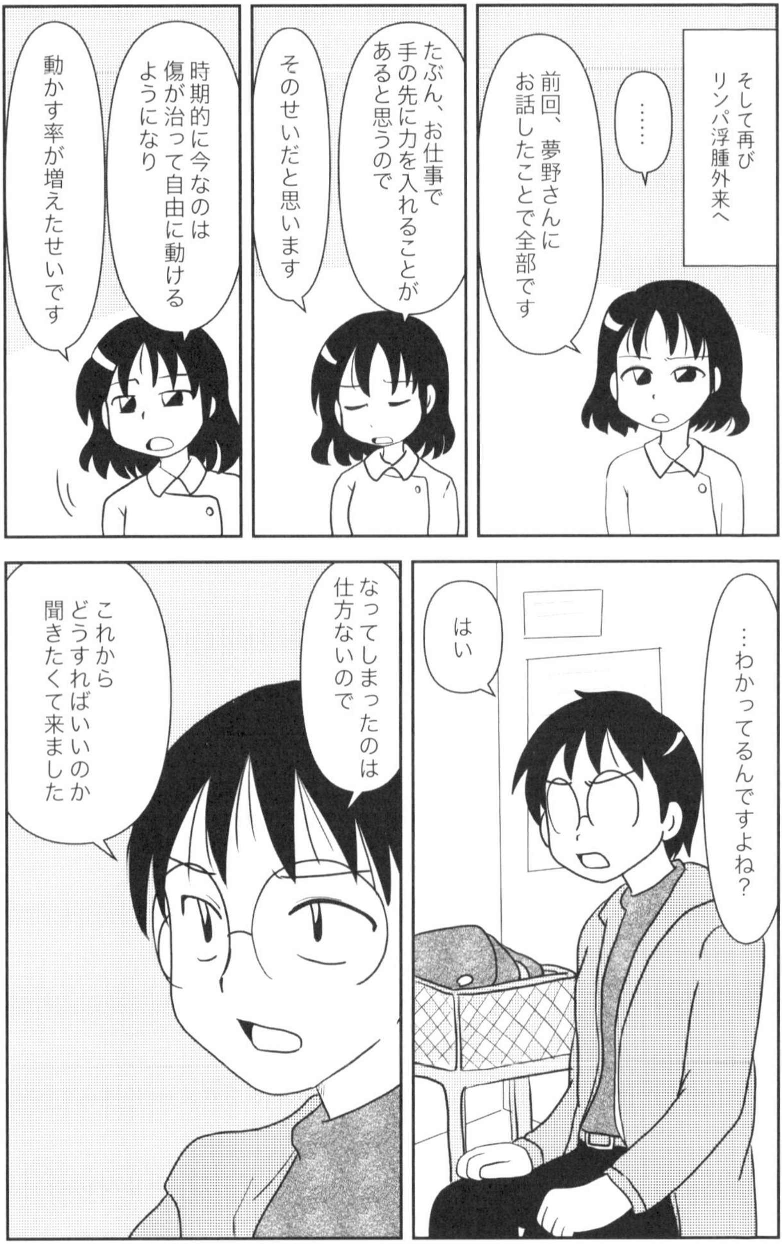
そして再び
リンパ浮腫外来へ
……
前回、夢野さんに
お話したことで全部です
たぶん、お仕事で
手の先に力を入れることが
あると思うので
そのせいだと思います
時期的に今なのは
傷が治って自由に動ける
ようになり
動かす率が増えたせいです
…わかってるんですよね？
はい
なってしまったのは
仕方ないので
これから
どうすればいいのか
聞きたくて来ました

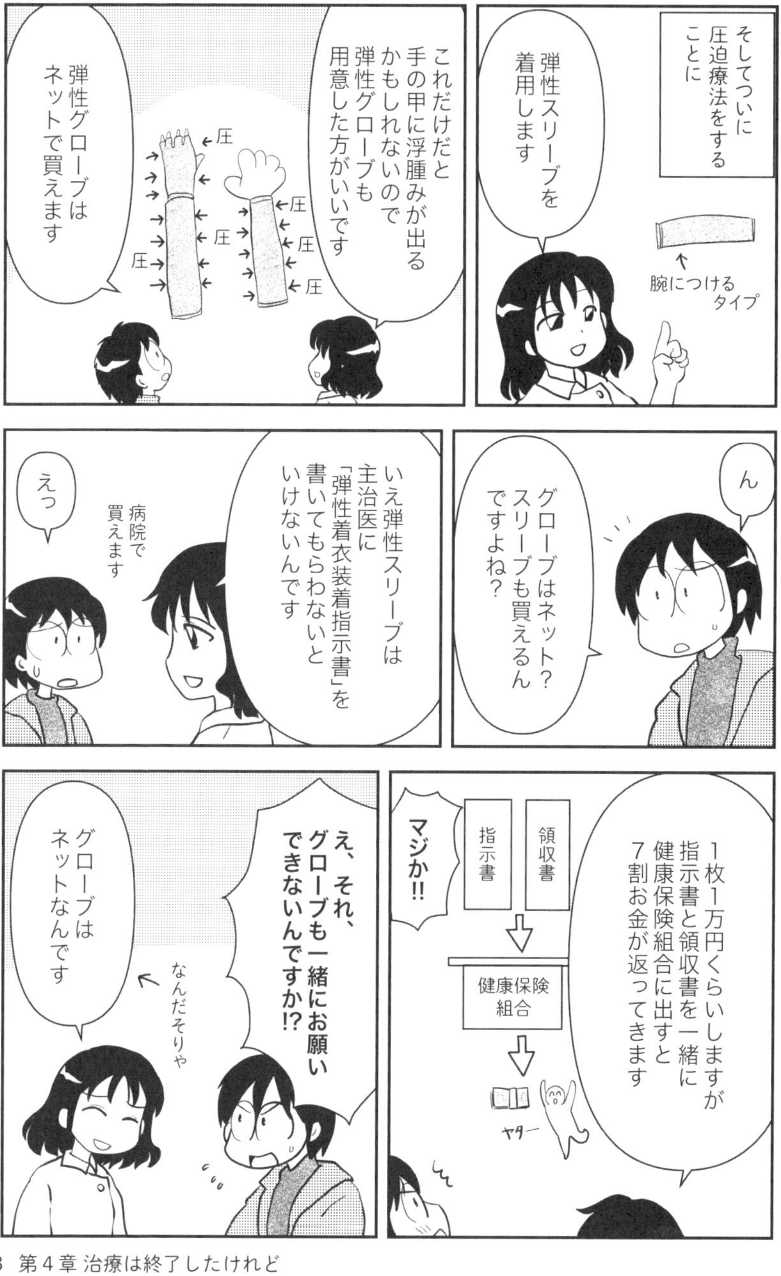

そしてついに圧迫療法をすることに
弾性スリーブを着用します
腕につけるタイプ
これだけだと手の甲に浮腫みが出るかもしれないので弾性グローブも用意した方がいいです
圧
圧
圧
圧
圧
圧
圧
弾性グローブはネットで買えます
ん
グローブはネット?スリーブも買えるんですよね?
いえ弾性スリーブは主治医に「弾性着衣装着指示書」を書いてもらわないといけないんです
病院で買えます
えっ
1枚1万円くらいしますが指示書と領収書を一緒に健康保険組合に出すと7割お金が返ってきます
領収書
指示書
健康保険組合
ヤター
マジか!!
え、それ、グローブも一緒にお願いできないんですか!?
なんだそりゃ
グローブはネットなんです

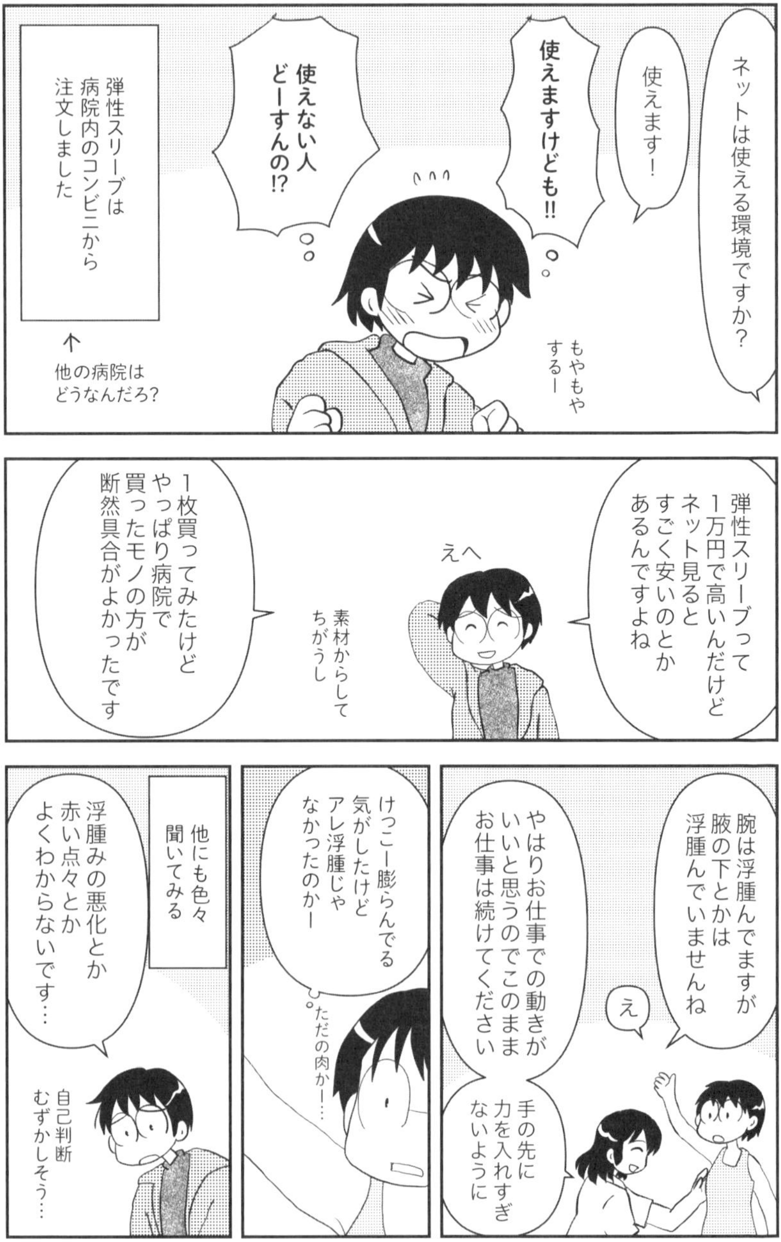
ネットは使える環境ですか？
使えます！
使えますけども!!
使えない人どーすんの!?
もやもやするー
弾性スリーブは病院内のコンビニから注文しました
↑他の病院はどうなんだろ？
弾性スリーブって1万円で高いんだけどネット見るとすごく安いのとかあるんですよね
えへ
素材からしてちがうし
1枚買ってみたけどやっぱり病院で買ったモノの方が断然具合がよかったです
腕は浮腫んでますが腋の下とかは浮腫んでいませんね
え
やはりお仕事での動きがいいと思うのでこのままお仕事は続けてください
手の先に力を入れすぎないように
けっこー膨らんでる気がしたけどアレ浮腫じゃなかったのかー
ただの肉かー…
他にも色々聞いてみる
浮腫みの悪化とか赤い点々とかよくわからないです…
自己判断むずかしそう…

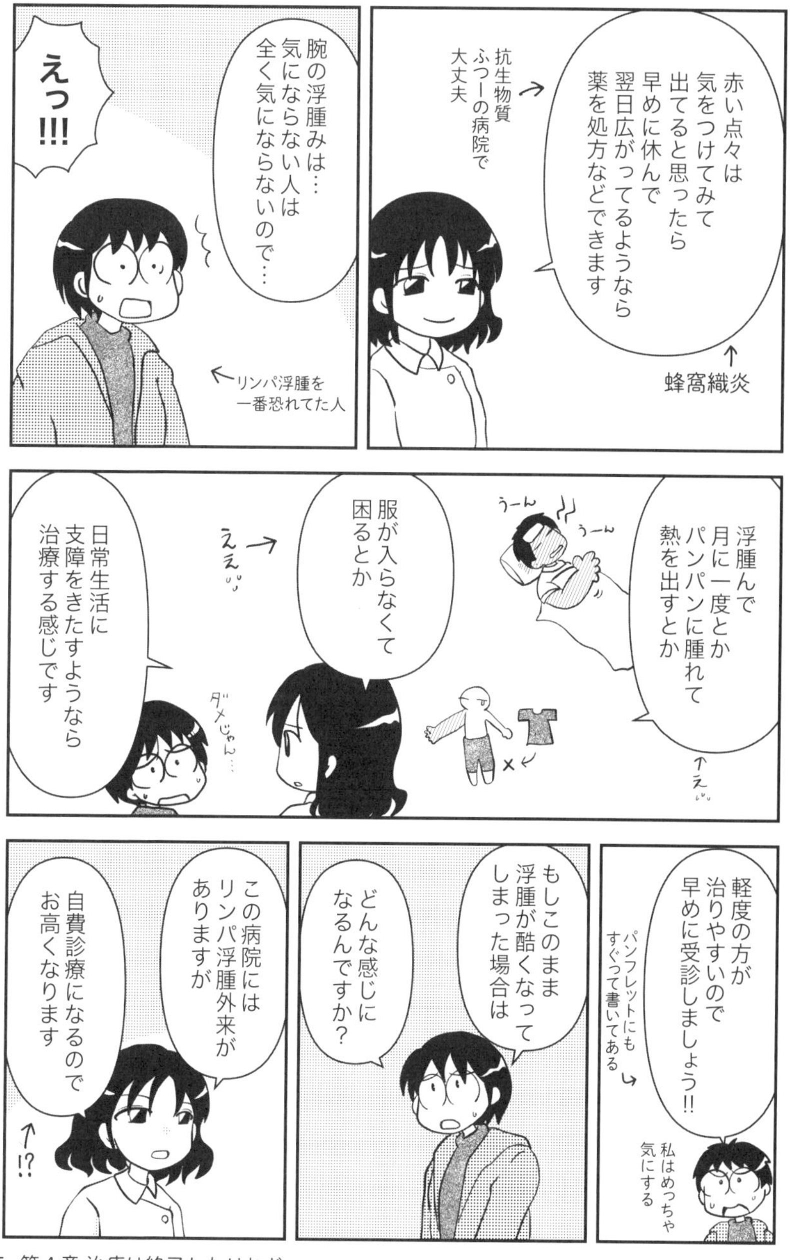
赤い点々は気をつけてみて出てると思ったら早めに休んで翌日広がってるようなら薬を処方などできます
抗生物質ふつーの病院で大丈夫
蜂窩織炎
腕の浮腫みは…気にならない人は全く気にならないので…
リンパ浮腫を一番恐れてた人
えっ!!!
浮腫んで月に一度とかパンパンに腫れて熱を出すとか
うーん
うーん
えぇ
服が入らなくて困るとか
ええ
日常生活に支障をきたすようなら治療する感じです
ダメじゃん…
軽度の方が治りやすいので早めに受診しましょう!!
パンフレットにもすぐって書いてある
私はめっちゃ気にする
もしこのまま浮腫が酷くなってしまった場合は
どんな感じになるんですか？
この病院にはリンパ浮腫外来がありますが
自費診療になるのでお高くなります
!?

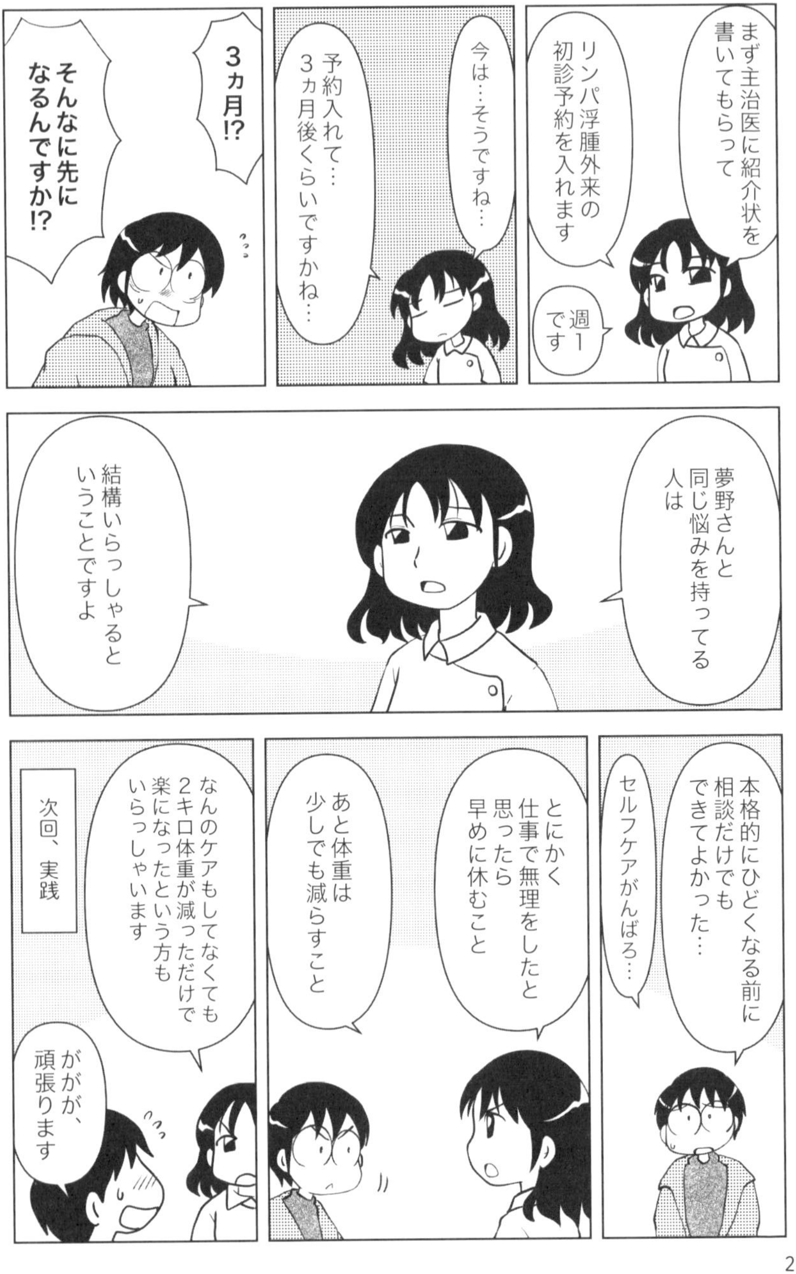
まず主治医に紹介状を書いてもらって
リンパ浮腫外来の初診予約を入れます
週1です
今は…そうですね…
予約入れて…3ヵ月後くらいですかね…
3ヵ月!?
そんなに先になるんですか!?
夢野さんと同じ悩みを持ってる人は
結構いらっしゃるということですよ
本格的にひどくなる前に相談だけでもできてよかった…
セルフケアがんばろ…
とにかく仕事で無理をしたと思ったら早めに休むこと
あと体重は少しでも減らすこと
なんのケアもしてなくても2キロ体重が減っただけで楽になったという方もいらっしゃいます
ががが、頑張ります
次回、実践

『リンパ浮腫発症 2』

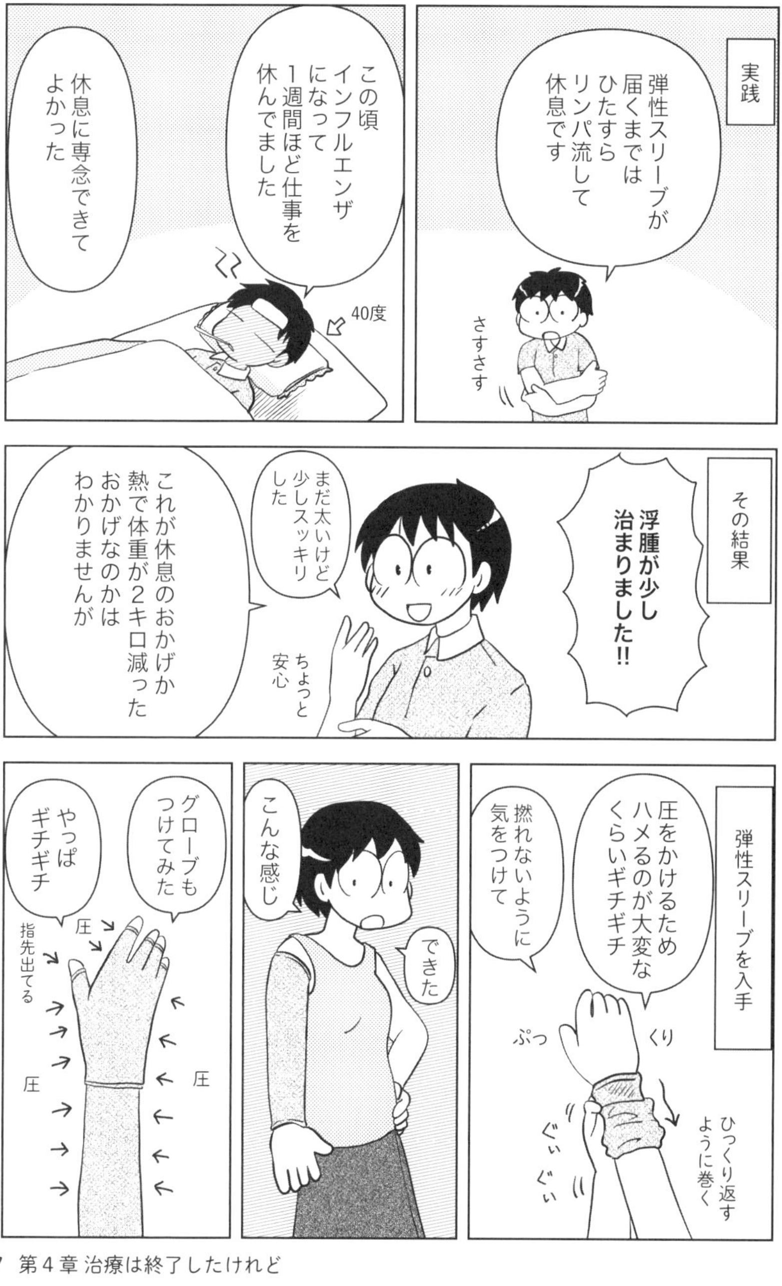

実践
弾性スリーブが届くまではひたすらリンパ流して休息です
さすさす
この頃インフルエンザになって1週間ほど仕事を休んでました
40度
休息に専念できてよかった
その結果
浮腫が少し治まりました!!
まだ太いけど少しスッキリした
ちょっと安心
これが休息のおかげか熱で体重が2キロ減ったおかげなのかはわかりませんが
弾性スリーブを入手
圧をかけるためハメるのが大変なくらいギチギチ
撚れないように気をつけて
ぷっ
くり
ひっくり返すように巻く
ぐぃ
ぐぃ
こんな感じ
できた
グローブもつけてみた
やっぱギチギチ
圧
指先出てる
圧
圧

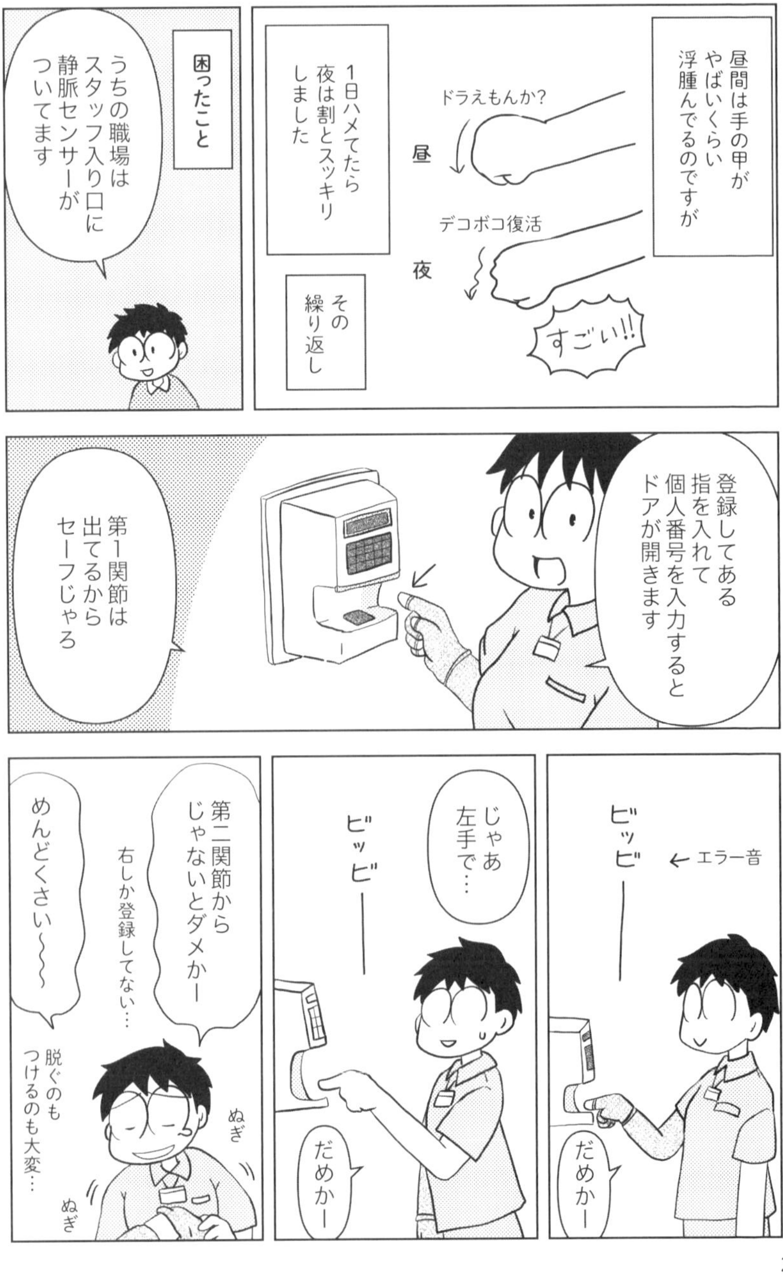

昼間は手の甲がやばいくらい浮腫んでるのですが
ドラえもんか?
昼
デコボコ復活
夜
すごい!!
1日ハメてたら夜は割とスッキリしました
その繰り返し
困ったこと
うちの職場はスタッフ入り口に静脈センサーがついてます
登録してある指を入れて個人番号を入力するとドアが開きます
第1関節は出てるからセーフじゃろ
ビッビー
エラー音
だめかー
じゃあ左手で…
ビッビー
だめかー
第二関節からじゃないとダメかー
右しか登録してない…
めんどくさい〜〜〜
ぬぎ
ぬぎ
脱ぐのもつけるのも大変…

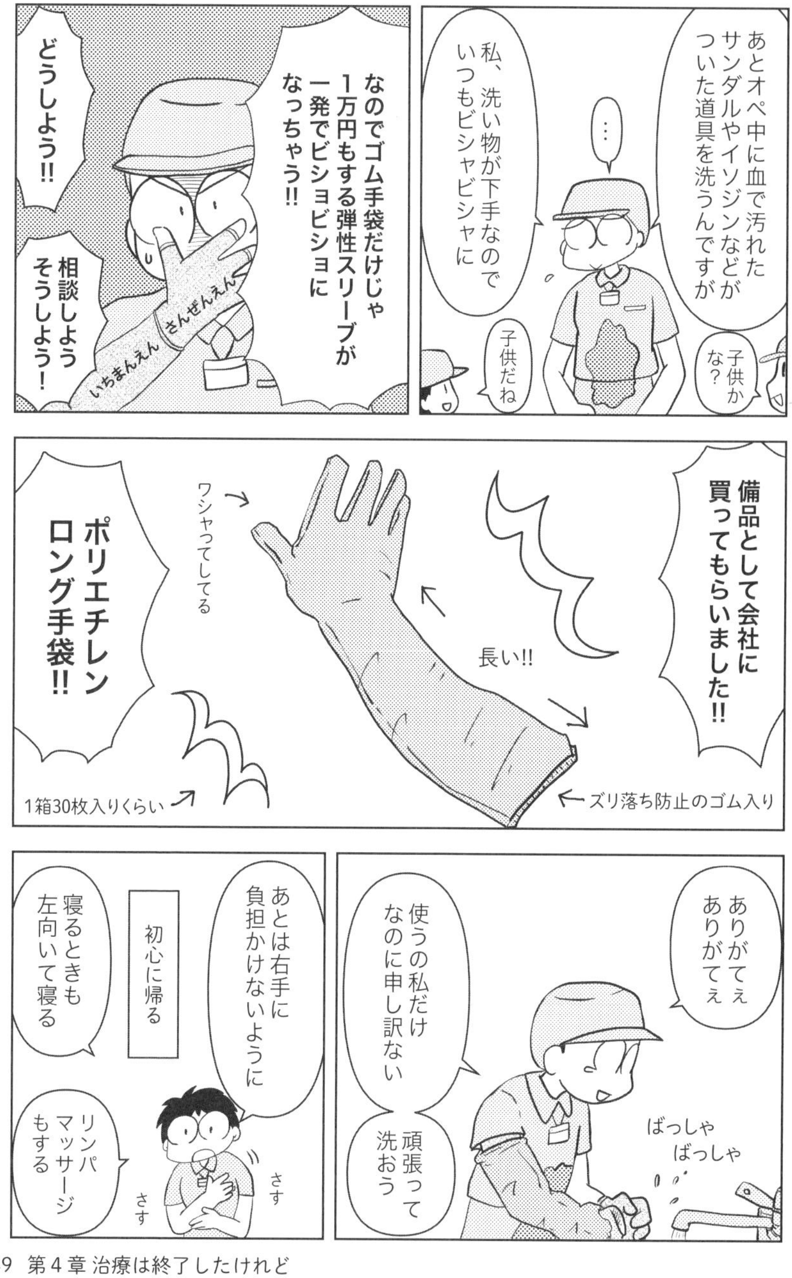

あとオペ中に血で汚れたサンダルやイソジンなどがついた道具を洗うんですが
子供かな?
…
私、洗い物が下手なのでいつもビシャビシャに
子供だね
なのでゴム手袋だけじゃ1万円もする弾性スリーブが一発でビショビショになっちゃう!!
いちまんえん
さんぜんえん
どうしよう!!
相談しようそうしよう!
備品として会社に買ってもらいました!!
長い!!
ズリ落ち防止のゴム入り
ワシャってしてる
ポリエチレンロング手袋!!
1箱30枚入りくらい
ありがてぇありがてぇ
使うの私だけなのに申し訳ない
頑張って洗おう
ばっしゃ
ばっしゃ
あとは右手に負担かけないように
初心に帰る
寝るときも左向いて寝る
さす
さす
リンパマッサージもする

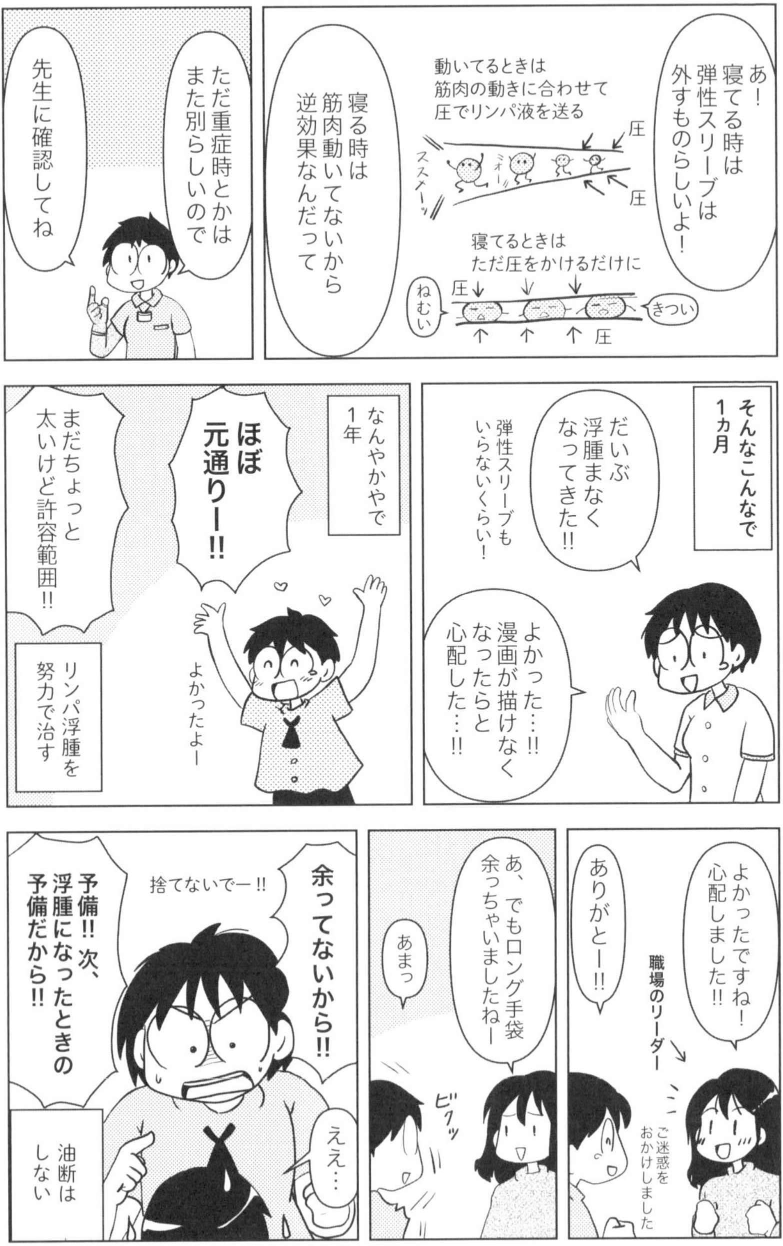

あ！寝てる時は弾性スリーブは外すものらしいよ！
動いてるときは筋肉の動きに合わせて圧でリンパ液を送る
圧
圧
ススーッ
ミョー
寝てるときはただ圧をかけるだけに
圧
圧
ねむい
きつい
寝る時は筋肉動いてないから逆効果なんだって
ただ重症時とかはまた別らしいので
先生に確認してね
そんなこんなで1カ月
だいぶ浮腫まなくなってきた!!
弾性スリーブもいらないくらい！
よかった…!! 漫画が描けなくなったらと心配した…!!
なんやかやで1年
ほぼ元通りー!!
まだちょっと太いけど許容範囲!!
よかったよー
リンパ浮腫を努力で治す
よかったですね！心配しました!!
職場のリーダー
ありがとー!!
ご迷惑をおかけしました
あ、でもロング手袋余っちゃいましたねー
あまっ
ビクッ
余ってないから!!
捨てないでー!!
予備!! 次、浮腫になったときの予備だから!!
ええ…
油断はしない

『温泉や海は?』

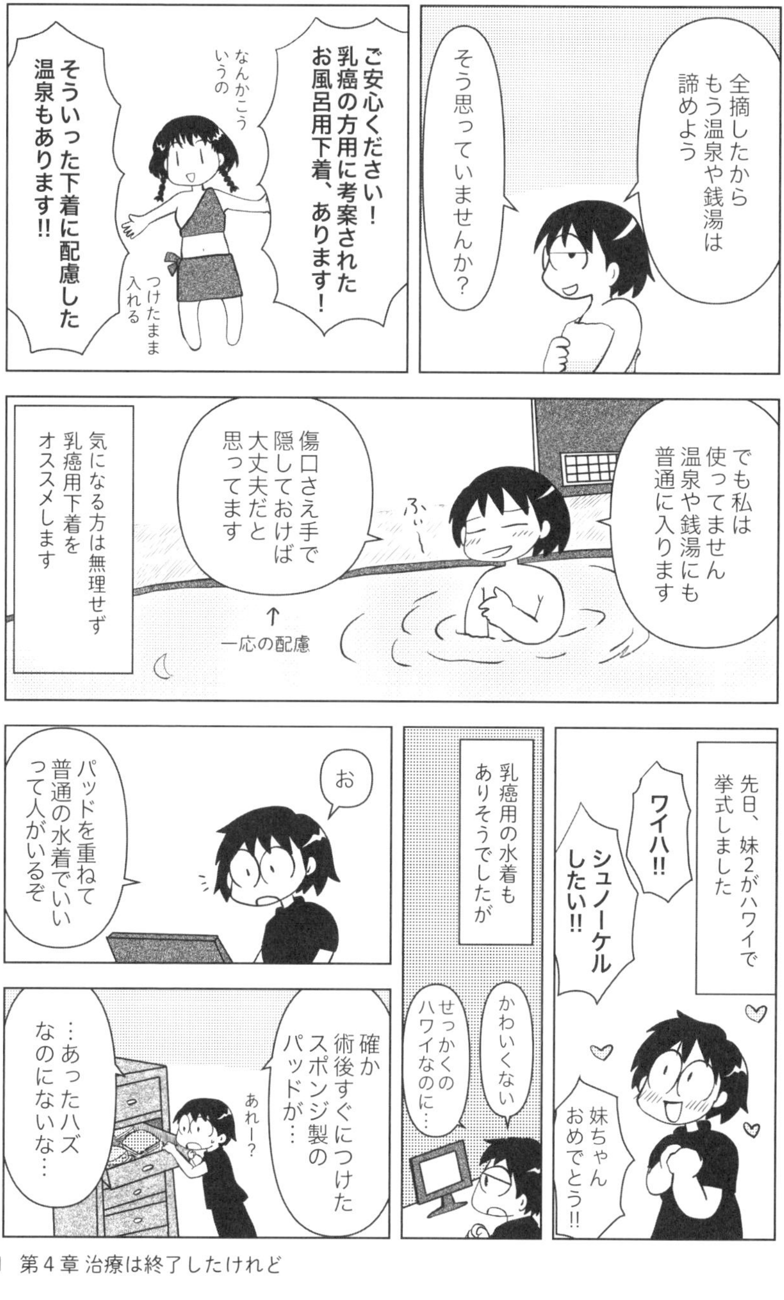
全摘したから
もう温泉や銭湯は
諦めよう
そう思っていませんか?
ご安心ください!
乳癌の方用に考案された
お風呂用下着、ありります!
なんかこういうの
つけたまま入れる
そういった下着に配慮した
温泉もあります!!
でも私は使ってません
温泉や銭湯にも普通に入ります
ふぃ〜
傷口さえ手で隠しておけば大丈夫だと思ってます
↑
一応の配慮
気になる方は無理せず
乳癌用下着をオススメします
先日、妹2がハワイで挙式しました
ワイハ!!
シュノーケルしたい!!
妹ちゃんおめでとう!!
乳癌用の水着もありそうでしたが
かわいくない
せっかくのハワイなのに…
お
パッドを重ねて普通の水着でいいって人がいるぞ
確か術後すぐにつけたスポンジ製のパッドが…
あれー?
…あったハズなのにないな…

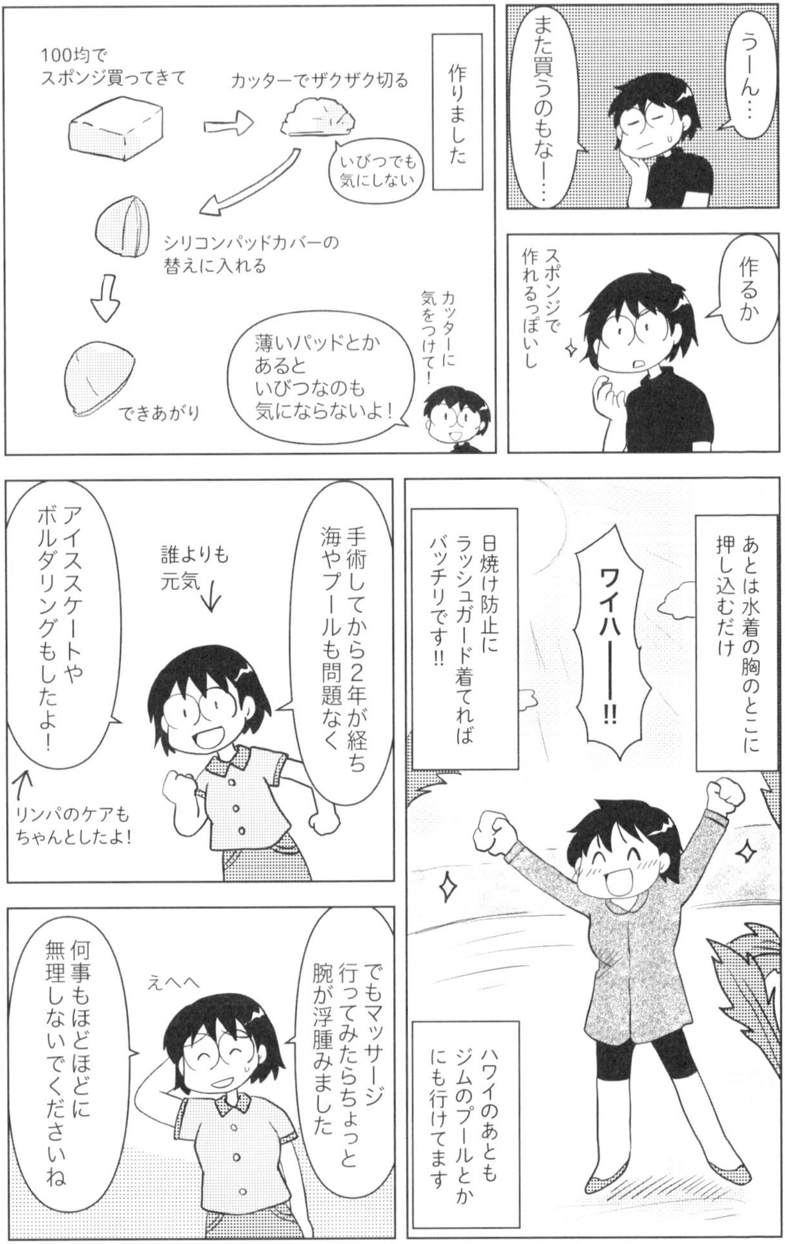
うーん…
また買うのもなー…
作るか
スポンジで作れるっぽいし
作りました
100均でスポンジ買ってきて
カッターでザクザク切る
いびつでも気にしない
シリコンパッドカバーの替えに入れる
できあがり
薄いパッドとかあるといびつなのも気にならないよ！
カッターに気をつけて！
あとは水着の胸のとこに押し込むだけ
ワイハーーー!!
日焼け防止にラッシュガード着てればバッチリです!!
ハワイのあともジムのプールとかにも行けてます
手術してから2年が経ち海やプールも問題なく
誰よりも元気
アイススケートやボルダリングもしたよ！
リンパのケアもちゃんとしたよ！
でもマッサージ行ってみたらちょっと腕が浮腫みました
えへへ
何事もほどほどに無理しないでくださいね

『リュープリン』

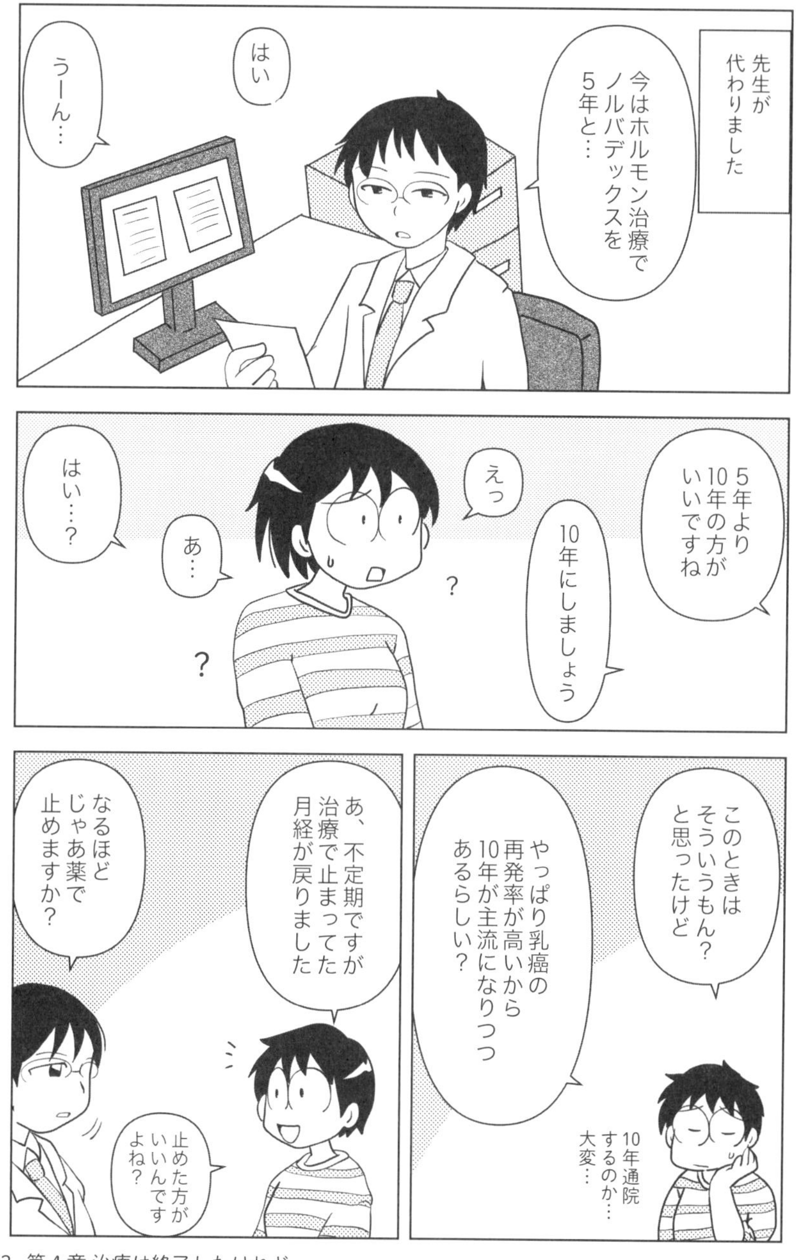
先生が代わりました
今はホルモン治療でノルバデックスを5年と…
はい
うーん…
5年より10年の方がいいですね
10年にしましょう
えっ
あ…
？
？
はい…？
このときはそういうもん？と思ったけど
やっぱり乳癌の再発率が高いから10年が主流になりつつあるらしい？
10年通院するのか…大変…
あ、不定期ですが治療で止まってた月経が戻りました
なるほどじゃあ薬で止めますか？
止めた方がいいんですよね？

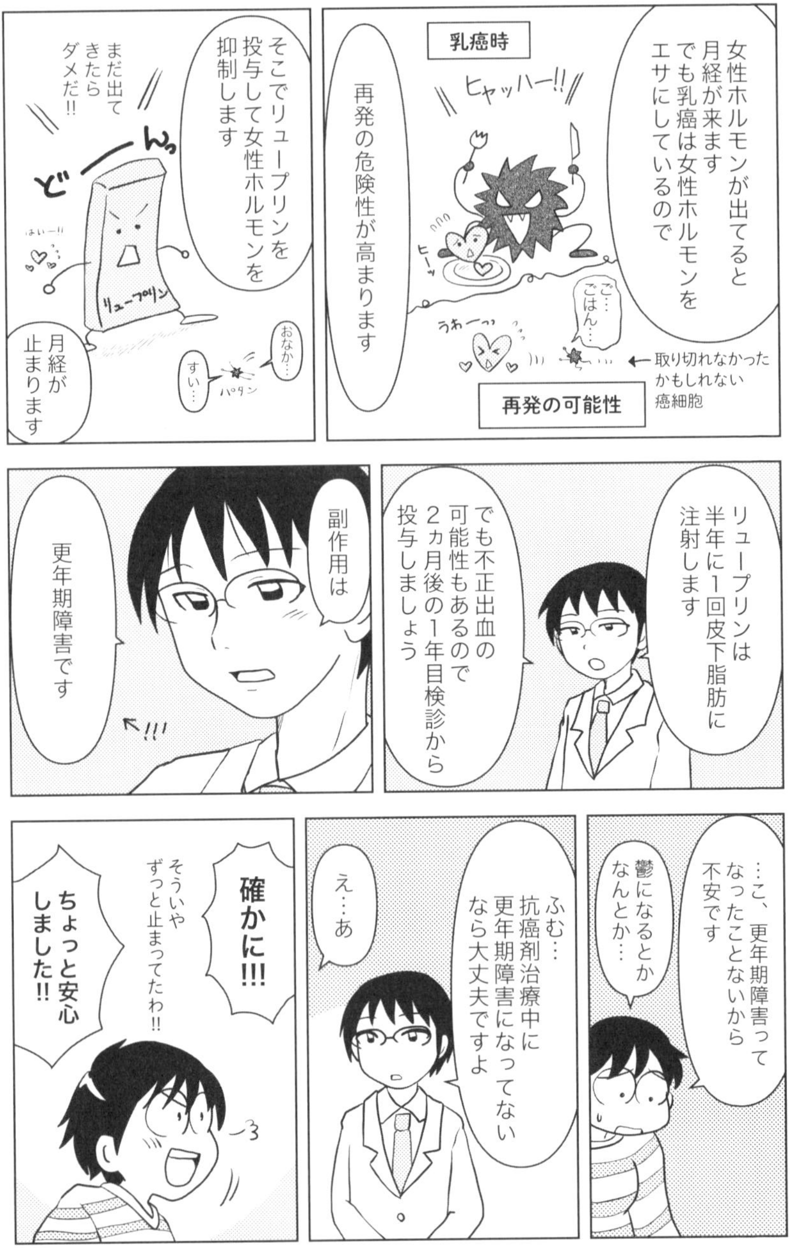
女性ホルモンが出てると月経が来ます
でも乳癌は女性ホルモンをエサにしているので
乳癌時
ヒャッハー!!
ヒーッ
ご…ごはん…
うわーっ
取り切れなかったかもしれない癌細胞
再発の可能性
再発の危険性が高まります
そこでリュープリンを投与して女性ホルモンを抑制します
まだ出てきたらダメだ!!
どーーんっ
はいー!!
リュープリン
おなか…
すい…
パタン
月経が止まります
リュープリンは半年に1回皮下脂肪に注射します
でも不正出血の可能性もあるので2ヵ月後の1年目検診から投与しましょう
副作用は
更年期障害です
…こ、更年期障害ってなったことないから不安です
鬱になるとかなんとか…
ふむ…抗癌剤治療中に更年期障害になってないなら大丈夫ですよ
え…あ
確かに!!!
そういやずっと止まってたわ!!
ちょっと安心しました!!

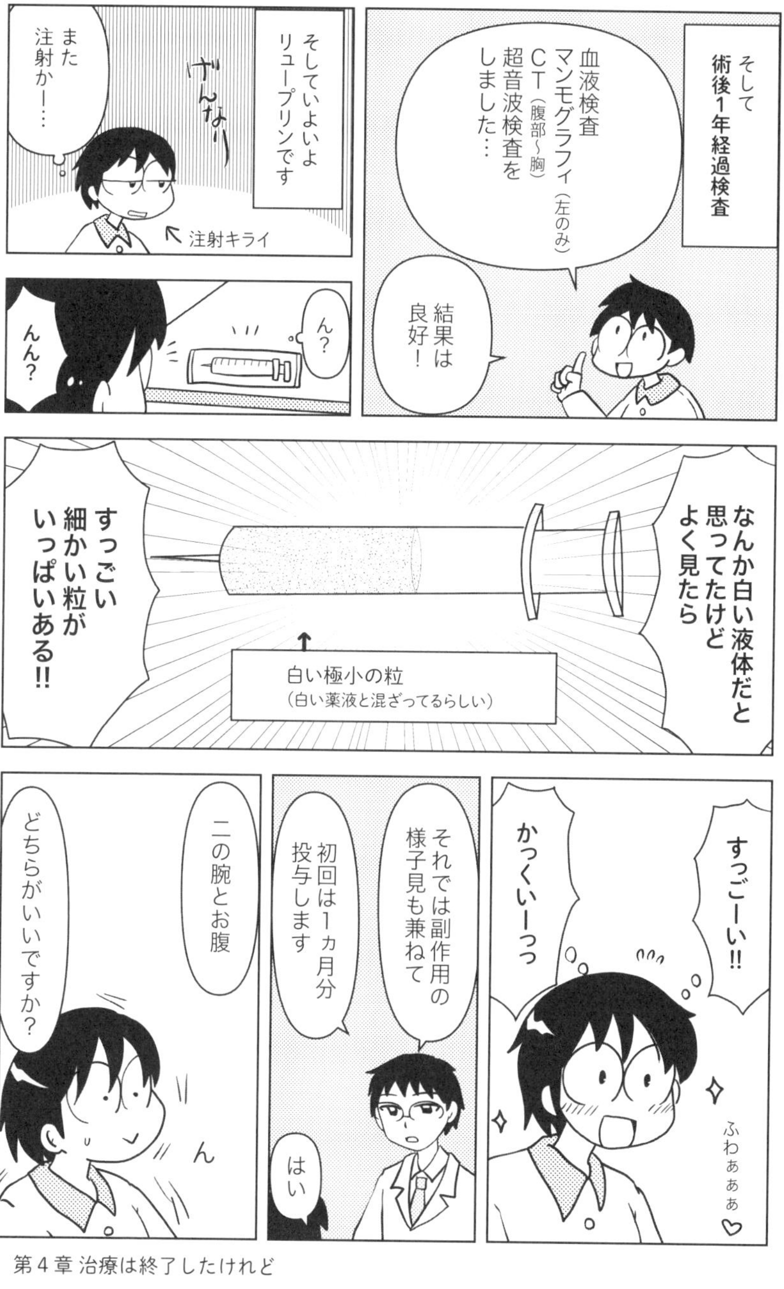
そして
術後1年経過検査
血液検査
マンモグラフィ（左のみ）
CT（腹部～胸）
超音波検査を
しました…
結果は
良好！
そしていよいよ
リュープリンです
げんなり
また
注射かー…
←注射キライ
ん？
んん？
なんか白い液体だと
思ってたけど
よく見たら
すっごい
細かい粒が
いっぱいある!!
白い極小の粒
（白い薬液と混ざってるらしい）
すっごーい!!
かっくいーっつ
ふわぁぁぁ♡
それでは副作用の
様子見も兼ねて
初回は1ヵ月分
投与します
はい
二の腕とお腹
どちらがいいですか？
ん

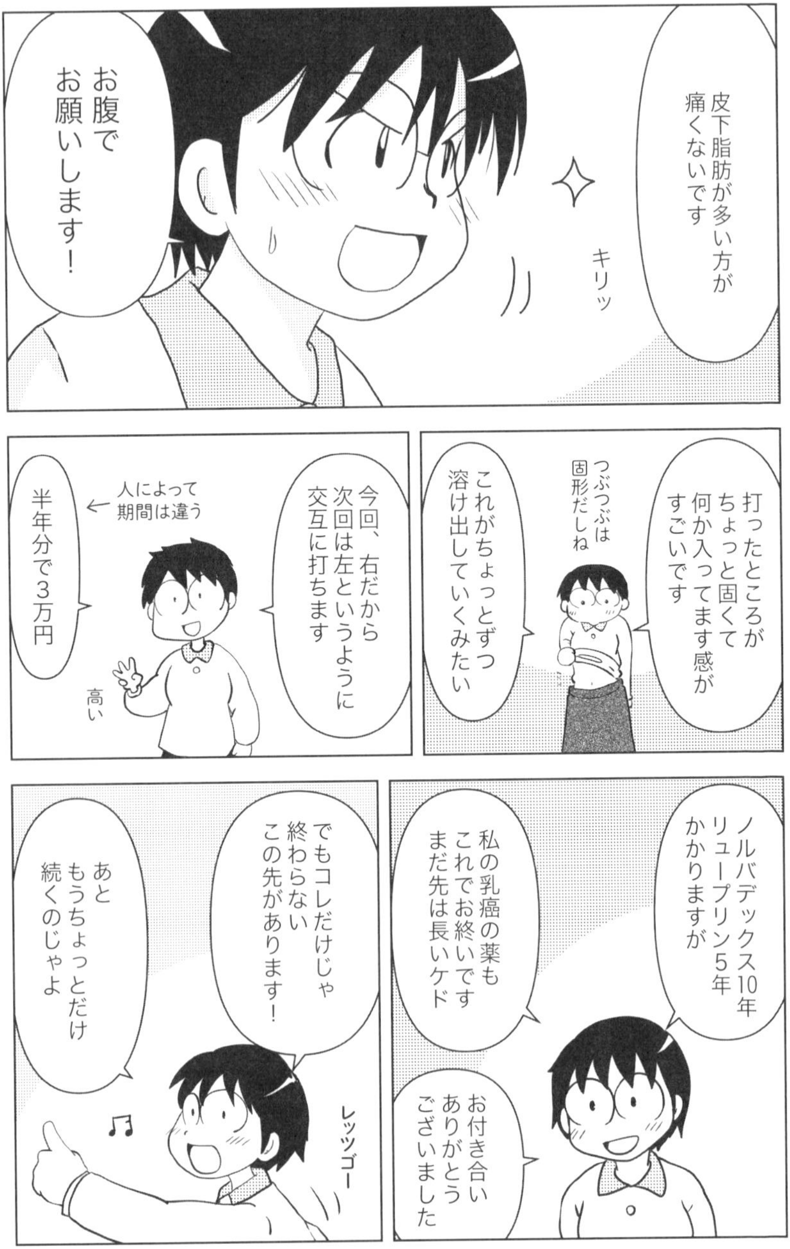
皮下脂肪が多い方が痛くないです
キリッ
お腹でお願いします！
打ったところがちょっと固くて何か入ってます感がすごいです
つぶつぶは固形だしね
これがちょっとずつ溶け出していくみたい
今回、右だから次回は左というように交互に打ちます
人によって期間は違う
半年分で3万円
高い
ノルバデックス10年リュープリン5年かかりますが
私の乳癌の薬もこれでお終いですまだ先は長いケド
お付き合いありがとうございました
でもコレだけじゃ終わらないこの先があります！
レッツゴー
あともうちょっとだけ続くのじゃよ

『その他、副作用』

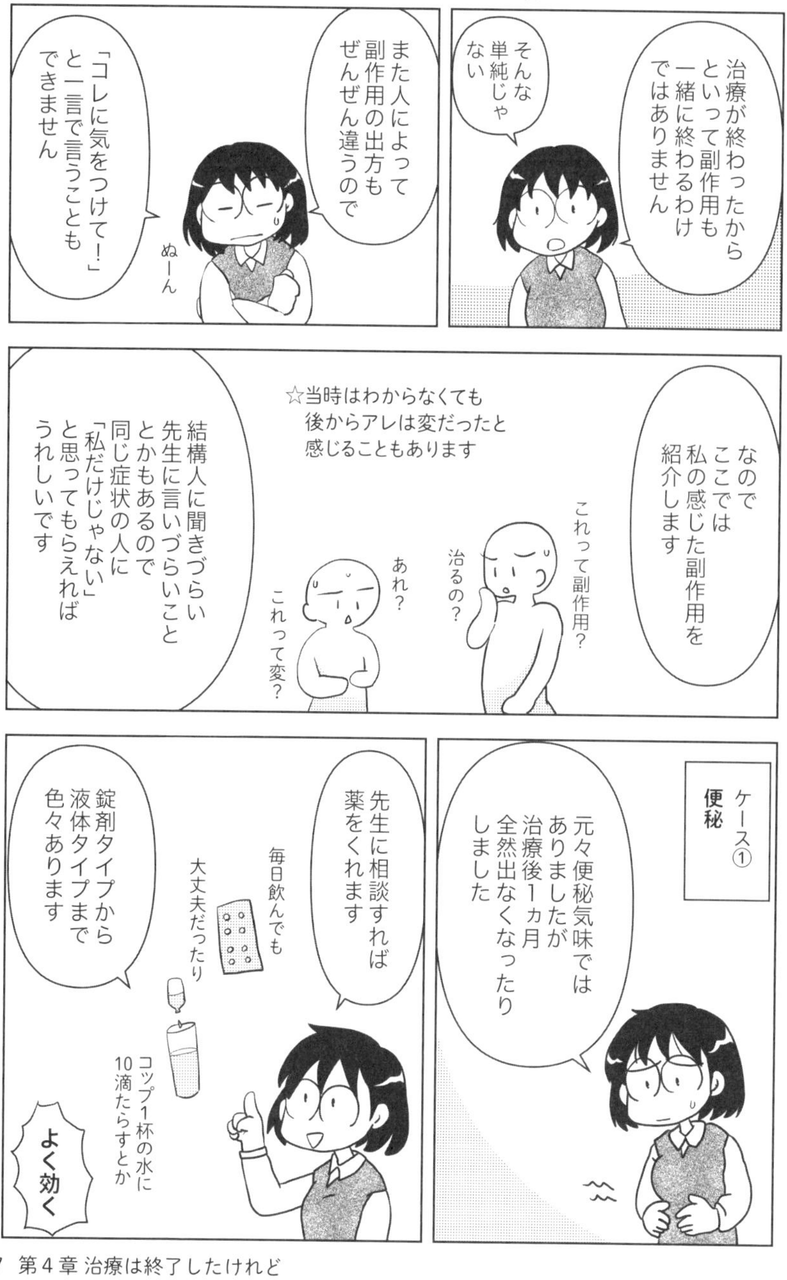
治療が終わったからといって副作用も一緒に終わるわけではありません
そんな単純じゃない
また人によって副作用の出方もぜんぜん違うので
「コレに気をつけて!」と一言で言うこともできません
ぬーん
なのでここでは私の感じた副作用を紹介します
これって副作用?
治るの?
あれ?
これって変?
☆当時はわからなくても後からアレは変だったと感じることもあります
結構人に聞きづらい先生に言いづらいこととかもあるので同じ症状の人に「私だけじゃない」と思ってもらえればうれしいです
ケース① 便秘
元々便秘気味ではありましたが治療後1ヵ月全然出なくなったりしました
先生に相談すれば薬をくれます
毎日飲んでも大丈夫だったり
コップ1杯の水に10滴たらすとか
錠剤タイプから液体タイプまで色々あります
よく効く

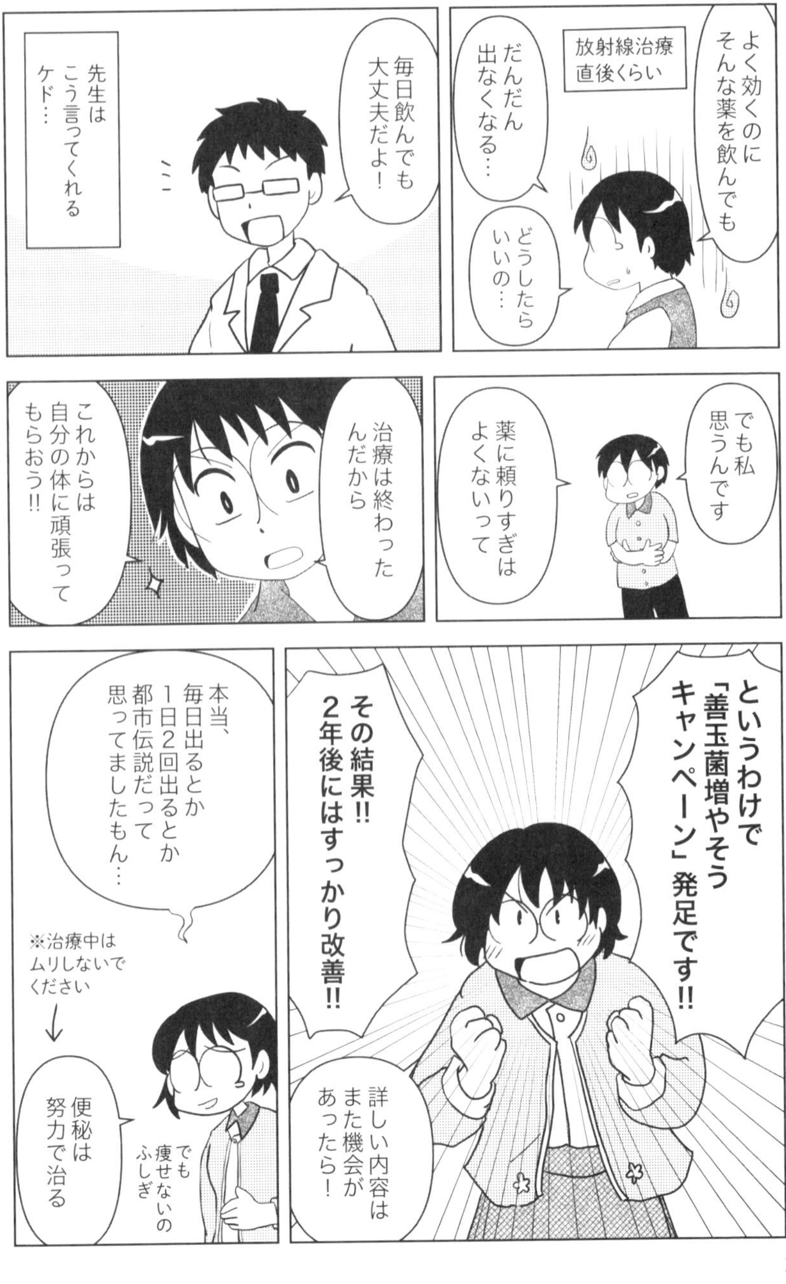
よく効くのにそんな薬を飲んでも
放射線治療直後くらい
だんだん出なくなる…
どうしたらいいの…
毎日飲んでも大丈夫だよ！
先生はこう言ってくれるケド…
でも私思うんです
薬に頼りすぎはよくないって
治療は終わったんだから
これからは自分の体に頑張ってもらおう!!
というわけで「善玉菌増やそうキャンペーン」発足です!!
その結果!! 2年後にはすっかり改善!!
詳しい内容はまた機会があったら！
本当、毎日出るとか1日2回出るとか都市伝説だって思ってましたもん…
※治療中はムリしないでください
便秘は努力で治る
でも痩せないのふしぎ

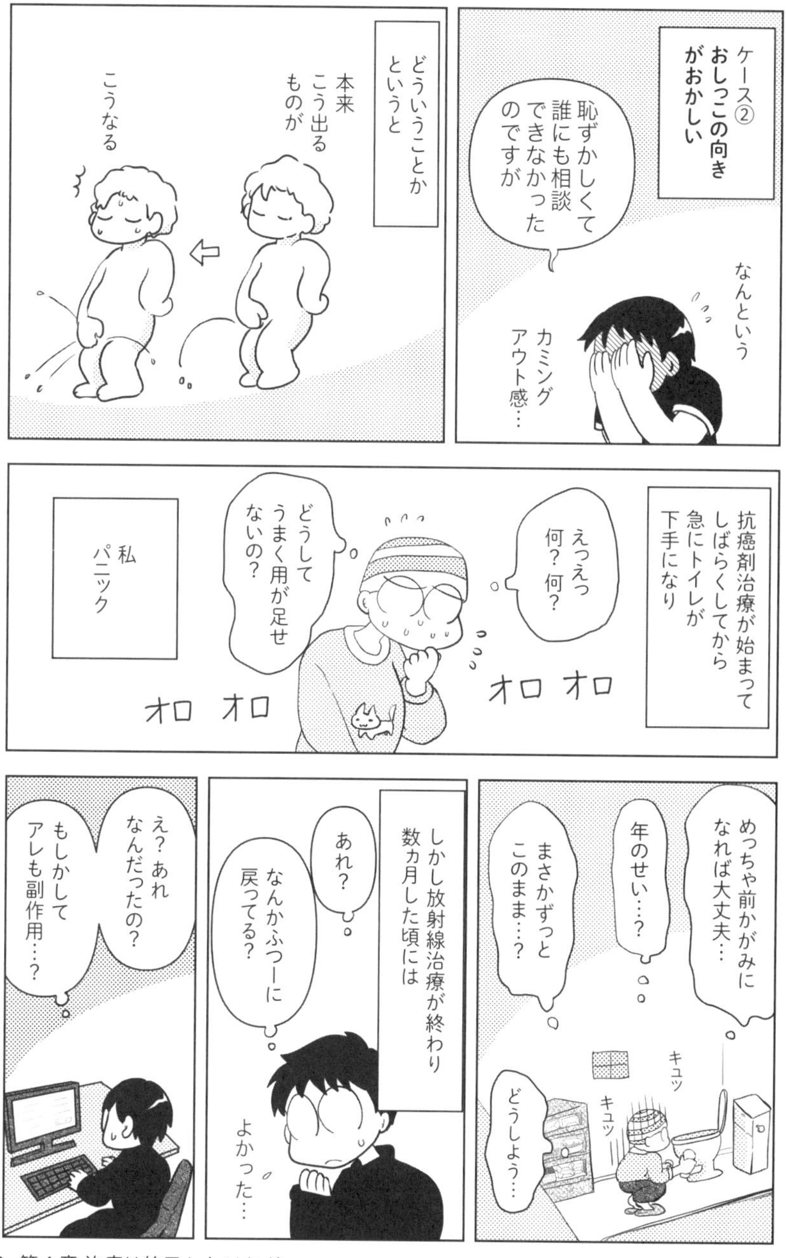
ケース②
おしっこの向きがおかしい
恥ずかしくて誰にも相談できなかったのですが
なんというカミングアウト感…
どういうことかというと
本来こう出るものが
こうなる
抗癌剤治療が始まってしばらくしてから急にトイレが下手になり
えっえっ何?何?
どうしてうまく用が足せないの?
私パニック
オロ オロ
オロ オロ
めっちゃ前かがみになれば大丈夫…
年のせい…?
まさかずっとこのまま…?
キュッ
キュッ
どうしよう…
しかし放射線治療が終わり数カ月した頃には
あれ?
なんかふつーに戻ってる?
よかった…
え?あれなんだったの?
もしかしてアレも副作用…?

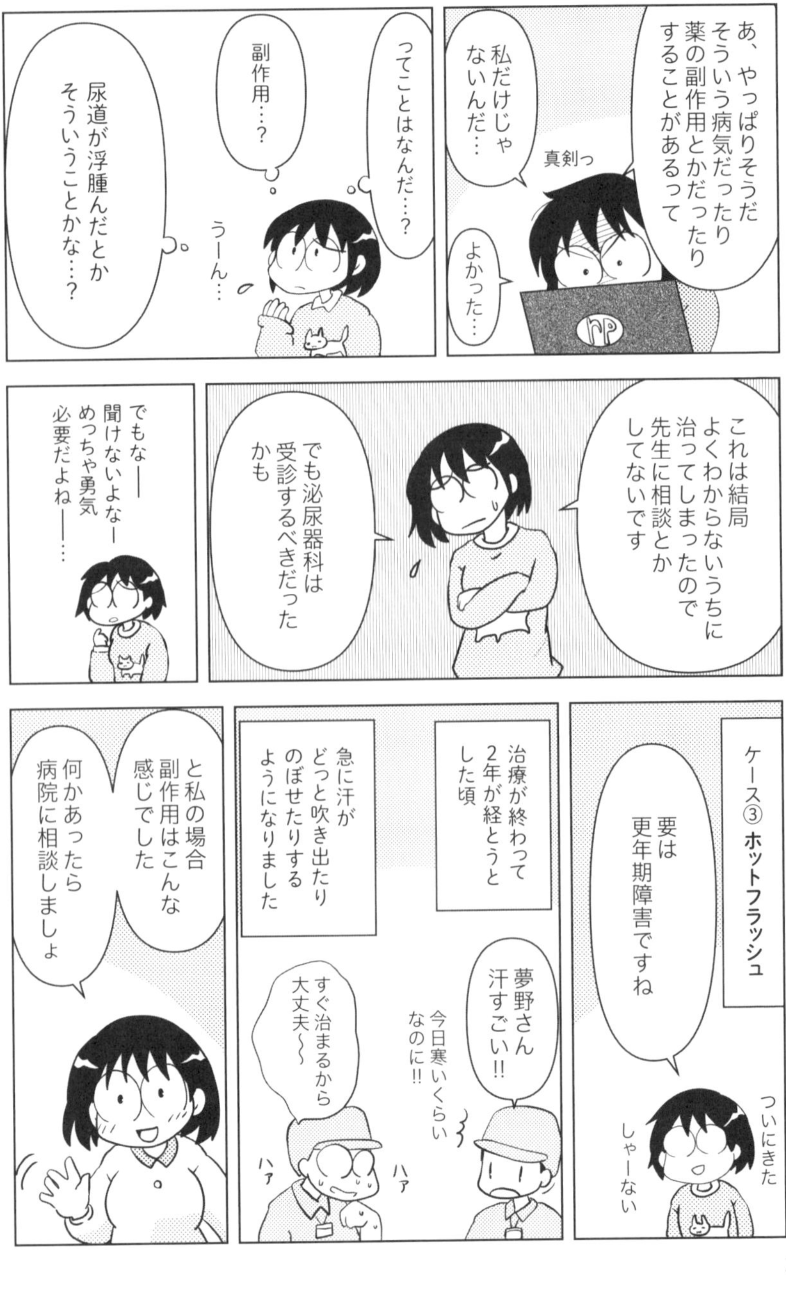
あ、やっぱりそうだ そういう病気だったり 薬の副作用とかだったり することがあるって
真剣っ
私だけじゃ ないんだ…
よかった…
ってことはなんだ…？
副作用…？
うーん…
尿道が浮腫んだとか そういうことかな…？
これは結局 よくわからないうちに 治ってしまったので 先生に相談とか してないです
でも泌尿器科は 受診するべきだった かも
でもな―― 聞けないよなー めっちゃ勇気 必要だよね――…
ケース③ ホットフラッシュ
要は 更年期障害ですね
ついにきた
しゃーない
治療が終わって 2年が経とうと した頃
急に汗が どっと吹き出たり のぼせたりする ようになりました
夢野さん 汗すごい!!
今日寒いくらい なのに!!
すぐ治まるから 大丈夫〜〜
ハァ
ハァ
と私の場合 副作用はこんな 感じでした
何かあったら 病院に相談しましょ

『乳癌に関する情報、どこで集めるの？』

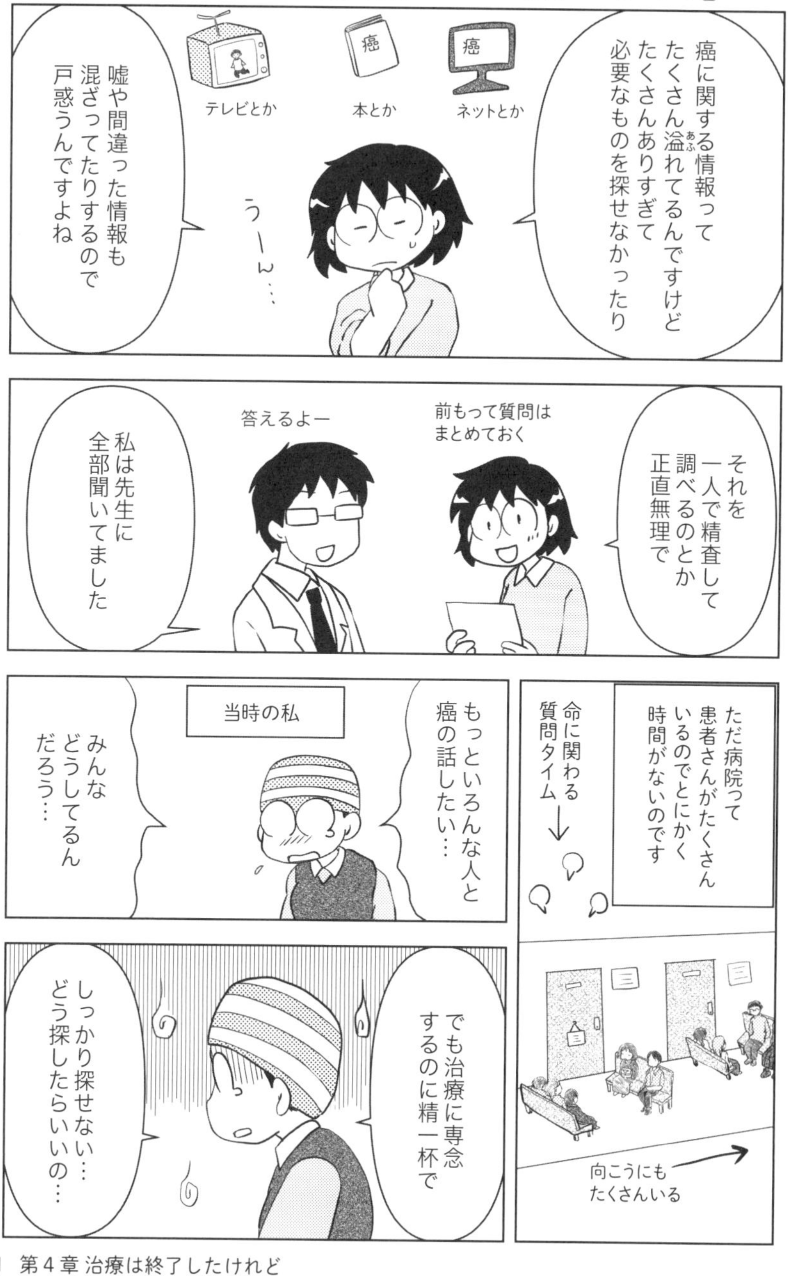
癌に関する情報って
たくさん溢《あふ》れてるんですけど
たくさんありすぎて
必要なものを探せなかったり
癌
ネットとか
癌
本とか
テレビとか
うーん…
嘘や間違った情報も
混ざってたりするので
戸惑うんですよね
それを
一人で精査して
調べるのとか
正直無理で
前もって質問は
まとめておく
答えるよー
私は先生に
全部聞いてました
ただ病院って
患者さんがたくさん
いるのでとにかく
時間がないのです
命に関わる
質問タイム
もっといろんな人と
癌の話したい…
当時の私
みんな
どうしてるん
だろう…
向こうにも
たくさんいる
でも治療に専念
するのに精一杯で
しっかり探せない…
どう探したらいいの…

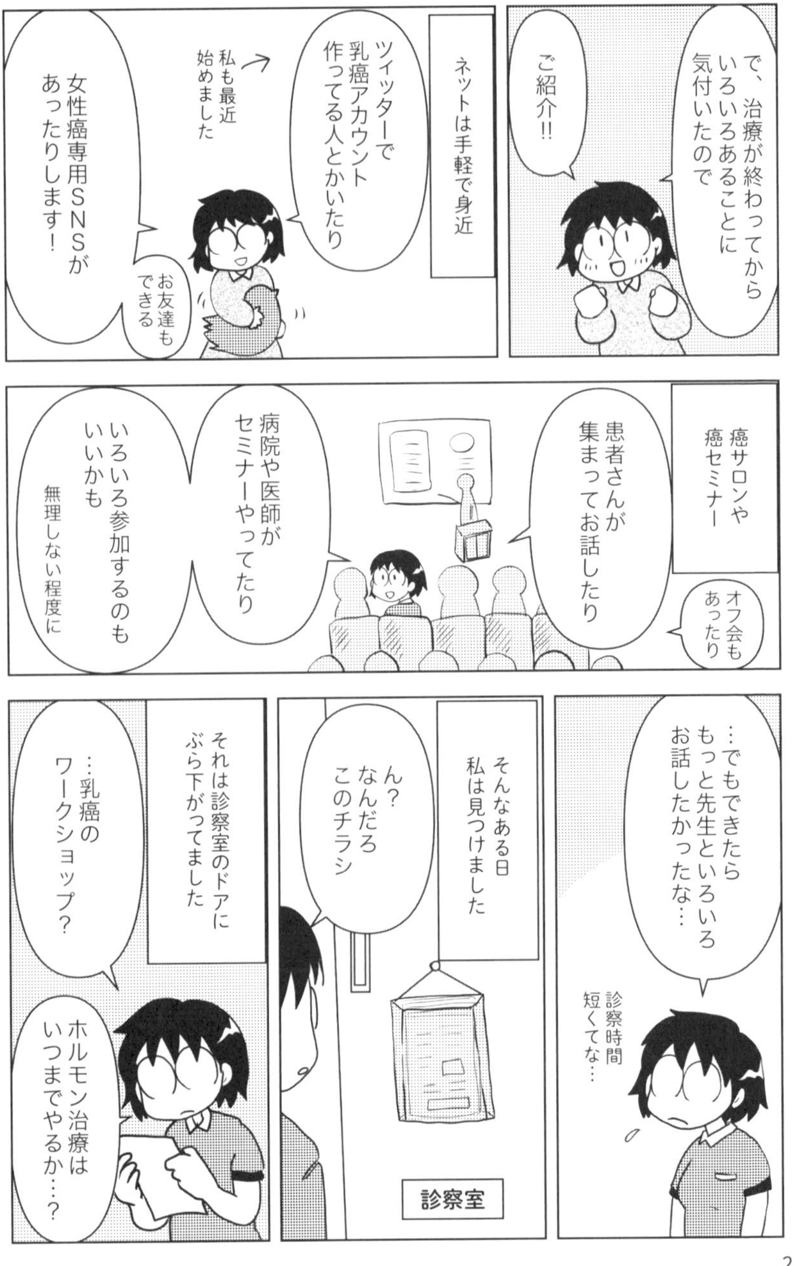

で、治療が終わってから いろいろあることに 気付いたので
ご紹介!!
ネットは手軽で身近
ツイッターで 乳癌アカウント 作ってる人とかいたり
私も最近 始めました
女性癌専用SNSが あったりします!
お友達も できる
癌サロンや 癌セミナー
オフ会も あったり
患者さんが 集まってお話したり
病院や医師が セミナーやってたり
いろいろ参加するのも いいかも
無理しない程度に
…でもできたら もっと先生といろいろ お話したかったな…
診察時間 短くてな…
そんなある日 私は見つけました
ん? なんだろ このチラシ
診察室
それは診察室のドアに ぶら下がってました
…乳癌の ワークショップ?
ホルモン治療は いつまでやるか…?

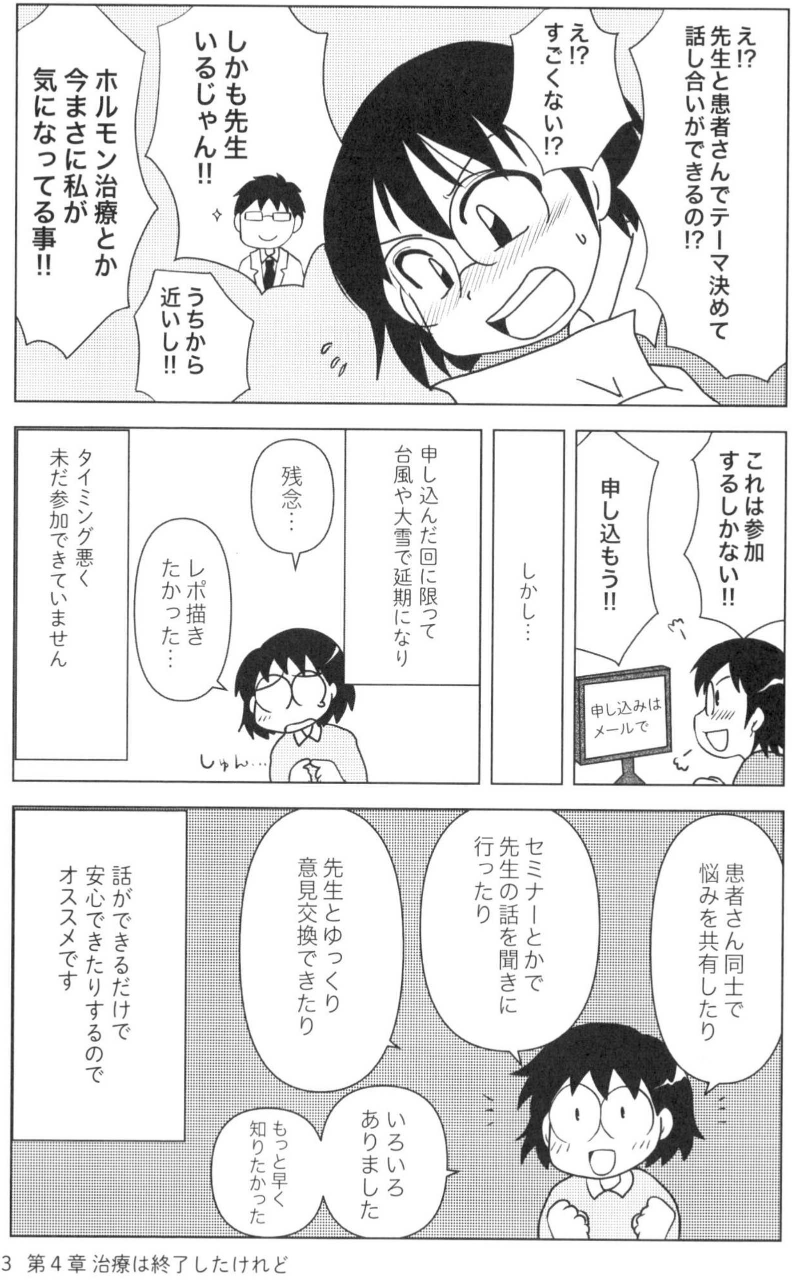
え!? 先生と患者さんでテーマ決めて話し合いができるの!?
え!? すごくない!?
しかも先生いるじゃん!!
ホルモン治療とか今まさに私が気になってる事!!
うちから近いし!!
これは参加するしかない!!
申し込もう!!
申し込みはメールで
しかし…
申し込んだ回に限って台風や大雪で延期になり
残念…
レポ描きたかった…
しゅん…
タイミング悪く未だ参加できていません
患者さん同士で悩みを共有したり
セミナーとかで先生の話を聞きに行ったり
先生とゆっくり意見交換できたり
いろいろありました
もっと早く知りたかった
話ができるだけで安心できたりするのでオススメです

『これから』

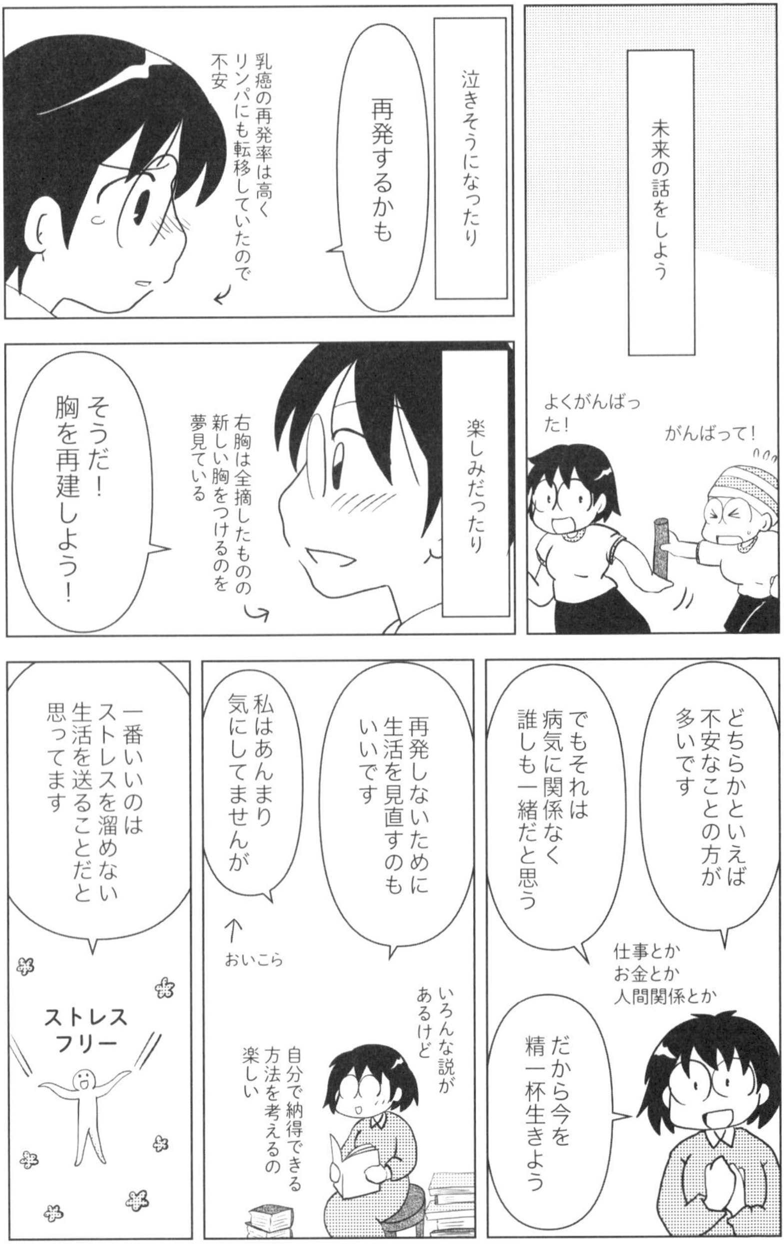
未来の話をしよう
よくがんばった!
がんばって!
泣きそうになったり
再発するかも
乳癌の再発率は高くリンパにも転移していたので不安
楽しみだったり
そうだ!胸を再建しよう!
右胸は全摘したものの新しい胸をつけるのを夢見ている
どちらかといえば不安なことの方が多いです
でもそれは病気に関係なく誰しも一緒だと思う
仕事とかお金とか人間関係とか
だから今を精一杯生きよう
再発しないために生活を見直すのもいいです
私はあんまり気にしてませんが
おいこら
いろんな説があるけど
自分で納得できる方法を考えるの楽しい
一番いいのはストレスを溜めないことだと思ってます
ストレスフリー

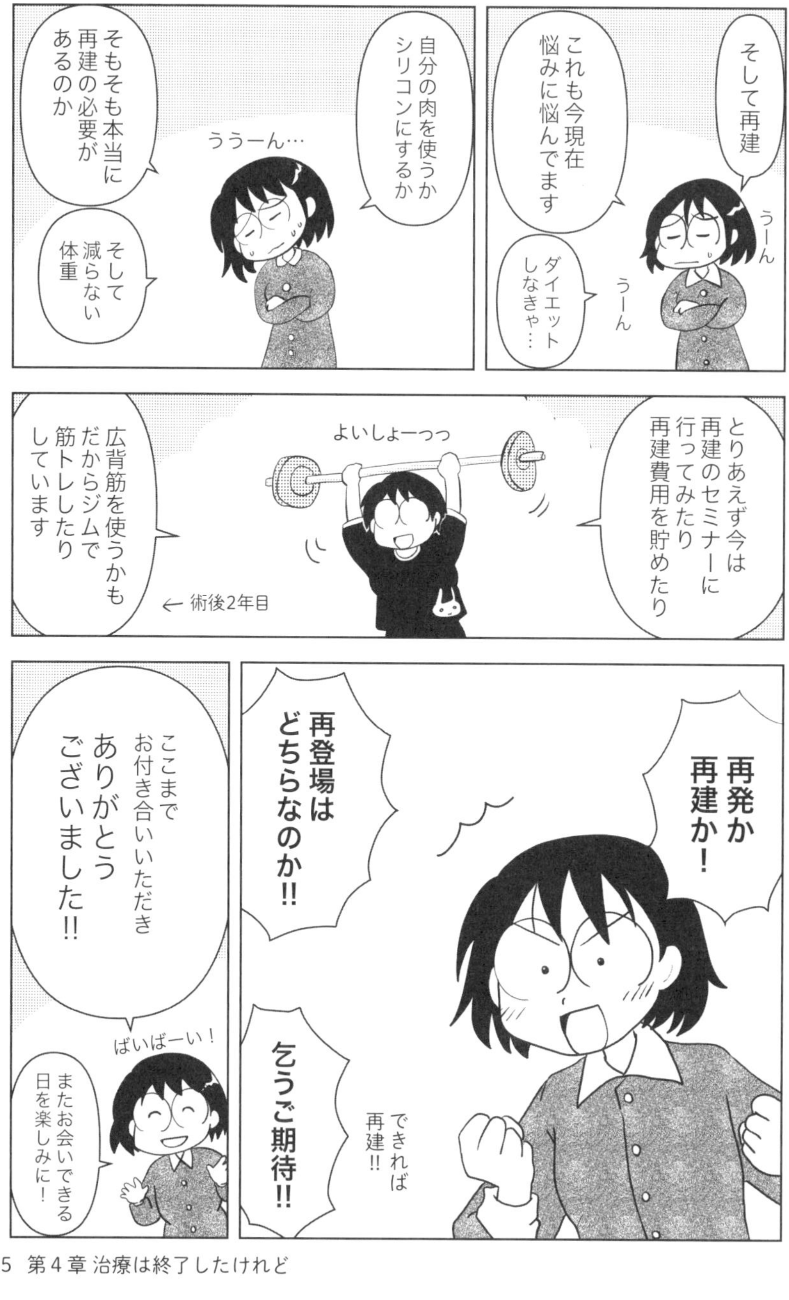
そして再建
これも今現在悩みに悩んでます
うーん
うーん
ダイエットしなきゃ…
自分の肉を使うかシリコンにするか
ううーん…
そもそも本当に再建の必要があるのか
そして減らない体重
とりあえず今は再建のセミナーに行ってみたり再建費用を貯めたり
よいしょーっっ
広背筋を使うかもだからジムで筋トレしたりしています
← 術後2年目
再発か再建か!
再登場はどちらなのか!!
できれば再建!!
乞うご期待!!
ここまでお付き合いいただきありがとうございました!!
ばいばーい!
またお会いできる日を楽しみに!

私を支えてくれたもの

癌になってしまいました。

世間的に、死に至る病と思われ、抗癌剤がきつく辛く大変だというイメージのある癌です。実際、抗癌剤は辛く大変でしたし、転移がひどければ、乳癌で死ぬこともままあります。治療が終わっても、再発する可能性はいつまでも残ります。

ひとまず治療が終わり、今のところ再発もないのは本当に運が良かったなと思っています。油断はできませんが、これからも頑張りたいです。

そんな私を、治療中支えてくれたものがいくつもあります。

家族や友人、理解のある職場、良い主治医など、私は本当に恵まれていたなと思います。私自身も、自分の身に起こったことは、辛いことや大変なことも全てネタとして捉えることができる性質だったのは、良かったです。

そしてそれ以外のもっと自分の核心に近いもの、いわゆる生きがいのおかげで、治療を最後まで頑張れたと思います。

昨日まで元気だったのに、癌と言われて急に病人扱いされる。実際、治療の副作用などで、心身共に病人になります。

そんな急激な変化の中、我慢だけでは治療は辛いです。

なんでもいいんです。

子供のために頑張れる、親より先に死ねないから頑張る。

私の場合は、毎日好きなものに囲まれて、程よく息抜きをしていたから頑張れたと、そう思っています。タイミングよくとある六つ子のアニメにハマり、関連の本をストレス発散のように買い求めたり、とある女子校生と戦車のアニメが好きで、聖地である大洗まで気晴らしに出かけてみたり。映画を見に行ったり、大好きな筋肉少女帯の曲をずっと聴いてたり。そういう気晴らしが本当に大事でした。

抗癌剤治療が辛くて食欲のない時も、苺とシャインマスカットのおかげで、美味しい嬉しいを満喫することができたり。

私の場合は、自分の乳癌の治療の記録を日記に書き、それを元に漫画を描いて、ＳＮＳで情報を発信できていたのが、生きがいになって全ての活力に繋がっていったと思います。

不思議なんですが、癌になってからの方が、友人と会う回数が増えたり、今まで気になってたけどできなかったことに挑戦できたりしました。たぶん……死を身近に感じて、焦っていたんだと思います。やりたいことを全部やってからでないと死ねないと。私はまだまだやりたいことがたくさんあるんだと。癌になっても、毎日は続きます。最後の最後まで人生を楽しんで過ごしたい。治療を大方終えた今、次の目標を見据えて、今日も楽しく生きています。

『あとがき』

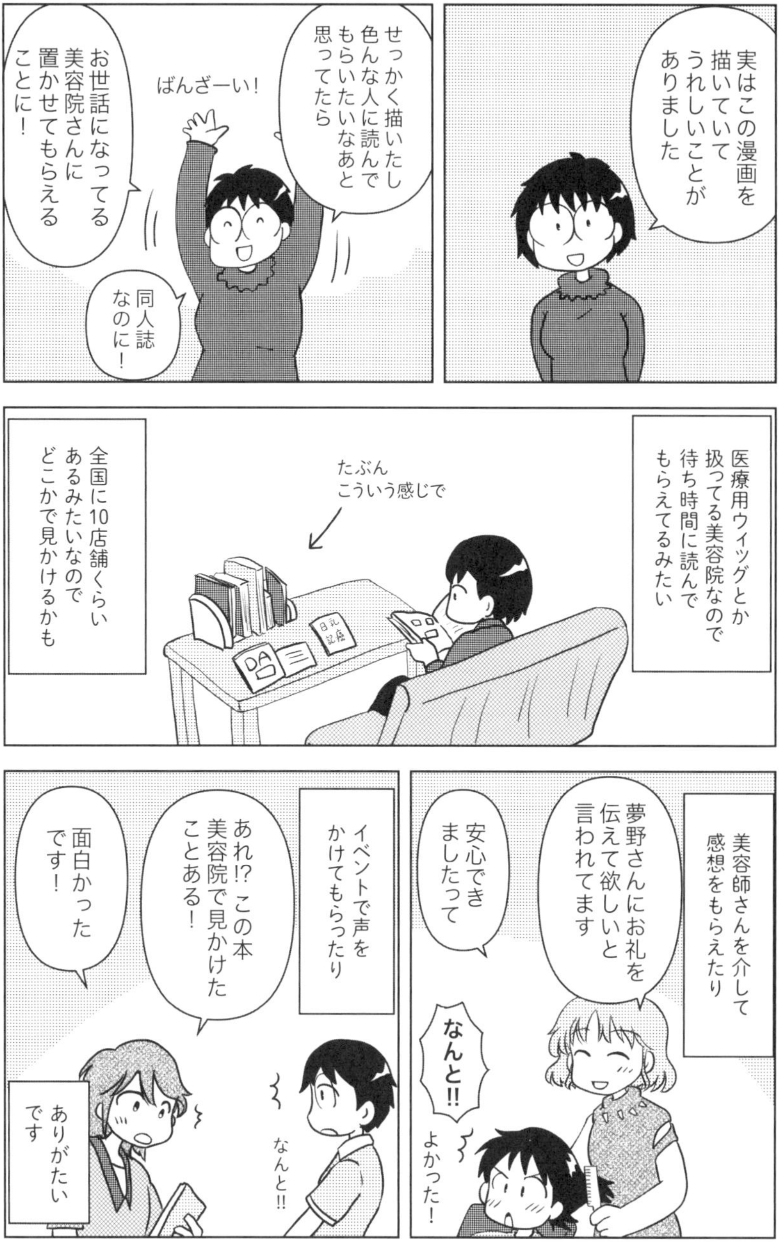

実はこの漫画を描いていてうれしいことがありました
せっかく描いたし色んな人に読んでもらいたいなあと思ってたら
ばんざーい！
お世話になってる美容院さんに置かせてもらえることに！
同人誌なのに！
医療用ウィッグとか扱ってる美容院なので待ち時間に読んでもらえてるみたい
たぶんこういう感じで
全国に10店舗くらいあるみたいなのでどこかで見かけるかも
美容師さんを介して感想をもらえたり
夢野さんにお礼を伝えて欲しいと言われてます
安心できましたって
なんと!!
よかった！
イベントで声をかけてもらったり
あれ⁉ この本美容院で見かけたことある！
面白かったです！
なんと!!
ありがたいです

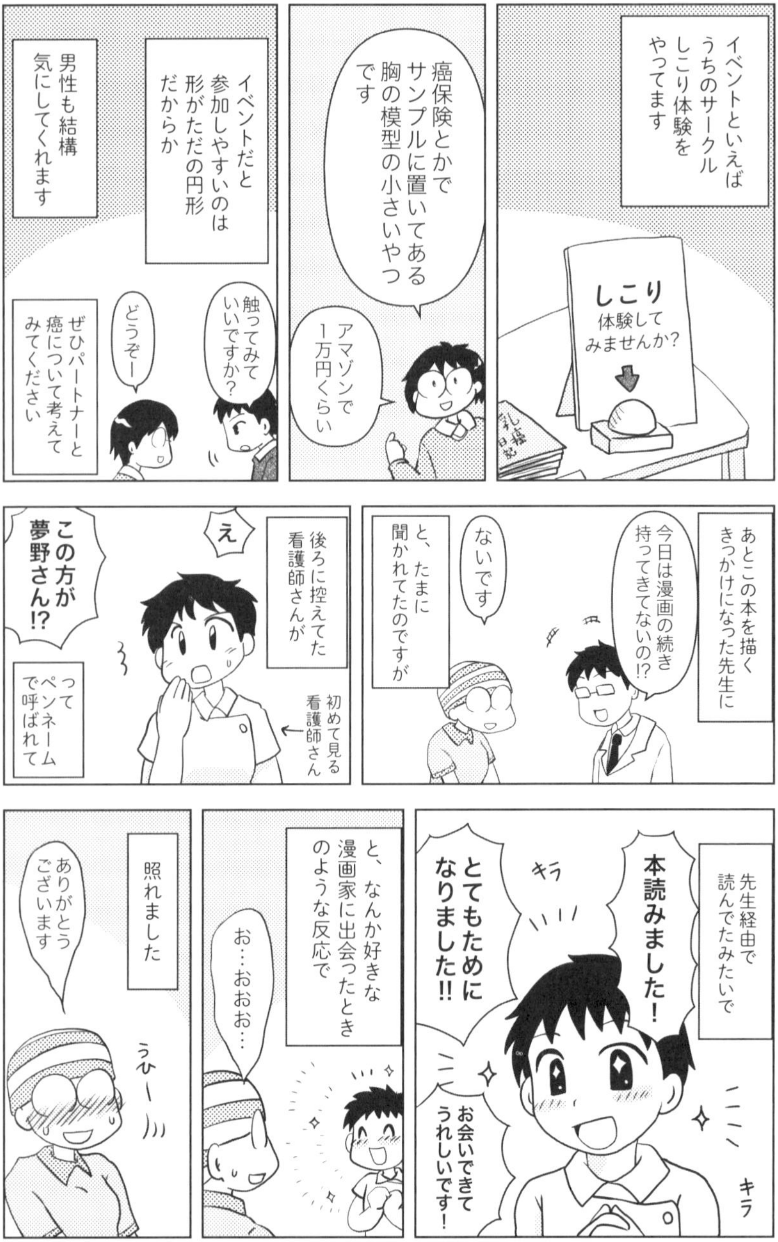

イベントといえば うちのサークル しこり体験を やってます
しこり 体験してみませんか?
癌保険とかで サンプルに置いてある 胸の模型の小さいやつ です
アマゾンで 1万円くらい
イベントだと 参加しやすいのは 形がただの円形 だからか
男性も結構 気にしてくれます
触ってみて いいですか?
どうぞー
ぜひパートナーと 癌について考えて みてください
あとこの本を描く きっかけになった先生に
今日は漫画の続き 持ってきてないの!?
ないです
と、たまに 聞かれてたのですが
後ろに控えてた 看護師さんが
え
この方が 夢野さん!?
って ペンネーム で呼ばれて
初めて見る 看護師さん
先生経由で 読んでたみたいで
本読みました!
とてもために なりました!!
キラ
お会いできて うれしいです!
キラ
と、なんか好きな 漫画家に出会ったとき のような反応で
お…おおお…
照れました
ありがとう ございます
うひー

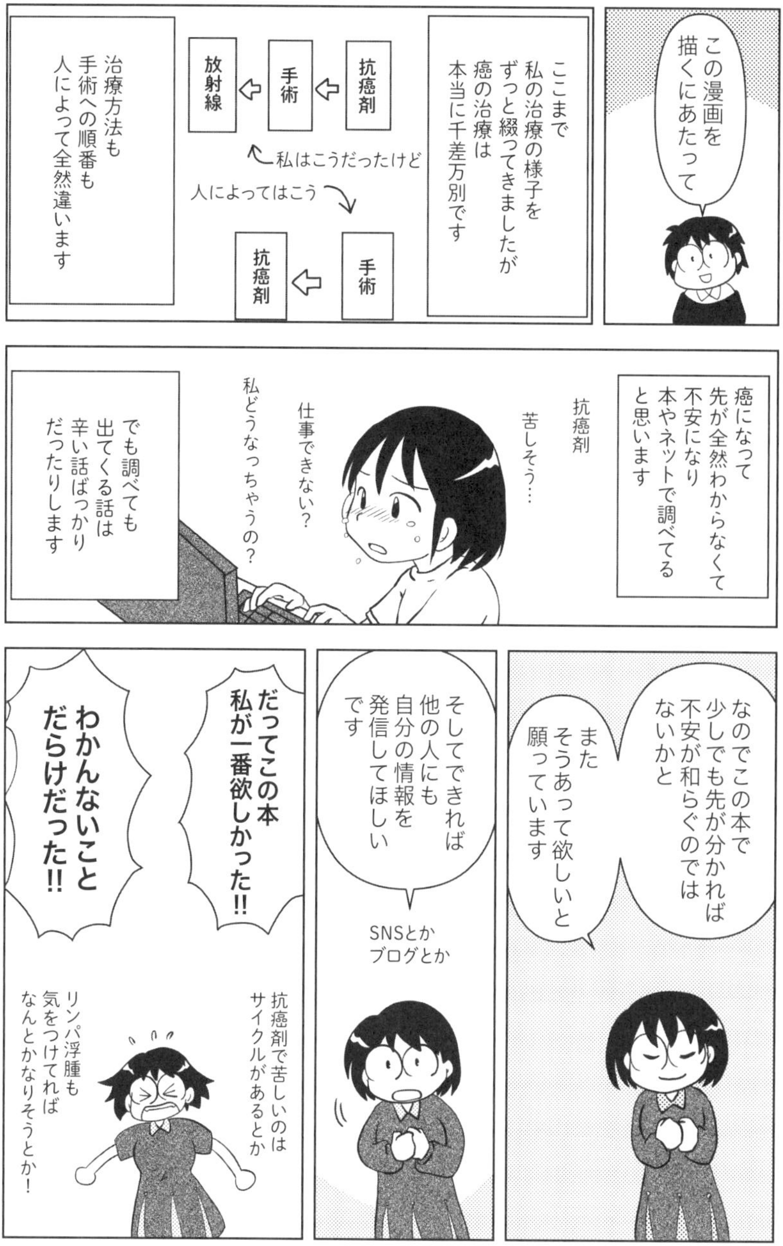
この漫画を描くにあたって
ここまで私の治療の様子をずっと綴ってきましたが癌の治療は本当に千差万別です
抗癌剤
手術
放射線
私はこうだったけど
人によってはこう
手術
抗癌剤
治療方法も手術への順番も人によって全然違います
癌になって先が全然わからなくて不安になり本やネットで調べてると思います
抗癌剤
苦しそう…
仕事できない？
私どうなっちゃうの？
でも調べても出てくる話は辛い話ばっかりだったりします
なのでこの本で少しでも先が分かれば不安が和らぐのではないかと
またそうあって欲しいと願っています
そしてできれば他の人にも自分の情報を発信してほしいです
SNSとかブログとか
だってこの本私が一番欲しかった!!
わかんないことだらけだった!!
抗癌剤で苦しいのはサイクルがあるとか
リンパ浮腫も気をつけてればなんとかなりそうとか！

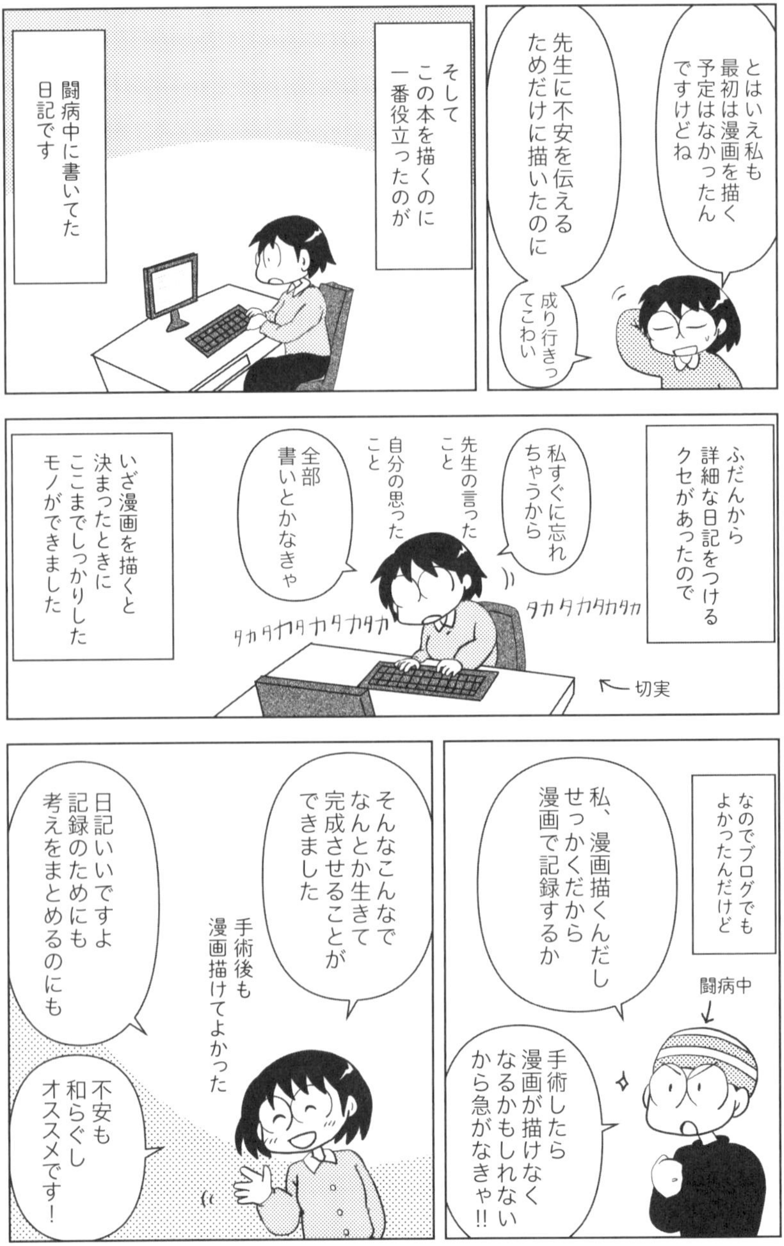

とはいえ私も最初は漫画を描く予定はなかったんですけどね
先生に不安を伝えるためだけに描いたのに
成り行きってこわい
そしてこの本を描くのに一番役立ったのが
闘病中に書いてた日記です
ふだんから詳細な日記をつけるクセがあったので
私すぐに忘れちゃうから
先生の言ったこと
自分の思ったこと
全部書いとかなきゃ
タカタカタカタカ
タカタカタカタカタカ
切実
いざ漫画を描くと決まったときにここまでしっかりしたモノができました
なのでブログでもよかったんだけど
私、漫画描くんだしせっかくだから漫画で記録するか
闘病中
手術したら漫画が描けなくなるかもしれないから急がなきゃ!!
そんなこんなでなんとか生きて完成させることができました
手術後も漫画描けてよかった
日記いいですよ記録のためにも考えをまとめるのにも
不安も和らぐしオススメです!

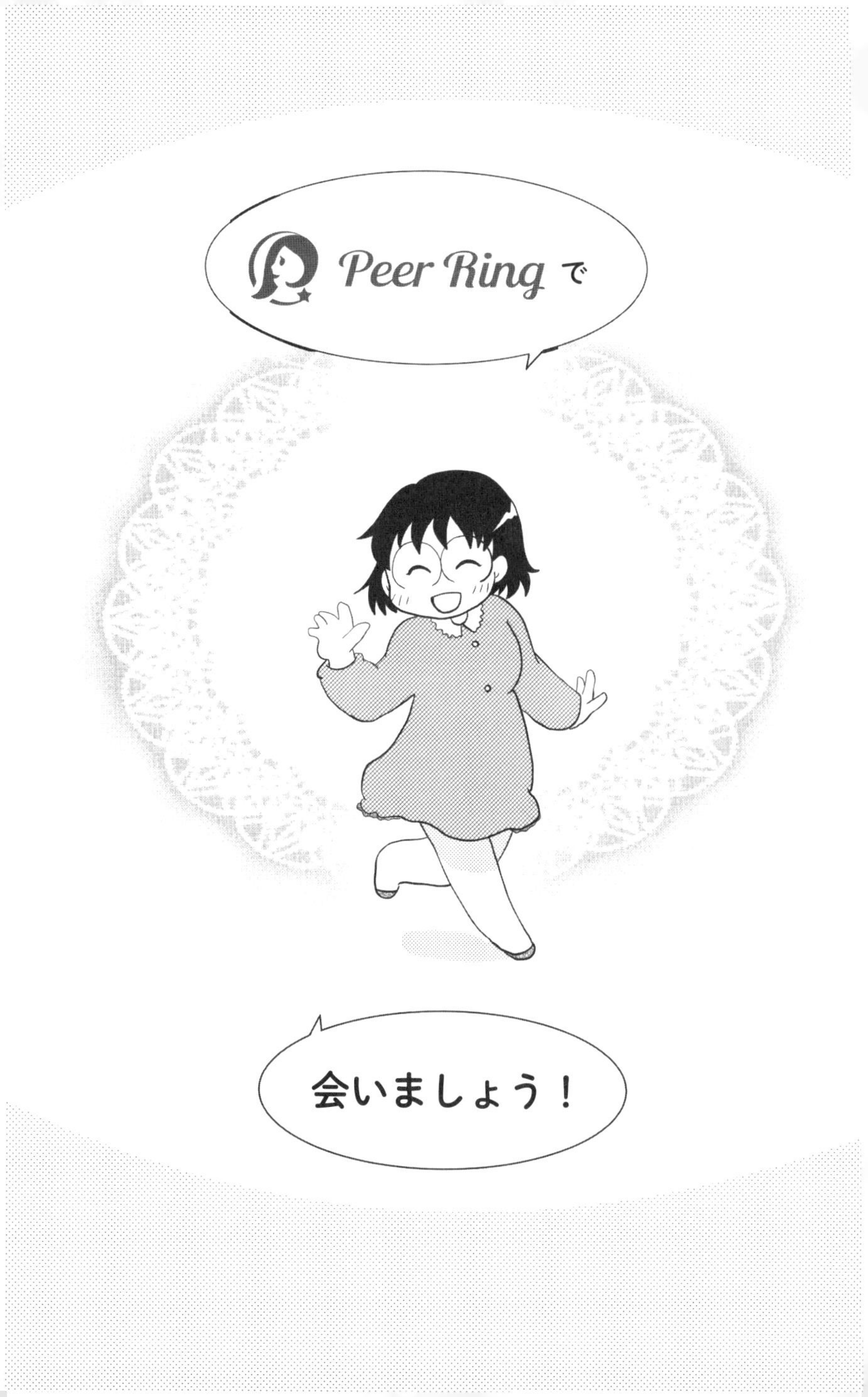
Peer Ring で
会いましょう！

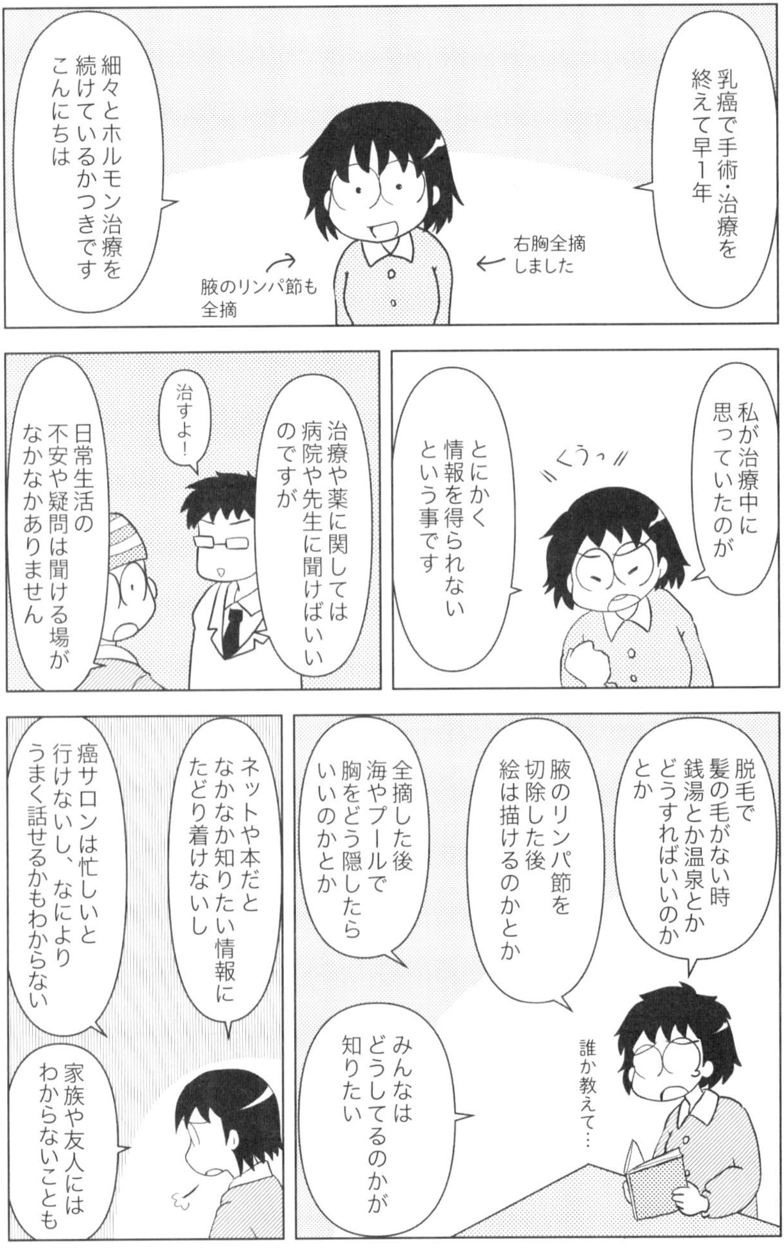
乳癌で手術・治療を終えて早1年
右胸全摘しました
腋のリンパ節も全摘
細々とホルモン治療を続けているかつきですこんにちは
私が治療中に思っていたのが
くうっ
とにかく情報を得られないという事です
治療や薬に関しては病院や先生に聞けばいいのですが
治すよ！
日常生活の不安や疑問は聞ける場がなかなかありません
脱毛で髪の毛がない時銭湯とか温泉とかどうすればいいのかとか
腋のリンパ節を切除した後絵は描けるのかとか
全摘した後海やプールで胸をどう隠したらいいのかとか
誰か教えて…
みんなはどうしてるのかが知りたい
ネットや本だとなかなか知りたい情報にたどり着けないし
癌サロンは忙しいと行けないし、なによりうまく話せるかもわからない
家族や友人にはわからないことも

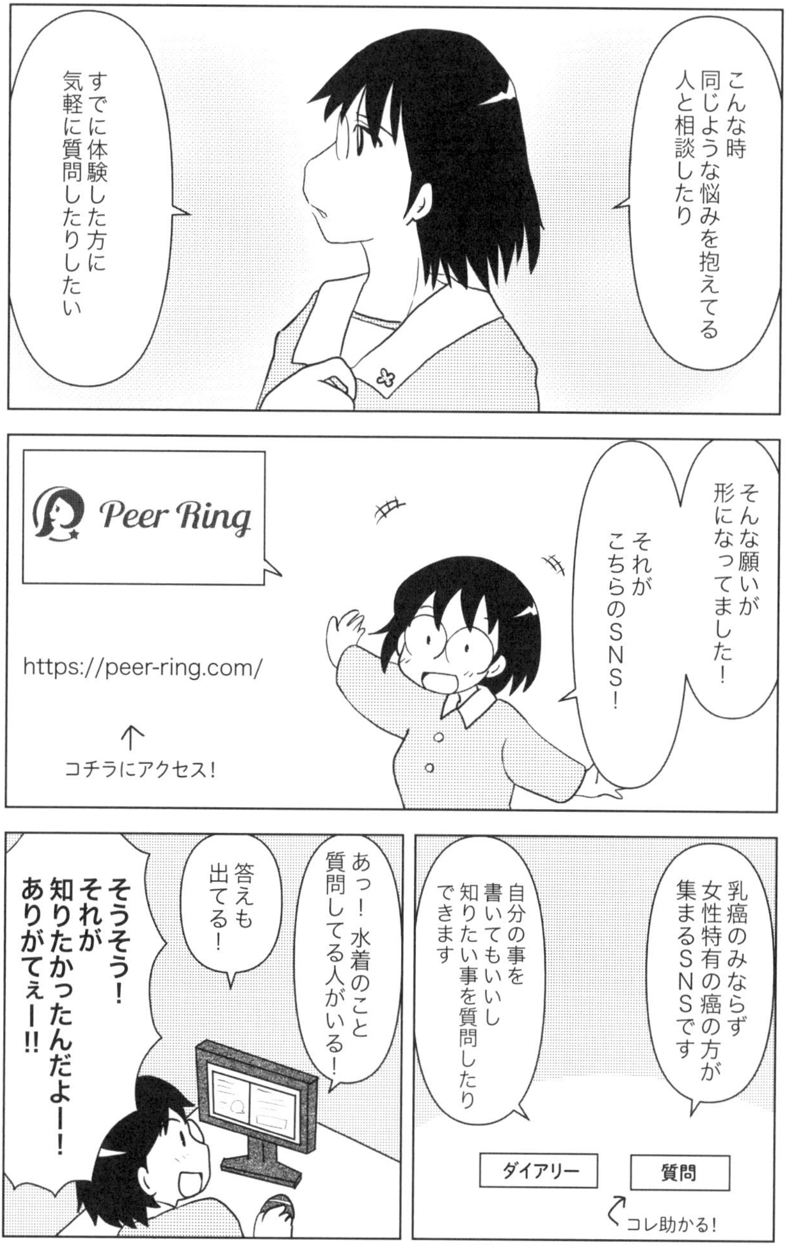

こんな時 同じような悩みを抱えてる 人と相談したり
すでに体験した方に 気軽に質問したりしたい
そんな願いが 形になってました！
それが こちらのSNS！
Peer Ring
https://peer-ring.com/
コチラにアクセス！
乳癌のみならず 女性特有の癌の方が 集まるSNSです
自分の事を 書いてもいいし 知りたい事を質問したり できます
ダイアリー
質問
コレ助かる！
あっ！水着のこと 質問してる人がいる！
答えも 出てる！
そうそう！ それが 知りたかったんだよー！ ありがてぇー!!

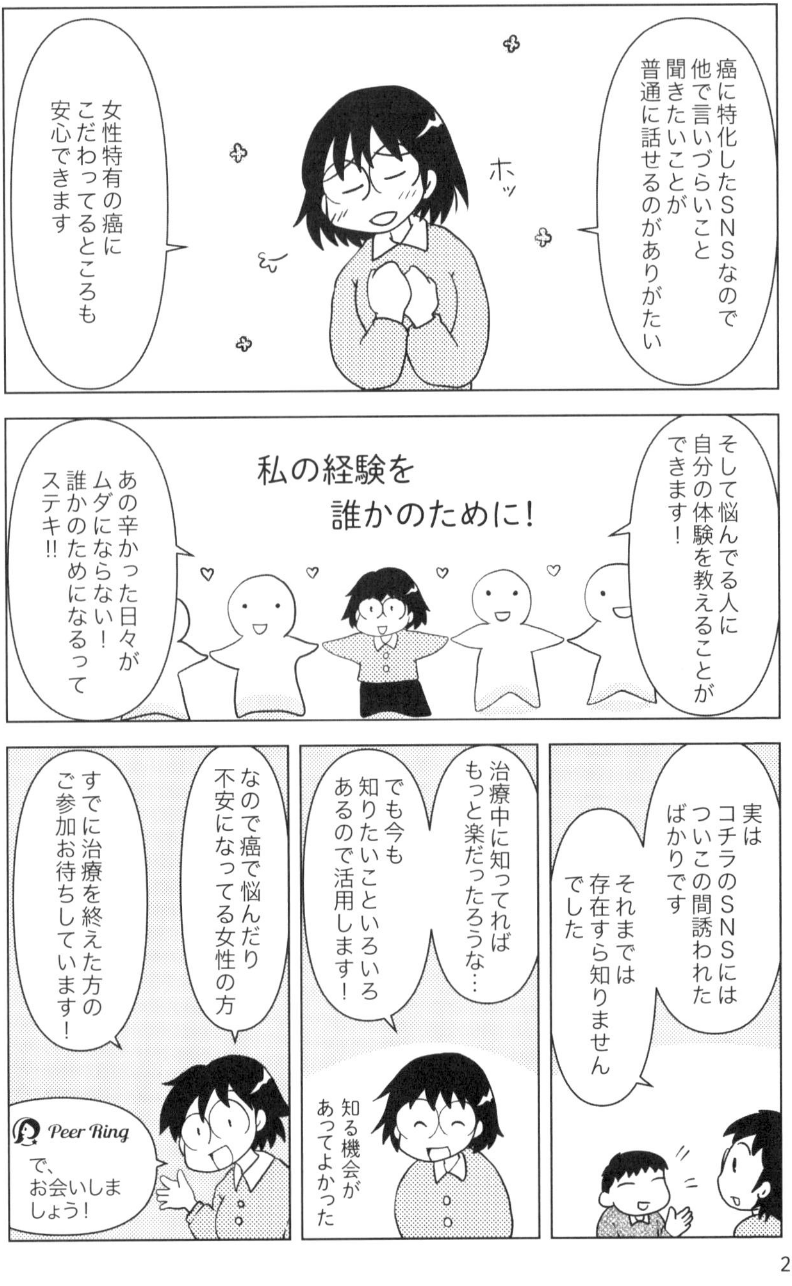
癌に特化したSNSなので他で言いづらいこと聞きたいことが普通に話せるのがありがたい
ホッ
女性特有の癌にこだわってるところも安心できます
そして悩んでる人に自分の体験を教えることができます!
私の経験を誰かのために!
あの辛かった日々がムダにならない!誰かのためになるってステキ!!
実はコチラのSNSにはついこの間誘われたばかりです
それまでは存在すら知りませんでした
治療中に知ってればもっと楽だったろうな…
でも今も知りたいこといろいろあるので活用します!
知る機会があってよかった
なので癌で悩んだり不安になってる女性の方
すでに治療を終えた方のご参加お待ちしています!
Peer Ring
で、お会いしましょう!

主治医に聞く④ 質疑応答

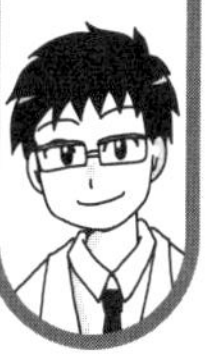

◆――予防切除とは何でしょうか？

榊原 遺伝性乳癌卵巣癌症候群とわかった時に保険適用になります。今までは、限られた施設でやっていましたが、施設の偏りがあるのはよくないことになり、将来的に乳癌になる可能性が高いとわかった段階で、保険を適用して手術で予防切除しましょうというのが、２０２０年４月から始まりました。それまで皆さん自費で、凄く高いお金をかけて手術をしていたんです。

――先生はその辺はどうお考えですか？

榊原 手術で取った方がいいと思います。当院では遺伝子診療部、婦人科の先生方とチームで対応しています。技術革新の流れがどんどん進んでいく中で、ついて行かないと取り残されてしまいます。それによって、患者さんの未来も変わっていくことでしょう。

◆――乳癌になった時に、もし妊娠していた場合は？

榊原 僕も今何人か受け持っていますが、大変です。お腹の赤ちゃんの成長によって、どのような治療をするか組み立てないといけないんですね。妊娠している場合の乳癌のガイドラインが一冊書けてしまうくらいあるので、ここで一言では言えません。例えばお腹の赤ちゃんが、ある程度大きい時は、乳癌の手術をしてから赤ちゃんを出産して、そのあと乳癌の治療に入ります。進行してる乳癌の方なんかは、赤ちゃんをお腹に入れたまま抗癌剤をやる人もいます。

――それは大変ですね……。

榊原 一応、影響が少ない抗癌剤を選んで治療します。手術の時は、赤ちゃんがある程度大きくないと耐えられないんで、産科の先生や麻酔科の先生とか、乳腺外科だけじゃなくて、いろんな診療科が連携しないと、医者１人だけじゃ診れないです。チーム医療ですね。

◆――男性も乳癌になるのでしょうか？
またどのくらいの罹患率なのでしょうか？

榊原 男性も乳癌になりますよ。乳癌患者さんの１００人に１人以下くらい。だいたい高齢男性が多いです。男は乳頭の下に乳腺が残ってるので、だいたい乳頭直下に乳癌ができるんですよ。遺伝的素因で生じることもあります。周りに乳癌がいる場合とか、前立腺癌とか膵癌とか家族歴が重要です。男の人の乳癌は乳頭の下にできやすく、リンパ管網が発達してるので、見つかった時には、リンパ節に転移していることが多いです。基本的には、女性の乳癌と同じ治療を行います。

◆――子供も乳癌になるのでしょうか？

榊原　子供がなるのは、線維腺腫、良性なしこりが多いです。若年性の線維腺腫といって、これは乳癌じゃないですけど、10代の女の子で、良性の線維腺腫が大きくなったりすると、手術したりする人も年に数人います。

◆――診察時、患者さんの希望や質問や不安を、どう伝えたら、先生に伝わりやすいでしょうか？

榊原　1日何十人も診察してるので、1人の患者さんに割く時間は限られているんですね。前もって質問をまとめて簡潔に質問してくれるといいですね。医者は司令塔みたいなものなので、全部を見ることはできないんですね。なので腕が痺れてる、腕が浮腫んでるとか、具体的な症状がある場合は、乳癌の認定看護師もいるので、そういった方に話を持っていったほうが、話も聞いてくれるし、対処の仕方も女性ならではのきめ細かいところまで見てくれるので、乳腺外科だけじゃなくて、認定看護師とかコメディカルの方を巻き込んでいった方がいいです。

――どうやって巻き込んでいったらいいのでしょうか？

榊原　こちらが希望をお聞きします。治療の薬なんかは僕らで説明できますが、細かいマッサージの仕方とか、細かいことはお任せしたり、抗癌剤って目の副作用が結構多いので、眼科を紹介したり、歯が悪くなれば歯科医を紹介したりします。何か症状があれば、言ってもらえれば、僕で見られるなら見るし、難しかったら他の診療科と連携します。

――じゃあまずは、言っていけばいいのですね？

榊原　もちろん。言ってください。それが基本なので。

――なかなか自分のことを言えない患者さんもいらっしゃいますよね？

榊原　家庭の事情とかで全部は言えない方もたくさんいらっしゃいます。男の僕らにはなかなか言えないことなんかも、全部聞いてくれる女性の看護師さんもいらっしゃるので、そういう方々にお願いしたりしますね。みんなで診ていったほうがいいと思います。1人だけでは間違いもあるので。そのためにカンファレンスもしていますから。あえて人目に触れさせて、「ここは違うんじゃないの？」と、意見を言ったりしていくんです。ここが大学病院のいいところですね。手術とか、乳癌の組織を取って、診断を付けるって非常に重要なことですが、やっぱり医者の仕事の7～8割くらいは、患者の話を聞くってことだと思うんですね。

◆癌になった後でも、妊娠、出産は可能なのでしょうか？

榊原　可能ですが、5年とか10年とかホルモン療法が、推奨されているので、その間は妊娠できませんから。妊娠したい場合は、薬を止めることになります。例えば、タモキシフェンは、胎児に奇形を及ぼしてくるので、この薬を飲んでる最中は妊娠してはいけません。それを休薬するということは、再発にも繋がる可能性があるので、そこを承知の上での妊娠はいいと思うんですよね。基本的な考え方では、治療が完遂してから妊娠した方が確かですが、人間はロボットではないので、そこは妊娠したいということであれば、治療をお休みして妊娠することは可能です。内分泌療法は長期間です。赤ちゃんの来るタイミングもわかりませんし、そう考えると、ちょっと現実的に無理がありますよね。でもどうしてもと言ったら、リスクを背負って休薬して出産して、出産したあとで、もう1回治療を始めるってことですよね。詳しいことは、ガイドラインを参照してみてください。

◆再発したら、1回目より進行が早かったり転移する可能性が高かったりすると聞きますが、どうなのでしょうか？

榊原　それはありますね。サブタイプによって違って、女性ホルモン依存型の乳癌は悪性度が低いのでゆっくりです。ある症例は、術後20年経ってからの再発でした。ＨＥＲ２陽性とかトリプルネガティブとか悪性度が高い人は、手術して数年で再発することがあって、そこが勝負なんです。女性ホルモン依存型の乳癌は、晩期に再発することが多くて、ＨＥＲ２陽性とか女性ホルモン非依存の乳癌は、早期の再発が多いです。

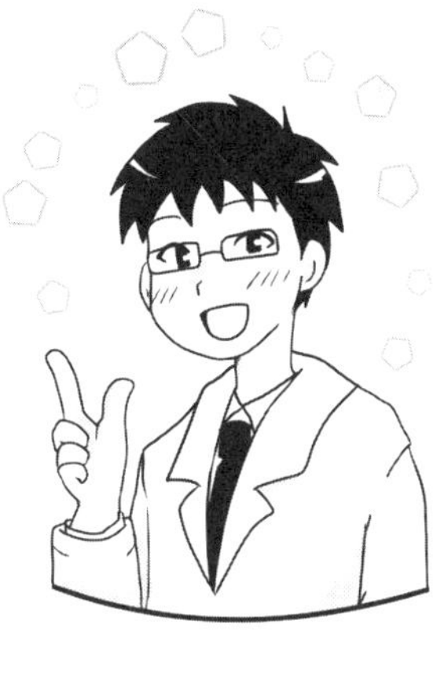

おわりに

「リンパ節全摘したら、絵が描けなくなるのでは」
そう不安を感じて、主治医の先生に「これを描きたいんですけど」というのを実演で見せるために、
乳癌になった漫画を描き始めたのがきっかけでした。

先生の反応が予想以上に良く、
それならば、私のこの乳癌になってしまったもろもろを漫画で描いて、
困ってる人の元にも届けようと、同人誌にまとめました。

「乳癌日記」は、予想以上に反響を頂き、描ける限り伝えられるすべてを紙に乗せ、
完結したら出版社に持込みして、もっとたくさんの人に読んでもらおう、
不安で仕方ない人へ届くようにしよう、そう思って描いてきました。

そして完成間近になったところで、
編集さんに見つけてもらって、こうして本が完成に至りました。
なので、誰かの役に少しでも立てられたら嬉しいです。

乳癌になって辛かったこと、苦しかったこと、もちろんたくさんありました。
わからないことだらけなのに、調べると不安な情報しか出てこないし、
誰に聞くこともできず困ることもたくさんありました。

そんな中、同人誌を買いに来てくれた方から、いろんなお話を聞くことができました。
自分の癌のこと、身内の癌のこと、初めて会う私にお話をしてくださるのです。
他人になかなか話せない病気の話題を共有することが出来るだけで、
ほっと安心したように笑って、帰っていく方々を見送ってきました。

そんな人たちに語りかけるような、
不安を少しでも和らげられるような本を作りたいと強く思いました。
最後まで描ききることができたのは、そんな読者の方々のおかげです。
この場を借りてお礼を言いたいです。
本当に、ありがとうございます。

そして主治医であり、監修を引き受けてくださった榊原淳太先生、
私の治療に携わってくださった先生方、
助けてくれた家族、弱さや不安を受け止めてくれた友人ら、
ＳＮＳ上に綴った闘病日記をずっと読んでくれた仲間たち、
理解し支えになってくれた職場の方々に心から感謝を。
最後にこの作品を見出し、尽力してくださった神崎夢現様、
出版を快く承諾してくださった廣済堂出版様、
本当にありがとうございました。

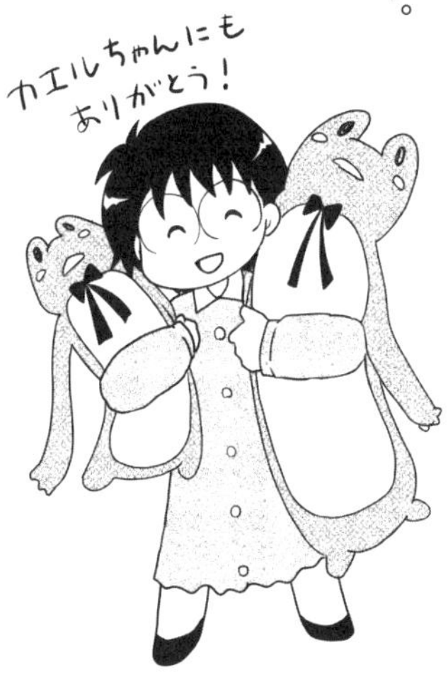
カエルちゃんにも
ありがとう！

２０２０年８月　夢野かつき

PROFILE

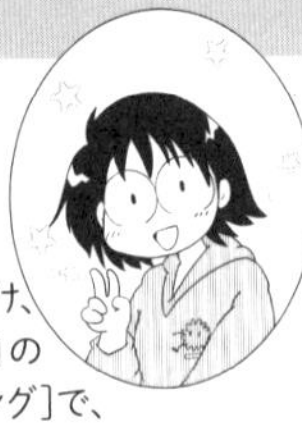

［著者］夢野かつき（ゆめの・かつき）
1975年千葉県生まれ。1989年から同人誌活動を続け、2015年に乳癌になったことをきっかけに、「乳癌日記」の執筆を始める。女性特有癌サイトPeer Ring［ピアリング］で、ライターとしても活動、紹介記事の漫画なども執筆している。
［Twitter］夢野かつき@乳癌サバイバー
https://twitter.com/yumenokatsuki

［監修者］榊原淳太（さかきばら・じゅんた）
1979年千葉県生まれ。船橋市で育つ。東京慈恵会医科大学医学部卒業後、千葉大学医学部附属病院研修医、千葉大学臓器制御外科学教室入局。千葉県がんセンター、東京都立多摩総合医療センター勤務後、現在は千葉大学医学部附属病院ブレストセンター助教。医学博士、外科専門医、乳腺専門医、日本乳腺甲状腺超音波医学会評議員。日本癌局所療法研究会奨励賞、日本乳腺甲状腺超音波医学会優秀演題、千葉県外科医会優秀演題受賞。

乳癌日記《コミックエッセイ》
胸の小さな痛みから始まった乳癌闘病記

2020年9月25日 第1版第1刷
2024年5月21日 第1版第4刷

著者 夢野かつき
監修者 榊原淳太［千葉大学医学部附属病院 ブレストセンター］
発行者 伊藤岳人
発行所 株式会社 廣済堂出版
〒101-0052
東京都千代田区神田小川町2-3-13 M&Cビル7F
電話：03-6703-0964［編集］
03-6703-0962［販売］
FAX：03-6703-0963［販売］
振替：00180-0-164137
https://www.kosaido-pub.co.jp

印刷・製本 三松堂 株式会社

編集・デザイン 神崎夢現［mugenium inc.］
本文組版 小石和男
企画 mugenium inc.

ISBN978-4-331-52311-7 C0095